作者寄语

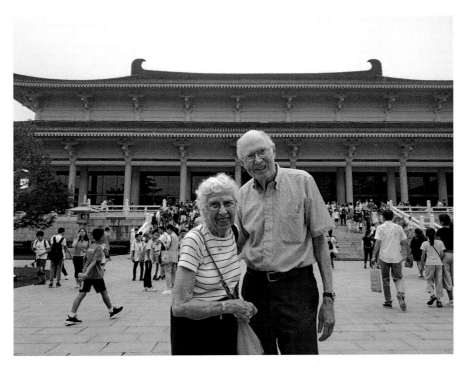

2018 年 7 月，Webster 夫妇再次访问西安交通大学

I know the most important human organ is the heart. So I am pleased that you have translated my *Design of Cardiac Pacemakers* into Chinese. I hope your translation will help many people in China keep their heart healthy. I am 88 years old and keep my heart healthy by daily exercising and eating a diet of vegetables plus fish, with no animal products such as meat, milk and cheese. I wish you success in your important publication.

John G. Webster

心脏起搏器的设计

Design of Cardiac Pacemakers

〔美〕约翰·G. 韦伯斯特　编著

陈翔　译

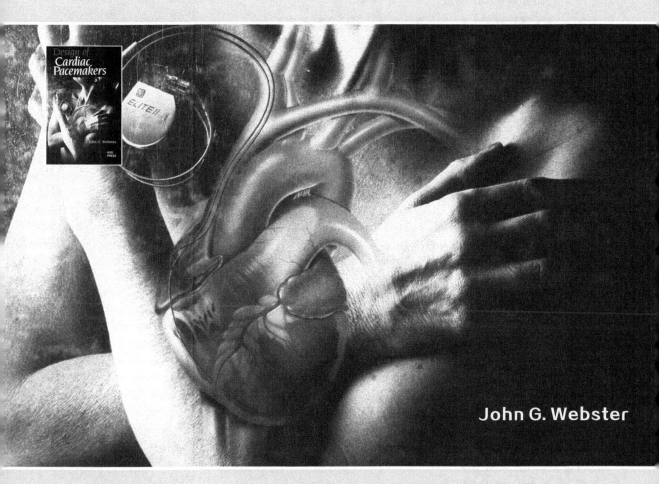

John G. Webster

西安交通大学出版社

国家一级出版社
全国百佳图书出版单位

John G. Webster
Design of Cardiac Pacemakers
ISBN：978 - 0780311343
Copyright ⓒ1995 by John G. Webster

Xi'an Jiaotong University Press is authorized by John G. Webster to publish and distribute exclusively this simplified Chinese edition. This is authorized for sale in Mainland China only(excluding Hong Kong，Macao SAR and Taiwan). Unauthorized export of this edition is a violation of the Copyright Act. No part of this publication may be reproduced or distributed by any means，or stored in a database or retrieval system，without the prior written permission of the publisher.

陕西省版权局著作权合同登记号　图字 25 - 2019 - 092 号

图书在版编目(CIP)数据

心脏起搏器的设计 ／（美）约翰·G.韦伯斯特编著；陈翔译.
— 西安 ：西安交通大学出版社，2020.12
书名原文：Design of Cardiac Pacemakers
ISBN 978 - 7 - 5693 - 1595 - 0

Ⅰ.①心…　Ⅱ.①约…　②陈…　Ⅲ.①心脏起搏器-设计　Ⅳ.①R318.11

中国版本图书馆 CIP 数据核字(2019)第 296092 号

书　　名	心脏起搏器的设计
编 著 者	（美）约翰·G.韦伯斯特
译　　者	陈　翔
责任编辑	鲍　嫒
责任校对	李　颖

出版发行	西安交通大学出版社
	（西安市兴庆南路 1 号　邮政编码 710048）
网　　址	http://www.xjtupress.com
电　　话	(029)82668357　82667874(发行中心)
	(029)82668315(总编办)
传　　真	(029)82668280
印　　刷	西安日报社印务中心

开　　本	787mm×1092mm	1/16	印张 27.5	彩页 1	字数	675 千字
版次印次	2020 年 12 月第 1 版　2020 年 12 月第 1 次印刷					
书　　号	ISBN 978 - 7 - 5693 - 1595 - 0					
定　　价	130.00 元					

读者购书、书店添货，如发现印装质量问题，请与本社发行中心联系、调换。
订购热线：(029)82665248　(029)82665249
投稿热线：(029)82665397
读者信箱：banquan1809@126.com

版权所有　侵权必究

序 言

　　这本书提供了关于心脏起搏器设计的信息。作为一名电气工程学教授,我教授医疗器械和仪器课程,当然对心脏起搏器的设计细节很感兴趣。这是电气工程师贡献给医学领域年销售额超过十亿美元的最重要的设备。我希望这本书能使读者了解心脏起搏器的设计细节,以便他们能准备好为这一不断扩大的领域作出贡献。

　　我本来希望几年前就能够完成这本书,但在文献中却找不到什么信息。起搏器公司的设计师不愿向我展示他们的设计,因为起搏器公司之间的竞争很激烈。最近,我在专利文献中发现了许多关于设计的细节,因此能够在这本书中给出详细的设计信息。

　　Medtronic公司为我提供了一个专利数据库。撰稿人都来自威斯康星大学麦迪逊分校的电气工程系。我们对主题进行了划分,制定了各章结构,并相互审阅了各自负责的内容,形成了这份初稿。我把它寄给了几家起搏器公司,并收到了宝贵的改进建议。我非常感谢以下人员的努力,他们组织同事在自己的公司对书稿内容进行了讨论:Medtronic公司的Walter H. Olson、Biotronik公司的Max M. Schaldach、Telectronics Pacing Systems的Bruce M. Steinhaus、Intermedics公司的Robin Sneed,以及Cook Pacemaker公司的Vasant Padmanabhon。

　　第1章提供了理解心脏正常功能所必需的背景材料。从介绍心脏细胞开始,扩展到特殊的传导系统,然后再转到由此产生的心电图。有几个因素会导致内在心率的变化。第2章探讨了心率的自主控制。如何根据身体的需要而改变起搏器的频率,是设计一个起搏器所必需了解的知识。

　　在患病的心脏中,正常的兴奋通路可能会被阻断。不必要的起搏点可能需要控制。第3章描述了引起心律失常的机制。这些信息将帮助我们设计心脏起搏器来代替失去的心脏功能。心电图仪监测心脏的电信号。第4章介绍了如何利用心电图诊断心律失常。从这些诊断中,我们可以确定潜在的问题,并为人工起搏器的设计制定策略。

　　第5章概述了人工起搏器所需的元件,讨论了临时和永久起搏器、起搏适应症、符号、模式和选择。除了脉冲发生器外,起搏器还必须有起搏导线和电极来将脉冲传递到心脏。第 6 章描述了电极尖端,通过增加有效面积以降低所需的起搏电压。同时还描述了所需的生物兼容性材料,这样起搏导线就不会导致血块的形成。

电池占据了典型起搏器一半的容量。第 7 章介绍了所考虑的多种电源和目前使用的碘化锂电池的详细情况,以及用于延长起搏器寿命和指示电池寿命结束的电路。心电波形由感知放大器检测,该放大器使用开关电容电路,以减少功耗。第 8 章介绍了放大器、滤波器和比较器的许多电路和电子设计技术。它还讨论了能尽量减少电磁干扰的技术。

人工起搏器含有微处理器。第 9 章描述了人工起搏器所需的心律,并详细说明了所有定时器的功能。这些定时器要么等待时间过期,要么在心脏提供内在波形时重置。第 10 章展示了这些感知波形如何控制计时器,并在发生故障时提供安全功能。

第 11 章展示了心肌对不同持续时间和振幅的输出脉冲的反应。本章还详细介绍了提供此输出脉冲的电路。医生可以用遥测技术来改变植入起搏器的参数。第 12 章描述了这些遥测系统是如何工作的,以及可以防止无意中修改存储参数的安全规范。这些编程设备还提取存储的数据,如每搏间期的直方图。

早期的起搏器以固定的起搏心率运行。13 至 17 章介绍了允许心率变化的方法。第 13 章概述几种设计能够响应运动增加心率的频率适应性起搏器的方法。14 至 17 章说明了如何通过使用传感器来提高心率。第 14 章展示用压电式传感器感知身体运动,第 15 章展示用热敏电阻感知血液温度升高,第 16 章介绍感知心电图中的事件或心内阻抗,第 17 章介绍检测胸阻抗并计算分钟通气量。

心脏可能会陷入令人不快的高速心动过速。第 18 章展示了来自于抗心动过速起搏器的精心定时的起搏是如何阻断心动过速并恢复正常心律的。如果心律进入心室颤动,有一种方法可以使其恢复正常。第 19 章说明了植入式心律转复除颤器可以提供一个阶跃反应的电击以恢复正常的节律。

心脏起搏器的测试很重要。第 20 章给出了一个简单的起搏器测试仪的详细设计。测试器可以改变其起搏心率,以电子方式行使对起搏器的反应。本书附录提供了一种基于微处理器的起搏器的设计和软件。术语表提供了心脏病学和电子学中许多单词的定义。

欢迎对未来版本提供改进的建议。

约翰·G. 韦伯斯特

威斯康星州,麦迪逊

1995 年 2 月

目　录

1 心脏的正常传导系统 1

詹姆斯·R.鲍尔斯(James R. Bowers)

2 心脏的控制系统 12

科里·L.布朗(Corey L. Brown)

3 心律失常机制 28

杰弗里·M.温伯格(Geoffrey M. Weinberg)

4 心律失常的诊断 53

瓦尔蒂诺·X.阿丰索(Valtino X. Afonso)

5 人工起搏 86

穆罕默德·H.阿斯加里安(Mohammed H. Asgarian)

6 电极、起搏导线及生物相容性 112

布赖恩·K.瓦格纳(Brian K. Wagner)

7 电 池 138

约翰·G.韦伯斯特(John G. Webster)

8 感知放大器 147

戴维·M.比姆斯(David M. Beams)

9 逻辑流程和时序图 182

比雅恩·A.阿夫萨里(Beejahn A. Afsari)

10 逻辑实现 193

苏雷卡·帕雷迪(Surekha Palreddy)

11 脉冲输出 213

迈克尔·K.劳东(Michael K. Laudon)

12 外部程控 234

凯文·M.雨果(Kevin M. Hugo)

13 频率适应性起搏器 234

蒂莫西·哈维(Timothy Harvey)

14 基于运动的频率适应性起搏 259

凯文·T.奥斯迪根(Kevin T. Ousdigian)

18 抗心动过速起搏 349

雷克斯·S.派珀(Rex S. Piper)

19 植入式心律转复除颤器 371

阿德里亚努斯·佐汉(Adrianus Djohan)

心脏的正常传导系统

1

詹姆斯・R. 鲍尔斯
(James R. Bowers)

了解心脏细胞的兴奋性对于理解人工心脏起搏器来说是必不可少的。本章的目的是了解心脏细胞电活动的起源以及其如何与心搏节律相对应。这涉及到审视冲动的生成以及动作电位在心脏各部分之间的传导。本章对相关生理解剖资料进行了综述,并提供了解剖学、生理学、电生理学和心脏病学等方面的素材以供进一步研究,并在最后讨论了心电图的起源。

1.1 静息电位的离子基础

心肌细胞膜内外的电位差取决于细胞膜跨膜离子浓度梯度和膜对离子的相对渗透性。这种稳定的跨膜电位(静息电位)可以用物理化学的简单概念来解释。

图 1.1 显示了一个简单的细胞模型。这个细胞中唯一的可渗透离子是钾离子。其离子浓度差与普通心脏细胞相似。存在于真正的心脏细胞中的其他离子,如钠离子和钙离子将暂时被忽略。既然钾离子在细胞内的浓度远高于细胞外的浓度,那么是什么阻止它离开细胞呢?

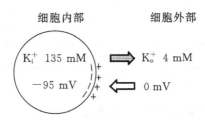

细胞内部　　　　　　细胞外部

K_i^+ 135 mM　→　K_o^+ 4 mM

−95 mV　←　0 mV

图 1.1　细胞膜模型只对钾离子有渗透作用。浓度梯度倾向于将钾离子从细胞中移出(阴影箭头),但电位差迫使钾离子留在细胞中。在细胞膜平衡时,两种作用力之间是平衡的,并没有钾离子的净流动。这里钾离子的浓度以毫摩尔(mM)为计量单位

答案是由于细胞膜上电荷跨膜分布限制了离子离开细胞。电荷的跨膜分布形成了膜电位,进而阻碍了离子的扩散。当离子离开细胞时,正电荷聚集在细胞膜的外表面,而在细胞膜内表面上存在过量的负电荷。当膜电位差增加到足够大时,将阻止跨细胞膜的净移动。这里的浓度梯度效应与电场梯度效应相似,两者之间建立了电化学平衡关系。离子仍然在膜上来回穿梭,但钾离子浓度并没有净变化。

接下来的问题是需要多大的电动势才能抵消化学梯度的影响。实现电化学平衡所需的电位被定义为钾平衡电位。此电位取决于离子细胞外浓度$[K_o^+]$和细胞内浓度$[K_i^+]$对数值之间的差值:

$$E_K = \frac{RT}{zF} \ln \frac{[K_o^+]}{[K_i^+]} = 0.027 \ln \frac{[4]}{[135]} = -0.095 \text{ V} \tag{1.1}$$

这是钾离子的能斯特(Nernst)方程,其中 R 是热力学气体常数,T 是绝对温度,z 是离子的化合价(这里是 +1),F 是法拉第(Faraday)常数。在哺乳动物体温(37℃)条件下表达式 $\frac{RT}{zF}$ 约为 27 mV。图 1.2 显示了心肌细胞典型的离子平衡电位。心肌细胞静息电位约为 -90 mV。

请注意,静电力和电化学力趋于将钠离子拉入细胞。然而,由于钠离子在静息电位下的渗透性非常小,所以实际的内向流量是很小的。钙离子也是如此。按照心肌细胞正常的钾离子浓度,公式(1.1)可以给出静息电位的很好近似。这表明静息心肌细胞膜主要通过钾离子。用直径为 0.1 μm 的玻璃微电极穿透细胞膜但不对膜造成较大损伤的情况下可以实测细胞膜的静息电位。测量时细胞膜被密封在玻璃电极周围,可以测量相对于外部介质的电压差。

离子类型	细胞外浓度/mM	细胞内浓度/mM	平衡电位/mV
Na^+	145	10	72
K^+	4	135	-95
Ca^{2+}	2	10^{-4}	134

图 1.2　显示心肌细胞典型离子浓度和静息电位的表格。细胞内浓度是对细胞质中游离态离子浓度的估计。引自 Ten Eick, R. E., Baumgarten, C. M., and Singer, D. H.: *Prog. Cardiovasc. Dis.* 24:157, 1981

在一个真实的细胞中,必须考虑其他稳定离子的影响。通过假设稳态条件,即离子流量之和为零,可以导出以下守恒场方程:

$$E_m = \frac{RT}{F} \ln \frac{P_K[K_o^+] + P_{Na}[Na_o^+] + P_{Cl}[Cl_i^-]}{P_K[K_i^+] + P_{Na}[Na_i^+] + P_{Cl}[Cl_o^-]} \tag{1.2}$$

方程(1.2)不同于能斯特方程,因为它除了包含浓度外,还包括离子的渗透性。它被称为守恒场方程,因为它是在膜内电场固定的情况下导出的。方程(1.2)也被以其创立者的名字命名,称为戈德曼-霍奇金-卡茨(Goldman-Hodgkin-Katz,GHK)方程。E_m 代表膜电位,P_x 是离子 x 的渗透系数。渗透系数越大,对膜电位的贡献越大。在心肌细胞中,膜电位的变化主要是由钾离子、钠离子和钙离子引起的。氯离子对静息电位或动作电位的影响不大,这里将不再被考虑。

我们也可以用一个电学模型来表示多种离子对膜电位的影响。图 1.3 给出了钾离子、钠离子和钙离子的等效电路,其中电池电位是根据能斯特方程计算的,电导表示膜的渗透性。C_m 表示存储跨膜电位差的膜电容。简单的电路分析表明,对于给定的离子,其离子电流是

$$I_x = g_x(V_m - E_x) \tag{1.3}$$

如果对某一特定离子的跨膜电导增加,则总跨膜电位差将移向该离子的电池电位。例如,如果 g_{Na} 突然增加,则膜电位 V_m 将向 E_{Na}(+70 mV)移动。这就是在 g_{Na} 瞬间增加时动作电位发生的情况。第 1.3 节将讨论动作电位形成的离子机制。

细胞内外的相对浓度差是通过离子在细胞膜上的主动转运来维持的。每个 ATP(三磷酸腺苷)分子水解后,其主动转运过程将 3 个钠离子从细胞中运出,2 个钾离子从细胞外运

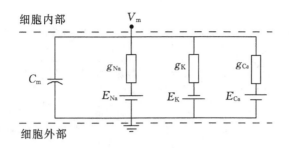

图 1.3 心脏细胞膜的等效电路。以能斯特方程预测的平衡电位表示电池电位。电导率 g_{Na}、g_K 和 g_{Ca} 模拟了各种离子的细胞膜透性,C_m 为膜电容,离子电导的增加(较低的电阻)将驱动 V_m 向该离子的平衡电位移动

入。离子产生化学梯度的主动转运机制也称为钠-钾泵,以消耗钠-钾-ATP 酶为代价来恢复钠离子的梯度。

1.2 细胞膜通道和心肌细胞

离子电流通过细胞膜上被称为通道的亲水孔跨膜移动。这样的通道可能具有相对较少的离子选择性,或者对单一离子(如钠离子)具有选择性。离子通道在开放态和关闭态之间波动。除负责静息电位的通道外,静息状态下的其他通道通常都是关闭的。心肌组织中的通道主要受膜电位的控制,但也受其他刺激的影响。心脏组织由网络状的心肌纤维组成,这些纤维通过闰盘相互连接。离子通过膜通道的短暂流动是产生心脏电信号的原因。

细胞膜由内嵌蛋白质的脂质双分子层组成。图 1.4 显示脂质分子排列在大约 6 nm 厚的双分子层中,亲水性头部向外,疏水性尾部延伸到层的中间。内嵌在脂质双分子层中的是蛋白质分子。这些蛋白质中的一些跨过脂质双分子层并与细胞外液和细胞内部接触。

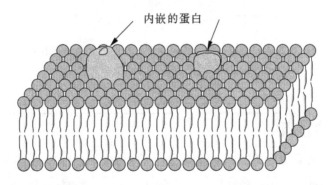

内嵌的蛋白

图 1.4 由含有蛋白质的脂质双分子层组成的细胞膜。一些蛋白质以跨膜存在的方式形成离子通道

图 1.5 显示了通道蛋白质的基本结构。这些蛋白质形成孔道,离子可以通过这个孔道移动。孔道的部分区域作为选择性过滤器,根据粒子大小和分子结构来调节离子渗透。通道门允许或阻止离子穿过细胞膜。门的开启或关闭状态取决于跨膜电压的大小。这种控制机制被称为电压激活。

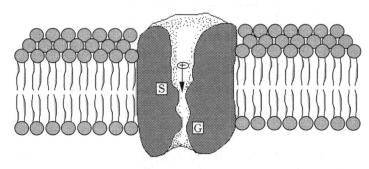

图 1.5　离子通道允许特定的离子通过细胞膜。该模型由一个选择性滤波器(S)和一个门(G)组成。过滤器根据离子的体积大小和电荷限制其流动。由膜电压调节的门可以允许离子通过细胞膜

　　心脏的有效运作取决于心肌纤维同步工作的能力。图 1.6 显示由单核细胞间的相互连接形成具有分支的肌肉纤维网络。连接由插入细胞端部的闰盘构成,这些闰盘由两个细胞膜内部的致密物质堆积而成,以将细胞固定在一起,并允许一个细胞中桥粒的连接体连接到下一个细胞。从细胞到另一细胞的电流通过细胞间的缝隙连接传播。缝隙连接形成低阻路径供电流流动,类似于前面讨论过的细胞膜孔。更多的缝隙连接出现在心肌纤维纵向连接而不是侧对侧连接。由于厚的肌球蛋白和薄的肌动蛋白沿长轴横向排列,故心肌纤维呈条纹状,与纤维长轴平行的电流传导比垂直于纤维长轴方向进行得更快。

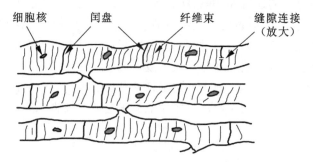

图 1.6　脊椎动物心脏细胞结构。闰盘连接心肌细胞。细胞间存在缝隙连接,并提供了低电阻连接路径使兴奋易于在细胞间传播

1.3　心脏动作电位

　　心脏细胞有改变膜电位的能力,可形成一种简短的、可再生的、全或无的电位,在适宜的刺激条件下沿着肌纤维传播。这被称为动作电位。适宜的刺激是指将膜电压提高到其阈值以上的刺激。动作电位的大小和形状与其在向下传播的肌肉纤维中的保持一致。刺激要么不能激发动作电位,要么产生大小完全相同的动作电位。这就是为什么动作电位会被称为"全"或"无"反应。对于动作电位离子基础的讨论要求使用术语"极化"、"去极化"和"超极化"。静止时,由于静息电位的存在,细胞是处于极化状态的;膜电压从 $-90\ mV$ 上升到 $-70\ mV$ 的变化称为去极化,因为电位差是缩小的;而膜电位从 $-90\ mV$ 下降到 $-100\ mV$ 的变化称为超极化。

心脏细胞中会出现两种不同类型的响应。一种称为快速响应,发生在心房和心室内正常心肌纤维以及这些腔内的特殊传导纤维。图 1.7 的左侧显示了典型的快速响应。另一类动作电位被称为慢速响应,这种反应类型常见于窦房结、房室结和从心房到心室传导冲动的特殊组织中。而在心脏受损的区域中,快速响应可以转化为慢速响应。

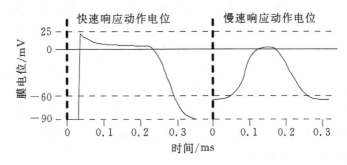

图 1.7　心肌纤维中存在两种不同类型的动作电位。与慢速响应动作电位相比,快速
响应动作电位具有更负的膜电位和更陡峭的上升沿

图 1.7 显示快速响应细胞的静息电位更负,上升沿更陡峭,振幅和过冲较大。进而,动作电位的振幅和上升斜率是决定沿肌肉纤维传导速度的重要因素。因此,以慢速响应为特征的组织传导速度要比表现出快速响应动作电位的组织传导速度慢。这一点很重要,因为缓慢的速度往往会导致传导阻滞。

与静息电位的离子基础相似,动作电位也有其离子基础。图 1.8 显示了典型的快速响

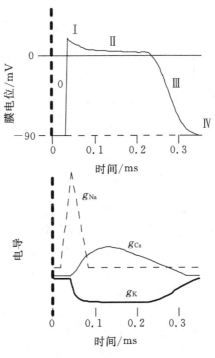

图 1.8　快速响应动作电位的形状可以用钠离子、钙离子和钾离子的电导变化来解释。
电导轴显示每种离子流的相对大小和方向。动作电位的急剧上升是由于钠离子
的快速流入,平台是由于稳定的钙离子内流,而复极是由于钾离子的流出

应动作电位。动作电位的快速除极相被定义为第0相,上升后即刻有短暂的部分复极相(第Ⅰ相),然后是平台相(第Ⅱ相),最后电势变得更负(第Ⅲ相),直到达到静息状态。从复极结束到下一个动作电位开始的间隔是第Ⅳ相。

动作电位的上升原因是钠离子向内快速流动。这是由于电场梯度和化学梯度都驱使钠离子进入细胞。钠通道被膜电压激活,并允许更多的钠离子在膜电位升高时流入。因此,对钠离子电导的影响是可再生的。一个小的去极化会增加钠通道开放的数目,导致更多的去极化,进而增加了更多的钠通道开放数目。这种行为可以以电子学的正反馈类比,并解释了动作电位急剧上升的原因。这一过程导致了图1.8所示的钠离子电导的大幅度突然增加。一旦钠离子的流入突然停止,钾离子的向外扩散和钙离子的向内扩散就成为主导。在第Ⅱ相,钙离子和钾离子的电流大致相互抵消。渐渐地,钙电流减小,复极钾电流占主导地位。这使膜电压恢复到其静息值。慢速响应涉及到缓慢的钙离子或钠离子/钙离子通道,从而使动作电位上升的斜率大大地降低。

一旦启动了快速响应,细胞就不能被再次激发,直到最终的复极化阶段中间的某个时间。这一时期被称为绝对不应期。动作电位的开始到另一个动作电位可被激发的时间间隔称为有效不应期。在相对不应期,动作电位可诱发,但幅度较小。同时,在相对不应期内,需要比正常更强的刺激来激发动作电位。图1.9显示了在有效不应期和相对不应期内启动动作电位引起的不应期和幅度变化。

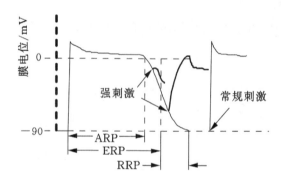

图1.9 绝对不应期(ARP)持续在整个动作电位的平台期。在相对不应期(RRP)内的强烈刺激会导致动作电位降低,而在有效不应期(ERP)则不可能产生动作电位

慢速响应的有效不应期常常超出最终复极相(第Ⅲ相)。即使膜电压恢复到静息水平,也不可能激发动作电位。在相对不应期内,尽管膜电压恒定,但兴奋性逐渐提高。整个恢复速度要慢得多,与快速响应恢复所需的十分之一秒相比,可能需要几秒钟时间。在相对不应期早期到达慢速响应纤维的脉冲传导速度要比晚到达的脉冲传导速度慢得多。慢速响应纤维较长时间的不应期增加了传导阻滞的易感性。

图1.10显示了动作电位沿肌肉纤维的传播。当膜的每个区域产生一个全或无动作电位时,它去极化并激发相邻的非活动区域,并产生可传播的再生脉冲。正是电流的扩散使膜的相邻区域去极化。一旦启动,细胞中的动作电位就无法返回并逆转传播方向。这是因为处于波前后面的区域仍处于不应期。钠离子电导仍未激活,钾离子电导较高,不能再发生反向传播。

传导速度取决于位于波前区域的膜电容通过正电荷的扩散而放电的速率。放电速率取

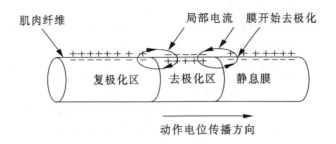

图 1.10　动作电位在心肌纤维上的传导表现为去极化(钠离子流入)和复极化(钾离子流出)。当上一段细胞膜的电荷恢复到静息电位时,局部电流在静息膜放电。动作电位的速度则取决于膜的放电速度和通过膜电容充电的速度

决于正电荷的流量和心肌纤维的属性,即膜电容和心肌纤维的内阻。如果电阻较低,放电电流就会更大,膜的放电速度也会更快。较粗直径的纤维内阻低,使它们比小纤维更快地传导动作电位。快速响应动作电位传播更快,因为振幅远大于慢速响应动作电位。动作电位电压幅值越大,引起的局部电流越大,膜放电也越快。

1.4　电兴奋和肌肉收缩

　　心脏动作电位和肌肉收缩之间的联系取决于细胞内钙离子浓度所激活旳肌丝。在动作电位的平台相,钙离子流入细胞。这会导致内储的钙释放到细胞质中。内储钙的浓度是正常静息水平的 50 倍。钙浓度的增加导致肌球蛋白头部以特定的角度附着在肌动蛋白丝上,这座跨桥导致了结构的变化,肌球蛋白头部从 90° 倾斜到 45°,并拉动肌动蛋白丝引起肌肉纤维整体缩短。激活的离子泵将钙离子从细胞内移出使肌肉松弛,不论收缩还是松弛阶段都需要 ATP 的水解。图 1.11 显示了肌球蛋白和肌动蛋白的收缩机制。

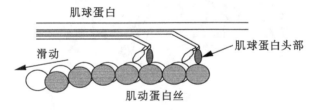

图 1.11　肌球蛋白头部与肌动蛋白丝相结合,头部从 90°向 45°倾斜拉动肌动蛋白丝并导致肌肉收缩

1.5　心脏解剖和功能

　　心脏由两个串联的泵组成,一个推动血液通过肺部交换氧气和二氧化碳(肺循环),另一个推动血液进入身体的所有其他组织(体循环)。图 1.12 显示了心脏的基本结构和血流方向。由心室对血液进行泵吸,其收缩阶段称为收缩期。而心脏的静止阶段称为舒张期。心房的功能是在心室收缩时灌注血液并维持心房先于心室充盈。

　　心包是包住整个心脏和心脏部分血管的囊袋。这个囊含有少量的液体,为心脏的持续运动提供润滑。心包材料在机械性能上是紧致的,因此可以防止心脏体积过于迅速地增加,也有助于防止各腔室过度膨胀。

　　心脏瓣膜是由坚韧的纤维组织构成的薄片。瓣膜瓣的运动本质上是被动的,瓣膜的朝向确保心脏内血液呈单向流动。三尖瓣由三片呈尖端状的膜组成,位于右心房和右心室之间。二尖瓣则由两片膜组成,隔开左心房和左心室。被称为腱索的粗壮纤维附着在瓣膜的游离端,防止心室收缩时瓣膜被打开。肺动脉瓣和主动脉瓣均是半月瓣,由三个杯状的尖端连接在瓣膜环上。这些瓣膜确保血流单向流出心室。朝向心室的逆向血液会导致尖端紧扣在一起,从而防止血流流入心室。

　　心脏肌肉由两种类型的肌肉细胞组成:(1)启动和传导冲动的细胞;(2)除了传导以外,通过收缩对刺激作出反应的细胞。后者构成心脏或心肌的工作肌肉。心室心肌是一种功能性合胞体,即细胞之间没有电绝缘或机械分离。在心室的任何一点上产生的刺激都会引起两个心室腔的完全收缩。心房也是如此。除房室结外,心房与心室并不相连。

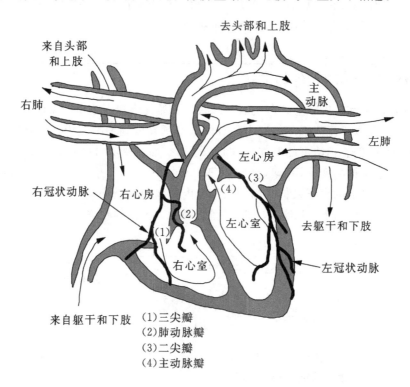

图 1.12　通过心脏的血流方向示意图

　　心脏的电生理学基础为心脏的机械功能提供了节律。图 1.13 显示了心脏的电学部分,即所谓的特殊传导系统。传导系统仅占心脏总质量的一小部分。心房肌细胞和心室肌细胞所产生的电信号比整个特殊传导系统组织要大一些。每一种特殊的传导组织都将在下面的章节中讨论。

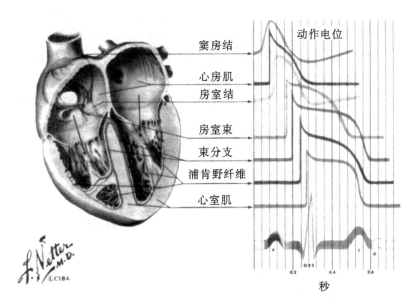

图 1.13　特殊传导系统以及心脏各部分的电活动,图右下方给出了典型心电图。© Copyright 1969 CIBA Pharmaceutical Company, Division of CIBA-GEIGY Corp. Reproduced, with permission, from *The Ciba Collection of Medical Illustrations*, by Frank H. Netter, M.D. All rights reserved

1.6　兴奋顺序

　　窦房(SA)结是心脏的生理起搏点,心脏的兴奋通常来自于窦房结。兴奋从窦房结经两心房传播至房室(AV)结,并通过希氏束(His)及其两分支传递至浦肯野网(Purkinje network),由其向心室肌传递冲动。心室肌的激活是从心内膜(心内)到心外膜(心外),从室尖部到基部。

　　自律性(启动自身心搏的能力)和心律(心跳的规律)是心脏的内在特征。如果心脏被从体内取出并进行人工灌注,则有节律的收缩将持续相当长的一段时间。静止时窦房结自发去极化率最高,约为 70 次/min。房室结的节拍频率略低一些,为 40~60 次/min,最低的是心室的浦肯野纤维,频率仅为 25~40/min。

　　窦房结通常长 15 mm,宽 5 mm,厚 2 mm。图 1.13 显示了其解剖位置,图 1.14 显示了典型的动作电位。自律性是由于在第四阶段的缓慢去极化,直到达到阈值电位。去极化是由钠离子和钙离子缓慢向内泄漏引起的,这孕育了下一个待触发的动作电位。心率与窦房结动作电位的周期成反比。图 1.14 显示了窦房结起搏点电位,并指出了以下三个可能影响心率的因素:

　　1. 阈值电位升高则心率降低,因为达到阈值电位所需的时间更长。

　　2. 舒张期去极化斜率减小,心率降低。

　　3. 最大舒张电位(MDP)降低时,心率降低。

　　心脏动作电位沿心房中的结间束进行,最终到达房室结。房室结长 22 mm,宽 10 mm,

厚 3 mm。其动作电位呈慢速响应型,可使心房充分收缩,并获得心室的最佳充盈。房室结不应期远超出完全复极期,动作电位继续沿希氏束传导,并通过约 12 mm 厚的隔膜,随后希氏束分为左右束支。此处的动作电位呈快速响应型,起从心房向心室传递信号的作用。这些分支最终分裂为浦肯野系统。浦肯野纤维系统的动作电位传导速度是心脏内所有组织中最快的,达到了 1~4 m/s,可使心室内膜快速激活,兴奋随之从心内膜扩展到心外膜(心脏外表面)。

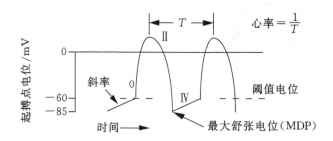

图 1.14 起搏点电位变化对心率的影响

1.7 心电图的产生

心脏的电活动起源于窦房结的自律性并引起全部心肌的收缩。全部心脏细胞的动作电位总和可以从体表测量,因此这被称为体表心电图(electrocardiogram,ECG)。

图 1.13 的底部显示了典型的标量心电图。波形的重要特征处分别标记为 P、QRS 和 T。图 1.13 显示了特定心脏细胞的动作电位以及它们的启动时刻。P 波是心房肌动作电位之和的结果。从窦房结到房室结的传播延时以 P-R 间期表示,并称为房室传导时间。动作电位然后通过希氏束到达心室的心肌纤维。心室的去极化表现为 QRS 复合波。心室复极表现为 T 波。有些心电图波形在 T 波后还有附加波,被称为 U 波,它是由于心室乳头肌缓慢复极所致。

1.8 参考文献

Aidley, D. J. 1978. *The physiology of excitable cells*. 2nd Ed. Cambridge:Cambridge University Press.

Berne, R. M., and Levy, M. N. 1988. *Physiology*. 2nd Ed. St. Louis:C. V. Mosby.

Dangman, K. H., and Miura, D. S. (eds.) 1991. *Electrophysiology and pharmacology of the heart*. New York:Marcel Dekker.

Despopoulos, A., and Silbernagl, S. 1991. *Color atlas of physiology*. 4th Ed. New York:Thieme Medical Publishers.

Keynes, R. D., and Aidley, D. J. 1991. *Nerve and muscle*. 2nd Ed. Cambridge:Cambridge University Press.

Nicholls, J. G., Martin A. R., and Wallace, B. G. 1992. *From neuron to brain*. 3rd Ed.

Sunderland，MA：Sinauer Associates.

Webster，J. G. （ed.）1992. *Medical instrumentation：application and design*. 2nd Ed. Boston：Houghton Mifflin.

1.9 教学目标

1.1 测定细胞内钠离子的胞外浓度，细胞电位为 70 mV，细胞内钠离子浓度为 10 mM，所有其他离子的通透性为零。

1.2 描述离子通道中选择性过滤器和门的功能。

1.3 解释动作电位如何能够不衰减地沿肌肉纤维向下传播。

1.4 描述快速响应和慢速响应心肌纤维的特性。

1.5 描述正常传导速度在不同心肌纤维中变化的原因。

1.6 绘制心脏解剖图，指出通过瓣膜的血流方向。

1.7 绘制并标记心脏传导系统，并指出每种结构的自发频率。

1.8 解释窦房结起搏点电位的变化如何改变心率。

1.9 给出电兴奋通过传导系统的顺序。

1.10 绘制典型心电图波形，标记所有特征波形（P、QRS、T）和时间间隔。解释在每个特征波或时间间隔中心脏内发生了什么。

心脏的控制系统

2

科里·L.布朗

(Corey L. Brown)

　　为了成功开发心脏起搏器,工程人员必须充分理解心脏的控制系统。在心脏环境中发生的整合过程常常很难理解。心脏的某些控制途径的细节仍然不确定,而另一些则提供了一个更多样化的控制机会。这一机会似乎存在于自主神经系统(ANS),因为它在心脏控制和调节中起着很大的作用,并蕴含大量生理过程交互作用的信息。因此,本章主要研究自主神经的分布及其控制机制,包括综合心脏控制从最低水平到最高水平之间的其他影响因素,以提供一个全面的概述。

2.1　心脏控制因素

　　心脏系统是自律的。它主要在无意识情况下运行,因此几乎不可能有意识地增加或降低收缩率。大量影响心脏性能的因素以一种复杂的方式结合在一起,从而提供了快速有效地适应身体需求的能力。这是通过两条途径实现的。内在途径是指心肌细胞内发生的改变,这些改变取决于心肌纤维初始长度的变化,而外在途径主要通过神经和化学因素调节(Levy,1973)。图 2.1 给出了这些途径的分级显示。这些离散的相互关联的生物相互作用

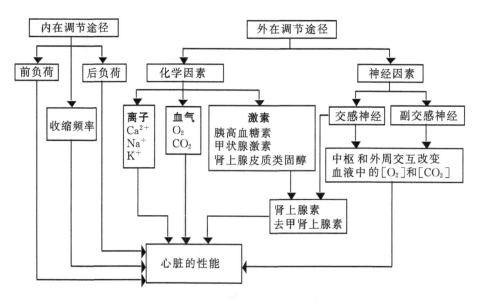

图 2.1　总体心脏功能影响因素的分级显示

表明,调节任何特定的生理控制途径都是很不容易的。通常情况下,我们很难精确地量化某个参数。例如,目前测量心室舒张末期容积的技术无法提供准确的预测值(Levy,1982)。这主要是由于舒张末期的容积由很多因素所决定。

图 2.2 显示了静脉回流和心房压力变化对舒张末期容积的直接影响。很多影响因素都会调节这两个参数(静脉回流和心房压力),从而产生"二级效应"。这些"二级效应"实际上

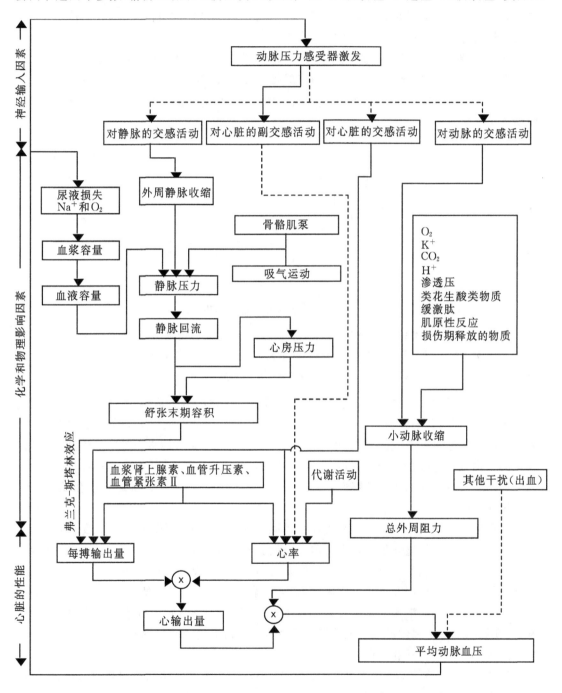

图 2.2　外部调节因素对心脏功能影响的流程图。实线表示成正比的效应,虚线表示成反比的效应

是导致计算舒张末期容积困难的原因。

内在调节途径反映心脏生理微环境中的变化。其存在三种方式:收缩前负荷、收缩后负荷和收缩频率。收缩前负荷是指心肌纤维收缩前的初始张力。其调节机制与容积有关,是理解弗兰克-斯塔林效应(Frank-Starling law)的基础。同样,收缩后负荷是指收缩后心肌纤维上立即释放的张力。这是由其复杂外形而导致的心室弹性所决定的,是一个很难量化的参数。最后一种方式是收缩频率,也称为心率,是众所周知的可测量参数,它能够提供心脏的工作信息并对心脏状态起重要指示作用。

弗兰克-斯塔林效应也提供了关于心脏状况的基本信息,这是基于对心脏弹性特性作用力的复杂推导。总之,该效应表明,当肌肉纤维拉伸增加时收缩力就会增加。这两个参数之间存在着由长度-张力机制所决定的非线性关系。图 2.3 给出了弗兰克-斯塔林效应的图示。

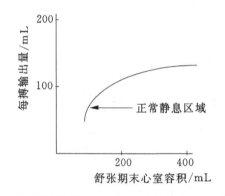

图 2.3 心脏的弗兰克-斯塔林效应。随着运动量或心血管系统负荷逐渐加重,
每搏输出量沿曲线向右侧移动。引自 Rhoades, R., and Pflanzer, R.
1992. *Human physiology*. Saunders

同时,外在调节途径主要由化学和神经因素决定,这些因素来自全身各处并呈综合表现。图 2.1 显示,影响外在调节的化学因素主要包括离子浓度、血气浓度和激素含量。离子浓度的调节是通过兴奋-收缩耦联作用来促进的,血气浓度调节源自血液中氧气和二氧化碳含量的变化,而主要激素成分的影响常与神经因素耦合在一起。自主神经系统与体液因素的副作用之间有很强的相互依赖性。具体来说,去甲肾上腺素(NE)和肾上腺素(EPI)是共同作用的原因。

迄今为止还没有发现对心脏直接独立的调节作用。因此,局部心腔内的变化可以引起从细胞到器官水平的整体变化以维持体内平衡。外在调节途径的许多方面是可测量的,并在心脏自动调节中起着重要的作用。可以认为,最成功的控制方法即在于此。图 2.2 显示了已知的外在调节机制及其相互作用,并最终调节心血管系统的功能。这些因素相互作用,以维持整个身体的血液循环。在任何给定的时间,至少有 5% 循环血液总量通过毛细血管网,以在细胞水平上提供所必需的营养物质并移除最终代谢终产物来维持个体存活,这实际上也是系统调节的目标和最重要的方面。

在图 2.2 中,顶部 1/3 代表神经输入因素,中间 1/3 表示化学和物理影响因素,底部 1/3 给出了心脏的性能。为了详细说明对心脏控制的过程,图中描绘了全面的系统流程图。其中给出的很多因素并不能作为可测量的控制手段,这里旨在表达涉及不同调节过程的系统本质。

实线箭头表示对后续因素呈直接比例调节。由于动脉压力感受器放电减少,心脏交感神经活动增加导致心率增加。虚线箭头表示对后续因素呈反向比例调节,心脏副交感神经活动的增加会导致心率下降。可以很容易地通过任何一种途径来验证调节的效果。例如,出血或其他因素引起平均动脉血压(MABP)的下降会直接导致动脉压力感受器的放电减少。体内的这种突然变化会引发多种效应。它们要么是激活兴奋的,要么是抑制兴奋的。因此,动脉压力感受器放电的减少会导致静脉、心脏和小动脉交感神经活动的增加以及心脏副交感神经活动的减少。这些变化将引起各自的后续参数进一步改变,最终引起心输出量和总外周阻力的增加。上述变化将平均动脉血压维持在大约 90 mmHg 的生物标准范围。模型中任何其他影响都会导致干扰整体合作的各个层面,但最终会恢复到正常状态。然而,身体的某些部位经常会出现退化或功能失调,使得这种自身的自我调节过程非常困难。在这种情况下,工程人员必须提供解决方案。

图 2.2 并不试图表明心脏的所有影响因素,其他未被确定的因素仍可能存在,但目前已知的重要因素都已在图中表示出来。显著因素是能够导致心脏性能适度增加或下降的参数(心排血量、总外周阻力、心率和每搏输出量)。多参数模型的建立有助于确定所需的相关数据,以优化临床疗效并降低获取重要和有意义数据的成本。

目前已建立的两种研究心脏控制系统的解析方法,包括中枢-外周法以及外周-中枢法都是有效的。但控制因素和被控制因素的识别仍然存在困难。

在中枢-外周解析法中认为大脑控制循环系统。通过特殊的传入信号(压力感受器)和本体感觉来实现。大脑通过许多传入神经得知局部器官的状况,因此任何传入活动都会引起由中枢神经控制的心血管反应。按此观点,大脑作为主控端,心血管反应为被控端。

外周-中枢解析法中认为各器官相互独立地运行,心脏遵循弗兰克-斯塔林效应,其充盈过程决定其性能。除肾脏控制心血管系统的充盈外,并不存在其他外部控制的影响和器官的自动调节(Sraskee,1993)。

这个自然的自动调节回路,无论从哪一个角度来看都能确保对局部故障的情况作出及时的反应。同时,对于工程人员来说,直觉预见是决定干预最有效的必要条件。

最后,本章的其余部分介绍了不同的控制系统,为研发解决方案提供了新的见解。目前人们认识到自主神经系统是一个重要的控制因素,因此详细介绍了自主神经控制系统和其他控制系统的协调情况(Schaldach,1992)。

2.2　生理自动化和控制

除骨骼肌外,所有组织的神经控制都是通过自主神经系统进行的。自主神经系统(ANS)协调生存所需的身体功能,并调节细胞正常运作所需的环境。虽然心脏固有的节律性源自自然起搏点窦房结,但对心率的持续控制仍依赖于从大脑传递到窦房结之间的交感神经、副交感神经、激素和化学兴奋的相对平衡。

2.2.1 生理学

在开始讨论控制之前,了解人类生理学中神经的构成是非常重要的。图 2.4 显示,自主神经系统(ANS)由两部分组成:中枢部分和外周部分。中枢部分是由下丘脑、脑干和脊髓组成的,而外周部分则由支配身体各器官的神经组成。神经分为两种类型:交感神经和副交感神经。这种细分的基础是由于自主神经系统内部的解剖和生理学差异。这些神经纤维既包括传入(感觉)神经元,也包括传出(运动)神经元。自主过程以下列方式工作:首先,将感觉信息从内脏器官传递到中枢自主神经系统(传入刺激)。然后,指令从中枢自主神经系统发送到这些器官的平滑肌和其他细胞,引起自动响应(传出刺激)。

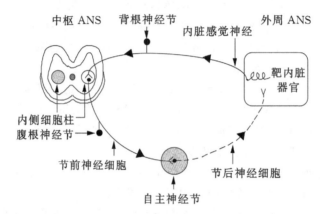

图 2.4 自主神经系统的信息通路。这两个自主神经分支都表现出从它们的效
应器官发出信号和向其效应器官传入信号的相似过程

自主神经系统的中枢部分没有外周部分的功能集中。下丘脑的活动与肾上腺的控制关系更直接。因此,关于其调节过程的讨论列入体液控制部分。实际上,关于脑干组织对心脏的控制还没有很好地了解,该区域发生的过程极其复杂并缺乏精确的定义。然而,有关脊髓结构的信息还是可以获得的。节前神经细胞位于内侧细胞柱,有从背根进入脊髓的感觉神经纤维并携带来自靶器官的信息。而神经纤维则从腹根离开,感觉神经纤维的细胞体位于背根神经节。交感神经和副交感神经分支中都有这种组织出现。

外周部分则表现出不同的复杂操作模式。这是防止心脏系统出现不可预知动作所必需的。自主神经系统的两个分支源于不同位置的脊髓。支配心脏的交感神经在 T1 和 T4 之间离开脊髓的胸部区域(图 2.5)。它们在窦房结、传导系统、心房、心室和冠状血管处终止。所有血管均接受交感神经。此外,器官被同时激活,在应激反应期间发挥重要的作用。相比之下,副交感神经纤维离开脑干并在窦房和房室结、心房和心室肌以及冠状血管处终止。并非所有的血管都从该分支接收输入,它也能更独立地激活不同的器官。

自主神经系统的两个分区在神经节的位置也不同。大部分交感神经节靠近脊髓,形成两条链,每侧一条,它们被称为交感神经干。腹腔、肠系膜上神经节和肠系膜下神经节构成副神经节,它们位于离脊髓更远的神经器官附近(图 2.5)。与此相反,副交感神经亚区的节前纤维分为有鞘轴突和无鞘轴突。因此,它们支配着神经节后神经细胞,这些神经细胞聚集在目标器官附近或内部。它提供了非常短的轴突后神经节后副交感神经细胞。这些神经节既可以充当自动中继站,不改变传递给目标器官的信息,也可以作为能够产生个性化响应的重要集成中心。图 2.5 显示了自主神经的起源和通路。神经网络对心脏的特异性附着是一个复杂的问题,目前仍在研究中。这种特异性一旦确定,将会增加心脏控制的机会。

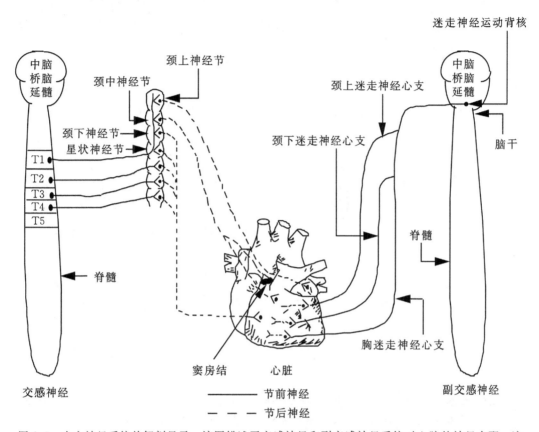

图 2.5　自主神经系统的解剖显示。该图描述了交感神经和副交感神经系统对心脏的神经支配。这两个部分的节前纤维由实线显示。虚线则显示节后神经纤维的位置。交感神经节前纤维从第一胸椎延伸到第四胸椎。副交感神经节前神经纤维从迷走神经背侧运动核延伸。引自 Vander, A. 1990. *Human physiology*. 5th Ed. McGraw Hill

　　生理上的差异更为复杂(图 2.6)。这种差异在于神经递质和受体的类型可用于突触活动的每一个自主神经系统分支。两种主要的神经递质是乙酰胆碱和去甲肾上腺素(NE)。胆碱能纤维和肾上腺素能纤维分别是传递乙酰胆碱和去甲肾上腺素的纤维。乙酰胆碱在所有节前神经元的突触终末释放。在节后神经细胞中,NE 存在于交感神经纤维的终末,而乙酰胆碱存在于副交感神经纤维的终末。交感神经分支有时在支配骨骼肌血管的神经节后纤维的终末中含乙酰胆碱。

　　许多刺激或抑制自主神经系统不同成分的药物会影响乙酰胆碱和去甲肾上腺素的受体。节后神经元胞体上的乙酰胆碱受体与副交感神经分支靶细胞上的乙酰胆碱受体不同。胆碱能受体要么是神经节后神经元上的烟碱受体,要么是心肌等靶细胞上的毒蕈碱受体。这种分类是从烟碱或麝香碱激活的受体进化而来的。同样,肾上腺素能受体有两种类型,α 型和 β 型。第二信使的产生和受体对异丙肾上腺素的较大敏感性是其分化的手段(Vander,1990)。

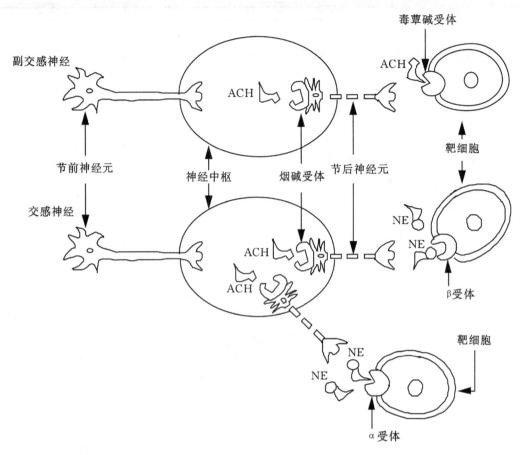

图 2.6 交感神经和副交感神经系统的神经递质流动过程。两系统突触前神经元神经节内的烟碱
受体接受乙酰胆碱(ACH)。副交感神经节后神经元的毒蕈碱受体也接受 ACH。交感神
经通路的 α 受体和 β 受体具有去甲肾上腺素(NE)的特异性结合位点。引自 Rhoades,R.,
and Pflanzer,R. 1992. *Human physiology*. Saunders

根据解剖学位置的不同,α 和 β 受体分别有 α1、α2 亚型和 β1、β2 亚型。α1 和 β1 受体的
位置在交感神经支配的器官的突触后靶细胞上,而在去甲肾上腺素能纤维突触前端存在 α2
受体。β1 受体对去甲肾上腺素和肾上腺素是等效的,而 β2 受体对肾上腺素更为敏感,因此
提示可通过激素循环取代交感神经刺激来激活它们。图 2.7 显示了胆碱能和肾上腺素能对
靶组织的影响。

影响区域	副交感神经(胆碱)	受体类型	交感神经(肾上腺素)
窦房结	降低心率	β1	增加心率
房室结	降低传导速度	β1	增加传导速度
心房	收缩力下降	β1	收缩力增加
心室	收缩力下降(较少)	β1	收缩力增加
冠状动脉	扩张	α、β2	收缩、扩张
静脉	无	α、β2	收缩、扩张

图 2.7 冠状动脉系统自主神经活动的效应。第 2.2.1 节讨论的神经递质类型也被列出

自主神经系统对心脏性能有四种基本影响。变时性(心率)、变力性(心肌收缩力)、变传导性(房室结传导延迟)和变阈性(兴奋性)。变力性作用很容易测量,因此可用于监测交感神经和副交感神经活动。交感神经分支显示变力性作用。总的来说,在动作电位的平台阶段,钙离子进入效应细胞的活动增强(见第1章)。副交感神经引起负变力性作用。交感神经分支也经历正性变时性和变传导性作用。同样,副交感神经分支也会产生负性的影响。

变阈性改变是受交感神经刺激引起的较轻微影响,还无法提供控制的手段。交感神经通过降低阈值电位来提高心肌细胞的兴奋性。这个参数影响不大且难以测量。

已有多种方法有助于监测自主神经的活动。心内阻抗测量可以监测收缩期间期、心室肌变力参数和每搏输出量。射血前期(PEP)代表心室兴奋起至半月瓣开放之间的时间间隔,也是自主神经活性的一种衡量指标。交感神经活动可缩短PEP的持续时间,而副交感神经活动则可延长PEP持续时间(Schaldach,1992)。

在任何控制系统中,确定被控制的客体和控制的主体是至关重要的。在心脏系统中,很明显,平均动脉血压是闭环系统控制的因素。然而,在运动期间压力感受器的操作被关闭,不再作为控制因素。此外,由于心肌内的血流力难以测量,平均动脉血压难以作为一个可测量的控制参数而测量。另一个主要的控制因素是自主神经活动,任何代表自主神经活动的可测量信号都可以作为一种频率自适应方法来满足患者的个体需求。信号识别的范围对建立有效控制过程是机会性的。

2.2.2　交感神经控制

在检验控制系统时,必须考虑适当和最有效的控制参数。这些不再仅仅是心输出量、动脉压和心率。代谢变化、变时性、变力性、变传导性和变阈性改变是神经部分有效调节的反射反应机制。其中,变力性反应似乎提供了交感神经活动最有用的测量指标(Schaldach,1992)。射血前期(PEP)的持续时间也是一个理想的指标,然而必须考虑所有的选择以获得足够的洞察力来建立有效的控制参数。

交感神经对心脏整体运作的贡献似乎是巨大的。大量的研究表明,对心肌效应细胞的直接神经控制提供了一种专门且极其有效的调控行动(Randall,1973)。激素和异质性(内在因素)控制不再被认为是主要或占优的控制机制。由于神经纤维的复杂网络,在局部控制水平上的神经支配仍然是未知的。然而,迄今为止获得的信息为实现这一目标提供了一个乐观的前景,利用刺激技术来描述控制目的局部神经元通路。在此技术实现之前,特定的控制选项是有限的。

局部交感效应

大量关于外周交感神经的工作报道了高度局部化的收缩响应。Szentivanyi等(1967)讨论这些神经纤维在肌肉细胞中的特殊分布。众所周知,刺激颈神经节或星状神经节会导致心室和其他心脏表面的正变力性反应。Randall等(1984)同样证实交感神经纤维的局部刺激会导致局部反应增强。这种反应来自较小表面积的心肌组织,其中包含个别神经附着体的分布。增加刺激部位与心脏的距离揭示了局部心肌组织的独立调节能力。随着离局部化心肌组织距离的增加,局部变力性反应的变化幅度减小。

右侧交感神经支与左侧交感神经支的刺激部位存在明显差异。正变时性效应是由于去甲肾上腺素浓度的增加和左右锁骨下动脉的刺激所致。右交感神经引起的心率比左交感神经大。正变时性效应表明星状激发引起窦性心律的可能性很高。左侧主要引起收缩力的增加（正性变力效应）。刺激星状神经可使右心房肌力增加 35%～45%，左心房对这种刺激没有反应。因此，如果使用基于神经的频率自适应起搏器刺激或起搏星状神经，则不能有效地感知左心房。因此，这是电极放置的一个重要考虑因素。

另一种被称为复发性心脏病的交感神经也会引起心房的正变力性活动和右心室的正变力性活动（Woolsey et al.，1967）。注意，左心室并没有出现这种活动。这里也存在上述类似的情况。颅迷走神经曾被认为只含有副交感神经纤维。然而，Woolsey 等（1967）测量服用阿托品（atropine，一种副交感神经递质抑制剂）后，右心房和左心房的变力性、变时性和血压都升高，在心室也获得了 30% 的增加，表明交感神经纤维很有可能也存在于颅迷走神经内。

Woolsey 等（1967）还证实左胸迷走神经和心腹外侧神经不包含交感神经，无论是在窦房结或房室结。这是由刺激时心率或收缩力的轻微增加所致。他们确实发现去甲肾上腺素在整个心肌中引起明显的正变力性改变。这是一个非常普遍的发现，并被认为是众所周知的。因此，心肌神经支配的特异性在区域上是不同的，对电极位置也非常敏感。

交感神经标测的益处

大量交感神经的输入为心脏冠状动脉的控制提供了一个机会网络。总之，交感神经对心脏的动态性能有着重要的影响。近来对神经影响心肌功能的研究表明，其有可能压倒传统的长度-张力调节机制。

心内交感神经的分布为起搏提供了人工刺激的途径。一旦交感神经附着在心脏上，其分布就会通过心内膜下通道远离入口点。绘制这些心下通道的好处是能够从心肌组织中获得正变力性反应。因此，结合一定的时间间隔如射血前期或心室肌变力参数（VIP），可以提供成功的起搏控制，因为它们不干扰自然控制途径。此外，射血前期间隔不受心率的影响，因此没有任何正反馈的风险。

交感神经的动态性能

观察交感神经控制的动态特性可以为参数控制提供信息。交感神经输入对心脏每搏输出量的整体控制是常见的。Randall（1984）给出的心室功能曲线与斯塔林效应是不同的。在起始增加充盈压（舒张末期容积）后，没有显示出心室功能的下降。在心率保持不变的情况下，给定充盈压力下产生的功效随着交感神经活动的增加而逐渐增加。

这个过程对于分析是非常重要的。锻炼、骑自行车和走路（甚至包括老年人上下楼梯）等日常活动很容易改变心脏神经中交感神经活动的频率，这会导致心脏加速以及必要的补偿。因此，提供补充的加速因素是必要的。随着收缩期的缩短，压力的增加以及射血速度的加快可以在保持恒定的每搏输出量情况下增加心室的充盈。

如果其他改变心肌收缩能力的因素保持不变，以交感神经冲动改变心脏性能是可预测的。交感神经刺激时，心室和主动脉压力明显增加。有趣的是，左、右交感神经刺激存在差异。左心交感神经刺激在维持变时性活动不变的情况下，心室肌变力效应增加，而右交感神经刺激除此之外还表现出正变时性效应。

变力性活动和血压变化

与静息状态的心脏相比，交感神经刺激心脏时（在身体活动或处于情绪的时刻）心室收缩强度的增加会导致血压的变化。在等容舒张过程中，心室内压力也有更快的下降。这些变力作用的结果是心室肌收缩期变短,同时舒张期在每个心脏周期中都会延长。交感神经刺激时程的变化可作为起搏的控制机制,说明监测变力性活动对变时性和变阈性活动有更多的好处。

正变力性活动促使心脏更快、更彻底地排空。这些正变力性效应会产生随后的动脉血压脉冲。这些脉冲的特点是收缩压高于舒张压,且在收缩射血期上升增大,等容收缩周期缩短。射血时间的这些变化可以为心脏起搏和控制提供重要的信息。

血液在较高的血压下从心房进入心室,并且更快地充盈。对于恒定的心脏周期,舒张期时间延长,允许更持久地放松并充盈心室。这些影响在高心率时非常重要,对心脏功能更有效,可以尽可能地推迟心力衰竭的发生。

降低颈动脉窦压力可增加交感神经活动,减少迷走神经活动,并增加心房收缩力。心室舒张末期压力和心脏纤维长度可随这些压力感受器的调节机制改变。系统血压的变化可以改变心室肌张力,从而在极端情况下促进最大限度的操作。

Randall(1984)证实心脏并不完全依赖窦房结起搏细胞来介导心脏加速。对左、右星状神经节刺激前后窦房结心率无显著性差异。因此,其他室上部位如巴赫曼束、左下心房和冠状窦有助于对心率的总体控制。正变时性调节对工程目的而言是有益的。这些位置为感知提供了补充机会,以改善心脏的性能。

2.2.3 副交感控制

与交感神经产生的影响相比,对心脏副交感神经的控制往往会产生相反的效果。正是以这种方式,其作为自动调节机制服务于人体。然而实验表明,如果有适当的刺激时间间隔,迷走神经刺激可以对心脏性能产生积极的影响(Randall,1984)。

副交感神经控制的范围从迷走神经脑中枢到心脏和冠状动脉的外周。为使心脏起搏更有效,副交感神经控制的变力性、变时性和变阈效应需要很好地被理解。下面对这些影响的描述提供了有效的控制方案。

窦房结的影响

Rosenbleth 和 Simeone(1934)指出,副交感神经刺激引起的变时性改变与任何交感神经活动无关。因此,交感神经和副交感神经对窦房结的影响是相互独立的。Warner 和 Cox(1962)报道过心脏对副交感神经刺激的反应时间比交感神经的反应时间快。因此,在几次副交感神经刺激下,即可以获得稳态反应。

在短暂的迷走神经刺激(刺激任何副交感神经)后不久,细胞膜变得超极化,即迷走神经末端释放乙酰胆碱,降低自主神经细胞的钾电导,从而产生超极化。钾浓度的这些变化导致了变时性呈二次增长。此外,这种变时减速表明窦房结节点电位在舒张期的斜率降低(Randall,1984)。减速的第一和第二阶段的特点是其中间以短暂的心脏加速相来分隔。心脏电位曲线 S-T 部分之间存在一个下降,导致此阶段短暂的加速期,由于钠电导的增加,窦房结最大舒张电位略微上升到较小的负值。随着迷走神经刺激的继续,心室而不是心房,会向一个稳定的值增长。

许多研究者表明,短暂的迷走神经刺激可以对心率产生一个约 15 s 的影响。确切的影响取决于刺激在心动周期中的时间。例如,如果每一个心动周期刺激颈迷走神经,则变时性反应将取决于刺激相对于心动周期的相位的时间。同时,另外两个因素是交感神经活性和胰高血糖素的给予,它们可以改变循环相位和变时性反应之间的关系。工程人员有可能使用沿时间间隔的不同响应作为控制手段。

在迷走神经刺激过程中,迷走神经活动促进了窦房结细胞的同步,当脉冲以重复短暂爆发形式而不是等距脉冲形式时,随着重复脉冲刺激频率的增加,P-P 间期延长(Levy,1970)。这些结果证实了迷走神经刺激的负变时性效应。然而,刺激频率与周期长度之间不存在线性关系。事实上,刺激频率的微小变化会导致心脏周期很大的变化(Randall,1984)。随着刺激频率的增加,心脏周期的非线性减小。Wallick 在窦房结发现有类似的行为(Wallick,1979)。

窦房结的神经支配主要由右侧尾状神经和颅血管神经以及右、左胸迷走神经支配。它们沿着上腔静脉,穿过左心房表面,背向主动脉,并通过上肺静脉进入心脏。心脏还有其他较小的副交感神经入口。然而,它们在手术入路时被切断。Hariman(1980)指出起搏细胞簇在窦房结中处于通信不良状态,因此细胞簇之间的传导速度较慢。重复的迷走神经活动协调窦房结中的细胞簇,提供上述同步。

房室结中的影响

迷走神经调节的房室传导存在稳态和动态控制,副交感神经抑制房室传导或显示所谓的负性变传导效应。连续的迷走神经最大刺激延长了房室传导时间(Irisawa et al.,1971)。心律失常伴不同程度的心脏传导阻滞也是由类似的持续刺激引起的。Irisawa 等(1971)还发现负变传导性效应与刺激强度呈线性关系。传导时间为正常时间的 60% 时才会发生阻滞。变传导性变化的程度也取决于窦房结的同步减速(Martin,1977)。相对于窦房结的组合效应,房室结分别经历了自主神经系统两个分支的各自调节。

单次刺激或短脉冲矩阵刺激倾向于研究副交感神经的动态变传导性效应。Levy 证实当心率不受起搏控制时单次刺激实验的变异性(Randall,1984)。当心率通过起搏保持不变时,单次刺激会延长房室传导时间。就像在窦房结一样,心脏周期阶段的定时也是很重要的。当第一次刺激的刺激率下降时,房室结传导的变化幅度就会减小。此外,对单个刺激的反应程度也取决于心房传导率。

这些结果背后的机制仍然不确定。然而,Hoffman(1960)证实,由于电子效应,当房室结传导时间延长时动作电位持续时间会增加。相反,Levy(1982)提出,这是由于房室传导系统的不应期比相关动作电位的持续时间长(Randall,1984)。因此,对这种机制相互矛盾的报道使其难以被描述为一种控制心脏的手段。事实上,如果较长的不应期是变传导变化的原因,则根据不应期的时间长短就会存在控制机会。

变时性和变传导性影响的组合

进行副交感神经刺激时,很难也很少进行心率和变传导观察。De Beer(1977)成功地通过心房起搏和副交感神经刺激的步长变化测量了对房室传导的影响。结果表明,心房起搏后房室传导呈指数级变化。最大副交感神经刺激使指数时间常数增加了 4 倍。这些效应与交感神经活动无关。

Levy 和 Martin(1977)也着重研究了房室传导与心率之间的相互作用。为了测量综合效应,需要刺激非起搏和起搏的心脏。比较心率和房室传导时间的记录可提供类似的副交感神经刺激的有趣结果。结果表明,迷走神经直接效应与迷走神经间接效应之间存在明显的非线性相互作用。

两种机制导致这些结果。第一种,迷走神经刺激改变了心房激活模式,指示了心脏起搏部位的偏移。第二种,通过增加循环周期,乙酰胆碱对房室结传导的抑制作用得到改善(De Beer,1977)。心率和副交感神经活动之间相互作用的细节目前仍不清楚。

乙酰胆碱可以明显降低心房动作电位,从而导致副交感神经刺激时心房不应期减少(Zipes,1974)。乙酰胆碱对心室不应期的影响尚不清楚,但乙酰胆碱拮抗肾上腺素的作用是肯定的。关于副交感神经对不应期的独立控制程度仍存在争议。无论如何,延长不应期有利于终止由折返路径维持的心律失常,而当不应期延长到足够长时,可以中断导致心律失常的折返反馈。

变力效应的控制

迷走神经刺激也控制心室和心房的正变力性作用。De Geest(1965)成功地证实最大迷走神经刺激时心室中负变力性效应达 25%。传出性迷走神经纤维的区域分布具有高度特异性。正变力性作用在心室底部比心尖强,如果基于神经的起搏频率自适应机制能够发挥最大作用的话,这在确定电极位置时是非常有用的。

心房变力性效应受迷走神经的影响比心室效应更敏感。这是由于胆碱酯酶浓度较高,内源性和外源性副交感神经分布较丰富。这些因素导致更快的发作和终止反应。此外,乙酰胆碱在心房的弥散距离远小于心室。但 Priola 等(1980)表示这些不可能是独立的因素,且"冠状动脉内注射乙酰胆碱的心室反应比心房反应的起效慢,时间进程也慢"(Randall,1984)。

当迷走神经刺激对心脏功能产生影响时会发生心室静止。这通常伴随着短暂的正变时性,过冲抑制可以解释这些事件的发生机制。窦性心率比心室起搏心率快得多,因此在正常运作时,心室自身起搏细胞持续发生过冲。这种机制将导致对心房和房室交界处的起搏进行抑制,揭示了窦房结对心室自身起搏的抑制作用。上述事件引起心室静止。心房中大部分的过冲是由于乙酰胆碱的释放和儿茶酚胺的随后释放。然而,在心室中细胞膜外钾离子的存在导致最大舒张电位的初始值下降,随后又增高超过正常值。一旦心室驱动发生,钾离子浓度将降低。

因此,确定迷走神经活动爆发的适当时机是很重要的。取决于兴奋时期,收缩可能是完全的,也可能是消极的抑制。窦房结和房室结区域对此时序都很敏感。此外,心室和心房对副交感神经刺激的敏感性是相互独立的。如果使用基于神经的频率自适应技术,对于最大限度地提高起搏器的感知能力非常重要。

2.2.4 交感-迷走交互

交感-迷走神经的相互作用在考虑冠状动脉的控制时非常重要。许多副交感神经和交感神经节后神经末梢紧密地分布在心脏的壁上。当自主神经的两个分支同时受到刺激时,将导致复杂的相互作用。Levy(1982)将这些相互作用解释为拮抗增强。在某些情况下,交感神经活性的存在增强了副交感神经活动的抑制作用。

关于这一不寻常结果的机制是很清楚的。突触前和突触后电位都会影响这些相互作用。突触位于神经节后神经末梢和感受细胞之间。突触前机制包括抑制去甲肾上腺素从神经节后交感神经终末释放胆碱能。突触后机制涉及感受细胞间的相互作用。这些相互作用受环核苷酸、cAMP 和 cGMP 的控制。Randall(1984)指出,"加入胆碱能拮抗剂或同时刺激迷走神经导致标准交感神经刺激所释放的去甲肾上腺素减少"这些机制的细节复杂,且在考虑心脏控制方面没有用处。其相互作用最重要的方面是在交感神经活动的同时使迷走神经效应得以增加。

2.2.5　血压的神经调控

维持血压是血液流向人体器官和细胞所必需的。虽然作为心脏控制的手段这个参数很难测量,但它作为心脏控制系统中的一个影响因素仍很值得关注(图 2.2)。理想的平均动脉血压为 90 mmHg。压力感受器位于心脏内部(如主动脉弓和颈动脉窦)以感知血压。90 mmHg 以上的压力会使肺牵张感受器输出增大并发放更多的动作电位。如果压力降到 90 mmHg 以下,则会发生相反的情况。

对平均动脉血压变化的反应是复杂的,它涉及大脑的几个区域。当压力超过 90 mmHg 时,压力感受器纤维中动作电位的增加激活了脑干的心血管调节中枢。这里是减压中枢,导致血压下降(图 2.8)。抑制中枢神经元与节前交感神经细胞突触可抑制其活化。这种对交感神经细胞的抑制降低了心脏的收缩力和变时性活动,它还可以减少血管收缩。减压中枢还能激活迷走神经核团,这是位于脑干的另一个区域,可直接降低心率。这些作用的最终结果是降低平均动脉血压。图 2.2 显示了血压调节的完整路径。

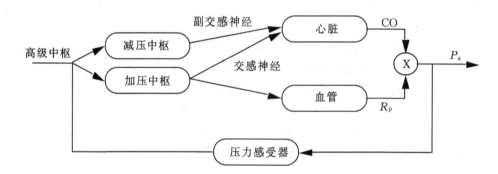

图 2.8　下丘脑对 MABP 的控制作用。CO、P_a、R_p 分别为心输出量、动脉压和外周总阻力

血压低于 90 mmHg 时会导致压力感受器激活位于脑干的心血管加压中枢。加压中枢会在如出血引起的血压突然下降等情况下增加血压。加压中枢刺激节前交感神经细胞,提高心率和肌力并引起血管收缩。因此,这些作用的净效果增加了平均动脉血压。例如,下丘脑通过对加压中枢和节前交感神经元的兴奋性输入而影响血压的调节。这些观察清楚地表明交感神经可以控制外周阻力。

2.3　激素控制

下丘脑在激素控制中起着重要作用。间接地,下丘脑背侧激活会使血压升高,而腹侧下丘脑则会降低血压。这些反应通常称为战斗反应或逃跑反应。图 2.9 提供了与心脏控制直接相关的下丘脑的战斗反应或逃跑反应。这些反应在面临压力的瞬间准备好身体,连接到骨骼肌需要扩张的血管以及正变时性和变力性效应是必要的。

　　这些反应是通过激活肾上腺来介导的。肾上腺分泌儿茶酚胺(肾上腺素和去甲肾上腺素)和糖皮质激素。肾上腺由一个称为肾上腺皮质的外部区域组成,这是产生糖皮质激素的地方。中枢是肾上腺髓质,负责儿茶酚胺的分泌。下丘脑神经纤维与内侧外侧核(IML)及髓质细胞之间的直接连接可实现肾上腺髓质中儿茶酚胺的释放。肾上腺髓质的儿茶酚胺分泌细胞作为神经节后交感神经细胞发挥作用。20%的肾上腺髓质合成细胞可以产生去甲肾上腺素。

　　在血液中循环的儿茶酚胺与节后神经细胞的受体和靶器官相同。然而,它们的行为并不像交感神经细胞那样独立,因为它们会进入血液。循环的儿茶酚胺具有正性变力性和变时性效应,导致骨骼肌和冠状肌动脉扩张。这些作用的净效果是向骨骼肌、心脏和大脑提供更多的血液,并减少流向体内营养器官的血液。

战斗反应或逃跑反应的生理变化
1. 血压增加
2. 心率增加
3. 心脏收缩力增加
4. 心脏传导速度增加
5. 通气率和通气深度增加
6. 血液分布向骨骼肌和心脏的转移

图 2.9　与心脏控制有关的下丘脑的生理反应

　　多个因素影响肾上腺髓质的功能,个人情绪状态是主要因素。下丘脑是大脑的情绪中心,应激引起下丘脑神经细胞活性增加从而激活节前交感神经元。这些节前神经元支配并激活肾上腺髓质,导致肾上腺素和去甲肾上腺素分泌到血液中。其他因素如极度失血、体温过低和缺氧,也会激活肾上腺髓质,促使其纠正功能紊乱并维持持续的内部环境。

　　出于控制的目的,很难设计出一种能适应肾上腺髓质儿茶酚胺的动力学变化的起搏器。然而,它们确实在交感神经活动中起着综合作用,并在心脏层面引起次级影响。

2.4　参考文献

Cotten, M. 1972. Regulation of catecholamine metabolism in the sympathetic nervous system. *Pharmacol. Rev.*, 24: 165 – 166.

De Beer, E., Boom, H., and Naafs, B., 1977. The combined influence of the stimulus frequency of the vagal nerves and the atrial stimulus interval on the atrioventricular conduction time. *Cardiovasc. Res.*, 11: 47 – 54.

De Geest, H., Levy, M. N., Zieske, H., and Lipman, R., 1965. Depression of ventricular contractility by stimulation of the vagus nerves. *Circ. Res.*, 17: 222 – 235.

Hariman, R., Hoffman, B., and Naylor, R., 1980. Electrical activity from the sinus node region in conscious dogs. *Circ. Res.*, 47: 775 – 791.

Hoffman, B. and Cranefield, P., 1960, *Electrophysiology of the heart*. New York:

McGraw-Hill.

Irisawa, H., Caldwell, W., and Wilson, M., 1973. Neural regulation of atrioventricular conduction. *Jap. J. Physiol.*, 224: 997 – 1005.

Levy, M. N. and Vassalle, M. (eds.) 1982. *Excitation and neural control of the heart.* Bethesda, MD: American Physiology Society.

Levy, M. N., Iano, T., and Zieske, H., 1972. Effects of repetitive bursts of vagal activity on heart rate. *Circ. Res.*, 30: 286 – 295.

Little, R. C. (ed.) 1980. *Physiology of atrial pacemakers and conductive tissues.* Mount Kisko, NY: Futura.

Martin, P., 1977. The influence of the parasympathetic nervous system on atrioventricular conduction. *Circ. Res.*, 41: 593 – 599.

Porter, R., 1974. *The physiological basis of Starling's law of the heart: A Ciba Foundation symposium.* New York: Associated Scientific.

Priola, D. V., 1980. Intrinsic innervation of the canine heart. Effects on conduction in the atrium, atrioventricular node, and proximal bundle branch. *Circ. Res.*, 47: 74 – 79.

Randall, W. C. (ed.) 1984, *Nervous control of cardiovascular function.* New York: Oxford University Press.

Rhoades, R., and Pflanzer, R. 1992. *Human physiology.* New York: Saunders.

Rosenblueth, A. and Simeone, F. A. 1934. The interrelations of vagal and accelerator effects on the cardiac rate. *Am. J. Physiol.*, 110: 42 – 55.

Schaldach, M., 1992. *Electrotherapy of the heart.* New York: Springer-Verlag.

Sideman, S. and Beyar, R. (eds.) 1985. *Simulation & control of the cardiac system* (1, 2, 3). Boca Raton, FL: CRC Press.

Strackee, J., and Westerhof, N. 1993. *The physics of heart and circulation.* Philadelphia: Institute of Physics Publishing.

Szentivanyi, M. J., and Pace, J. P. 1967. Localized myocardial responses to stimulation of cardiac sympathetic nerves. *Circ. Res.*, 21: 691 – 702.

Vander, A. 1990. *Human physiology.* 5th Ed. New York: McGraw Hill.

Wallick, D. W., and Levy, M. N., 1979. Effects of repetitive bursts of vagal activity on atrioventricular junctional rate in dogs. *Am. J. Physiol.*, 237: 275 – 281.

Warner, H. R. and Cox, A., 1962. A mathematical model of heart rate control by sympathetic and vagus efferent information. *J. Appl. Physiol.*, 17: 349 – 355.

Woolsey, M. D., Brody, D. A., and Arzbaecher, R. C., 1967. Measurement of spontaneous morphological variations in the electrocardiographic p-wave. *Comp. in Biomed. Res.*, 1: 265 – 275.

Zanchetti, A. and Bartorelli, C. (eds.) 1970. *Cardiovascular regulation in health and disease.* Milan: Instituto di Ricerche Cardiovascolari.

Zipes, D., Mihalick, M., and Robbins, G., 1974. Effects of selective vagal and stellate ganglion stimulation on atrial refractoriness. *Cardiovasc. Res.*, 8: 647 – 655.

2.5　教学目标

2.1　解释心脏控制内、外通路的差异。

2.2　具体描述动脉压力感受器放电的减少将如何导致动脉血压的变化。

2.3　解释弗兰克-斯塔林效应是如何用于心脏起搏的。

2.4　列出 ANS 各分支的神经递质和受体(所有选项)。

2.5　描述为什么节后副交感神经细胞有短轴突。

2.6　界定 ANS 对心脏功能的四个基本影响。明确交感神经和副交感神经的分裂,并指出结果是增加还是减少。

2.7　解释如何将周围交感神经分布的个体化反应作为心肌组织收缩的一种控制选择。

2.8　简要解释窦房结起搏细胞的副交感神经支配和控制。

2.9　描述主要控制心脏功能的交感神经和副交感神经。

2.10　解释心室自身起搏细胞过冲抑制及其控制的过程。

2.11　解释"拮抗增强"的过程。

2.12　描述降低儿茶酚胺浓度的神经调节。

心律失常机制

3

杰弗里·M.温伯格

(Geoffrey M. Weinberg)

还是我跳动的心。

——诗人、情人和音乐家

从上面经常引用的这句话可以看出,人们对心律是多么重视。但是没有人比那些罹患心脏病的患者对心律更感兴趣:心律失常往往导致他们的生活质量下降——如果还没有导致死亡的话。显然,恢复心脏的自然节律是最好的。为了达到这一目标,医生或起搏器工程师必须首先了解心律失常的潜在机制。本章提供了有关心律失常的原因和机制的相关知识。

心律失常可按其深层机制分为三类:异常兴奋引起的、异常传播引起的或兴奋与传播同时异常引起的。图3.1扩展了这个分类,并提供了本章的基本轮廓。

心律失常的机制
异常兴奋的生成
自律性
正常自律性
异常自律性
触发动作电位
早期后去极化
延迟后去极化
兴奋的异常传导
传导缓慢和阻滞
折返和单向传导阻滞
顺序折返
随机折返
组合异常
第4相阻滞
并行收缩

图3.1 心律失常机制的分类。引自 Hoffman, B. F. and M. R. Rosen. 1981. Cellular mechanisms for cardiac arrhythmias. *Circulation Research*, 49:1 - 15

3.1 自律性

自律性是指产生自发动作电位的能力。在适当的条件下,动作电位可以通过第1章描述的机制传播到心脏并启动心搏。所有类型的心脏细胞都可以显示出这种特性。但是在正常心脏中,大多数细胞并不会显示出来。因此,根据心脏内的位置,自律性可以分为正常或异常两种状态。在某些情况下,正常或异常的自律性均可能导致心律失常。

第3.1.1节和3.1.2节定义了正常和异常心脏组织。第3.1.3节描述了正常心脏兴奋的机制。第3.1.4节和3.1.5节讨论了在正常起搏器控制过程中由于错误引发的心律失常。

3.1.1 正常自律性

具有自律性的心脏细胞通常称为起搏细胞。图3.2给出了假想的膜电位记录。细胞不能保持恒定的静息膜电位,而是缓慢去极化,直到达到阈值的最大舒张电位。到达阈值后细胞迅速去极化,结果是再次启动动作电位。这种缓慢的去极化称为第4相去极化或舒张期去极化,第1章描述过引起这种细胞行为的机制。

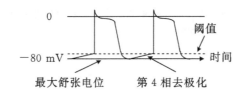

图3.2 起搏细胞的假想膜电位。细胞没有在动作电位之后获得恒定的静息电位,而是恢复到最大舒张电位,然后缓慢去极化直到阈值。这种缓慢的去极化称为第4相去极化或舒张期去极化

如第1章所述,心脏的主要起搏点通常是窦房结,在成年人中,窦房结以60~100次/min的频率发放脉冲。其他能够自发舒张去极化的细胞被发现存在于心房、房室结和希氏-浦肯野特殊纤维中。房室结(房室结和希氏束)为40~60次/min,较远端的起搏点以更低的频率产生自发冲动。体外实验中,外周浦肯野纤维的搏动速度通常小于12次/min(Lazzara, 1980)。

这些非窦性起搏点称为隐匿性起搏点或逸搏起搏点。如果窦房结衰竭,其次快的起搏点通常承担起搏心脏的作用。这些次级起搏点维持休眠(也称潜伏)状态,直到窦性心律消失,从而使隐匿性起搏点的节律变得可见。第3.1.3节将讨论维持起搏点优先顺序的机制。

起搏点的频率由三个因素决定:最大舒张电位、阈值电位和舒张期去极化率(图3.3(a)中dd所示),图3.3(b)显示,细胞膜最大舒张电位降低导致去极化的电压范围更大,因此达到阈值所需时间较长,脉冲产生速率减慢(虚线曲线)。相反,最大舒张电位增高则会增加起搏频率。图3.3(c)显示,阈值电位升高导致去极化时间增加,起搏频率降低。因此,阈值电位降低会增加起搏频率。图3.3(d)显示了改变舒张期去极化率的效果。降低频率(减缓斜率)会增加最大舒张电位到达阈值的时间,从而减慢起搏频率。增大斜率会导致脉冲形成速率的加快。

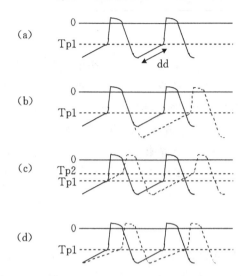

图 3.3 (a)正常起搏点动作电位,具备自发舒张期去极化(dd);(b)起搏频率随最大舒张电位降低而降低;(c)起搏频率随阈值电位增加而降低;(d)起搏频率随舒张期去极化斜率的减缓而降低。引自 Wit, A. L. and M. J. Janes. 1992. *The ventricular arrhythmias of ischemia and infarction. The electrophysiological mechanisms*. Futura Publishing

3.1.2 异常自律性

与上面讨论的特殊起搏点不同,心房和心室的正常心肌细胞并不显示其自律性。工作中的心房和心室细胞没有自发的舒张去极化,即使在长时间不受刺激的情况下,它们也不会自发地形成兴奋。然而,当一个细胞的静息电位低于其正常水平时,可能会发生自发的舒张期去极化,并引起可重复的兴奋生成。这被称为去极化诱导的自律性或异常的自律性。图 3.4 显示了这种效果。注意,膜电位降低并不是异常自律性的唯一标准:如果是的话,窦房结就必须被认为是异常的。正常和异常自律性的区别在于后者发生在从正常膜电位发生较大变化的细胞中(Wit and Rosen,1989)。无论是实验研究还是临床心脏病研究的结果都表明,只有当膜电位发生大幅度下降时,异常自律性才会发生在心脏细胞中。

异常自律性不限于任何特定的潜在起搏细胞类型,其可以发生在心脏的任何地方,所需的膜电位可能在 $-70 \sim -30$ mV 之间。例如,浦肯野系统中的细胞在较高膜电位时表现出正常的自律性,在膜电位降低时也同样表现出异常的自律性。

通过影响起搏细胞离子电流可能存在几种不同的机制会导致异常自律性,但尚不清楚到底是哪一种机制导致了不同病理条件下发生异常自律性。一种可能的机制是外向钾离子电流降低,而外向钾离子电流通常会使细胞复极化;不完全的复极化可能会导致最大去极化电位的降低(Frame and Hoffman,1984)。异常自律性产生的动作电位可能是依赖于缓慢内向钙离子通道的慢速响应类型,因为负责快速响应的钠离子通道已在膜电位降低时失活(Waldo and Wit,1994)

一个临床实例是在心肌梗塞后,缺血区浦肯野细胞导致心室自身细胞起搏节律的加快

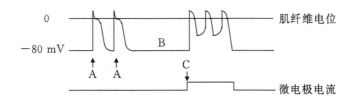

图 3.4　正常心脏组织的异常自律性是由于改变了跨膜电位的基线。(A)刺激正常心脏纤维显示出适当的动作电位;(B)如果纤维不受刺激,就不会产生自发动作电位;通过微电极(C)施加电流将膜电位提高到−50 mV,产生自发动作电位。心脏组织在恢复正常膜电位后恢复正常行为。引自 Waldo, A. L. and A. L. Wit. 1994. Mechanisms of cardiac arrhythmias and conduction disturbances. In R. C. Schlant and R. W. Alexander (ed.) *The heart, arteries, and veins.* 8th ed. With permission of McGraw-Hill, Inc

而引起的异常自律性。受损心肌中原本安静的浦肯野纤维突然开始承担控制心搏的任务。这可以通过检查心肌梗塞的结果来解释,阻断给定区域心肌的血供导致缺氧(缺血)引起组织内电解质的迅速变化(Clark, 1992),缺血细胞内钾离子的丢失、钠离子的吸收以及钙离子、氢离子和水分子的累积导致膜电位降低引起自律性显现。这种异常自律性引起的心律失常是观察不到的,除非异常兴奋点起搏频率高于原本占主导地位的起搏点。

3.1.3　起搏抑制

　　正常情况下,作为心脏起搏点的窦房结通过对所有其他隐匿性起搏点引发心搏前进行去极来维持其优势。图 3.5 显示窦房结的频率仅仅超过所有其他隐匿性起搏点,在它们达到自身起搏阈值之前就重新去极。然而这并不是起搏点层次结构的唯一机制。超速抑制以及细胞与细胞间的相互作用也可以抑制隐匿性起搏点。

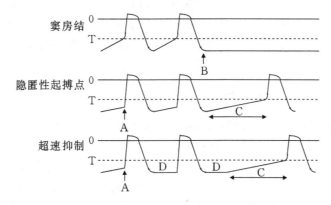

图 3.5　起搏点的抑制。(A)窦房结频率超过隐匿性起搏点,在其自发达到自身阈值(T)之前去极;(B)如果窦房结被去除;(C)没有超速抑制,隐匿性起搏点以其自发较慢的速率(更长的周期)形成兴奋启动动作电位;(D)在超速抑制情况下,舒张期去极化被抑制。为了清晰起见,上述电位被放大了

超速抑制

图 3.5 底部的曲线表明,隐匿性起搏点不仅在窦房结驱动下不能达到阈值,而且实际上其舒张期去极化率也受到抑制。这种效应被称为超速抑制。脉冲可以通过以 90 次/min 的速度刺激浦肯野纤维来证明,刺激终止超过 20 s 后才发生第一次自发冲动。随着舒张期去极化率增加并逐渐恢复到正常固有频率(Van Capelle,1987)。

超速抑制的机理是基于离子的。钠离子在每个动作电位周期内进入细胞,当起搏细胞以高于固有频率的速度驱动时,细胞内钠离子的浓度增加。钠钾泵被激活以维持正常跨膜电解质梯度。由于钠钾泵排出 3 个钠离子的同时输入 2 个钾离子,因此流入净的正电流使细胞膜超极化并抵消舒张期去极化(Frame and Hoffman,1984)。尽管去极化非常轻微,仅仅多出几个毫伏,但足以减缓甚至完全抑制自发去极化。

第 1 章指出心肌细胞膜的离子通道受到膜电压调节。实际上,随着静息膜电位的降低,只有较少的钠离子通道仍维持活性。在刺激间期大量的钠离子进入细胞,进入量与静息膜电位相关:低的膜电位导致较少的钠通道维持活性,进入细胞的钠离子数量少,而高的膜电位导致较多钠通道维持活性,大量的钠离子流入。

这种电压调节的钠离子内流对超速抑制非常重要。由于异常自律性发生在静息膜电位降低时,每次刺激时流入的钠离子量减少。因此,钠钾泵的活性并没有达到上述正常情况下的水平而引起超速。异常自律性并没有显示出发生在正常细胞内部的超速抑制幅度。事实上,对自发舒张期去极化的超速抑制与膜电位直接相关。具有自律性且除极电位为 $-60\sim$ -70 mV 的浦肯野纤维细胞仍表现出某种程度的超速抑制,虽然抑制程度要比那些膜电位在 -90 mV 时仍具有自律性的纤维细胞低。膜电位高于 -60 mV 的浦肯野纤维则很少显示出超速抑制 (Dangman and Hoffman,1983)。

细胞与细胞间的交互

周围心肌中起搏细胞与非起搏细胞之间的电学相互作用也可能抑制辅助起搏点。这对于防止房室结自身夺获可能很重要,因为房室结细胞内有与窦房结内同样快的起搏细胞可以夺获心搏。虽然这些细胞不容易被超速抑制,但它们可能被节点和周围心房之间的电流所抑制。由于非起搏细胞的膜电位比起搏细胞更低,由此产生的电流可以抵消舒张期去极化,抑制自律作用(Wit and Rosen,1989)。

3.1.4 源于窦房结的心律失常

由于窦房结是心脏的主要起搏点,心率的改变可能导致心律失常。窦性心动过速是当窦房结以超过 100 次/min 的频率发放心搏时产生的。相反,窦性心动过缓则发生在窦房结以不到 60 次/min 的频率发放心搏时产生的。请注意,这两种情况都可能是正常的,也都可能是异常的。窦性心动过速可以是对运动、发烧或低血压等外部因素的适当反应。在身体条件良好的运动员中,窦性心动过缓可能是对运动增加的副交感神经刺激的正常反应;然而在一般人群中,窦性心动过缓更多地反映出窦房结异常,并因疾病、副交感神经刺激异常或药物等外部因素而产生逸搏(Myerburg et al.,1994)。

3.1.5 异位起搏点引起的心律失常

当主要起搏点的位置从窦房结转移到任何异位(非窦性)起搏点时,也会导致心律失常。

窦房结的优势可以通过几种方式被削弱:辅助起搏点的窦房结抑制可以被减少,非起搏细胞和起搏细胞之间的抑制作用可以被消除,或者次级起搏点可以被增强,而使它们比窦房结的发放速度更快。

消除窦房结的抑制

辅助起搏点对正常窦律的抑制可因以下几个原因消除。窦房结疾病或副交感神经活动增加可能减缓或停止所有窦性活动(Burne and Levy,1988)。窦房结兴奋也可被出口阻滞、窦房结阻滞或房室传导阻滞所阻断(见 3.3 节)。另一方面,如果异位起搏点位于一个显示入口阻滞的区域,它可以被保护不受抑制。然而,这种类型的阻滞必须允许受保护的起搏点脉冲传播到周围的心脏组织(单向阻滞将在 3.4 节中讨论)。受保护的起搏点被称为副心脏焦点,但由于副心脏焦点是脉冲产生和传导异常的结果,因此将在第 3.5 节中讨论。

然而,即使是正常的窦率,也很少有异常自动起搏的超速驱动抑制。其结果是即使是暂时性的窦房结停顿或长时间的窦房结周期,也可以允许异位起搏,即使其频率低于窦率,也可以捕捉心脏的一个或多个跳动。由于超速抑制的影响,通常自律性起搏点很可能在较短的窦房结停顿期间保持安静。异常自律性发生的去极化膜电位也有可能导致入口阻塞,从而引起并行收缩。

消除细胞与细胞间的相互影响

异位节律发生的第二个因素是消除了周围心肌的抑制作用。减弱隐匿性起搏细胞与周围非起搏组织之间的耦合,可消除第 3.1.3 节所述的抑制电流,并允许隐匿性起搏细胞以其固有频率发放动作电位。可通过纤维化(可分隔心肌纤维)或通过增加胞内钙离子浓度来减少耦合(Waldo and Wit,1994)。房室结心房部分的纤维化可使起搏点免受心房组织的抑制,使其能够控制室性心律。在心肌梗死期间,浦肯野纤维起搏细胞可能与受损的心室肌细胞分离,从而使浦肯野纤维以其固有频率发放兴奋(Waldo and Wit,1994)。请注意,对窦房结的某些抑制仍然是必要的,以使兴奋形成并转移到非耦合起搏点,因为这些起搏点仍然具有比窦房结慢的固有频率并受到抑制。

增强的起搏活动

第三种向异位节律转变的机制是增强起搏活动。即使是正常的窦性心律,增强的隐匿性起搏也可能会变得活跃。一个原因可能是交感神经活动增加。交感神经释放去甲肾上腺素可增强舒张期去极化斜率,增加起搏细胞频率。因此,交感神经刺激可能允许异位膜电位在窦房结抑制之前达到阈值,导致过早的冲动或自动节律(Winkle,1983)。在心肌缺血的亚急性期,交感神经系统的活动增加可能会增强浦肯野纤维的自律性,使它们能够逃避窦房结的抑制(Waldo and Wit,1994)。

然而,增强正常的隐匿性逸搏起搏细胞活动可能并不需要交感神经刺激。首先,缺血区正常组织和部分去极化心脏组织之间的电流流动可能会增强正常区域的自动化程度(Katzung et al.,1975)。其次,缺氧或缺血对钠钾泵的抑制作用降低了复极电流,使内向电流净增加,并可能增强了自律性。最后,拉伸可增强正常的隐匿性起搏点。伸展可诱发浦肯野纤维在最大舒张电位快速自动发放,可能发生在急性缺血后的区域或梗死愈合的心脏动脉瘤中。对心室的拉伸也会在完整的心脏中诱发心律失常,尽管异位起搏的起源尚未确定(Waldo and Wit,1994)。

与正常起搏细胞一样,异常自律焦点的放电频率也可能高于窦房结,从而导致心律失常。当然,这是预先假定异常病灶不会被窦房结抑制或阻止以刺激周围的心肌的情况。放电频率与膜电位水平直接相关。去极化越大,速率越快。实验表明,肌肉和浦肯野纤维在膜电位低于 -50 mV 时有 $150\sim200$ 次/min 的兴奋发放,有时甚至允许异位焦点夺获心脏(Waldo and Wit,1994)。

3.2　触发节律

触发节律是由后去极化引起的,后去极化是指动作电位后的膜电位振荡。有两种后去极化。一种是在膜复极过程的早期发生,称为早期后去极化;另一种是在复极完成或接近完成时发生,称为延迟后去极化。当两种类型都足够大并达到阈值时,产生的动作电位称为触发动作电位。因此,触发动作电位不同于自发动作电位,因为至少有一个动作电位(触发)出现在脉冲序列之前。自动节律可以自发地出现在长时间缺乏电活动的情形,而触发节律则不能自发地产生。当兴奋源从窦房结转移到触发焦点时,触发动作电位会引起心律失常。为此,触发脉冲的速率必须快于窦房结的速率,这一事件可能是在窦房结被减慢或抑制时、窦房结被阻断时、或者触发焦点在本质上更快的时候发生的。

第 3.2.1 节描述早期后去极化,第 3.2.2 节讨论延迟后去极化。每一节都定义了后去极化的特征以及导致后去极化的机制,导致心律失常的原因,以及电刺激可能产生的影响。

3.2.1　早期后去极化

早期后去极化(EAD)发生在动作电位从正常膜电位开始的复极过程中。它们表现为膜电位的突然正变化,而不是按照正常的复极过程,膜突然向去极化方向移动(图 3.6)。如下文所示,这种变化可能是由任何降低外向电流(由钾离子携带)或增加内向电流(由钠离子或钙离子携带)的因素造成的。

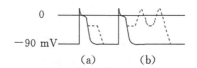

图 3.6　(a)动作电位传播过程中浦肯野纤维的正常跨膜电位,随后是以虚线表示的亚阈值早期后去极化(EAD);(b)正常动作电位传播,然后是两个到达阈值的早期后去极化并导致两个额外的自发动作电位。引自 Waldo, A. L. and A. L. Wit. 1994. Mechanisms of cardiac arrhythmias and conduction disturbances. In R. C. Schlant and R. W. Alexander (ed.) *The heart, arteries, and veins*. 8th ed. With permission of McGraw-Hill, Inc

早期后去极化特征

早期后去极化通常发生在动作电位的平台期,但也可能发生在快速复极过程中的第 3 相(图 1.8)。图 3.6(a)显示了在动作电位之后的亚阈值早期后去极化。但在某些情况下,早期后去极化可以达到阈值并在第一个动作电位的复极完成之前触发第二个动作电位。其也可以是一个早期后去极化,并可以触发另一个冲动。图 3.6(b)显示了这种触发节律。注意,兴奋序列产生于膜电位降低的早期后去极化起始处。与自发节律不同,没有初始动作电位就没有早期后去极化和兴奋序列电位。

引起触发动作电位的膜电位既决定了触发活动速率,也决定了触发序列是否能传播到周围的组织中。在较正的平台期膜电位情况下,触发活动的速率比早期后去极化在第 3 相复极后期发生的速率更快。平台期触发的动作电位有缓慢的上升,然而这些动作电位的传导有时会被阻断。较晚的早期后去极化上升的更快因而使其更易于传播。这些上升速率的差异可以以不同电流的活动时序来解释。第 3 相晚期触发的上升可能是由于快钠离子通道电流引起的,但在平台期和第 3 相早期,钠离子通道失去活性,动作电位更可能是由慢钙离子通道电流引起的(Waldo and Wit, 1994)。

早期后去极化和触发节律的机制

早期后去极化可发生在几乎任何类型的细胞中,但大多数研究仍集中在心脏浦肯野纤维和心室肌细胞。早期后去极化和触发活动已经在多种实验条件下被研究,多种因素表明心脏细胞的复极明显延迟。低心率和药物毒性是其中的两类(Bigger, 1994)。增加向内电流成分或减少外向电流的事件预计会改善早期后去极化 (Wit and Rosen,1989)。

当刺激速率明显减慢时,钠钾泵产生的外向电流减少,特别是细胞外钾离子浓度低于正常时。在离体心脏纤维的研究中,早期后去极化在刺激周期的生理范围(1000~700 ms)内很少发生,但随着周期的增加和复极时间的延长,早期后去极化更有可能发生。另一项重要的观察显示,较长驱动周期会导致早期后去极化触发更多的兴奋(Waldo and Wit,1994)。

一旦早期后去极化在恒定驱动周期下达到稳态幅度,任何缩短驱动周期的事件都会降低早期后去极化幅度(Waldo and Wit, 1994)。单个早去极加速复极,并将减少伴生的早期后去极化。因此,触发活动不大可能跟随早期刺激。缩短动作电位持续时间的治疗是有效的。快速起搏增加细胞外钾离子浓度以及药物增加钾离子传导趋于消除早期后去极化和触发活动。注意,这些方法遵循的共性是:增加心肌中钾离子的传导(Bigger, 1994)。

早期后去极化引起的心律失常

尖端扭转型室性心动过速以 QRS 复合波极性正负交替且振幅波动超过 5~20 次为特征。由于重现尖端扭转型室性心动过速的实验性心律失常可由已知的诱发早期后去极化药物引起,因此假设尖端扭转型室性心动过速的自然发生可能是由早期后去极化引起的(Cranefield and Aronson,1988)。延长浦肯野纤维动作电位持续时间的抗心律失常药物(如 sotalol 和 quinidine)可引起早期后去极化和触发活动。这两种药物都阻断了复极钾离子电流,与其使用相关的心律失常也可能是早期后去极化造成的 (Waldo and Wit,1994)。

如上所述,降低心率有助于早期后去极化的出现,因此在心动过缓之后跟随的心动过速很可能是早期后去极化触发活动的结果。也有人认为,长 Q-T 间期综合征(其中可能有长动作电位持续时间)患者的心动过速可能被触发(Wit and Rosen,1989)。

早期后去极化电刺激的效果

超速刺激应防止触发性心动过速,因为快速刺激通常会减少动作电位的持续时间,如上所述,任何缩短驱动周期的事件都会降低早期后去极化的振幅。另一方面,一旦超速刺激停止,心动过速就会随着动作电位持续时间的延长而再次出现。如具有异常自律性的细胞一样,超速不容易终止或抑制由早期后去极化引起的快速心律失常(Wit and Rosen,1989)。

3.2.2   延迟后去极化

延迟后去极化(DAD)是在动作电位复极期间达到最大舒张电压(图3.7,实线)后不久发生的小幅度瞬时去极化(约10 mV)。在正常情况下,冠状窦和房室瓣中的细胞可以表现出延迟后去极化,但在异常情况下,许多细胞类型都可以表现出延迟后去极化(Bigger,1994)。

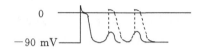

图3.7   实线显示跨膜动作电位后的亚阈值延迟后去极化(DAD)。虚线跟踪显示当延迟后去极化达到阈值并触发额外动作电位时的结果。引自 Waldo, A. L. and A. L. Wit. 1994. Mechanisms of cardiac arrhythmias and conduction disturbances. In R. C. Schlant and R. W. Alexander (ed.) *The heart, arteries, and veins*. 8th ed. With permission of McGraw-Hill, Inc

延迟后去极化的特征

当延迟后去极化达到激活动作电位上升阈值电位时,触发兴奋发生(图3.7,虚线)。每个触发动作电位也可跟随达到或达不到阈值的延迟后去极化。如果没有发生则不需要诱发额外的动作电位。通常,第一触发动作电位后面是短或长的触发动作电位序列。注意,后去极化的上升沿可能与诱发动作电位的上升沿融合。所产生的跨膜电位记录可能看起来像正常自律性起搏细胞的舒张期去极化。然而,随着早期去极化,具有延迟后去极化触发活动的细胞不能自发地产生动作电位。它们需要以刺激动作电位来形成节律活动。

延迟后去极化和触发节律的机制

延迟后去极化通常发生在肌浆和肌浆网钙离子浓度高于正常水平的各种情况下。肌浆网(sarcoplasmic reticulum,SR)是一种特殊的微管系统,围绕着肌肉纤维并储存肌肉收缩所需的钙离子。在动作电位过程中,钙离子流入细胞。这种初始的快速变化导致肌浆网释放出更多的钙离子,从而增强细胞的收缩。膜复极后引发肌浆网隔离自由钙离子,允许弛豫。如果细胞内钙离子含量很高或者存在儿茶酚胺、环磷酸腺苷(两者都能促进肌浆对钙离子的摄取),则肌浆网中的钙离子水平可能会上升到临界水平,导致钙离子的二次释放。这种钙的二次释放导致跨膜的短暂内向(transient inward,TI)电流振荡,这是导致延迟后去极化的原因。然而,尚不清楚第二次释放钙离子是如何引起TI的。在一个或多个后去极化后,细胞内的钙水平下降,因为钠钙交换释放了钙离子,膜电位停止振荡(Waldo and Wit,1994)。

洋地黄毒性是导致延迟后去极化触发活动的原因之一。一种可能的机制是洋地黄抑制钠钾泵,导致毒性剂量下钠离子浓度显著增加。细胞内钠离子浓度的增加降低了钠离子-钙离子交换的梯度,减少了钙离子的排出,增加了细胞内钙离子的浓度。结果是净的内向钠电流可能导致延迟后去极化(Cranefield and Aronson,1988)。

儿茶酚胺也是延迟后去极化的公认病因。它们可能通过增加缓慢的内向钙离子电流和增强肌浆摄取而引起延迟后去极化(Wit and Rosen,1989)。

延迟后去极化和触发活动也可能发生在没有药物、儿茶酚胺或增加钙离子浓度的情况下。在动物模型和外显正常人的心房肌细胞中发现了可触发的肌纤维（Wit and Rosen，1989）。

由于引起延迟后去极化的瞬时内向电流在−60 mV 左右是最大的，触发活动可能取决于膜电位。在洋地黄毒性条件下的浦肯野纤维中，−70 mV 最大舒张电位附近的延迟后去极化的振幅最大（Wasserstrom and Ferrier，1981）。当延迟后去极化发生在这些较有利的膜电位时，任何使膜超极化或去极化的动作都会降低延迟后去极化的振幅，抑制任何延迟后去极化触发的节律（Waldo and Wit，1994）。同样地，如果在洋地黄条件下没有延迟后去极化，且膜电位处于此窗口外，此时任何引起膜电位变化并进入此范围的动作都会诱发延迟后去极化。在发生梗塞时心房冠状窦纤维和浦肯野纤维中也显示了与膜电位依赖类似的延迟后去极化依赖（Waldo and Wit，1994）。

延迟后去极化的振幅受动作电位持续时间的影响，较长的动作电位时间允许更多的钙离子进入细胞，有利于延迟后去极化。可延长动作电位（AP）的药物诸如奎尼丁可以增加延迟后去极化的振幅，而那些缩短动作电位持续时间的药物如利多卡因可以降低延迟后去极化的振幅（Waldo and Wit，1994）。

延迟后去极化的幅度也取决于它之前的动作电位的数目。经过一段时间的静息，单个动作电位会导致一个幅度较小或根本没有的延迟后去极化。而随着持续的刺激，延迟后去极化的振幅和触发节律可能会增加（Waldo and Wit，1994）。

然而，刺激周期也会影响延迟后去极化的振幅；如果这个周期小于某个临界值，就会引起触发活动。图 3.8 显示位于犬冠状窦的心房纤维的这种周期长度依赖性。刺激周期为2000 ms，最后一次刺激动作电位后产生 5 mV 延迟后去极化。在中间部分，每 1500 ms 刺激一次细胞，最终后去极化幅度为 15 mV。在右侧，1200 ms 的驱动周期正好在兴奋形成前触发一个 20 mV 延迟后去极化将其结束。即使单个驱动周期的缩短，例如过早的冲动也会导致早搏后延迟后去极化的振幅增加，延迟后去极化引起的心律失常仍可由自发或有节奏的增加起搏频率引起（Wit and Cranefield，1977）。

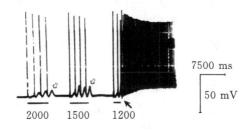

7500 ms

50 mV

2000 1500 1200

图 3.8 刺激频率对延迟后去极化幅度的影响。缩短周期（增加频率）导致延迟后去极化的振幅增加。引自 Wit, A. L. and P. F. Cranefield. Triggered and automatic activity in the canine coronary sinus. *Circulation Research*, 41：435 – 445，Copyright 1977 American Heart Association

这些延迟后去极化机制对引起的触发节律有着有趣的影响，它们常常会自发终止。在儿茶酚胺引起的触发节律中，速率逐渐减慢，直到活动停止。这种自发终止的部分原因是细胞内钠离子的增加，它是由于心动过速期间动作电位的增加所致。钠钾泵的活性增加使细胞恢复到正常的离子浓度，但与自律性细胞一样，泵产生净外向电流，增加最大舒张电位并将膜电位推出有利于延迟后去极化的"窗口"。泵活动的充分增加将终止触发的节律（Wit and Rosen,1989）。

另一方面,洋地黄诱导的节律自发终止可能是由其他机制运作的。终止的特点是频率加速,动作电位幅值和去极化降低。由于洋地黄抑制钠钾泵,节律终止可能与细胞内钠离子或钙离子的累积有关。离子累积可以减少导致延迟后去极化的梯度,直到它们不能达到阈值并触发动作电位（Wit and Rosen,1989）。

延迟后去极化引起的心律失常

延迟后去极化可以达到阈值触发动作电位,特别是在刺激频率足够快的情况下。洋地黄诱发的室性心律失常可由快速起搏引起,随着毒性的增加,延迟后去极化序列增长。在犬冠状窦中引入儿茶酚胺会引起具有触发活动特征的心房性心动过速（Malfatto et al.,1988）。因此,有些由交感神经系统诱发的自然发生的心房心动过速可能是由延迟后去极化引起的。心室肌和浦肯野纤维也可以在儿茶酚胺存在的情况下发展成延迟后去极化,交感神经刺激可能导致伴随运动、缺血或梗死的一些室性心律失常（Waldo and Wit,1994）。

电刺激对延迟后去极化的影响

如上所述,心率的增加或过早的刺激可能会引起触发性心动过速。但自相矛盾的是,超速或过早刺激也可能终止因延迟后去极化而引发的心动过速。

只有在略高于触发频率的短暂超速期间,最大舒张电位才会下降（变得更负）。超速之后,触发频率实际上也许比以前更快,可能是因为最大电位降低了。其结果是速度增加,这并不是预期的效果。加速率随之减慢,最大舒张电位增加到预超速水平。

如果超速刺激增加到临界速率或持续进行,则可能会出现节律终止。例如,在儿茶酚胺依赖的触发节律超速抑制后,最大舒张电位变得更负,速率减慢,直到活动停止。这是由于钠钾泵活性的增加而引起的。超速会增加每秒动作电位的数量,且由于钠离子在每个动作电位流入细胞,细胞内钠离子的总浓度也会增加。钠钾泵增加以补偿并产生一个向外的净电流,这往往会使电池过极化。当膜电位被从有利于延迟后去极化的窗口中推开时,终止发生。这与所描述的自发终止的机制类似（Wit and Rosen,1989）。

超速刺激也能终止洋地黄诱导的节律,但正如在讨论自发终止过程中所描述的,这种机制不依赖于增加钠钾泵的活动。终止可能取决于过度驱动导致细胞内钠离子或钙离子的累积（Wit and Rosen,1989）。

单一的过早刺激也可能会导致触发活动的结束。此刺激之后超极化会增加。因为下一个去极化是从更低的电位开始的,所以它可能不能达到阈值以终止心动过速。过早刺激更有可能终止触发引起的心动过速（Wit and Rosen,1989）。

3.3　慢传导和阻滞

到目前为止,心律失常机制一直影响着兴奋的生成。这里将讨论兴奋传导异常问题。

心脏冲动的延迟可以发生在心脏的任何地方,它可以是全局的或局部的。例如,用 IC 型抗心律失常药物治疗会导致所有心脏组织延迟,而在梗死中受伤的组织,即使周围组织正常,也可能缓慢地传导冲动。另一方面,传导延迟可能是正常的:一个例子是早搏的房室结传导时间增加。传导延迟将在再入所致的心动过速中起很大作用(第3.4节)。

如果延迟是极端的,冲动可能会被阻滞。这里有两种形式的阻滞:双向和单向。由于单向阻滞与折返有着密切的联系,因此对此的讨论也将延后到第3.4节。

3.3.1 传导延迟

慢传导区域在解剖上可能是正常的,例如房室结在心房和心室之间导入一个电延迟,以使心室在收缩前完全充满。另一方面,传导缓慢的区域可能存在于通常不被期望的地方。后一种慢传导类型在正常窦性心律时不显现,但会在心律失常期间的功能上显现。心肌梗塞所致的组织损伤就是一个例子。

慢传导可能导致心律失常的原因有几个:膜电流的变化、细胞电缆特性的变化,各向异性或缝隙连接的电阻变化。

电流改变

心肌纤维去极化的速度和幅度受组织膜电位的控制。因此,正常膜电位的改变可能导致传导减慢和心律失常。

快速的钠离子通道对动作电位上升的速度负责。由于钠离子通道是电压门控的,开放通道的比例很大程度上取决于细胞被激活的膜电位水平。去极化后,由于膜电位呈正,钠离子通道立即失活。在复极期间,大量通道被重新激活。如果细胞在复极完成之前被刺激,那么并不是所有的通道都能通过钠离子。由于不是所有的通道都是活动的,内向的钠离子电流和由此产生的激活速度和幅度都降低。

图3.9(a)显示,动作电位压摆率随静息膜电位的降低而降低。图3.9(b)显示,由此产生的动作电位的幅度取决于细胞复极化的程度(更强的复极化导致第二动作电位的幅度增加)。由于这些冲动是由部分失活的快钠通道传导的,因此被称为抑制性快速反应。

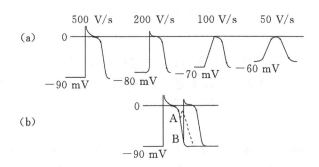

图3.9 动作电位压摆率与膜电位和激活时间的关系。(a)压摆率随膜电位降低而降低;(b)早期刺激对已兴奋心脏组织的影响。虚线所示刺激A发生在降低的膜电位处,去极化率降低。B处的早期刺激比A处的刺激动作电位快,但由于组织尚未完全极化,因此不能完全形成。引自 Waldo, A. L. and A. L. Wit. 1994. Mechanisms of cardiac arrhythmias and conduction disturbances. In R. C. Schlant and R. W. Alexander (ed.) *The heart, arteries, and veins.* 8th ed. With permission of McGraw-Hill, Inc

钙离子通道所携带的内向电流反应也很慢,这有助于动作电位的上升。钙离子通道的阈值约为$-30\sim-40$ mV,而快钠离子通道的阈值为-70 mV,因此这种电流的失活要慢得多。在静息膜电位小于−60 mV的细胞中(当膜电导很低或儿茶酚胺存在时),这种正常的弱电流可能产生缓慢传播的动作电位,并且容易被阻断。慢反应动作电位可发生在病变的心脏纤维中,但也可出现在心脏的一些正常组织如窦房结细胞中,其最大舒张电位通常小于−70 mV(Waldo and Wit,1994)。

电缆特性的改变

慢速传导也可以用工程人员更熟悉的术语来解释:心脏纤维可以被建模为圆柱电缆。

膜电位任何变化导致电紧张的传播都取决于细胞的"距离常数",在均匀介质的圆柱体电缆中,给出"距离常数"λ:

$$\lambda \propto \sqrt{\frac{膜电阻}{内部+外部电阻}} \tag{3.1}$$

物理上,纤维细胞电位改变将导致距离常数范围内电位改变所施加电位的 $1/e$。对于较大的距离常数,沿纤维方向更远的点将被刺激到。因此,传导速度随λ增加而增加(单位时间覆盖的距离较大)。如果所有其他因素保持恒定,当膜电阻增加则传导速度将增加,任何一个或两个轴向电阻的增加都将导致传导速度降低(Cranefield and Aronson,1988)。

距离常数通常在0.5~2.5 mm之间,这意味着100 mV的动作电位将使心脏组织在2倍距离常数范围之外(1~5 mm)去极化至阈值。在被动电缆模型中,100 mV冲动在2倍距离常数范围处可保持 $100/e^2$ 即13.5 mV引起去极化。然而,心脏纤维并不是被动的。有效距离常数在可兴奋纤维动作电位上升时减小,因此2倍距离常数下获得的实际电压将有些差异(Cranefield and Aronson,1988)。

当受损细胞水肿使得细胞外部空间缩小时,外部轴向电阻(细胞外部空间电流电阻)会显著增加。水肿可能发生在心肌缺血期间;事实上,仅仅中断血液灌注,降低组织"僵硬",也会导致细胞内部阻力的增加。缺血还可能通过在闰盘位置"解偶联"来提高细胞内的轴向电阻,或通过增加外向钾电流来降低膜电阻(Cranefield and Aronson,1988)。

各向异性

刚才提到的电缆特性也构成了心脏各向异性的基础:传导速度取决于测量的方向。在传导过程中,轴向电流通过闰盘间的缝隙连接从一个细胞流向相邻的细胞。这些闰盘形成了沿纤维束的主要电阻。因此,控制这些闰盘位置的心肌结构对纤维电阻和传导有很大影响。

肌纤维排列在单簇束中,束中细胞之间紧密相连。每个单簇束都与其他单簇束相连接,但连接仅发生在以100~150 μm间隔的侧向(Waldo and Wit,1994)。由于单簇束间连接概率较低,束内连接概率较高,心肌沿长轴连接较好。导致轴向电阻率相对于侧向电阻率小,因此电缆模型理论预测的导电速度也存在相应的差异。

各向异性有两种类型:均匀各向异性和非均匀各向异性。均匀各向异性(图3.10(a))的特征是前进的波前在所有方向(轴向和横向到纤维方向)是平滑的。在一次正常隔膜肌实验中,轴向传导速度为0.51 m/s,侧向传导速度为0.17 m/s(Spach and Dolber,1985)。由于传播在两个方向间变化,故传导速度呈单调变化(Waldo and Wit,1994)。

表现出非均匀各向异性的心脏组织在轴向上是紧密耦合的,但在侧向上不是紧密耦合的:在一些区域平行纤维之间的连接缺失(图3.10(b))。因此,侧向传播被中断,动作电位

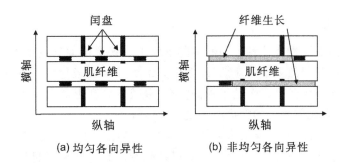

图 3.10　各向异性。心脏纤维平行排列。(a)在各向异性均匀的纤维中,闰盘将各纤维内的细胞和纤维间的细胞连接起来。由于纤维内以闰盘连接的细胞数量多且广泛,所以轴向电阻率较低。纤维间的连接较少,使得侧向电阻率较高。(b)非均匀的各向异性纤维之间缺乏连接,导致侧向电阻增加

必须沿高度不规则的锯齿形传导路径传播(Spach and Dolber,1986)。两个方向之间的传导速度也存在非均匀性(正常各向异性在两个垂直方向之间存在连续速度)。在一项使用老年患者胸肌的研究中,平均快速速度为 0.69 m/s,慢速速度为 0.07 m/s,二者比例接近 10,而不论心房细胞内正常静息电位和快速动作电位(Waldo and Wit,1994)。

当肌肉束因纤维组织的生长而横向分离时,会产生非均匀各向异性。这些轴向绝缘边界阻碍了连接,增加了电阻。这种情况可以随着年龄增长或疾病的发生而发生。在治疗梗死时,纤维化可以将心外膜上幸存的肌肉束分开,减少侧对侧的连接。测量结果显示,轴向传导速度大约可以提高四倍(Bigger,1994)。

然而,各向异性并不局限于组织水平。在宏观尺度上,各向异性会影响心脏纤维束聚集的部位的传导。当纤维传导方向发生突变时,纤维连接处会出现明显的减速现象。当纤维聚集在一起时,它们不大可能沿轴向定向;侧向传导可能导致兴奋从一根纤维向另一根传递,并增加轴向电阻(Gardner et al.,1984)。没有众多分支的电缆状结构,如希氏束、传导束分支或浦肯野氏纤维,比具有众多三维分支的组织传导速度更快,安全系数也更大(Bigger,1994)。

缝隙连接电阻变化

细胞内电阻的增加也可能是由于缝隙连接电阻的增加(离子不能自由移动)。计算模拟表明,增大闰盘电阻可以显著降低传导速度,衰减传导并阻滞结果(Rudy and Quan,1987)。

细胞内钙离子可能是病理状态下缝隙连接电阻的重要影响因素。细胞内钙离子浓度可因缺血而升高,而细胞内钙离子的显著增加提高了通过连接的电流电阻,并最终导致细胞生理上解偶联(Waldo and Wit,1994)。

正常传导的延迟

心脏信号传导可能会减慢,即使沿这条路径的传导速度是正常的。路径长度的增加解释了一种看似自相矛盾的情况。例如,沿着从窦房结到房室结的传导路线上的病变或缺陷将迫使冲动走更长的弯路。冲动之所以延迟,是因为它必须走更远的距离,而不是因为它移动得很慢。

3.3.2   传导阻滞

心脏兴奋的阻滞可能在几种不同的情况下发生。兴奋可能到达不可兴奋的组织,因为最近去极化之后组织仍然处于不应期,或者因为组织异常去极化。阻滞可能因为传播的波前强度不足以改变组织已经完全处于兴奋状态(衰减传导和阻滞),也可能因为组织本质上已不能进行传导(有先前梗死的疤痕组织或手术切口)。

如果确实发生阻滞,则心律失常可能以几种不同的方式出现。正常情况下,如果窦性兴奋不能传播到右心房(窦房结出口阻滞或窦房结阻滞),异位起搏点将控制心脏。如果房室传导系统被阻断,以致心室不能以适当的速度受到刺激,那么远端异位起搏点末梢将被授权控制起搏点。然而,在某些情况下逸搏起搏点的出现速度可能不够快或处于有临床意义的速率。停搏(电或机械活动缺失)、标注的心动过缓或两者都可能出现。阻滞也可能出现在其中的一个束分支中。

上面讨论的阻滞阻止了两个方向上的兴奋传导。下面将详细讨论一种特殊形式的阻滞——单向阻滞。

3.4   折返和单向阻滞

正常情况下,窦房结动作电位在心房、房室传导系统和心室有序去极化后消失。这种冲动通常不会返回,因为刚刚被刺激的组织是不会兴奋的,无法产生第二个动作电位。所以,正常心脏必须等待每一个后续心跳产生新的窦性脉搏。

折返发生在动作电位没有消失且继续传播并重新激活心脏时。几乎所有临床上重要的快速性心律失常都是由于折返引起的(Waldo and Wit,1994)。折返可能发生在心脏的任何部位,并可呈现出不同的大小和形状。

第 3.4.1 节通过实例解释了折返的概念。第 3.4.2 节对折返进行了分类。第 3.4.3 节解释了折返的一般要求,第 3.4.4 节详细描述了最重要的要求之一:单向阻滞。最后,第 3.4.5节介绍了反射折返的特例。

3.4.1   环形折返实例

1906 年,Mayer 在水母的可兴奋环中首次发现了折返,他的实验方便地说明了折返的基本性质。

图 3.11 显示了 Mayer 的实验。在水母环的中心有一个孔,它作为阻滞的中心区域,在这个中心区域内折返波可以循环。图 3.11(a)显示的是正常情况,在单点处的刺激导致两个波前在相反方向上绕环循环。当它们彼此接触时会被熄灭,因为任一侧的细胞都处于不应期内。

图 3.11(b)显示了通过压迫水母组织建立的单向阻滞。波前顺时针旋转停止,但逆时针脉冲继续传播。刺激后立即移除压迫(图 3.11(c))。当逆时针脉冲到达阻滞点时,组织已经过了不应期。如果脉冲必须通过慢传导区域,或者如果回路足够大,即使在正常的传导速度下,组织也有时间恢复其兴奋性。逆时针方向的脉冲可以再次兴奋已经通过的组织。随着脉冲循环以刺激自身,这一过程会继续进行。

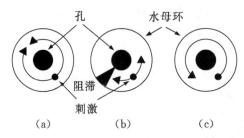

图 3.11 Mayer 的实验证明了折返。(a)当两个分支相遇时,刺激会导致传播波熄灭;(b)以压迫阻滞停止顺时针激励;(c)阻滞被迅速移除。由于穿越环的时间,逆时针方向的脉冲遇到可兴奋组织而启动下一个循环。引自 Waldo, A. L. and A. L. Wit. 1994. Mechanisms of cardiac arrhythmias and conduction disturbances. In R. C. Schlant and R. W. Alexander (ed.) *The heart, arteries, and veins*. 8th ed. With permission of McGraw-Hill, Inc

如果该阻滞是双向的,则每个脉冲循环会到达阻滞部位并消失。波前后面的细胞处于不应期无法被再次刺激,而波前前面的细胞也已被刺激。因此,单向阻滞对于启动折返节律至关重要。

只要满足了几个前提条件,波前将继续循环;折返需要一块单向阻滞区域、一个中部不可兴奋的循环区域和一个比循环路径更短的动作电位波长。波长被定义为波前的传导速度和折返路径组织有效不应期的乘积(Waldo and Wit,1994)。有效不应期被定义为从去极化开始到冲动能够在传导系统中传播的最早时间(Alpert,1980)。

3.4.2 分类

折返可以以多种形式发生,根据传导路径对其分类是很有用的。

顺序折返

折返至正在循环的波前,连续折返进入同一稳定路径被称为顺序折返。顺序折返通常包括明确定义的解剖路径,沃尔夫-帕金森-怀特(Wolff-Parkinson-White,WPW)综合征,一种房室折返性心动过速即是这种路径的例子。在这种心律失常中,冲动从心房向下通过房室结和希氏束-浦肯野系统进入心室,然后通过次要房室连接返回。

然而,顺序折返并不完全需要由解剖途径来定义。依赖于细胞电生理特性的功能性路径也会导致顺序折返,如果这些特性限制传导于特定的路径,则折返将仅发生于该路径。

顺序折返的例子有房扑、大多数单形室性心动过速、房室结折返性心动过速、带旁路的房室折返性心动过速和窦房结折返性心动过速。

随机折返

随机折返中,传播发生于随时间改变大小和位置的折返路径。例子包括心房颤动和心室颤动。

3.4.3 先决条件

从 Mayer 折返的例子可以清楚地看出,折返路径需要满足几个先决条件。

1. 折返需要合适的区域,其具有能够支持折返的电特性。此外,对于随机折返,路径必须包含一个具有临界质量的心脏组织,以维持几个同时循环的折返波前。在非常小的正常哺乳动物心脏中几乎不可能实现持续室颤,同样也难以实现对正常心房的持续房颤(Waldo and Wit,1994)。

2. 兴奋波前必须遇到单向阻滞。如果没有单向阻滞,图 3.11(a)中描述的情况结论是:当波形遇到兴奋的另一个分支时会自行熄灭。

3. 激活波必能够围绕阻滞区域循环。在水母实验中,这个洞阻止了兴奋通过捷径穿越可能已熄灭并处于组织不应期的环。

4. 被激活的组织必须有足够的时间恢复兴奋性。循环波前必须有一个可兴奋组织的间隙(全部或部分)。

5. 折返需要一个启动触发以将一个或多个条件带入临界状态。触发通过在一条路径上被阻滞并在另一条路径上围绕前一路径开始循环。注意,触发节拍可能与折返性心动过速无关,并可能通过任何机制发生。一种可能但不相关的触发可能发生在导管插管的心脏。如果导管撞击心脏壁(机械原因)可能会引起早搏。但触发不一定是早搏,也可能是一个正常的窦性搏动。在永久性非阵发性房室结折返性心动过速中,存在永久性单向阻滞和极慢传导区。窦性兴奋在路径中有足够的延迟,总是能遇到可兴奋组织(Waldo and Wit,1994)。

现在会更详细地讨论一些先决条件,但由于单向阻滞对折返非常重要,我们将在第 3.4.4 节中讨论它。

折返的慢传导区域

循环折返波的波长是波前传导速度和波传播组织有效不应期的乘积。有效不应期被定义为从去极化开始到冲动能够传播的最早时间(Alpert,1980)。若折返发生,折返兴奋的波长必须小于路径长度,以保证冲动总是能找到可兴奋组织。

慢传导区域不是绝对需要的。只要路径长度足够长,就可以在正常的传导速度下发生折返。水母环就是一个例子。然而,对由顺序折返而产生的几乎所有与临床相关的折返途径,在恒定的传导速度下,路径长度太短(或折返波长过长)。动作电位在回路中传播得太快,使遇到的组织仍处于不应期,因此,几乎所有折返引起的心律失常都具有慢传导区域(Waldo and Wit,1994)。

慢传导引起的心律失常在第 3.3 节讨论。疾病状态下的心脏细胞在 $-60\sim-70$ mV 持续低静息膜电位下传导速度足够慢,可能导致折返。在上述电位下,大约 50% 的钠通道失去活性,慢响应动作电位也可以出现在某些正常心脏组织如窦房结和房室结细胞中。这些细胞最大舒张电位通常小于 -70 mV。慢传导是这些节点的正常属性,上述节点都可能成为折返路径的关键部分,如房室结折返型心动过速。

折返过程中的慢传导除了受电流影响外还可能由其他因素引起。各向异性途径通常保持固定,并可能导致顺序折返,各向异性可以降低传导速度以促使折返在小的解剖回路或功能途径发生。非均匀各向异性束中的回路电路可以小到 $2\sim4$ mm^2。路径呈椭圆或矩形,因为传导方向的差异,路径长轴、纤维轴向方向速度较快。具有这种形状的途径比环形途径如前导环的尺寸要小(见下文)(Waldo and Wit,1994)。

心脏组织有效不应期的改变也可能有利于折返。缩短的不应期降低了折返冲动的波长,从而减小了折返途径的必需尺寸。如果波长减小,对慢传导的需求也会减少。

由于频率依赖缩短了动作电位时间,快速心动过速时的心肌纤维有效不应期可能会缩短。在心房肌中,迷走神经刺激时释放的乙酰胆碱缩短了心房肌的不应期,使心房颤动更容易诱发。心室动作电位持续时间和有效不应期在短时缺血再灌注期间或心室肌细胞慢性缺血期间会缩短(Waldo and Wit,1994)。

缝隙连接电阻的改变以及其他因素也会影响纤维的电缆模型特性,同样被期待着有利于多种形式折返所需要的慢传导。

折返的基质

折返组织可以位于心脏的任何地方,并且途径可以有大量的形状、大小和类型的心脏组织。折返底物是可以解剖的,如浦肯野纤维系统中的纤维环;也可以是功能性的,并由心房扑动模型所示的组织的电生理特性来定义;或者是心房内折返节律如心房扑动或室性心动过速所建议的两者的结合(Waldo and Wit,1994)。

折返阻滞的中部区域

折返所需的中部区域可能是解剖(静态)、功能(动态)或两者的组合。解剖阻滞区是在折返路径中的一个非导电区域。一个例子是在以前做过 Mustard 手术修复移位大血管的患者身上发现的心房扑动(Waldo and Wit,1994)。这个手术涉及在心房壁上做一个大的切口。

功能阻滞发生在其他可兴奋心脏组织中存在兴奋传导阻滞时。在心肌梗塞恢复阶段,缺血损伤但存活的细胞可能形成动态阻滞(Bigger,1994)。心室兴奋波前进入心肌缺血区以寻找不应期弧线。兴奋波在弧线的边缘和背面缓慢移动,直至到达中心附近的一个点,此时该点已恢复其兴奋性。波前通过中心,然后返回到两侧,以产生引起心动过速的折返路径。图 3.12 显示了折返路径。

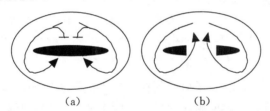

(a)   (b)

图 3.12　动态阻滞导致折返。(a)兴奋发现缺血区的中部处于不应期形成阻滞,兴奋在中部阻滞区和阻滞区背面缓慢传播;(b)此时,中部恢复了兴奋性,波前又回到了开始的地方。引自 Bigger, J. T. 1994. Electrophysiology, diagnosis, and management. In R. C. Schlant and R. W. Alexander (ed.)*The heart, arteries, and veins*. 8th Ed. Reproduced with permission of McGraw-Hill, Inc

3.4.4　单向阻滞

单向阻滞导致兴奋无法沿心脏纤维向一个方向传导,但可以沿相反方向传导。其对折返的启动非常关键,可以多种不同的方式出现。

不应期的不同区域

如果在相邻区域发生的有效不应期间期有差异,适宜时间的过早兴奋传导可能会在具有最长不应期的区域被阻滞。

在图3.13(a)中,不应期较短的区域会出现早搏。顶部的曲线显示从最大去极化电平快速下降。因为组织刚刚结束刺激,所以沿左侧分支的传导被阻滞。左侧组织有一个较长的不应期,由于动作电位的强度与其诱发的膜电位有关(第3.3.1节),第二个电位太弱无法启动另一个去极化。传导沿右侧路径进行,然而,因为此处的组织有一个较短的不应期并且有时间完全复极化。

图3.13(b)示出了折返路径完成。当波前向左支进行时,组织已经有时间恢复其兴奋性。由于路径顶部和右侧的组织有较短的不应期,它们也是兴奋性的。如果循环时间足够长,使左支在下一次刺激前充分地复极化,则折返继续。

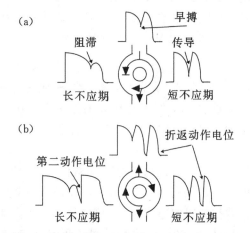

图3.13 由不同不应期区域引起的具有单向阻滞且围绕解剖定义路径的折返。(a)早搏被左侧束阻滞,由于其较长不应期而影响组织不能再次触发。动作电位通过右侧束支传播,展现出快速恢复(较短的不应期)。(b)当右支动作电位到达左支时,组织已准备好接受刺激。折返波形已经建立。引自 Wit, A. L. and M. J. Janes. 1992. *The ventricular arrhythmias of ischemia and infarction. The electrophysiological mechanisms*. Futura Publishing

注意,为了使单向阻滞发生,早搏必须在有效不应期较短的区域产生,以便在左侧通路动作电位复极化之前进行。单向阻滞的建立是瞬态的,这种类型的阻滞不仅在解剖途径而且在功能途径中也会形成。

一个基于不应期周期差异的功能折返例子被称为前导环模型。小块离体兔左心房在先前以正常速率活动的区域以精确定时的早搏刺激形成稳定的折返性心动过速(Allessie et al.,1977)。早搏在较长不应期的纤维中阻塞,最终在该区域恢复后完全返回(第3.4.4节)。图3.14显示兴奋围绕由于循环波前的恒定除极速率而处于不应期的中部区域(阻滞

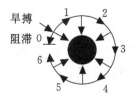

图3.14 前导环折返。早搏在较长不应期(0)纤维中阻滞,在较短不应期(1~5)纤维中传导。兴奋完全回到生成处,但那时组织已经恢复(6和0)。阻滞的中部区域仍然被恒定速率的去极化所阻滞

功能中心区域)。前导环的周长可能仅有 6～8 mm,并代表足够长的路径以允许刺激仍然处于部分除极的组织。传导通过去极化的圆周,因此必然减缓速度。

紧邻的心房纤维具有不同不应期周期使得折返成为可能,犬模型表明心房扑动可能是由前导环机制引起的(Waldo and Wit,1994)。

对于因不应期区域差异而引起的折返性心律失常,既需要触发活动(早搏),也需要适当的底物(折返途径)。触发的原因与其引发的心律失常有很大的不同。它可能是自发产生的,也可能是触发活动的结果,甚至可能是在程序化的刺激过程中由电刺激引起的。

折返途径所需的有效不应期差异(称为离差)可能相当小。在心房中最小离差可在 11～16 ms 之间,完全在正常生理变化范围内。在不应期大得多的心室,最长和最短不应期的差值约为 40 ms。与心房不同,其不应期的差异不足以大到让早搏形成折返。不应期的差异必须增加到 95～145 ms 才可能使早搏触发折返途径(Waldo and Wit,1994)。

然而,不应期周期的离差并不是决定早搏刺激折返能力的唯一因素。相对较长和较短的不应性区域必须合理地彼此靠近,以便早搏可以在足够长的时间内到达较长动作电位的区域从而形成阻滞。阻滞区域的大小也很重要。如果太小,穿越单向阻滞区域的兴奋可能不会被延迟到允许早搏的部位复极化。

兴奋的不对称抑制

与上面讨论过的瞬时阻滞不同,单向阻滞区域也可能是持续的,并且不依赖于早搏的。其通常与跨膜电位的降低和心肌纤维的兴奋性有关(第 3.3.1 节)。如果一种病理状况不对称地影响心脏,这种阻滞可能会发生。例如,一束纤维的动作电位上升可能通过减少流向纤维的血流量而减少,但束一端的抑制程度可能比另一端大。

在图 3.15 中,心脏组织灌注不佳的区域经历了右侧信号传导的最大衰减。从左侧(实心箭头)接近的兴奋将通过电阻率增加的区域,产生比前一个小的动作电位,直到它们太弱而不能使右端的正常组织去极化。然而,来自右侧兴奋的传播确实通过压迫区域(空心箭头)。正常兴奋远距离传播到该区域的大电流经过电阻率增强的区域。这刺激了在该区域中部的动作电位,其可以以足够的强度传播以消除阻滞点。

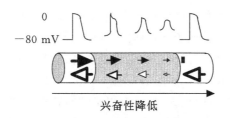

图 3.15 传导抑制的不对称差异会导致持续的单向阻滞。心脏纤维束的阴影区降低了动作电位传导,最大抑制区域处于右侧。从左侧开始传播的动作电位逐渐减小,直到它不能再启动动作电位(黑色箭头)。从右侧开始传播的动作电位能够清除一个大面积的抑制,并通过阻滞传播(白色箭头)。引自 Wit, A. L. and Rosen. 1989. In P. W. MacFarlane and T. D. Veitch Lawrie (ed.) *Comprehensive electrocardiology, theory and practice in health and disease.* Copyright 1989, page 826, with kind permission from Elsevier Science Ltd., The Boulevard, Langdon Lane, Kidlington 0X5 1GB, UK

几何因素引起的单向阻滞

与组织结构有关的几何因素可能影响冲动传导,并可能导致单向阻滞。正常情况下,兴奋可以在心脏纤维的任何方向快速传导。然而,这种传导是不对称的,它通常没有生理意义(Wit and Rosen,1989)。

这种不对称是由多种因素造成的。肌肉束由不同直径的相互连接和经常分支的纤维组成。在一个方向上的兴奋遇到与另一个方向传播来的兴奋不同顺序的纤维直径变化。路径结构在每个方向上并不相同。

理论分析表明,从小直径纤维传播到大直径纤维的兴奋经历了在交界处的传导速度下降,原因是较大的纤维起着"汇"电流的作用(突然有更多的膜去极化到阈值)(Wit and Rosen,1989)。当兴奋流入突然增加分支的区域时,由于增大的膜表面积提供了较大的电流"汇",传导瞬间减慢。从大直径传播到小直径的纤维,预测传导速度会增加。

理论上,如果两个电缆直径有足够的差异,从小直径到大直径纤维传导的兴奋将被阻滞,而另一个方向的兴奋将继续畅通。浦肯野细胞和肌肉细胞之间的连接可能是基于这种机制的单向阻滞位点。在某些地方,从肌肉到浦肯野纤维的传播是可能的,而从浦肯野纤维到肌肉的传播是不可能的。不对称性是由浦肯野纤维束(小直径电缆)和大肌层(大直径电缆)之间的质量差异引起的。这不大可能使正常心脏表现出折返,因为心肌很快被许多其他浦肯野-肌细胞连接兴奋,其中的几何形状不足以导致阻滞。然而,如果心肌传导已经减慢,并且在交界处的耦合电阻由于缺血而增加,那么这些位点在启动折返中可能会变得重要(Waldo and Wit,1994)。

除了上述浦肯野-肌细胞连接外,不太可能存在足以导致单向阻滞的几何差异。传导有一个很大的安全系数:动作电位是由超过刺激下一组细胞所需数量的电流所携带的。因此,单向阻滞可能由于纤维的差异、需要异常动作电位和较低的兴奋性形成(Waldo and Wit,1994)。由于静息膜电位增加而导致的刺激减弱,可能会使方向差异看起来被夸大。信号可能阻滞单个方向。

心肌的各向异性有时也可能导致单向阻滞的形成。在各向异性肌肉中,轴向传导安全系数低于横向传导安全系数,这与连续电缆理论预测的结果相反。这一低安全系数是由于大电流负载与低轴向电阻率和大轴向膜电容造成的。在均匀各向异性的肌肉中,去极化期间内向电流的减少可能导致轴向传导比横向传导更慢。这种内向电流可能发生在早搏时。然而,阻滞通常在两个方向同时发生。在不均匀的各向异性肌肉中,即使横向传导继续,早搏也会导致轴向阻滞(Waldo and Wit,1994)。

相反,当细胞间的耦合电阻增大时,所有兴奋的传导首先会在横向被阻断。这是因为横向连接肌肉束的缝隙连接比纵向连接少(图3.10(b))。在类似事件沿轴向发生之前,增加耦合电阻会降低功能性横向连接以维持传导。

与瞬时早搏的轴向阻滞不同,增加耦合电阻导致的横向阻滞是双向的,不会引起折返(Waldo and Wit,1994)。

各向异性也会导致肌束分支部位的单向阻滞。沿纤维方向的迅速变化导致波前速度减慢,再加上由于动作电位上升而引起的轴向电流不足,可能导致单向阻滞(Wit and Rosen,1989)。

3.4.5　反射

反射被用来描述线性束中的折返,其中两个可激发区域被一个抑制传导区域分开。

图 3.16 显示了压迫区域内的两个纤维。顶部的纤维也包含一个单向阻滞区域。兴奋从位置 I 的左侧接近但顶部的束仍处于阻滞中。兴奋沿底部纤维慢传导区域传播,直到到达单向传导阻滞的另一侧,然后向逆行方向传播。此时,由于传导减慢,原起始部位恢复了兴奋性,兴奋在 II 处的两束纤维中同时存在。

反射会导致早搏,这可能会引起颤动,因为它是作为另一个折返途径的触发点(Gettes,1984)。

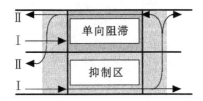

图 3.16　在传导减弱的区域内两根纤维的反射。顶部的纤维包含单向阻滞区域。一个在 I 处产生的兴奋在顶部纤维中被阻滞,但可沿着底部继续传播。一旦到了另一边,兴奋就会向逆向传播,在 II 处离开两根纤维。引自 Wit, A. L. and J. T. Bigger. 1975. The electrophysiology of lethal arrhythmias; possible electrophysiological mechanisms for lethal arrhythmias accompanying myocardial ischemia and infarction. *Circulation*, 52 (III): 96 – 115

3.5　同步兴奋产生和异常传导

许多已经讨论过的心律失常依赖于几种同时发生并相互作用的异常;然而,它们往往是无关的。例如,折返需要延迟传导的某些区域,以及启动折返节律的触发活动。触发活动的来源与此无关,它只关系到触发活动的发生。在接下来的两个例子中,心律失常产生于异常脉冲产生和传导的特定组合。

3.5.1　并行收缩

隐匿性起搏点如果被阻断窦性兴奋的区域(入口阻滞)所环绕,则可以被保护以使其不受超速抑制。这种阻滞必须是单向的,隐匿性起搏点的兴奋才能传播到周围的心肌。受保护的起搏点被称为并行收缩点,如果外部组织不处于不应期的话,兴奋可能离开焦点,刺激心脏导致早搏或心动过速。

3.5.2　第 4 相阻滞

如果兴奋到达位置(例如,希氏束或束分支),且在第 4 相去极化(舒张去极化)期间部分去极化但还没有到达阈值,则可能发生兴奋阻滞。这种自发的舒张去极化可使组织去极化,并足以使快速钠离子通道失活,导致传播失败(Waldo and Wit,1994)。

3.6 参考文献

Allessie, M. A. , F. I. M. Bonke, and F. J. G. Schopman. 1977. Circus Movement in rabbit atrial muscle as a mechanism of tachycardia. *Circulation Research*, 41: 9 – 18.

Alpert, M. A. 1980. *Cardiac arrhythmias*. Chicago: Year Book Medical.

Bigger, J. T. 1994. Electrophysiology, diagnosis, and management. In R. C. Schlant and R. W. Alexander (ed.) *The heart, arteries, and veins*. 8th Ed. New York: McGraw-Hill.

Burne, R. M. and M. N. Levy. 1988. *Physiology*. Saint Louis: C. V. Mosby Company.

Clark, J. W. 1992. The origin of biopotentials. In J. G. Webster (ed.)*Medical instrumentation: application and design*. 2nd ed. Boston: Houghton Mifflin.

Cranefield, P. F. and R. S. Aronson. 1988. *Cardiac arrhythmias: the role of triggered activity and other mechanisms*. Mount Kisco: Futura.

Dangman, K. H. and B. F. Hoffman. 1983. Studies on Overdrive Stimulation of Canine Cardiac Purkinje Fibers: Maximal Diastolic Potential as a Determinant of the Response. *Journal of the American College of Cardiology*, 2: 1183 – 1190.

Frame, L. H. and B. F. Hoffman. 1984. Mechanisms of tachycardia. In B. Surawicz, C. P. Reddy, and E. N. Prystowsky (eds.)*Tachycardias*. Boston: Martinus Nijhoff.

Gardner, P. I. , P. C. Ursell, T. D. Pham, J. J. Fenoglio, and A. L. Wit. 1984. Experimental chronic ventricular tachycardia: anatomic and electrophysiological substrates. In M. E. Josephson and H. J. J. Wellens (ed.)*Tachycardias: mechanisms, diagnosis, treatment*. Philadelphia: Lea and Febiger.

Gettes, L. S. 1984. Ventricular fibrillation. In B. Surawicz, C. P. Reddy, and E. N. Prystowsky (eds.)*Tachycardias*. Boston: Martinus Nijhoff.

Hoffman, B. F. and M. R. Rosen. 1981. Cellular mechanisms for cardiac arrhythmias. *Circulation Research*, 49: 1 – 15.

Katzung, B. G. , L. M. Hondeghem, and A. O. Grant. 1975. Cardiac ventricular automaticity induced by current of injury. *Pflügers archiv european journal of physiology*. 360: 193 – 197.

Lazzara, R. 1980. Electrophysiology of the specialized conduction system: selected aspects relevant to clinical bradyarrhythmias. In P. Samet and N. El-Sherif (ed.)*Cardiac pacing*. 2nd ed. New York: Grune and Stratten, inc.

Malfatto, G. , T. S. Rosen, and M. R. Rosen. 1988. The response to overdrive pacing of triggered atrial and ventricular arrhythmias in the canine heart. *Circulation*. 77: 1139 – 1148.

Myerburg, R. J. , K. M. Kessler, and A. Castellanos. 1994. Recognition, clinical assessment, and management of arrhythmias and conduction disturbances. In R. C. Schlant and R. W. Alexander (ed.)*The heart, arteries, and veins*. 8th ed. New York:

McGraw-Hill.

Rudy, Y. and W. L. Quan. 1987. A model study of the effects of the discrete cellular structure on electrical propagation in cardiac tissue. *Circulation Research*, 61: 815 – 823.

Spach, M. S. and P. C. Dolber. 1985. The relation between discontinuous propagation in anisotropic cardiac muscle and the "vulnerable period" of reentry. In D. P. Zipes and J. Jalife (ed.) *Cardiac electrophysiology and arrhythmias*. London: Grune & Stratton, Inc.

Spach, M. S. and P. C. Dolber. 1986. Relating extracellular potentials and their derivatives to anisotropic propagation at a microscopic level in human cardiac muscle, evidence for electrical uncoupling of side-to-side fiber connections with increasing age. *Circulation research*. 58: 356 – 371.

Van Capelle, F. J. L. 1987. Electrophysiology of the heart. In R. I. Kitney and O. Rompelman (ed.) *The beat-by-beat investigation of cardiovascular function: measurement, analysis, and applications*. Oxford: Clarendon Press.

Waldo, A. L. and A. L. Wit. 1994. Mechanisms of cardiac arrhythmias and conduction disturbances. In R. C. Schlant and R. W. Alexander (ed.) *The heart, arteries, and veins*. 8th ed. New York: McGraw-Hill.

Wasserstrom, J. A. and G. R. Ferrier. 1981. Voltage dependence of digitalis afterpotentials, aftercontractions, and inotropy. *American journal of physiology*. 241: H646 – H653.

Winkle, R. A. 1983. Cellular basis of cardiac arrhythmias. In R. A. Winkle (ed.) *Cardiac arrhythmias: current diagnosis and practical management*. Menlo Park: Addison Wesley Publishing Co.

Wit, A. L. and J. T. Bigger. 1975. The electrophysiology of lethal arrhythmias; possible electrophysiological mechanisms for lethal arrhythmias accompanying myocardial ischemia and infarction. *Circulation*, 52 (Ⅲ): 96 – 115.

Wit, A. L. and P. F. Cranefield. 1977. Triggered and automatic activity in the canine coronary sinus. *Circulation Research*, 41: 435 – 445.

Wit, A. L. and M. J. Janes. 1992. *The ventricular arrhythmias of ischemia and infarction. The electrophysiological mechanisms*. Mt. Kisco: Futura Publishing.

Wit, A. L. and Rosen. 1989. In P. W. MacFarlane and T. D. Veitch Lawrie (ed.) *Comprehensive electrocardiology, theory and practice in health and disease*. New York: Pergamon.

3.7　教学目标

3.1　解释正常自律性和异常自律性之间的区别。

3.2　什么会导致异常自律性?

3.3　定义超速起搏。它是如何影响自动节律的？

3.4　解释自动心律如何导致心律失常。

3.5　解释早期后去极化的原因。

3.6　早期后去极化如何导致心律失常？

3.7　解释延迟后去极化的原因。

3.8　延迟后去极化如何导致心律失常？

3.9　触发节律与自动心律有什么区别？

3.10　描述导致心脏传导减慢的情况。

3.11　以水母模型为例说明双向传导阻滞是如何引起心律失常的？

3.12　定义折返。

3.13　描述折返引起心律失常的分类体系。

3.14　讨论允许折返的基本特征。

3.15　解释心脏组织中如何出现单向阻滞。

3.16　定义反射,并说明为什么它很重要。

心律失常的诊断

4

瓦尔蒂诺·X. 阿丰索

(Valtino X. Afonso)

在使用人工起搏器治疗心脏起搏或传导系统异常之前的主要步骤是对心律失常的诊断。起搏器作为治疗设备的有效性取决于异常诊断的准确性。

心电图仪以非侵入方式测量标准 12 导联心电图用于分析心脏的电活动。从 12 导联心电图中获得的诊断标准为诊断不同的异常提供了分辨信息。关于这一主题的文献解释了诊断心律失常的各种技术,同时也用心律障碍(dysrhythmia)这个词与心律失常交替使用。自动分析技术计算心电图特征,提高了诊断心律失常的能力。这些信号的形态特征总结在本章的表格中,有助于诊断那些可能需要植入起搏器进行治疗的异常状况。急救监护提供了长期监护患者的能力以检测瞬态的心律失常。在负荷测试期间,患者在进行体力活动时会被监测心律失常。为了补充基于心电图的诊断,侵入式电生理研究使用经静脉多电极导管直接记录心肌电信号。这些侵入式技术包括电刺激心肌,以评估心脏系统的功能。

本章提供了用于诊断心律失常的 12 导联心电图和心内信号的技术、信号和解释信息。

4.1 心电图的原理

心电图仪是一种测量和记录心脏产生电活动的心电图(ECG)的仪器。放置在人体不同解剖部位上的电极有助于将心电图传送到心电图仪上。单凭心电图并不足以诊断心脏起搏或传导系统中的所有异常,对 12 导联心电图的解释为许多心律失常提供了鉴别诊断。

4.1.1 心电图

心脏产生的电流通过电极和引线,并由心电图仪进行放大、记录和处理。连接身体表面电极到心电图仪上的引线称为导联。典型心电图仪的不同特征和模块包括保护电路、导联选择器、校准信号、前置放大器、隔离电路、驱动放大器、存储系统、微处理器和记录仪或打印机(Neuman,1992)。

保护电路可防止输入到心电图仪的高电压造成的损坏。这对正在进行除颤的患者十分有用。导联选择器可由操作者控制或自动控制,并提供从连接使用者各种导联组合中记录的能力。心电图仪通常在采集之前由 1 mV 定标信号来校准,该信号可应用于记录的每个通道。校准信号的输出对于记录的每个通道应该是相同的。

前置放大器级由具有高共模抑制比的差分放大器组成。高共模抑制比确保使用者身体上任何与差分放大器输入的共模电位不会被心电图仪放大。前置放大器级还提供隔离电路,以使在故障情况下即使使用者意外接触 120 V 电源线时,也能防止超过 10 μA 60 Hz 的电流通过使用者流入地面。

驱动放大器的输入电路是交流耦合的,可以防止由于输入信号的偏置而使后级放大器级的输出饱和。然后以 150 Hz 的转角频率(3 dB)对心电信号进行滤波,并对其进行充分放大,以便能够记录下来。现代心电图仪包括一个模数转换器来数字化信号。每个导联的心电图数据片段和病人的其他相关信息可以存储在存储器中。心电图仪中的微处理器还可使操作者能够选择导联记录、处理心电信号,进行初步心律失常分析和其他相关任务。

4.1.2 导联系统

诊断心电图记录通常使用 12 导联:6 肢体导联(3 双极和 3 单极)和 6 单极胸前导联。12 导联中的每一个都测量心脏电活动所产生的瞬时心脏标量电压。由于心脏向量在三维空间上随时间的变化而变化,因此了解其在心电图 12 导联中的表现(即外形或投影)是很重要的。

图 4.1 显示了采集 12 导联心电图的导联位置。导联可分为额面导联(Ⅰ、Ⅱ、Ⅲ、aVR、aVL、aVF)和横面导联(V1、V2、V3、V4、V5 和 V6)。额面导联测量心脏向量在身体正面的投影。仰卧时,额面与地面平行。横面或胸前导联测量心脏矢量在水平平面上的投影(即站立时与地面平行的平面)。

额面的 Ⅰ、Ⅱ 和 Ⅲ 导联为双极型,它们记录了身体上两点之间的电位差异。图 4.1 显示导联 Ⅰ 测量左臂电极(正电极)和右臂电极之间的电位差。三维心脏矢量投射到每个双极导

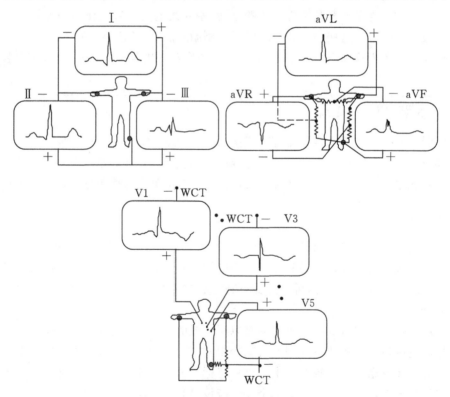

图 4.1 瞬时心脏向量投射到每一个导联,导致不同的形态。ECG 草图是正常形态的。导联 V1～V6 使用由三个电阻网络构成的威尔逊中心端(Wilson's central terminal,WCT)

联,指示瞬时心脏向量的强度和方向(Luna,1993)。

aVR(右臂)、aVL(左臂)和 aVF(脚部)导联是单极导联。它们测量肢体上相对于肢体电极之间的两个电阻形成的参考点的电位差(图 4.1)。例如,在右臂电极和通过电阻形成的参考点到左臂和左脚的另一个电阻之间测量 aVR 导联。这些导联显示在额面上的心脏矢量投影,放大约 50%(即增强),使其振幅可与双极导联相媲美。

六个胸前导联 V1~V6 是单极的,并测量水平面上的心向量投影。这些胸前导联相对于由图 4.1 所示的三个电阻网络形成的威尔逊中心端测量。V1 和 V2 分别放置在胸骨的右侧和左侧的第四肋间空间上。V4 电极放置在左锁骨中线的第五肋间空间上。V3 电极位于 V2 和 V4 之间。电极 V5 放置在前腋线上的 V4 左侧,并且将 V6 放置在与在腋线上的 V5 相同的水平上。分析导联 V1~V6 上的 ECG 时,考虑这些电极的位置是重要的。胸前导线测量 V1 到 V6 和威尔逊中心端之间的电势,如图 4.1 所示。

12 导联心电图提供了一些冗余的三维瞬时心脏向量的各种视角,有助于为诊断心脏起搏和传导系统的异常提供鉴别信息。

4.1.3 心电矢量与心电图的相互关系

由于心脏中特殊细胞产生的电活动会在身体表面产生电位。每个细胞都可以用一个偶极子来模拟,而在心肌中所有细胞的偶极子电位的叠加会在每个时刻为心脏形成一个三维的心脏矢量。心脏矢量在每一瞬时时刻都代表心脏净的电活动。

图 4.2 显示了用于诊断某些异常的六轴参考系统。六轴系统显示了额面导联的方向。每个导联的不同方向导致心脏向量在该特定导联上的不同投影。平均电轴作为时间的函数,可在心脏周期的除极化和复极化阶段计算。例如,心室除极化的电轴 ÂQRS 表示心室除极化期间瞬时心脏向量的平均值。ÂQRS 通常位于图 4.2 中的 aVL 和 aVF 之间。以 LAD 和 RAD 分别表示的电轴左偏、电轴右偏易于诊断。在 LAD 中,I 导联主要为正(即 R 波为正),II 导联和 III 导联均为负(即 R 波较小或不存在)。II 和 III 必须以负为主,即当导联中 S 波小于 R 波时,不存在电轴左偏。如果导联 II 为等相(R 波和 S 波具有相等的幅度),则存在临界电轴左偏。在电轴右偏中,第 I 导联主要是负的,第 II 和第 III 导联都是正的(Bennett,1989)。

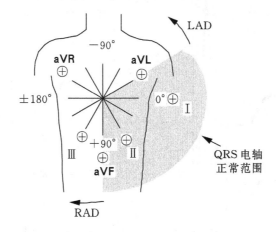

图 4.2 六轴系统显示前额面导联的方向。电轴左偏(LAD)中,QRS
的平均电轴小于 −30°。RAD 为电轴右偏

图 4.3 显示了一个正常的瞬时心脏向量在额面形成的点轨迹上叠加的艾因特霍芬 (Einthoven)三角形,即在一个心动周期中的心向量环。每条导联测量的心电图是瞬时心脏向量的投影。与心房收缩相对应的 P 环投射到Ⅰ、Ⅱ和Ⅲ导联,作为一个向上的偏转波。然而,S 波投射到第Ⅲ导联上的次数明显多于导联Ⅰ和Ⅱ。心脏向量的瞬时方位和导联的方向决定了导联上是否存在正向或负向的运动波形。因此,12 导联心电图的不同导联显示了心脏周期各时相的不同投影。

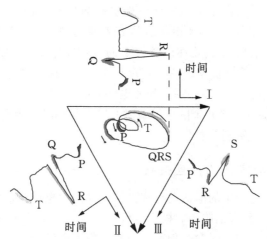

图 4.3 对于正常心电图,瞬时心向量投影到导联Ⅲ为更负的 S 波,比Ⅰ导联更负。虚线指示 QRS 复合波投影到Ⅰ导联,阴影区域代表心电图的关键部分

4.1.4 正常心电图的特征

为了解释 12 导联心电图并将其用于诊断异常,了解心电图的正常特征和心电图每一节段的产生机制是非常重要的。图 4.4 显示了心电图中的各种基准点,以及从心电图中测量出的各种间隔的典型值。

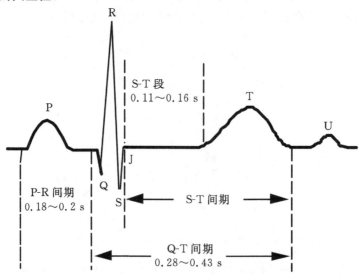

图 4.4 典型心电图上的基准点提供 QRS 宽度等诊断信息,用于评估心脏的起搏和传导部分

P 波是由心房除极化引起的。持续时间通常不超过 110 ms。P 波的正常形状不包括任何缺口或峰。在Ⅰ、Ⅱ、aVF、V4～V6 导联通常是正电位的。正常情况下 aVR 呈负电位。其余导联可以是正电位、负电位或者双相的。如果是双相的,那么负成分跟随在正成分之后,而不是过宽或过深。心电图中 P 波缺失可能意味着窦房结传导阻滞,即一种未将窦房结兴奋传导到房室结的异常。

QRS 复合波是表示心室内激活的通称,是心室去极化的结果。持续时间通常小于 100 ms。Q 波和 S 波代表导联图上的负(向下)偏移,R 波代表正(向上)偏移。Q 波先于 R 波,R 波先于 S 波。并不是所有的 Q、R、S 成分都表现在任何特定的导联上。实际的 QRS 形态是用字母 q、Q、r、R、s 和 S 来表示的。大写字母表示的波比相应的小写字母更大。例如,QRS 形态包括一个小的向下偏转,然后是一个大的向上偏转,然后一个小的向下偏转将被标记为 qRs。通常情况下,QRS 复合波的起始部分在Ⅰ、V6 和 aVL 导联为窄 q 波,V1 导联为窄 r 波,有时可能不存在。QRS 的结束部分通常在 V1 中有一个 S 波,在 V6 中有一个 R 波(即在 V6 中 R 波之后没有向下偏移)。QRS 波持续时间超过 120 ms 即可反映心室内传导异常。

T 波是由心室复极引起,其正常形态呈不对称的圆形,在正常心电图的Ⅰ、Ⅱ、V3～V6 导联呈正电位,aVR 导联呈负电位。Ⅲ、V1 和 V2 导联极性可能发生变化。aVL 和 aVF 呈正电位,但在 QRS 振幅较小时可能为负电位。

S-T 段测量 QRS 复合波的终点(J 点)到 T 波的开始。这一段代表心室复极的早期阶段,正常情况下是等电位(恒定电位)的。在Ⅰ、Ⅱ、Ⅲ和前额面导联中可能略有升高。它通常不会在任何导联被抑制。S-T 段的明显移位意味着会有冠状动脉疾病(例如,明显的升高可能意味着心肌梗塞)。

P-R 间期表示房室传导时间,即兴奋从窦房结传播到心房、房室结以及心室(这导致心室去极化)所需的时间。P-R 间期的正常范围为 120～200 ms,这个间隔可以随心率而变化。

Q-T 间期反映的是心室收缩的总持续时间,从 QRS 波开始到 T 波结束时测量。通常,Q-T 间期小于前一个 R-R 间期的一半。Q-T 间期的延长可能是由于心动过缓或体温过低引起的。

T 波之后的 U 波不总是能在 ECG 上记录到,它通常具有与 T 波相同的极性。在导联 V3 和 V4 中的记录最佳,这在低钾血症、心动过缓和衰老时会更为明显(Luna,1993)。

4.1.5 评价诊断标准

重要的是,从心电图或任何其他信号中获得的诊断标准或特征(例如,宽 QRS>120 ms)对于检测异常非常有效。某一诊断标准的敏感性、特异性提供了该标准的区分能力信息和预测价值。

诊断标准的敏感性可以定义为符合诊断标准的异常百分比。如果所有这种疾病的受试者都表现出这个标准或特征,那么诊断标准就被认为是 100% 敏感的。

$$敏感性(\%) = \frac{TP}{TP+FN}(100)$$

其中 TP(真阳性)代表符合标准的异常数量,FN(假阴性)代表不符合标准的异常者的数量。判断标准的敏感性越低,假阴性病例越多。

测试的特异性(SP)是指不符合异常标准的正常人的百分比。正常人中不符合异常诊断标准的人数越少,测试就越具体。

$$特异性(\%) = \frac{TN}{TN+FP}(100)$$

其中 TN(真阴性)代表不符合诊断标准的无异常数量,FP(假阳性)代表不符合无疾病诊断标准者的人数。特异性越低,假阳性病例越多。

临床医生应该利用标准的敏感性和特异性了解基于心电图诊断标准的意义。

4.2 监护策略

一些用于获取心肌信息的技术包括动态心电图监测、运动负荷测试和自动心律失常分析。这些技术中的每一项都被优化以检测、记录、分析和诊断心脏电生理系统中的异常。

4.2.1 动态心电图监护

动态监护是一种无创监护技术,用于将患者的症状与表现的心律失常联系起来以评估抗心律失常药物的疗效,对心肌梗塞后患者的风险进行分类,并监测起搏器功能,如记录不同活动的心率(Luna,1993)。由于异常心脏电行为的发生可能是偶然的,也可能是对某些刺激的反应,因此长时间记录心电图是很重要的。

Holter 记录是一种获取连续心电图的技术。以磁带和最近的固态存储器来存储心电图记录,在前一种技术中,信号以模拟形式存储在磁带上(也使用调频系统),在后一种情况下,数字压缩算法可用于将长期数字数据存储在有限的内存中。现代 Holter 系统使用成熟的静态 RAM 技术,可以存储多天记录的数据。通常以两条心电导联来确保对心电图的准确解释。这个记录器很小,重量轻,患者穿戴容易。Holter 监护仪可以实时采集和处理心电图。目前的动态监护仪可记录数天数据。

分析 24 小时磁带记录需要 30~60 min 以获得心律失常和 S-T 段改变的信息。临床医生通常可以得到一份压缩版的心电图报告,以验证监视器所提供的自动化结果。现代扫描仪可以提供相关数据列表摘要的功能,并记录和分析长期的 Q-T 间期变异性。Luna(1993)的研究表明,心肌梗塞后患者 Q-T 间期的变异性有助于判断恶性室性心律失常的危险程度。

Holter 记录对于具有瞬时症状的患者是有用的,这些症状提示了心脏出现异常。许多病人有各种症状,如心悸、头晕或晕厥(短暂的意识丧失)、先前的缺血性中风和胸痛,都可被 Holter 记录诊断。Holter 记录用于将患者的症状与心律失常的存在联系起来。使用 Holter 监护仪的患者通常会记录活动情况和症状发生的时间,这样就可以将活动与心电图记录联系起来。

Holter 监护提供了一种记录心律失常电生理机制的方法。Luna(1993)报告了一项对 200 例在监测期间死亡的患者的 Holter 监护磁带的研究,即关于心律失常导致猝死。80% 的患者死于室性心动过速,其余 20% 的患者死于心动过缓。Holter 监护还用于记录起搏器功能,以及不同活动下心率的变化。它也可用于检测起搏器起搏或传感功能的任何故障。当前的动态监护仪包括一个单独的记录起搏刺激的通道,并且可以自动提供有关未能捕捉、无法感知、无法产生脉冲和心跳频率百分比的信息。尽管这些特性目前对于单腔起搏器来说是可靠的,但还需要做更多的工作来自动评估双腔起搏器的分析(Greenspon and Waxman,1992)。

4.2.2 运动负荷测试

运动负荷测试是用来评估心血管响应(血压、心率和耗氧量的变化)的。它对缺血性心脏病的诊断、评价及心律失常的评估具有重要意义。

心脏提取流经心肌血液携带的 70% 氧气。在运动过程中心肌氧需求的增加必须与冠状动脉血流量的增加相匹配,否则会导致缺血。在缺血性心脏病(IHD)存在下,冠脉血流不能充分增加以满足心肌对氧的需求。这会导致心肌缺血,并可能表现为疼痛(心绞痛)、心电图 S-T 段的改变、心室功能障碍或心律失常(Heger et al.,1993)。

运动能力是用"双乘积"来描述的,即心率相关的乘积和血压相关的乘积。这项运动测试方法旨在使心率提高到患者年龄和性别统计最大值的 85%~90%。运动测试是在适当的温度下与一个配备心肺急救设备的环境中进行的。通常使用自行车或跑步机,并且广泛使用布鲁斯(Bruce)或埃勒斯塔德(Ellestad)方案。运动方案涉及到运动强度的多阶段递增,最小间期为 3 分钟。测试者被监测如胸前疼痛和血流动力学变化等症状。12 导联心电图在测试者仰卧位、实验前站立期、运动方案的每步骤、运动结束后即刻以及运动结束 10 分钟后进行 2 分钟测试(Heger et al.,1993;Luna,1993)。

S-T 段改变是诊断心肌缺血最可靠的心电图指标。运动实验中 S-T 段的改变是由于心肌氧供需失衡导致细胞内钾丢失所致。S-T 段的改变可以是等电位、结接合(靠近心电图的 J 点)、水平凹陷、向下倾斜、缓慢上升或升高。在等电位线下方有标记的水平或向下倾斜的 S-T 段持续 80 ms,被解释为正电位测试。S-T 段压低深度与冠状动脉病变程度大致相关。对运动测试的解释应考虑到运动的负荷量、心率和血压反应,以及是否存在心律失常或症状。在左束支传导阻滞、左室肥厚、沃尔夫-帕金森-怀特综合征以及洋地黄引起改变等情况下,可能出现假阳性和假阴性结果(Heger et al.,1993;Luna,1993)。

运动负荷测试最重要的指标是胸前痛,可用于缺血性心脏病的早期诊断,以及心律失常治疗(如起搏器)的评估。在无心力衰竭的冠心病患者中,运动负荷试验是很重要的,因为心电图的改变提供了有关疾病病程的信息。运动测试作为一种诊断方法有其局限性。除了前面提到的错误结果外,运动中还可能发生死亡、心室颤动、心肌梗塞或严重的心律失常(Luna,1993)。

4.2.3 心电图的计算分析

在过去的几年里,以微处理器处理心电图数据的趋势越来越明显。设计并实现了 12 导联离线以及实时心电分析、Holter 磁带分析和实时病人监测等信号处理任务。所有这些应用都需要准确地检测心电图的 QRS 段。目前已开发的心电处理技术包括 QRS 复合检测、信号平均和 S-T 段分析。

QRS 波检测

文献报道了许多 QRS 检测算法。一个例子是 Pan 和 Tompkins(1985)开发的实时 QRS 检测算法,并由 Hamilton 和 Tompkins(1986)进一步描述。它通过对斜率、振幅和宽度的分析来识别 QRS 波。

心电信号通过带通滤波器来衰减噪声。该带通滤波器通过 QRS 的能量中心在 10 Hz，衰减 P 波和 T 波的低频特性和基线漂移，并衰减与肌电图噪声和电力线干扰相关的较高频率。对通过的心电信号进行区分，使 QRS 复合波与其他心电波区分开来。经差分、带通的心电图以非线性平方变换增强与 QRS 复合波相关的高频部分。平方波形通过一个滑动窗（约 150 ms 长）积分器。将自适应阈值应用于运动窗积分器的输出，并通过差分的心电信号本身形成对 QRS 复合波的初步检测。

信号平均

心肌梗塞后危及生命的室性心律失常最常见的原因是心室中由于传导缓慢且分裂的波前发生折返。对正常心肌和梗死心肌边缘区的心电图进行研究表明，这些区域去极化较晚，反映了缓慢的传导。因此，异常的、支离破碎的电活动是由于这一区域缓慢的不均匀传导。这些零散的电信号记录在持续性室性心动过速患者中。这些低幅、高频电信号，即晚电位，发生在 QRS 复合波后或在体表心电图 S-T 段。信号平均技术可以用于记录这些晚电位。

信号平均涉及选择正常心动周期作为模板、比较后续波形与模板、以及平均后续正常波形。当较多的心搏平均后，心电图中的噪声被最小化。信号平均后，在 40 Hz 左右对平均波形进行高通滤波以去除 S-T 段和 T 波，从而增强晚电位。

信号平均后心电图的计算机处理包括计算 QRS 持续时间、最后 40 ms 均方根电压（MSR）和低幅信号（low-amplitude signal，LAS，振幅小于 40 μV）的持续时间。QRS 持续时间大于 110 ms，MSR 小于 20 μV 以及 LAS 大于 38 ms 即被认为是对晚电位的阳性测试（Macfarlane and Lawrie，1989）。

对 QRS 复合波附近的心电图进行了频率分析。研究表明，与正常人相比，来自室性心动过速患者的高频成分（20～50 Hz）有所增加。频域技术可以证明在时域技术无效的情况下，例如当存在束分支阻滞时，存在晚电位（Macfarlane and Lawrie，1989；Luna，1993）。

S-T 段分析

Tompkins(1993)报道了生物医学数字信号处理技术。设计信号处理算法以测量任何在 S-T 段中的变化是非常重要的。

Weisner 等(1982)设计了一种基于微处理器的 S-T 段分析装置。任何有效的技术都被用来检测 QRS 波形的近似位置。R 波被定义为 QRS 波检出后 60 ms 内的最大值。Q 波为 R 波之前的第一个拐点。拐点通过斜率符号、零斜率或斜率的显著变化的变化来检测。S 点位于 R 波后的第一拐点处。在计算斜率之前，可以应用汉宁数字滤波器来平滑带噪声的心电图数据。通过在 P 波和 Q 波之间 30 ms 间隔搜索零斜率，可以定位和测量心电图的等电位线，然后可以获得 QRS 持续时间、相对于等电位点的 R 峰值幅度和 R-R 间期。

T 点定义为 T 波的起始点。J 点是 S 点后的第一个拐点，也可能是 S 点本身在某些心电图波形中的拐点。T 点的确立首先需要定位 T 波峰值位置（J＋180 ms～R＋400 ms 之间相对于等电位线位置的最大绝对值）。如果在有噪声的信号中无法找到 T 点，则使用搜索过程的上限样本点。通过检测 T 波向 R 波一侧 35 ms 范围来确定 T 点，每采样周期内获得一个值。如果 T 点仍然无法检测到，则默认为 J＋120 ms。

利用这些心电图特征，可以通过加窗搜索方法进行心电图的测量。两个边界，J＋20 ms

和 T 点定义了窗口限制,然后可以确定窗口的最大凹陷点或高度点。S-T 段电位可以表示为相对于等电位线的绝对变化值。S-T 段斜率定义为 S-T 段终点与 T 点之间的振幅差,除以相应的时间间隔。将 J 点和 T 点之间的所有采样值相加,减去各点的等电位线,可得 S-T 段面积。S-T 指数计算为 S-T 段与 S-T 斜率的 1/10 之和。

根据上述分析得到的 S-T 段测量结果,可以分析心肌血供的变化。

4.3 腔内心电图技术

目前已经开发了从心脏内记录和刺激特定部位的技术。记录窦房结、希氏束、右心室电活动、心内膜电标测和程控电刺激的能力有了明显的提高。腔内心电图技术对心律失常的诊断和治疗有重要意义。基于体表心电图的诊断由于与腔内研究数据的相关性而得到了很大的补充。

4.3.1 希氏束电图

希氏束电图(HBE)有助于确定房室传导阻滞的位置。它还可以提供从 12 导联体表心电图诊断异常的额外分辨信息。希氏束电图可以通过侵入法获得,也可以通过对体表心电图后处理获得。

Scherlag 技术(Scherlag,1969)使用了一种简便、可重复的侵入式方法来获取希氏束图。将双极电极导管插入股静脉并巧妙地放置在接近希氏束的三尖瓣附近。图 4.5 显示了为从心房和心室获得记录而可以在心脏内放置导管的不同位置。通过观测心脏内不同部位的电活动,就可以观测到心脏传导系统内的传导时间。这就是所谓的心内膜标测,心脏的异常或正常电活动可以通过这个过程来确定。因为导管可以进入右心房和右心室,所以记录这些位置的电活动很容易。然而,要记录左心房的电活动情况,可以将导管插入颈动脉窦,这样就可以进入左心房的后下(向背部和底部)部分。

图 4.5 显示了一个从腔内研究中记录下来的典型信号。希氏束图显示了 A、H 和 V

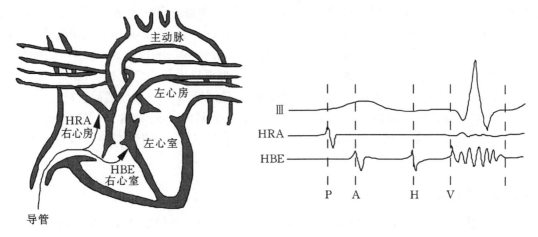

图 4.5 心房和心室内的导管提供了通往测量特定位置电活动的途径。A-H 间期是一种相对精确的房室结传导测量方法,H 波是希氏束兴奋的结果。图中,Ⅲ:体表心电图导联的标准Ⅲ导联;HRA:右心房腔内心电图;HBE:右心室上方附近希氏束电图

波。A 波是房室结附近心房兴奋的结果。A 波与体表心电图 P 波的中间部分相似。H 波是希氏束兴奋的结果,可以是体表心电图 PR 段等电位部分发生的小的两相或三相偏转。V 波是心室兴奋的结果,这与 QRS 复合波相似(Helfant,1974)。

图 4.5 显示了一个来自右心房(HRA)的腔内心电信号,其 P 波与体表心电图 P 波的开始相一致。因此,可以通过测量 HRA 上的 P 波到 HBE 上的 A 波来测量心房内的传导时间。心电图 P-R 间期可分为 P-A、A-H 和 H-V 间期。P-A 间期测量从体表心电图(或 HRA)的 P 波开始到 A 波的开始。A-H 间期测量 A 波开始到 HBE 中希氏束兴奋的第一拐点,这个间期是对通过房室结传导的相对精确的测量。H-V 间期测量从 H 波开始到心电图中任何心室电活动的表现也即是 V 波开始,这个间期测量通过希氏束、束分支、主束支和浦肯野纤维的传导时间。图 4.6 显示了上述每个间期的典型值。

基础心率	传导时间/ms			
bpm	P-R	P-A	A-H	H-V
64±15	154±19	37±11	78±18	37±5
77±13	162±19	27±9	92±19	43±6
67±10	172±11	43±14	88±21	41±4

图 4.6 体表心电图上的 P-R 间期可分为 P-A、A-H 和 H-V 间期,这些间期可从 HBE 测得。H-V 间期测量通过希氏束、束分支、主束支和浦肯野纤维的传导时间。bpm:每分钟的心搏数[1](Helfant,1974)

可以通过观察是否有不伴随 H 波的 A 波检测房室传导阻滞。A 波后伴随 H 波但不伴随 V 波可看做房室结以下的传导阻滞发生在希氏束的下部,或者随后的主束支。同时分析多个导联的体表心电图和腔内心电图,以便准确测量特定心脏电活动在某一导联体表心电图中表现为等电位点时的各个间期是非常重要的。

通过对体表心电图的后处理,也可以检测到希氏束的兴奋。将一系列的心动周期以基准点(如 R 波)对齐然后取平均,会导致信号中随机噪声的衰减以及感兴趣信号如希氏束信号的增强。这种方法对于不规则节律或房室传导时间变化的患者有局限性。另一种方法采用逐拍分析的方法,即对采样点邻近的连续 5 个采样点数据进行平均,从而产生实时的在线信号。后续处理将继续并且仅在五个采样通道中不超过一个与其余通道不同步的情况下计算平均值。得到的波形包括与希氏束-浦肯野相关的信号(Macfarlane and Lawrie,1989)。

利用食管药丸电极可记录来自心房的心电图,也可以进行心房起搏。Burack 和 Furman(1969)报道了一例病例研究,患者以非同步固定频率起搏 36 小时,然后按需起搏 24 小时,经静脉电极(58 cm 长)穿过鼻进入食管,置于左心室后约 4 cm 的食管-胃连接处。这项技术也可用于无法执行运动负荷测试方案的病人。食道电极可用于起搏左心房并增加心率(Heger et al.,1993)。

4.3.2 程控电刺激

为了研究诱发、终止和维持室性心动过速(VT)的因素,必须尽可能可靠地再现这些因素。使用程控电刺激(PES),可在自发性心律失常患者中引发临床心动过速。对诱发心律

---

① 注:单位 bpm 指次/min。

失常的治疗方式取决于患者的病史。

PES 首先用于研究临床心律失常的发病机制。例如,折返被证实是持续性室性心动过速复发的作用机制。心律失常的活动模式可以用心内膜和心外膜导管记录和确定,并确认心律失常的起源位置。该领域的进一步研究表明,PES 可以用于选择抗心律失常药物,但这往往并不可靠。诱导临床心律失常的能力允许记录和分析室颤期间的兴奋顺序,并研究药物对室颤的影响(Greenspon and Waxman,1992)。

PES 涉及对心脏肌肉的刺激,通常在右室心尖。文献研究表明,在右室的其他部位进行 PES 可能会诱发室性心动过速。北美起搏和电生理学协会(The North American Society of Pacing and Electrophysiology)推荐了一种脉宽为 1.5~2 ms 的方案,其约为舒张期阈值的两倍,外刺激阈值的三倍(Greenspon and Waxman,1992)。

PES 可引起不同程度的室性心律失常。所致心律失常可根据其持续时间和形态进行分类。一个持续的(大于 30 s)的室性心动过速心率高于 100 bpm,单形室性心动过速是具有恒定形态的室性心动过速,而多态室性心动过速是形态变化频繁的室性心动过速。单形心律失常提示只有一个心律异常点,有一个稳定的入口和出口点。

PES 越来越多地被应用于临床研究中。根据 PES 研究,患者可选择进行抗心动过速起搏、自动植入式除颤器和手术消融技术。

4.4 窦性心律失常

在正常情况下,窦房结作为心脏的自然起搏点,在大多数成年人静息时以 60~100 次/min 的心率产生兴奋。窦房结受副交感神经和交感神经系统、激素、药物和其他病理因素的影响。正常窦性心律是指心脏在窦房结产生并通过心脏正常传导系统传播的兴奋以一定速率跳动的一种窦性心律。窦房结的任何异常都会导致心电图形态与正常窦性心律不同。其中一些异常可能需要植入起搏器作为治疗手段,包括窦性心动过缓、窦性心动过速、窦房结阻滞、窦性停搏和病窦综合征。图 4.7 提供了一些从体表心电图诊断窦房结异常心电的特征。

诊断标准				
类型	HR/bpm	P-R/ms	形态学	详细情况
Brad.	M60	N	P:N;QRS:N	低心率
Tach.	>100	Sh/Lo	P:N;QRS:N	—
Ⅱ度传导阻滞	N,变化	N	P:有时掉落	PP:短拍掉落或与心脏周期有关
停搏	N,变化	N	P:N;QRS:N	节拍突然停止
SSS	与特殊异常相关的诊断标准			

图 4.7 窦房结心律失常诊断标准。如果与另一次心律失常同时发生,则诊断标准可能不同。表中:Brad:心动过缓;Tach:心动过速;SSS:病窦综合征;HR:心率;N:正常;Sh:短;Lo:长

4.4.1 窦性心动过缓

窦性心动过缓时心率小于 60 次/min。这个心率是区分正常窦性心律的标准。脉冲产生于窦房结,并通过心脏的正常传导系统传播。

窦性心动过缓可在健康成年人中出现,他们在生活中规律锻炼因此增强了心肌的健壮性。增强的副交感神经活动、某些类型的药物治疗以及心脏器质性疾病也会导致窦性心动过缓。

体表心电图上的区别特征在于心率较低。心电图不同成分的形态与正常窦性心律相同。图 4.8 显示了窦性心动过缓的心电图曲线。

诊断标准:心率小于 60 次/min;节律正常;P-R 间期正常;所有 P 波形态相同,导联Ⅰ、Ⅱ、aVF 以及 V4~V6 直立;QRS 波正常,但可能因其他异常而不同(Conover,1986)。

由于心率较低,心输出量可能减少,从而导致脑和身体其他器官的血液供应减少。如果在这种心律失常条件下心率不是很低,那么病人将不会有任何主要症状。然而,如果心率非常低,就会观察到明显的低心输出量所常见的症状。这些症状包括头晕、虚弱、胸痛和压力、呼吸短促、低血压,以及可摸到的微弱脉搏。

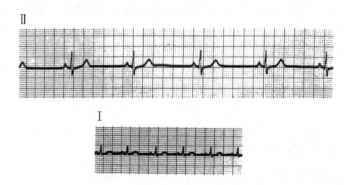

图 4.8　顶部的曲线显示心动过缓,例如与底部图形相比较表现出较慢的心室
率。5 大格=25 小格= 1 s. 引自 Chou, T. C. 1986. *Electrocardio-
graphy in clinical practice*. 2nd Ed. Grune & Stratton

如果症状持续存在,病人感觉无法忍受,那么就需要进行治疗。如果药物导致心动过缓,或者给药并不能增加心率,则需要减少药物的使用。临时起搏器常用于心肌受损时,如发生急性心肌梗塞。如果症状没有消失,则需要安装永久性起搏器(Catalano,1993)。

4.4.2　窦性心动过速

窦性心动过速导致窦房结产生高于 100 次/min 的兴奋并通过心脏的正常传导系统传播。

身体活动、发烧和焦虑是导致窦性心动过速的一些事件。直接影响心脏或中枢神经系统的药物也会导致窦性心动过速。甲状腺等激素会导致心率升高。心肌梗塞、心脏病和感染对心肌的损害也会导致窦性心动过速(Catalano,1993)。

窦性心动过速的体表心电图表现为正常形态,心率在 100 次/min 以上。心率的增加(或 R-R 间期的减少)主要是由于 T-P 间期的减少所致,尽管有可能缩短或延长 P-R 间期(Chou,1986)。图 4.8 显示窦性心动过速的心电图曲线。

诊断标准:心率大于 100 次/min;节律正常;P-R 间期可能因为其他病理条件表现为正常,很长或很短;所有 P 波具有相同的形态,在Ⅰ、Ⅱ、aVF 和 V4~V6 导联中保持正常;QRS 复合波正常,或因其他异常而变宽(Conover,1986)。

窦性心动过速患者在几天内容易出现心力衰竭而倒下,因为心肌没有休息的机会。如果心动过速是间歇性的,患者通常没有任何症状。心率大于 160 次/min 时心输出量开始下降,患者开始出现胸痛、胸闷、气短、偶尔心悸、低血压或胸部颤动的症状(Catalano,1993)。

治疗需要降低心率,直到获得较好状态的心输出量。引起心动过速的原因(发热、焦虑、运动)也应减缓。

4.4.3　窦房结阻滞

窦房结阻滞导致窦房结兴奋产生后要么被延迟,要么没有传导到房室结。根据兴奋传输的异常程度,阻滞可以划分为Ⅰ、Ⅱ、Ⅲ度。

窦房结的电兴奋在体表心电图导联上并不表现出来。因此Ⅰ度阻滞形成的心律失常无法直接从体表心电图诊断,但其会在窦房结到房室结兴奋传导方面存在延迟。在Ⅱ度阻滞中,来自窦房结的兴奋传导有较大的延迟,这在体表心电图上是可检测的。其第一型中,在兴奋没有传导到和心搏形成之前,P-P 间期逐渐缩短。这是由于窦房结附近的延迟增加。在第二型中,兴奋不从窦房结形成,因此 P-P 间期是基本正常窦性心律的倍数。例如,在第二型 2∶1 阻滞中,窦房结的每一个其他兴奋都会导致 QRS 复合波,因此这种心律失常难以与窦性心动过缓区分。

当在窦房结上产生的兴奋没有传导到房室结时,形成Ⅲ度窦房结传导阻滞。这种情况不能与表面心电图显示的窦房结阻滞区别开来。P 波消失是因为心房没有发生去极化,并且患者依赖于心脏起搏系统中另一个起搏点的的活动,例如从房室交界区。图 4.9 显示了窦房结阻滞的不同表现。

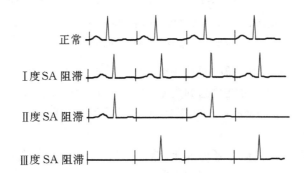

图 4.9　窦房结兴奋没有出现在心电图上。垂线显示窦房结兴奋时间。Ⅰ度阻滞时窦房结兴奋与心房兴奋之间存在延迟。2∶1 窦房结阻滞时,无法区分窦性心动过缓。Ⅲ度传导阻滞仅能记录心室逸搏。引自 sinus bradycardia. In third degree block only the ventricular escape rhythm is recorded. From Chou, T. C. 1986. *Electrocardiography in clinical practice*. 2nd Ed. Grune & Stratton

诊断标准:心率正常,但因暂停而变化;心律不规律;P-R 间期正常;QRS 复合波正常,但可能因其他病理改变;在第一型阻滞中,P-P 间期缩短,直到 P 波消失,由此产生的暂停是最短心跳周期的两倍;在第二型阻滞中,P-P 间期是心脏周期的倍数(Conover,1986;Chou,1986)。

如果这些阻滞是瞬时的,患者没有任何症状。在更持久的情况下,患者抱怨漏搏过多。

如果两个心博之间的停顿为3 s或更长,患者可能开始感到头晕目眩、虚弱、胸部压力或疼痛,甚至短暂晕厥。如果患者最近发生过心肌病,则应监测患者(Catalano,1993)。

当阻塞严重持续且血流动力学表现受损时,治疗是必要的。如果是药物引起的心律失常,则应减少剂量。阿托品Ⅳ(Atropine Ⅳ)用于刺激窦房结,改善心房传导。如果阻滞是由心肌梗塞引起的,则应使用临时起搏器,直到梗死所致的损伤痊愈为止。如果窦房结传导阻滞表现为永久性,并且可归因于心动过缓的症状持续存在,则需要植入起搏器(Catalano,1993)。文献研究表明,缓慢性心律失常所致的猝死与自律性抑制与和(或)窦房结阻滞有关更甚于与房室阻滞有关(Luna,1993)。

4.4.4 窦性停搏

窦性停搏发生在窦房结停止活动而不产生维持最低速率所需的兴奋时。在这种情况下,自然起搏系统(房室交界处或心室)内的辅助起搏点接管并产生心搏,即产生逸搏。

由于窦房结在这种异常中不产生兴奋,所以体表心电图不显示P波或P-R间期。心电图中有很长的停顿,直到辅助起搏点产生兴奋,引起心脏搏动。然而,从房室结或心室中的起搏点产生较慢的节律。窦性停搏应区别于窦房结阻滞。由于迷走神经张力过高,窦房结活动暂停达2.0 s,可在健康青年中发现(Bennett,1989)。图4.10显示窦房结停搏时间延长。

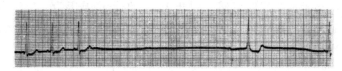

图4.10 体表心电图显示窦房结停搏。房室结阻滞同时发生。引自 Chou, T. C.
1986. *Electrocardiography in clinical practice*. 2nd Ed. Grune & Stratton

窦性停搏患者在心电图停顿时间长(3~9 s)时可能出现严重症状,且会频繁出现,其症状与低心输出量相似。病人可能会感到头晕、虚弱,并可能有短暂性晕厥(斯托克斯-亚当斯综合征,Stokes-Adams syndrome)。呼吸急促、胸压或胸痛、低血压和弱的不规则脉搏也是其表现(Catalano,1993)。

诊断标准:心率正常,但因停顿而变化;节律不规律;所有P波均有相同形状;QRS波正常,除非有其他病理改变;窦性心律突然中断。停顿之间的P-P间期与正常的P-P间期没有固定的关系(Chou,1986;Conover,1986)。

一些患者对于窦性停搏可能没有症状和非常小的血液动力学损害。然而,窦性停搏可能会发展成停搏(心脏肌肉无活性)。因此,即使未治疗也应监测这些患者。在其他出现症状的患者中,应减少可能诱发心律失常的药物剂量。给予刺激窦房结的药物以增加窦房结活性。如果窦房结停搏是由心脏病引起的,例如冠状动脉或急性感染,则需要植入永久性的按需起搏器(Catalano,1993;Conover,1986)。

4.4.5 病窦综合征

从体表心电图上看,病态窦房结综合征(SSS)表现为严重窦性心动过缓、窦性停搏、窦性阻滞、心动过速与心动过缓交替(即快-慢综合征),甚至在复律后仍存在继续的慢性心房颤动和房室交界性逸搏节律(Chou,1986)。如果窦房结兴奋异常受阻,当希氏束中的起搏点触发一次心跳时,房室结产生会逸搏。

24小时动态心电图记录常用于获得心动过缓或心动过速发作的诊断信息。如果症状和节律紊乱不常见,那么心内电生理检查可能会有帮助(Bennett,1989)。在睡眠和体力活动中分别表现出的窦性心动过缓和心动过速是正常的。

诊断标准:心率快或过慢;心律不规律;P-R间期可能异常;QRS复合波正常,尽管其他病理可能会延长它;特征可能包括严重窦性心动过缓、窦性停搏、心房停滞、窦房结阻滞、窦性心动过缓伴反复房颤、心动过缓-心动过速、阵发性心房颤动或窦房结不能加速运动(Conover,1986)。

对窦房结功能和窦房结传导时间进行腔内电生理检查,为患者诊断和选择治疗方案。如果人工刺激窦房结的速率高于其固有频率,则可以抑制窦房结。窦房结恢复时间是窦房结最后一次人工起搏到窦房结第一次自发放电之间的时间。窦房结电图可以直接测量窦房结传导时间,窦房结电图记录窦房结附近的电活动,心房电图记录心房活动(Macfarlane and Lawrie,1989)。窦房结恢复时间和窦房结传导时间对标准敏感,但对病窦综合征不特异。40%以上的起搏器植入是由于出现了病窦综合征(Luna,1993)。

病窦综合征患者的症状会根据心律失常的特殊类型进行治疗。提高心率的药物(在心动过缓的情况下)会使心动过速的心率在心动过速-心动过缓综合征中增加。对于心动过速-心动过缓综合征,一种有效的治疗方法是使用控制室上性心动过速的心脏抑制药物,然后植入永久按需人工起搏器以保持最低的心率(Catalano,1993)。

4.5 房室传导阻滞

在房室传导阻滞中,房室结处产生的脉冲在房室结与心室之间的传导通路中被延迟或阻断。Ⅰ度阻滞导致传导脉冲延迟,Ⅱ度阻滞导致间歇或周期性脉冲被阻塞,Ⅲ度阻滞导致从窦房结节点到心室的脉冲完全阻塞。脉冲传导的这些延迟表现在体表心电图和希氏束电图上,在一定的间隔内增加。图4.11描述了用于诊断房室阻滞的体表心电图的一些特征。

诊断标准				
类型	HR/bpm	P-R/s	形态学	详细情况
Ⅰ度	N	＞0.2	P:N; QRS:N	P后跟随QRS
Ⅱ度,Ⅰ	N	增加直至阻滞	P:N或阻滞 QRS:N	R-R阻滞短于2倍 P-P
Ⅱ度,Ⅱ	N	N	P:(N或阻滞) QRS:(N或宽)	P-R间期固定, 有漏搏
Ⅲ度	＜60	—	P:常规 QRS:窄或宽	P与QRS不关联

图4.11 房室传导阻滞心律失常鉴别诊断标准。如果心律失常与另一次心律失常同时发生,则诊断标准可能不同。HR:心率;N:正常;P:心电图P波;R-R:心电图R-R间期;P-P:心电图P-P间期;H-V:希氏束H-V间期

4.5.1 Ⅰ度房室阻滞

在Ⅰ度房室传导阻滞期间,窦房结兴奋传播到心房传导系统时会延迟。P-R 间期反映了脉冲通过 AV 传导系统的传导时间,且 AV 阻滞大于 210 ms。

因此,体表心电图上呈现的 P 波伴随相关的 QRS 复合波。在大多数情况下,延迟发生在房室结,但很少发生在心房或希氏束(Bennett,1989)。这是从可给出阻滞区域精确位置的希氏束电图中证实的。房室结延迟表现为希氏束电图中 A-H 间期的延长。P-A 间期(窦房结与房室结之间的传导时间)很少延长(Helfant,1974)。图 4.12(a)显示了具有Ⅰ度房室传导阻滞的心电图曲线。

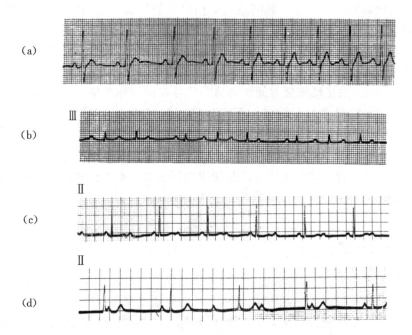

图 4.12　(a)Ⅰ度房室传导阻滞;(b)伴有文氏现象的Ⅱ度第Ⅰ型房室传导阻滞;(c)Ⅱ度第Ⅱ型房室传导阻滞;(d)Ⅲ度房室传导阻滞。引自 Chou, T. C. 1986. *Electrocardiography in clinical practice*. 2nd Ed. Grune & Stratton

诊断标准:取决于窦房节的心率正常;节律整齐;QRS 复合波正常;P-R 间期大于 200 ms 的正常值;每个 P 波后跟着 QRS 复合波。

Ⅰ度房室传导阻滞患者自身不会察觉到有任何症状表现,并且很少得到治疗(Catalano,1993)。然而,如果心律失常与心肌梗死有关,则情况可能进展到更高程度的阻滞。在这种情况下,需要对病人进行监护。如果病人有持续症状表现(由于共生的异常),可以进行药物治疗。如果 H-V 间期在 55~75 ms 之间,对于有持续症状的患者应使用起搏器。如果 H-V 间期大于 75 ms,则必须使用起搏器(Macfarlane and Lawrie,1989)。

4.5.2 Ⅱ度房室传导阻滞,第Ⅰ型

在Ⅱ度房室传导阻滞,第Ⅰ型(Mobitz Ⅰ)中,心搏在房室结处的延迟持续增加,直到来

自窦房结的兴奋不再被传导。这种延迟增加的兴奋序列可能是持续性的,也可能是间歇性的。

房室结延迟的增加在体表心电图上表现为 P-R 间期增加的连续心搏,但兴奋仍可以传导到心室,直到某一兴奋不再被传导,并产生一个没有相关 QRS 复合波的 P 波。即所谓的文氏(Wenckebach)现象。心搏节拍通常由两个数字表示(例如,4∶3 表示每 4 次可传导兴奋中出现 3 次 P 波)。

在未传导的兴奋后,房室结传导恢复。兴奋序列再次开始,第一个节拍具有正常的 P-R 间期。在随后的(第二次传导)节拍中,P-R 间期的增加通常是最大的(Chou,1986;Bennett,1989)。随后传导的兴奋也有延长的 P-R 间期,但不像第二次传导的增量那样大。

窦房结提供与房室结传导异常无关的正常间期兴奋。由于 P-R 间期逐渐延长,相应的 R-R 间期缩短。这是因为 P 率基本一致、而 R-R 间期缩短引起 P-R 间期增加。相似的原因解释了包含被阻塞 P 波的 R-R 间期比两个 P-P 间期之和还要短。这种情况并不总是明显的,因为窦性心律失常和副交感神经活动改变了窦性心率和 P-R 间期。表现为Ⅰ型Ⅱ度房室传导阻滞。图 4.12(b)显示了一段心电图轨迹。

希氏束电图显示,如果传导阻滞发生在房室结处,则 AH 间期逐渐延长(Helfant,1974)。如果传导阻滞发生在希氏束中,则 H 波分裂,分裂逐渐变长,直到兴奋被阻断,A 波后仅跟随分裂 H 波的一部分(Chou,1986)。

诊断标准:P-R 间期逐渐延长直至 P 波被阻断;R-R 间期缩短直至 P 波被阻断;R-R 间期包含被阻断的 P 波短于两倍 P-P 间期;心率正常;节律不规则;P-R 间期>200 ms;QRS 复合波正常(Conover,1986)。

心率缓慢、具有此种心律失常的患者常表现出与低心输出量有关的症状,如头晕、无力、短暂晕厥(昏晕)事件、胸部压力感或疼痛、缓慢的不规则脉搏和低血压。传导阻滞发生时病人有时可能会感觉到"漏搏"。

如果心律失常是短暂的,则无需治疗。持续时间较长的话,可用药物管理。在极端情况下(如 HV 间期大于 75 ms 时),需植入按需起搏器(Macfarlane and Lawrie,1989;Catalano,1993)。

4.5.3 Ⅱ度房室传导阻滞,第Ⅱ型

Ⅱ度房室传导阻滞第Ⅱ型(Mobitz Ⅱ)较第Ⅰ型少见,常伴有希氏束或束支传导异常。

第Ⅱ类房室传导阻滞中,兴奋向心室传导时出现间歇性失败,这在体表心电图上表现为 P 波后没有相关 QRS 复合波。与Ⅰ度房室传导阻滞相比,如果传导阻滞发生在希氏束或束分支,则 QRS 复合波较宽(Bennett,1989;Chou,1986)。图 4.12(c)所示 ECG 曲线显示Ⅱ度房室传导阻滞第Ⅱ型。

传导阻滞可位于希氏束内部,在这种情况下 QRS 复合波是狭窄的。希氏束心电图显示 A 波和 H 波跟随于心电图 P 波之后。在希氏束内也可能存在传导异常(Helfant,1974)。

诊断标准:心率正常;节律不规则;P-R 间期正常(120~200 ms),为固定值并基本一致,但部分 P 波没有传导;如果传导阻滞位于束支,QRS 复合波可能会很宽(Chou,1986;Conover,1986)。

患者申诉的症状取决于心率,从嗜睡到呼吸停止等更为严重的病例各不相同。Ⅱ度第

Ⅱ型阻滞需立即治疗,因为它与猝死和慢心室率有关(Bennett,1989)。药物可用于控制提高窦性心率,如果心肌梗塞后出现心律失常,则可能需要使用临时起搏器。如果心律失常形成 72~96 h 之后仍未清除,则应植入永久性起搏器(Catalano,1993)。

4.5.4 Ⅲ度房室传导阻滞

完全房室传导阻滞(或Ⅲ度传导阻滞),当心房兴奋向心室传导时会发生完全中断。阻滞区域发生在房室结或房室结下方。

心室除极化(如果有的话)是由辅助起搏点触发的。有些患者有规律的 P-P 间期和不规律的 R-R 间期。形式上,这里有房室分离和完全房室传导阻滞的不同表述。以房室分离表述,指心房除极化速率比心室除极化速率慢,这是由于心室异位起搏点自发兴奋比窦房结快。以完全房室传导阻滞表述,指心房心率快于心室心率(Chou,1986;Catalano,1993)。图4.12(d)给出了Ⅲ度房室传导阻滞的心电图曲线。

QRS 复合波的形状取决于阻滞区域的位置,如果阻滞出现在希氏束附近,则 QRS 复合波是窄的。心率很可能来自房室结或希氏束中的起搏点(40~60 次/min)。如果阻滞发生在希氏束之下,QRS 复合波宽且具有心室率(20~50 次/min)。

Helfant(1974)报告了对完全心脏传导阻滞患者的研究。当 QRS 波宽(大于 120 ms)时,希氏束电图显示传导阻滞发生在房室结以下心室率为慢的心室自身速率(小于 45 次/min)。但对于完全性先天性心脏病阻滞,QRS 形态正常时,希氏束电位与心室活动有关而与心房活动无关。

诊断标准:心率小于 60 次/min;节律规则;P-R 间期不相关;QRS 复合波因辅助起搏点位置和阻滞部位而为窄或宽;区别特征包括频率小于 130 次/min 的规则 P 波;QRS 复合波频率小于 60 次/min;以及房室分离(Chou,1986;Conover,1986;Catalano,1993)。

具有较高心率的Ⅲ度房室传导阻滞患者心输出量充足,无症状。然而,这些病人通常不能耐受运动。大多数患者的症状与低心输出量有关,包括头晕、虚弱、晕厥、胸部压力感和疼痛、呼吸急促和低血压。斯托克斯-亚当斯(Stokes-Adams)综合征是由间歇发作的Ⅲ度房室传导阻滞引起的。这种综合征的特点是短暂、间隔发作的昏晕和低血压。考虑到这些事件本身的短时性,监测它们依然是有用的(Catalano,1993)。

Ⅲ度房室传导阻滞被认为是急性发作的,除非病人对心律失常有很好的耐受性。即使在后一种情况下也应该对病人进行监测。药物控制可以提高窦性心率或增加房室结传导,降低阻滞程度。如果阻滞是暂时性的,则可以使用临时起搏器,否则需要植入起搏器(Catalano,1993;Conover,1986)。

4.6 束支传导阻滞

通常在窦房结产生的电兴奋通过房室结、希氏束,然后通过左右束分支传播到浦肯野系统中。左束支分为前支和上支,称为束状支。如果这些通路正常运行,左右心室同时被激活,导致双心室同步收缩。在右(或左)束支产生的阻滞称为 RBBB(或 LBBB),兴奋通过右(或左)束时有异常传导。兴奋也可以在前或(和)后束支产生阻滞,导致前半支阻滞、后半支阻滞、双束阻滞或三束阻滞。图 4.13 描述了用于诊断束支传导阻滞的体表心电图特征。

类型	诊断标准			
	HR/bpm	P-R/s	形态学	详细情况
RBBB	N	N	QRS>120 ms	R′在右 PCL，宽 S 在 1、aVL、V6 导联。右 PCL 偏移延迟>50 ms
LBBB	N	N	QRS>120 ms；I、V6 导联无 Q	宽、切口 R 在 I、V5、V6 导联。宽、负 QRS 在 V6 导联
LAH	N	N	QRS：(N 或延长 20 ms)	QRS：LAD
LPH	N	N	QRS：(N 或延长 20 ms)	QRS：RAD

图 4.13　束支传导阻滞心律失常的鉴别诊断标准。如果与另一次心律失常同时发生，则诊断标准可能不同。HR：心率；N：正常；PCL：胸前导联；LAD：电轴左偏；RAD：电轴右偏

4.6.1　右束支传导阻滞

在右束支传导阻滞中，兴奋在右束支被阻断导致右心室电活动被延迟。左心室通过正常的左束支以正常方式除极化，兴奋通过心肌向右心室传播，导致右心室去极化晚于左心室。

右心室活动的延迟表现为更宽的 QRS 复合波（≥120 ms）。QRS 复合波的早期部分与正常形态相同。右室间隔和自由端开始去极化，因为早期发生左室去极化，导致 QRS 心电向量指向向前和向右方向。在延迟的右心室收缩期的心电向量不受左室力的影响。因此，在右胸前导联（V1 和 V2）中记录一个明显的 R 波投影 R′。左胸前导联（V5 和 V6）以及 I 导联记录一个平缓的 S 波投影。在兴奋向右心室的异常传播期间，通过心肌的传导较慢，导致 S 波投影平缓。V1 通常是诊断右束支传导阻滞最重要的导联（Chou，1986；Bennett，1989）。图 4.14(a)显示了表现右束支传导阻滞的心电图。

诊断标准：QRS 宽度大于 120 ms；右胸导联 R 波投影具有 rsR′或 rSR′形态；右胸导联偏移延迟大于 50 ms；导联 I、V5 和 V6 呈现宽 S 波；频率正常；节律正常；P-R 间期正常；导联 I、aVL 和 V6 导联出现宽 S 波；或 T 波形态改变（Chou，1986；Conover，1986）。

右束支传导阻滞诊断标准的变化是存在的。S 波可能是小幅度或缺失的。初始 R 波可能缺失或者 R′小于初始 R 波，但在 V1 中仍然很宽。与 QRS 复合波中的异常偏转相比，T 波反向偏转。T 波在导联 I、V5 和 V6 中是直立的，在右胸前导联中倒置（正常形态）。双相 T 波也是可能的。右束支传导阻滞可能是短暂的或间歇性的，通常在较高心率时发生。部分右束支传导阻滞导致相似的形态，但 QRS 宽度介于 80～110 ms 之间（Chou，1986）。

具有右束支传导阻滞的患者心输出量最小。没有与右束支传导阻滞直接相关的症状，然而，在急性心前壁心肌梗死的情况下，可能需要使用起搏器（Catalano，1993；Conover，1986）。

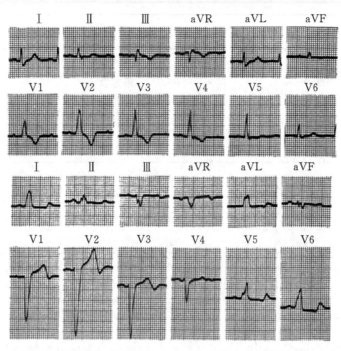

图 4.14　(a)右束支传导阻滞,表现为 I、V5 和 V6 导联出现宽 S 波;(b)左束支传导阻滞,表现为 I、V5 和 V6 导联没有 Q 波。引自 Chou, T. C. 1986. *Electrocardiography in clinical practice*. 2nd Ed. Grune & Stratton

4.6.2　左束支传导阻滞

左束支传导阻滞导致左室活动被延迟,这是由于正常除极化的右心室电活动所致。室间隔兴奋的形成是由右束支从与正常相反的方向产生的兴奋引起的。左室开始从右室间隔、心尖和心室游离壁去极化。

右室间隔和心室游离壁的相互电作用大部分被抵消。然而,右室心尖的激活导致从心内膜(内层心肌)到心外膜(外层心肌)的去极化。在这个初始阶段,心脏向量是源于左、前、下三个方向的。因此,通常在 I 导联和左胸前导联中看到的小 q 波是不存在的。

这种活动继续从右向左扩展,在室间隔区形成源于左、后和下的心电向量。可在导联 V5、V6 和 I 持续记录向上的 R 波。此外,由于传导异常且不通过浦肯野网络,R 波幅度降低并出现切口。左右心室的异步去极化导致 QRS 持续时间延长至 120 ms 或更长。

左室的异常去极化与复极相位的改变有关。复极阶段的电势与去极化过程中产生的电场极性相反。如果复极与左束支传导阻滞去极化都是从右向左方向,则 S-T 段和 T 波期间的心电向量与 QRS 复合波相反(Chou,1986)。因此,在 I、V5 和 V6 导联上记录了 S-T 段压低和 T 波倒置。图 4.14(b)显示表现左束支传导阻滞的心电图。

诊断标准:QRS 间期≥120 ms;导联 I、V5 和 V6 为宽的单相 R 波,通常有幅度降低并出现切口;I、V5 和 V6 导联 Q 波缺失;S-T 段和 T 波在与主要 QRS 偏转方向相反的方向位移;频率、节律和 P-R 间期正常;V6 的 QRS 宽且大多为负 QRS;I、AVL 和 V6 有 R 波,无 Q 波,无 S 波(Chou,1986;Conover,1986)。

部分左束支传导阻滞的形态与完全传导阻滞的相似,但 QRS 宽度在 100～110 ms 之间。极化时间延长至 60 ms 或更长。Q 波在左胸前导联中不存在。左胸前导联的 R 波有切口和/或幅度降低(Chou,1986;Bennett,1989)。

在完全右或左束支传导阻滞患者中,希氏束电图的 H-V 间期代表通过功能性传导支的传导时间。如果 H-V 间期延长,这将进一步表明传导系统的功能部分是异常的。病变发生在束支的任一分支或两者的起源处,可能影响希氏束。23％的右束支传导阻滞患者表现为H-V 间期延长,81％的左束支传导阻滞患者表现为 H-V 间期延长,这意味着右束支传导阻滞。希氏束本身可能有不同程度的心脏传导阻滞,即希氏束内阻滞。它们表现为分裂的 H波;H 和 H′,相隔 10～20 ms 或更长(Helfant,1974)。

左束支传导阻滞患者没有任何与阻滞本身相关的症状。如果心律失常的进展与急性心肌梗塞有关,则发生完全阻滞的可能性增加,死亡率较高,应密切监测这些患者并及时使用临时起搏器(Catalano,1993;Conover,1986)。

4.6.3　左前半球阻滞

左束支前部将兴奋传导至左室前升区域,此通路中的阻滞导致左室左前半球阻滞(LAH)。左前半球阻滞导致左室前上部分的激活延迟,但左束支后下部分(左束支后部分裂所致)的活动不受影响。

在左室左前半球阻滞中,兴奋最初通过左束支后部向下传播。这导致向下导联(Ⅱ、Ⅲ和 aVF)的初始正偏转和外侧导联(Ⅰ和 aVL)的初始负偏转。兴奋随后开始从左室后部扩展到前升区。因此,这一阶段的心电向量将被更好地定向,从而在 Ⅰ 和 aVL 中产生一个 R波,在 Ⅱ、Ⅲ 和 aVF 导联中产生一个 S 波。这一阶段的作用力也非常显著,导致 QRS 向左、向上偏移,即电轴左偏。

通过普通、慢传导的心肌而不是特异传导组织的传导导致前上区活动延迟,从而导致心室其他部分的电活动。因此,由后向前波大于初始的由下向上波。左束左前支部的诊断必须符合两个标准:电轴左偏,心室激活的起始方向必须在右下,即导联Ⅱ、Ⅲ和 aVF 中必须有一个初始 r 波。图 4.15(a)显示了 LAH 期间的心电图波形。

诊断标准:频率正常;节律正常;P-R 间期正常;QRS 复合波正常(或延长 20 ms);额面QRS 波电轴右偏 30°～90°;导联Ⅰ,AVL 上表现为 qR 或 R 波;导联Ⅱ、Ⅲ表现为 rS 复合波;aVF 导联 RS 波;aVR 和 aVL 导联表现为 R 波终止;肢体导联 QRS 电平增加(Chou,1986;Conover,1986)。

4.6.4　左后半球阻滞

在左后半球传导阻滞中,向左室后下区传导兴奋的左束支后部分被阻断。

左后半球传导阻滞的情况与左前半球传导阻滞的情况相反。左室后下区活动被延迟。延迟活动过程中的电场迫使心电向量指向向下、向右方向。没有对立作用引起的左后半球传导阻滞导致平均 QRS 轴向右偏移,即电轴右偏。由于左室前外侧区早期激活,导联Ⅰ和aVL 上表现为一个初始 R 波,以及导联(Ⅱ、Ⅲ和 aVF)有 q 波(Chou,1986;Bennett,1989)。图 4.15(b)显示了 LPH 期间的心电图形态。

诊断标准:心率正常;节律正常;右轴偏移,90°～180°;PR 间期正常;QRS 宽度正常或

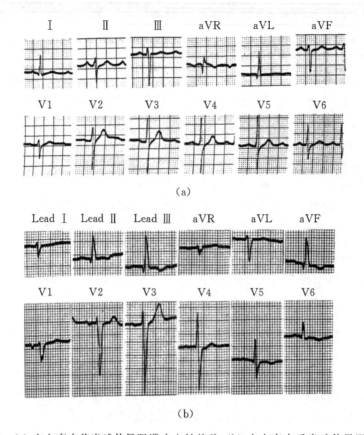

(a)

(b)

图 4.15 （a）在左束支前半球传导阻滞中左轴偏移；（b）在右束支后半球传导阻滞中右轴偏移。引自 Chou，T. C. 1986. *Electrocardiography in clinical practice*. 2nd Ed. Grune & Stratton

稍长（20 ms）；I 导联有 rS 波复合波；下导联有 QR 波；或 aVL 有 r 波（Chou，1986；Conover，1986）。

右轴偏移的右束支传导阻滞现象并不常见。提示右束和左后支完全闭塞。在这种情况下，希氏束电图上的 H-V 间期测量左束前部的传导。对右束支传导者和右轴偏移的研究较少，且大部分病例均表现为 H-V 间期延长。正常的希氏束-浦肯野传导时间偶尔被观察到（Helfant，1974）。

4.6.5 双束支传导阻滞

如果传导阻滞仅发生于三个部位中的两处（左前束支、右前束支前束和右前束支后束之间），功能性束支将向心室传导心房兴奋并维持窦性心律。其余第三束中的阻滞将导致完全的房室传导阻滞。

最常见的双束支传导阻滞是伴有左束左前束支阻滞的右束支传导阻滞。右束支传导束的后束是一个粗壮的结构，比前束有更好的血液供应，因此不那么脆弱。所以，伴有左下降支传导阻滞的右束支传导阻滞是不常见的。当左下降支传导阻滞和存在时，激活开始于左室后下区。然后激活异常地扩散到左室的前外侧区域，并通过隔膜传播到右心室。QRS 形态学的第一部分与左前束支相似，最后部分与右束支传导阻滞相似。急性心肌梗塞患者的这种双束阻滞可发展为完全性心脏传导阻滞。

伴有明显电轴左偏的右束支传导阻滞心电图是常见的。此模式引起了研究者的兴趣，因为有研究表明其是发展至完全性心脏传导阻滞之前最常见的模式。根据传导系统的束支结构，明显电轴左偏的右束支传导阻滞心电图表明右束和左束左前分支完全阻滞。希氏束电图中的 H-V 间期则表示通过左束左后分支传导的时间，如果这个间隔也延长，其表明左后分支的Ⅰ度传导阻滞。由希氏束电图测量的 H-V 间期有助于鉴别患者在伴有明显电轴左偏的右束支传导阻滞外，是否存在左后分支的Ⅰ度传导阻滞。由于其可能预示着完全性心脏传导阻滞的发展，使得这一诊断具有临床意义（Helfant，1974）。

伴有左束左前分支阻滞的右束支传导阻滞**诊断标准**：QRS 持续时间≥120 ms；V1 导联呈 RSR′，R′波增宽且幅度降低；导联Ⅰ、V5 和 V6 呈增宽且幅度降低的 S 波。QRS 复合波起始 60 ms 额面投影在−30°～−90°范围内呈现为 ÂQRS，向下的导联呈现为原始的 r 波（Chou，1986）。

伴有左束左后分支阻滞的右束支传导阻滞**诊断标准**：QRS 持续时间≥120 ms；V1 导联呈 RSR′，R′波增宽且幅度降低；导联Ⅰ、V5 和 V6 呈增宽且幅度降低的 S 波。QRS 复合波起始 60 ms 额面投影在+90°或更右侧范围内呈现为 ÂQRS，导联Ⅰ呈 rS 波，导联Ⅱ、Ⅲ 及 aVF 呈 qR 波（Chou，1986）。

左束支前支和后支阻滞导致左束支完全阻滞。伴左束支前降支传导阻滞的左束支传导阻滞预示比正常额面电轴的左束支传导阻滞具有更多的传导组织疾病。P-R 间期延长通常是由于不匹配的房室结传导所致，但在双束支传导阻滞的情况下，更可能反映出功能性束支的异常传导（Bennett，1989）。

4.6.6　三束支传导阻滞

三束支传导阻滞是指发生于右束支以及左束支的两个分支的传导阻滞形成完全房室传导阻滞。因为内在的起搏点位于传导系统的外围，远离传导阻滞的部位，故固有的心室逸搏节律具有较慢的心率和较宽的 QRS 复合波。QRS 复合波的形态从前述的双束传导阻滞模式改变表明引起房室结传导阻滞的为三束支传导阻滞，需要记录希氏束电图以形成诊断结论。

如果三个部位中有一个发生不完全传导阻滞，则心电图将显示伴双束阻滞的Ⅰ度或Ⅱ度房室传导阻滞。因此，心电图的可能形态是具有左前束支阻滞或左后束支阻滞的右束支传导阻滞，分裂的左束支传导阻滞和 P-R 间期延长，或Ⅱ度房室传导阻滞。P-R 延长的原因需要确定。长 P-R 间期可能是由于希氏束的近端病变所致，需要对希氏束电图进行研究以确定是否为真正的三束支传导阻滞（Luna，1993；Chou，1986）。例如，图 4.16 显示了如何使用希氏束电图来区分与 RBBB 或 LBBB 相关的Ⅰ度心脏传导阻滞，并确定传导异常是在房室结还是希氏束-浦肯野系统。图 4.16 显示了两名患者的 P-R 间期延长的情况。患者 1 的希氏束-浦肯野系统传导时间异常（H-Q=92 ms），但 P-H 传导时间正常（115 ms）。患者 2 具有正常的 H-Q 传导时间（39 ms），但其房室结传导时间异常（P-H=175 ms）（Helfant，1974）。

	P-R/ms	P-H/ms	H-Q/ms
患者 1	210	115	92
患者 2	220	175	39

图 4.16 希氏束电图测量有助于诊断希氏束-浦肯野系统异常传导(患者 1 的 H-Q 间期增加)和异常房室结传导时间(患者 2 的 P-H 间期增加)(Helfant,1974)

4.7 预激性心律失常

当窦房结产生的兴奋到达心室的时间早于正常时,会产生预激性心律失常。传导增强的原因可能是心房和心室之间任何地方都存在传导肌组织(正常传导通路之外)(沃尔夫-帕金森-怀特综合征,Wolff-Parkinson-White syndrome),房室结的一段传导速度比正常快(劳恩-甘农-莱文综合征,Lown-Ganong-Levine syndrome),或马海姆(Mahaim)纤维成为房室结、希氏束或束支与心室之间的异常通路。

4.7.1 沃尔夫-帕金森-怀特综合征

沃尔夫-帕金森-怀特(WPW)综合征的异常传导通路由心房和心室之间的心肌组成,其传导速度快于房室结。这些异常传导通路在心脏两侧各有一条,是先天性的,被称为肯特束。在 WPW 患者中,肯特束的一侧或两侧都能传导从窦房结到心室的兴奋。

心房兴奋通过异常传导通路会导致心室的早期兴奋。心室的早期兴奋在体表心电图表现为短的 P-R 间期和幅度降低的 QRS 波初始部分,即 δ 波。由于避免了房室结的固有延迟,使得 P-R 间隔缩短。δ 波的产生是由于预激通过缓慢传导的心肌而不是专门的传导系统。

当心脏左侧的肯特束作为异常传导通路时产生 A 型沃尔夫-帕金森-怀特综合征。因此,左心室在右心室之前开始去极化(类似于右束支传导阻滞)。在 A 型沃尔夫-帕金森-怀特综合征患者中,δ 波和 QRS 波在所有的胸前导联中都是直立的。V1 显示带切口的 R 波或 RS 或 RSr′ 的形态。在 B 型沃尔夫-帕金森-怀特综合征患者中,心脏右侧的肯特束过早地向右心室传导兴奋,因此右心室在左心室前去极化(类似于左束支传导阻滞)。δ 波和 QRS 在 V1 和 V2 中为负,但在左胸前导联为直立(Chou,1986;Catalano,1993)。图 4.17 显示的心电图表现为 B 型沃尔夫-帕金森-怀特综合征。

房室结的脉冲延迟可以保护心室免受心房颤动(350～600 次/min)引起的快速电活动的影响。然而,肯特束提供了一条高速率脉冲激活心室的途径。因此,心房颤动和预激患者可能具有导致心力衰竭、休克或心室颤动的心室反应。

如果在正常窦性心律时心房出现异位搏动,则由于旁路和房室结具有不同的不应期,可导致折返性心动过速。这种心律失常是阵发性室上性心动过速(PSVT)的一个例子,在表面心电图上表现为快速、有规律、连续、窄的心室波。在这种情况下没有 δ 波。相应的治疗是为了增加房室结的不应期,包括药物治疗和复律,后者会导致整个心肌的不应性。

有些 PSVT 患者在体表心电图上没有任何预激的证据。在这种情况下,侵入式电生理检测可能会发现一个隐匿的肯特束。此旁路既不因其与窦房结的距离、束的长度、可能的传

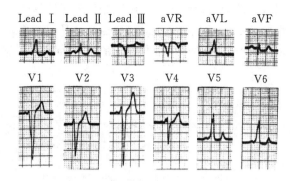

图 4.17 B 型沃尔夫-帕金森-怀特综合征心电图类似于左束支传导阻滞。引自 Chou, T. C. 1986. *Electrocardiography in clinical practice.* 2nd Ed. Grune & Stratton

导方向,也不因所涉及的传导时间传导来自窦房结的兴奋。然而,心室的兴奋可以通过隐匿的旁路逆行到心房。这种心律失常在正常窦性心律时无 δ 波或 P-R 间期缩短。窦性心律时心电图形态正常、心动过速时 QRS 复合波间存在倒置 P 波的患者应被怀疑为隐匿性预激综合征(Bennett,1989)。

腔内电生理检测,包括以不同频率起搏心房和记录心电图有助于定位异常通路的位置(Luna, 1993;Macfarlane and Lawrie, 1989)。右心房起搏对 B 型沃尔夫-帕金森-怀特综合征的预激作用大于 A 型沃尔夫-帕金森-怀特综合征。同样,在 A 型沃尔夫-帕金森-怀特综合征患者中,如果左心房起搏,则可能出现更多的预激,提示旁路在左侧。A 型沃尔夫-帕金森-怀特综合征患者左心室电活动与体表心电图上的 δ 波相一致。同时记录右心房和左心房的电活动有助于确定具沃尔夫-帕金森-怀特综合征的室上性心动过速患者逆行心室-心房传导的位置(Chou,1986)。

典型沃尔夫-帕金森-怀特综合征的**诊断标准**:心率正常;节律正常,P-R 间期小于 120 ms;QRS 复合波宽度大于 110 ms;鉴别特征包括短 P-R、宽 QRS 波、δ 波,以及 PSVT 和房颤或房扑的倾向。次级 T 波可能存在。

隐匿性沃尔夫-帕金森-怀特综合征的**诊断标准**:心率正常;节律正常;P-R 间期正常;QRS 复合波正常;鉴别特征包括 P-R 正常、QRS 正常、PSVT 和房颤或房扑倾向。

沃尔夫-帕金森-怀特综合征本身不会使患者产生任何症状。然而,如果室上性心动过速以快速心率出现,那么将出现低心输出量所致症状。患者可能感觉虚弱、头晕、胸部心悸、胸部压力感或疼痛,以及呼吸急促(Catalano,1993)。

对诱导的 PSVT 治疗包括使用迷走神经激活,如果不成功,可根据患者的血流动力学状态进行心脏复律或药物治疗。治疗房颤和快速室速将包括心脏复律和避免洋地黄(Conover,1986)。

4.7.2 劳恩-甘农-莱文综合征

在劳恩-甘农-莱文综合征(Lown-Ganong-Levine,LGL)中,窦房结的兴奋通过异常传导路径绕过房室结。所谓的异常传导路径,即杰姆斯纤维,实际是窦房结正常节内通道的延伸,沿希氏束终止于房室结以下。

由于房室结的延迟被旁路,所以体表心电图上的 P-R 间期缩短。绕过房室结的兴奋通过希氏束即自然传导系统使心室正常去极化,QRS 复合波具有正常形态。兴奋通过希氏束之后通过心脏的正常传导系统,因此不存在 δ 波。图 4.18 显示了劳恩-甘农-莱文综合征心电图。

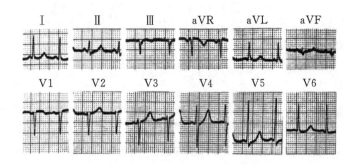

图 4.18　劳恩-甘农-莱文综合征异常心律的 P-R 间期短,无 δ 波出现。引自 Chou, T. C. 1986. *Electrocardiography in clinical practice*. 2nd Ed. Grune & Stratton

诊断标准:心率正常;心律正常;P-R 间期＜120 ms;QRS 复合波正常;鉴别特征包括短 P-R、正常 QRS、PSVT 和房颤或房扑倾向;无 δ 波存在。

劳恩-甘农-莱文综合征本身不会使患者产生任何症状。然而,如果劳恩-甘农-莱文综合征与室上性心动过速有关,则会出现低心输出量的症状。治疗对合并房性心律失常或室上性心动过速至关重要。劳恩-甘农-莱文综合征患者用心脏药物治疗效果很好,而手术干预是危险的,且往往不起作用(Catalano,1993)。

4.7.3　马海姆型预激综合征

马海姆(Mahaim)纤维从房室结部或希氏束顶部连接到心室,传导源自窦房结并且经由房室结直接进入心室的兴奋。

马海姆纤维可能起源于房室结、结室连接、希氏束或束支、束室连接。由此,窦房结传来的兴奋在房室结被正常延迟,然后通过马海姆纤维直接传输到心室底部。由于旁路传导缓慢,体表心电图表现出正常的 P-R 间期和 δ 波。

诊断标准:心率正常;心律正常;P-R 间期可能缩短或正常;QRS 复合波形态多变;鉴别特征包括 PSVT 和房颤或房扑倾向,ECG 形态取决于额外纤维的源点和插入点以及其长度。

治疗方法与室上性心动过速合并沃尔夫-帕金森-怀特综合征相同。

4.8　室上性心律失常

室上性心律失常起源于希氏束上方,由窦房结外产生兴奋。其中一些异常可能是由于心房内部产生过早兴奋或过强的自律性,包括房性期前收缩、房性心动过速、房扑或房颤。

4.8.1 房性期前收缩

心房的异位兴奋可能产生冲动,会过早地导致心脏搏动。这种房性期前收缩(PAC 房性早搏)是由心房内的某些区域引起的,这些区域的自发节律与窦房结相同。

产生的 P 波形态取决于异位起搏点的位置。这种异常情况下的 P 波没有像正常窦性心律那样的平滑形态。如果异位起搏部位位于右心房,P 波的电轴指向左、后、下。因此,肢体导联中的 P 波表现正常,而 V1 至 V4 中的 P 波倒置(Chou,1986)。心室通过正常传导系统被激活,因此 QRS 复合波具有正常的形态。

早期异位搏动可能发生在心动周期的早期,并与前一周期的 T 波重叠,也可能发生在正常窦房结 P 波之前,并导致融合搏动。从同一个异位起搏点产生的异位节拍之间的间期大致相同。大多数房性期前收缩之后是不完全的代偿性停顿。包含房性期前收缩的间期小于基本窦房结间期的两倍,因为异位搏动使窦房结去极化和复位。图 4.19 显示了房性期前收缩异常的心电图曲线。

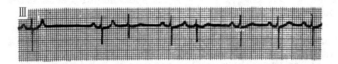

图 4.19 房性期前收缩呈现的不平滑的 P 波。第一个房性期前收缩被阻滞,而第二个房性期前收缩导致心室去极化。引自 Chou, T. C. 1986. *Electrocardiography in clinical practice.* 2nd Ed. Grune & Stratton

诊断标准:心率为固有节律;心律因房性期前收缩而不规则;P-R 间期正常;P 波直立,导联Ⅰ、Ⅱ、AVF 和 V4 至 V6 的形状相同;P′-R 间期可能与 P-R 间期一致、更长或更短(其中 P′是由于异位搏动引起的心房去极化)。P′可能不能传导到心室;鉴别特征包括正常QRS 复合波和形态不同于正常窦房结 P 波的期前 P′波(Catalano,1993;Conover,1986)。

大多数患有这种异常的患者没有任何症状。然而,如果房性期前收缩频繁出现,一些患者会感到漏搏。由于心室正常收缩,所以心输出量没有明显受损。如果房性期前收缩频繁出现,则可采用药物治疗。

4.8.2 房性心动过速

在房性心动过速期间,心房的某一区域以比窦房结高的速率产生兴奋。这类似于一个接一个发生的房性期前收缩。

异位起搏点产生兴奋导致心房去极化,这在体表心电图上表现为异常形状的 P 波,但心电图不呈锯齿样。房室结通常传导异位起搏点产生的所有兴奋,但有些兴奋可能被阻滞。间歇性房性心动过速时的心房率通常高于房性心动过速时的心房率,且异搏开始和结束都是突然的。

诊断标准:心率为 140~250 次/min;QRS 复合波频率取决于传导速率;P 波为异位起搏波,形状与正常不同;P 波可能隐藏在前一拍 QRS 复合波或 T 波中;QRS 复合波正常,尽管其他病理可能会延长其间期;P-R 间期正常(Catalano,1993;Conover,1986)。

患者的症状取决于心律失常的发生率。如果心输出量明显受损,患者会出现头晕、晕厥、胸痛或压力感、呼吸急促或胸部心悸等症状。治疗方案根据病人的临床状况而制定,并取决于心律失常的耐受性。医生可能会给病人开一些药物来增加血压,阻断或减缓兴奋传播,使病人镇静。复律是在其他治疗模式失败时进行的,并且希望只有窦房结接管心脏的起搏点(Catalano,1993)。

4.8.3　房扑

当心房的某个区域自发放电频率大于 250 次/min 时会导致心房扑动。

房扑在体表心电图上表现为快速、规则的 F 波,即波呈锯齿状形态。这种模式最常见于导联Ⅱ、Ⅲ、aVF 和 V1。在大多数情况下,F 波电轴的方向是指向上方的,因此 F 波在导联Ⅱ、Ⅲ和 aVF 中倒置。F 波的下弯斜率较小,而向上偏转的斜率较高。F 波在垂直于 F 波轴的导联上(例如,Ⅰ导联)可能不明显。上述判据亦有可能变化(Chou,1986)。

心室不能以尽可能高心房率收缩。房室结以 2∶1(即每两个心房脉冲中有一个进行)、3∶1 和 4∶1 的比例阻断心房中产生的一些过速兴奋,从而有助于防止心房的高速率兴奋刺激心室。图 4.20 显示了房扑的体表心电图。

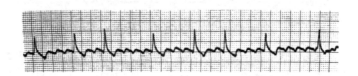

图 4.20　心房扑动表现为 QRS 复合波之间的 F 波。为了保护心室不受高去极化率的影响,一些 P 波被阻断。引自 Chou, T. C. 1986. *Electrocardiography in clinical practice.* 2nd Ed. Grune & Stratton

诊断标准:心房率为 250～300 次/min,QRS 复合波为 125～150 次/min;QRS 复合波形态正常;P′-R 间期为 260～460 min,P′为非传导 P 波;鉴别特征包括导联Ⅱ、Ⅲ和 aVF 呈锯齿状,V1 为尖锐正向 P′波(Catalano,1993;Conover,1986)。

大多数病人没有或者只有轻微症状。这些症状包括快速扑动的感觉、胸部的心悸或漏搏的感觉。如果心律失常刚刚形成,则使用药物可将其转化为正常的窦性心律。如果药物无效,则可实施复律。如果心律失常由于心脏病而持续存在,则通常会使用药物将心室率保持在 100 次/min 以下(Catalano,1993)。

4.8.4　房颤

心房的多个区域可能随机产生兴奋,在不同的时间去极化心房的不同区域。这些兴奋导致心房不稳定地抖动,即房颤。

这种心律失常可能是由心房内的多个折返回路引起的,并导致心房在心动周期期间不被充盈。来自心房以 300～650 次/min 的速度产生的所有兴奋,因为房室结在其恢复期不能传导而不会传导到心室,因此心室有一个不规则的除极速率。

快速心房活动在心电图上表现为"f"波,其振幅和频率很不规则。这些波并不是在所有导联都能探测到,但在导联 V1 中最容易观测到。如果这些波不能被检测到,那么不规则的心室去极化率就是心房颤动的标志。房颤可与其他异常如沃尔夫-帕金森-怀特综合征和束支传导阻滞一起存在,这将导致心电图形态学的额外改变(Chou,1986)。图 4.21 显示了心房颤动时的心电图形态。

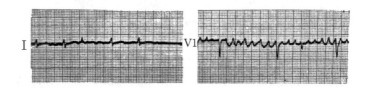

图 4.21 房颤时心室去极化率可能不规则,V1 导联常可见纤颤波。引自 Chou,T. C. 1986. *Electrocardiography in clinical practice*. 2nd Ed. Grune & Stratton

诊断标准:心房活动表现为不同振幅、持续时间和形状的波;心室率可控,为 70~80 次/min,或大于 100 次/min 的不可控心率;P 波可能缺失、呈锯齿状或不稳定;QRS 复合波正常(Conover,1986)。

Catalano(1993)的研究描述了房颤患者的症状。通常情况下,心房收缩将心室在收缩前充盈至满容量。如果心房收缩不足,则心输出量减少约 10%。对于健康的人来说,这并不是心输出量的折中,但是许多患者确实会出现与低心输出量相关的症状。一个主要的风险是凝血块可能形成于左心房并导致中风。患者也有可能出现肺栓塞和充血性心力衰竭的症状。当心房不规则收缩时,心房中的血液保持静止,并开始凝结从而导致肺栓塞。这些凝血块可以通过肺动脉进入肺部。如果心输出量长期减少,则会导致充血性心力衰竭,相关症状包括肺充血。

治疗的目的是将心房颤动转化为正常窦性心律。如果异常持续存在则可使用药物治疗,否则也可能提示使用心脏复律(Catalano,1993)。

4.9 心室异搏

当心室的某一区域由于过度激活、折返或自然夺获心脏搏动时,就会产生心室异搏。心电图表现为室性期前收缩、室性心动过速和室扑、室颤和心室逸搏。

4.9.1 室性期前收缩

心室在希氏束下方的某一区域,在源自窦房结的兴奋夺获心脏之前可能会自发放电。这会导致室性期前收缩(PVC),使心动周期的基本节律被破坏。

异搏是由心室内的某一部位触发的传导异常。这种异常传导在心电图上表现为宽 QRS 波群。如果异搏点位于左心室,则兴奋向右心室扩散,沿兴奋传播方向的导联将显示出正的偏转。复极相位也发生变化,导致 S-T 段和 T 波的变化。如果 QRS 复合波总体偏转是正的,则 S-T 段下降,T 波倒置。

室性期前收缩之后通常是代偿性停顿,即含有室性期前收缩的 R-R 间期大约等于正常窦性心律的两倍。如果窦房结不受来自异搏点的兴奋影响,通常会观察到这种情况(Chou,1986)。图 4.22 显示了室性期前收缩的例子。

假设具有相同形状和间期的室性期前收缩产生于同一异搏点。当室性期前收缩与前一

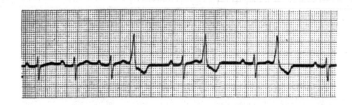

图 4.22　室性期前收缩后出现代偿性暂停。含有室性期前收缩的 R-R 间期大于正常
的 R-R 间期。引自 Chou, T. C. 1986. *Electrocardiography in clinical prac-tice*. 2nd Ed. Grune & Stratton

周期 T 波重合时，出现"R on T"现象。多个室性期前收缩的出现是可能的(Chou, 1986；Catalano, 1993)。

诊断标准：心率为固有窦性心律；节律因室性期前收缩而不规则；P-R 间期以正常搏动间期测量而非室性期前收缩间期；室性期前收缩的 QRS 波宽且提前，正常心动周期正常；没有与室性期前收缩相关的 P 波；室性期前收缩的 T 波极性与 QRS 复合波相反；室性期前收缩的频率和分布有变化；室性期前收缩后出现完全代偿性停顿(Chou, 1986；Conover, 1986)。

大多数病人没有任何症状。然而，由于室性期前收缩的频繁发生，患者可能会感到漏搏或胸部心悸。孤立的室性期前收缩事件并不危险，但如果患者经常发生室性期前收缩或伴有心肌梗塞，则需药物治疗(Conover, 1986；Catalano, 1993)。

4.9.2　室性心动过速和室扑

在室性心动过速(VT)中，存在包含三个或更多的室性异搏的快速序列，即类似于室性期前收缩序列。当心室中某一个区域夺获作为心脏起搏点时，会产生室扑。

在持续的室性心动过速中，异常持续时间超过 30 s。室性心动过速的出现提供了预后信息，因此根据室性心动过速的持续时间对室性心动过速进行分类是很重要的。持续室性心动过速的机制包括折返和异搏焦点(Luna, 1993)。

在室扑过程中，只有心室某一个区域自发地释放脉冲并激活心脏。室扑时，心脏的跳动速度快于室性心动过速，因此可以根据心电图的正弦波形态来区分。室扑的心电图顶部和底部是圆形的，而在室性心动过速中，由于心室去极化而产生的锐角形态是明显的，如图4.23所示。

室性心动过速的诊断标准：心率为 100～170 次/min；大部分时间节律正常；P-R 间期不能测量；QRS 复合波大于 120 ms；鉴别特征包括左轴偏转和 V1 导联的单相 R、QR、qR 或RS 形态；可能存在房室分离；异常突然发作和终止(Chou, 1986；Conover, 1986)。

室扑的诊断标准：速度快于 250 次/min；P-R 间期不能测量；QRS 复合波宽且表现不好；心电图的形态类似正弦波，即没有确定的 QRS 复合波；无法区分 T 波和 QRS 复合波；与室性心动过速相比，在这种情况下无法辨认心室复合波(Catalano, 1993；Conover, 1986)。

室性心动过速患者可能有耐受或不耐受的症状，具体取决于心率。心率 100～125 次/min的患者可长期耐受。他们经历了胸部扑动、呼吸急促、对活动的不耐受性、低血压和低脉搏。是否需要治疗是基于患者能否耐受上述症状。可以对患者使用药物治疗。复律可快速终止

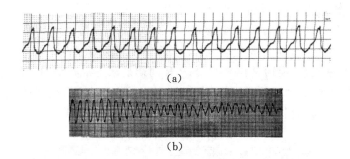

图 4.23　(a)室性心动过速,不同于室扑;(b)室性心动过速具有锐角形态。引自 Chou, T. C. 1986. *Electrocardiography in clinical practice*. 2nd Ed. Grune & Stratton

室性心动过速。具有室扑的患者具有与室性心动过速相同的症状。然而,如果患者对这些症状不能很好地耐受,则通常以植入式心律转复除颤器治疗。如果不迅速治疗,室扑可能会导致室颤(Catalano,1993)。

4.9.3　室颤

当心室中的电活动不同步时,心输出量就会明显受损,这种异常称为室颤。

室颤是由折返或多个异位起搏点引起的。缺血性心脏病患者发生室颤的风险更大。

这种异常的节律是不规则且混乱的。如图 4.24 显示,在室颤期间,心电图表现出不同幅度和形状的偏转,没有明确的 P 波、QRS 波或 T 波。

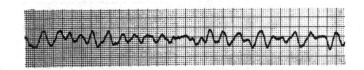

图 4.24　在室颤时,心电图曲线不稳定,没有明显的 QRS 复合波。引自 Chou, T. C. 1986. *Electrocardiography in clinical practice*. 2nd Ed. Grune & Stratton

在大多数具有持续和可诱导的室性心动过速患者中可发现晚电位。晚电位在持续性室性心动过速患者中比室颤患者中更常见,对检测高危恶性室性心律失常患者有较好的敏感性和特异性。

诊断标准:心率、节律、P-R 间期和 QRS 复合波在心电图上均难以确定,其鉴别特征包括无任何 QRS 复合波的混沌形态。

室颤患者无血液循环,因此没有血压,没有呼吸,也没有脉搏。患者皮肤变冷,瞳孔保持固定并扩张。此时立即治疗是至关重要的,否则病人将死亡。患者应尽快接受心肺复苏,并立即实施电除颤和药物治疗(Luna,1993;Catalano,1993)。

4.9.4　室性逸搏

当心室上方区域中的起搏点不能触发时,或在传导阻滞的存在下,当没有心室去极化时,可能存在大于心室中自然起搏点的固有放电速率的时间间隔。心室中的自然起搏点随后启动心脏搏动,从而导致室性逸搏(VEB)。

传导系统中较高部位的兴奋不会激活心室。因此,心电图显示室性逸搏之前没有 P 波。有可能有一个 P 波与随后的室性逸搏分离,或在室性逸搏后出现逆行的 P 波。QRS 复合波的形态与室性异搏相似。图 4.25 显示了室性逸搏的心电图样例。

诊断标准:心率正常,但通常比平时慢;P-R 间期是从正常心动周期测量的,因为室性逸搏之前没有相关的波;室性逸搏的 QRS 复合波是宽的;鉴别特征是宽的 QRS 波,然后是长时间的停顿;逸搏在与此相反的方向上有一个附加的 T 波(Catalano,1993;Conover,1986)。

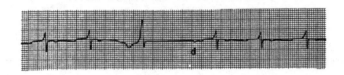

图 4.25 阻滞的房性期前收缩导致室性逸搏。引自 Chou, T. C. 1986. *Electrocardiography in clinical practice*. 2nd Ed. Grune & Stratton

室性逸搏患者没有任何具体症状,但在逸搏前的长时间停顿期间可能会感到漏搏。由于室速较慢引起心输出量减少,因此患者也有由低心输出量引起的症状。对室性逸搏的治疗包括通过处方药物来提高基础节律的心率(Catalano,1993)。

4.10 参考文献

Bennett, D. H. 1989. *Cardiac arrhythmias: practical notes on interpretation and treatment*. 3rd Ed. Bristol: John Wright & Sons.

Burack, B., and Furman, S. 1969. Transesophageal cardiac pacing. *Am. J. Cardiol.*, 32: 469 – 472.

Catalano, J. T. 1993. *Guide to ECG analysis*. Philadelphia: J. B. Lippincott.

Chou, T. C. 1986. *Electrocardiography in clinical practice*. 2nd Ed. Orlando, FL: Grune & Stratton.

Conover, M. B. 1986. *Pocket nurse guide to electrocardiography*. St. Louis: C. V. Mosby.

Greenspon, A. J., and Waxman, H. L. (eds.) 1992. *Contemporary management of ventricular arrhythmias*. Philadelphia: F. A. Davis.

Heger, J. W., Roth, R. F., Niemann, J. T., and Criley, J. M. 1993. *Cardiology*. Baltimore, MD: Williams and Wilkins.

Helfant, R. H., and Scherlag, B. J. 1974. *His bundle electrocardiography*. New York: Medcom Press.

Luna, A. B. 1993. *Clinical electrocardiography: a textbook*. New York: Futura Publishing.

Macfarlane, P. W. and Lawrie, T. D. (eds.) 1989. *Comprehensive electrocardiology: Theory and practice in health and disease*. New York: Pergamon.

Pan, J. and Tompkins, W. J. 1985. A real-time QRS detection algorithm. *IEEE Trans.*

Biomed. Eng.，BME－32：230－236.

Roberts，N. K 1975. *The cardiac conducting system and the His bundle electrogram.* New York：Appleton-Century-Crofts.

Scherlag，B. J.，Lau，S. H.，Helfant R. H.，Berkowitz，W. D.，Stein，E.，and Damato，A. N. 1969. Catheter technique for recording His bundle activity in man. *Circulation*，39：13－18.

Tompkins，W. J. (ed.) 1993. *Biomedical digital signal processing.* Englewood Cliffs，NJ：Prentice-Hall.

Neuman，M. R. 1992. Biopotential amplifiers. In J. G. Webster (ed.) 1992. *Medical instrumentation：application and design.* 2nd Ed. Boston：Houghton Mifflin.

Weisner，S. J.，Tompkins，W. J.，and Tompkins，B. M. 1982. Microprocessor-based，portable anesthesiology ST segment analyzer. *Proc. Northeast Bioeng. Conf.*，222－226.

4.11　教学目标

4.1　解释心电图仪的功能。

4.2　描述瞬时心向量的产生和不同导联系统在测量中的应用。

4.3　描述标准 12 导联心电图的任何导联的形态，给出瞬时的心脏向量。

4.4　描述心电图的正常特征。

4.5　评价 Holter 监护的使用并解释其技术。

4.6　描述负荷试验在诊断心律失常中的作用和技术。

4.7　解释 S-T 段的自动化分析。

4.8　描述从左心房获取心电图所使用的技术。

4.9　描述用于研究窦房结功能的腔内电生理技术。

4.10　描述与窦房结相关的心律失常，并分别描述 12 导联心电图和希氏束电图的特征以及患者的诊断症状。

4.11　描述与房室传导阻滞相关的心律失常，并分别描述 12 导联心电图和希氏束电图的特征以及患者的诊断症状。

4.12　描述与束支传导阻滞相关的心律失常，并分别描述 12 导联心电图和希氏束电图的特征以及患者的诊断症状。

4.13　描述与预激相关的心律失常，并分别描述 12 导联心电图和希氏束电图的特征以及患者的诊断症状。

4.14　描述与室上性异搏相关的心律失常，并描述 12 导联心电图的特征和患者的诊断症状。

4.15　描述与室性异搏相关的心律失常，并描述 12 导联心电图的特征和患者的诊断症状。

人工起搏

5

穆罕默德·H. 阿斯加里安
(Mohammed H. Asgarian)

前几章描述了心脏病理如何影响患者。确诊后,患者会寻求适当的治疗,首要的治疗方法是使用药物。心脏的许多异常都可以使用药物治疗。如果单靠药物不足以解决问题,那么可以考虑使用临时(人工)起搏。如果这种疾病不是慢性的,在许多情况下临时起搏和药物的结合就可以帮助患者。但如果临时起搏不方便且患者需要定期起搏,则应考虑使用(人工)永久性起搏器。这一选择包括外科手术及其相关费用。

植入式起搏器提高了患者的生活质量,使患者能够过上接近正常人的生活。本章介绍人工起搏的一般因素。第5.1节回顾了人工起搏器、起搏导线和脉冲发生器等基本组成部分。第5.2节描述了不同类型的起搏(同步、异步和频率适应)。第5.3节描述了临时起搏器。第5.4节综述了起搏适应症(无论是临时的还是永久性的)。第5.5节定义了指定起搏器模式的方法。第5.6节定义了几种功能性起搏方式。最后,第5.7节考虑了选择适当起搏器的标准。

5.1　人工起搏器

人工起搏器将具有适当强度的电脉冲传送到心脏的适当位置,以期望的速率刺激心脏,从而为患者提供功能性心脏。图5.1显示了人工起搏器的功能图,其需要一个脉冲发生器和一根电极。脉冲发生器封装了负责根据感知的事件在适当的时间(通过(定时)控制电路)产生脉冲(经输出电路)的电气元件。其还包含电源和其他元件,如用于可测试性和可编程性的遥测单元,以及用于存储诊断数据的 ROM 或 RAM。电极包含一根导线,用于将脉冲传送到心脏的目的地,并将感知信息返回到脉冲发生器中的感测单元。本节将介绍人工起搏器的主要组成部分。

5.1.1　起搏导线

起搏导线电气连接脉冲发生器与选择的心肌。起搏导线将脉冲从脉冲发生器单元传送到兴奋点。此外,它还将心肌电位带回到脉冲发生器的感知部分。所述起搏导线包括三个部分:与脉冲发生器的连接部分、连接到心肌的电极和连接所述两个连接器的导线。第6章将会讨论起搏导线和电极及其生物的兼容性。

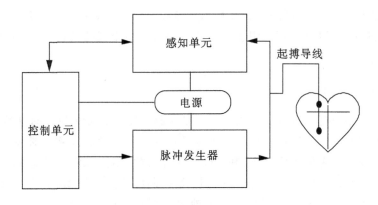

图 5.1　心脏和人工起搏器功能结构图

5.1.2　电源

电源提供起搏器电路操作所需的能量,包括控制、感知和脉冲发生单元。对于植入式起搏器,目前的电源通常使用化学电池。其他几个来源(如核电池和生物电池)已经开发出来,但它们在起搏器中的使用被认为是不实用的。现代起搏器通常使用锂作为阳极元件,碘作为阴极元件。这些电池不产生气体,可以密封以保护电池不受人体组织影响(Mond,1983)。使用电池需要考虑的一个主要问题是它的寿命。电池的寿命可以通过电池容量和电流消耗来确定。电池容量通常定义为安时,而电流消耗则为微安。电流消耗取决于电极的类型以及起搏器的脉冲产生的电路和类型。第 7 章将会讨论电源供应。

5.1.3　感知

感知单元放大并过滤通过电极和起搏导线接收的来自心脏内部的兴奋信息。为了避免信号的衰减,用具有高输入阻抗的运算放大器放大信号。带通滤波可以消除不必要的信号。比较器确定是否检测到 QRS 复合波以重置定时电路。现代起搏器还包括噪声恢复电路,以便在噪声电平超过噪声恢复阈值时将脉冲发生器转换为异步起搏模式。这可以防止在噪声的情况下抑制起搏。感知电路还包括用于在可能对感知电路施加过高电压的临床情况下保护脉冲发生器电子电路的电路。这种情况会在除颤的情况下发生。感知将在第 8 章阐述。感知元件将所处理的信息传送到控制单元,在控制单元中对其进行分析并做出决策。

5.1.4　控制

控制单元负责确定何时发送用于起搏的脉冲、改变起搏模式和保存数据。控制单元大部分是定时装置。早期的控制单元是由电阻和电容器组成的简单定时器。目前,定时电路是由产生准确信号的晶体振荡器构成。使用时钟脉冲,控制逻辑确定何时触发输出起搏脉冲、空白期和不应期以及房室延迟,以及重置被抑制起搏系统的逸搏间期或触发触发模式下的房室延迟启动。该控制还包括一个限速电路,该电路设置用于在发生故障时起搏的上限(奔放率)。第 9 章讨论时序逻辑。第 10 章介绍用于实现控制的 CMOS 工艺。在当今使用的许多起搏器中,遥测电路可用于编程控制功能和传输收集到的信息(如果有的话)以便于诊断。此外,还包括磁场检测器,用于为测试目的故意中断起搏器的正常功能。第 12 章涉及编程和遥测。

5.1.5 脉冲发生器

脉冲发生电路(称为输出电路)负责产生电压脉冲以建立足够强度的电场来刺激心肌并产生动作电位波形。产生这种波形的最小能量称为刺激阈值。随着脉冲持续时间的增加,要求超过刺激阈值的电压幅值减小,并且随着脉冲持续时间的减小,超过该刺激阈值所需的电压幅值增加。脉冲产生单元对电容器充电,当控制(定时)电路要求脉冲的传送时,电容器被放电。该装置使用泵式电容器提供比电池电位更高的脉冲。泵式电容器以并联方式充电,并以串联方式排放到输出电容器中。第 11 章会讨论脉冲产生。

5.2 起搏的同步性

起搏器的操作可分为 3 类:(1)异步起搏(固定心率起搏);(2)同步起搏(按需起搏);(3)频率适应性起搏。

5.2.1 异步起搏

在异步(固定心率)起搏中,无论心脏中发生的事件或个人的生理需要如何,起搏器都以恒定的速度跳动。这是起搏器所有操作例程中最简单的,只需要最小的电路和逻辑实现。然而,这种操作会给病人带来严重的问题。由于没有感知到任何事件,心房和心室之间的同步性可能会丢失,从而使心脏的泵送效率下降约 15%。导致病人可能得不到足够的营养和氧气,可能感到头晕或心悸。如果脉冲在易损期内释放,则可能导致(某些患者)室颤。此外,病人的心脏在睡眠或休息时的跳动速度可能太快,而在运动中则太慢。

5.2.2 同步起搏

在同步(按需)起搏中,心脏起搏是根据心脏中的事件来进行的。为了响应基础间期内的感知事件,同步起搏器可以触发或抑制起搏脉冲。触发的脉冲可在感知事件后立即发放(例如,当心室根据 R 波进行起搏时)或在某些延迟之后发放(例如,当心室根据 P 波进行起搏时)。这避免了在易损期内进行心脏起搏的可能性,并将血流动力学的缺陷降到最低。如果在基础间期内没有探测到搜索事件,则同步起搏器发放一个起搏脉冲。图 5.2 显示了心室抑制和心室触发同步模式的例子。就像异步起搏一样,患者的心脏在静息时会以基本频率跳动,这可能太快了,而在需要更高的心率(如跑步时),也只能以基本的频率继续进行。

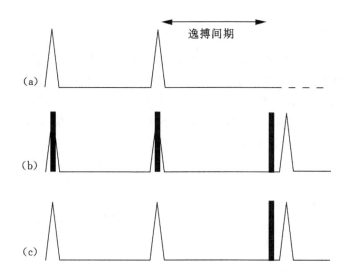

图 5.2 心室触发和抑制同步模式图。(a)代表自然发生的心搏
状态；(b)代表心室触发起搏；(c)表示心室抑制起搏

5.2.3 频率适应性起搏

尽管正常窦房结是理想的频率适应性起搏点，但很多患者表现的窦房结功能障碍和心房颤动限制了心房感知在频率适应性起搏的应用(Kay,1992)。频率适应性起搏是指起搏的基本频率受心脏外事件的影响。根据这些与代谢需求水平间接或直接相关的事件对起搏速率进行调节，随着情况的变化(例如，从休息到运动)满足患者的代谢需要。这些事件包括机械振动、通气、右心室每搏输出量和收缩时间间期、温度、起搏去极积分和混合静脉血氧饱和度的变化。第 13 章解释了频率适应性起搏器。第 14 章、第 15 章和第 16 章涵盖了基于运动的频率适应性起搏器、基于温度的频率适应性起搏器，以及基于右心室每搏输出量和收缩时间间期的频率适应性起搏器。

5.3 临时起搏

临时起搏器，就像植入式起搏器，是由两个主要部分组成：脉冲发生器和起搏导线。然而，与植入式起搏器不同的是，脉冲发生器的大小不是一个主要问题，也不涉及重大手术。它可以用于诊断，也可以用于需要立即或暂时人工起搏的治疗应用。临时起搏的治疗用途包括任何短暂和可逆的情况，如因抗缓慢性心律失常药物、临时症状性心律失常、心脏直视手术或患者等待植入式起搏器而引起的快速心律失常。临时起搏的诊断应用包括评估患者对负荷的耐受性，以及通过人为地提高心率来评估冠状动脉疾病。本节介绍了应用临时起搏的不同技术。不同的技术在于提供起搏脉冲的不同方式，包括经皮心脏起搏、经静脉起搏、经胸起搏和经食道起搏。

5.3.1　经皮起搏

经皮起搏时,起搏脉冲通过体表电极传递到患者胸壁表面。电极可以在胸壁前后分别放置,也可以同时放置在前胸壁上(图5.3)。然而,阴极(负)电极必须放置在前胸壁上,否则阈值可能无法达到或者让患者承受痛苦(Wood et al.,1992)。这种起搏很容易,可以快速完成,而且训练很少;然而,它挑战患者的耐受性,并受可变捕获的影响。只有心室才能异步起搏,它主要用于治疗心脏骤停和预防性起搏。

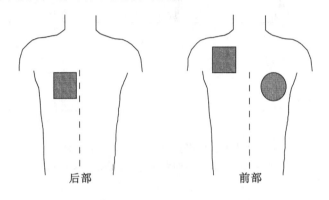

后部　　　　　　　　　前部

图5.3　经皮电极位置。圆形电极(阴极)放置在胸腔的前部。矩形电极(阳极)可以放置在胸腔的前部或后部

5.3.2　经静脉起搏

在经静脉心内膜起搏时,起搏导线通常在透视和局部麻醉下经静脉插入,以安全准确地定位(图5.4)。这种起搏方法是所有临时方法中最可靠的,可长期使用,但缺点是耗时长且有一些并发症(如静脉痉挛和起搏导线随体位改变而移位)。心房和心室均可起搏(同步和同步),主要用于治疗心脏骤停和预防性起搏。

脉冲发生器

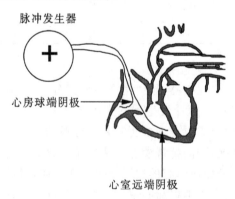

心房球端阴极

心室远端阴极

图5.4　临时经静脉起搏。起搏导线在透视下通过静脉插入

5.3.3 经胸起搏

在经胸起搏中,起搏导线通过经皮心脏针插入胸壁后直接插入心室。这种方法是所有临时起搏方法中最快和最简单的方法;然而,针的放置可能会使冠状动脉撕裂而导致心包填塞(Purcell et al.,1986),其疗效未得到证实(Wood et al.,1992)。只有心室才能很容易地被起搏,主要用于治疗心脏骤停。

5.3.4 经食道起搏

在经食道起搏时,起搏引线被放置在靠近左心房的食道内。这种方法在心房起搏时是简单而安全的,并且允许可靠的心房夺获;然而,它提供了很差的心室夺获,并且可能会变得无法忍受(当输出电流很大时)。它主要用于预防性心房起搏、诊断和终止室上性心动过速(Wood et al.,1992)。

5.4 起搏适应症

起搏的适应症还在不断发展中,因此很难确定起搏的绝对适应症。此外,起搏(特别是永久性起搏)是昂贵的,必须避免过度使用起搏器。为了解决这些问题和设计起搏适应症的标准,美国心脏病学会和美国心脏协会于 1984 年共同制定并公布了永久性起搏器、抗心动过速起搏器和植入式除颤器的适应症指南。该指南还包括被广泛接受的建议起搏方式。1991 年,指南被进行了修订,纳入了人工起搏的新进展。

指南根据心律失常的可接受性程度和禁忌症的缺乏程度,对不同类型心律失常的起搏适应症进行分类。图 5.5 显示了 ACC/AHA 为永久起搏定义的三个类。本节讨论抗心动过缓、永久性和临时性起搏的适应症。第 5.4.1 至 5.4.6 节涉及永久性起搏的适应症,第5.4.7 节总结了临时起搏的适应症。第 17 章将介绍抗心律失常起搏的适应症,第 18 章将介绍植入式心律转复除颤器的适应症。

永久性起搏器适应症分类
第Ⅰ类:普遍同意植入永久性起搏器或抗心动过速装置的情况
第Ⅱ类:永久性起搏器或抗心动过速装置经常使用的情况,但对其插入的必要性存在意见分歧
第Ⅲ类:普遍认为起搏器或抗心动过速装置是不必要的情况

图 5.5 1991 年的 ACC/AHA 永久性起搏器适应症分类。引自 Dreifus, L. S., Fisch, C., Griffin, J. C., Gillette, P. C., Mason, J. W., and Parsonnet, V. 1991. Guidelines for implantation of cardiac pacemakers and antiarrhythmia devices. *JACC* 18:1-13

5.4.1 成人获得性房室阻滞永久性起搏的适应症

房室传导阻滞按心电图分为Ⅰ度、Ⅱ度或Ⅲ度(或完全性)心脏传导阻滞,解剖学上定义为希氏束上、希氏束内、希氏束下传导阻滞;阻滞前 P-R 间期有无进行性延长的Ⅱ度心脏传导阻滞分别称为Ⅰ类和Ⅱ类。房室传导异常者可无或有症状。有无与心动过缓直接相关的症状会影响是否需要永久性起搏。轻微的室上性心动过速的存在并不意味着需要永久性起搏,除非有明确的指示。图 5.6 显示成人获得性房室传导阻滞永久性起搏的适应症。

第Ⅰ类

A. 完全性心脏传导阻滞,永久性或间歇性,在任何解剖水平,与下列任何并发症之一有关:

  1. 有症状的心动过缓。在存在完全心脏阻滞的情况下,必须假定症状是由心脏传导阻滞引起的,除非证明是其他原因

  2. 充血性心力衰竭

  3. 异位节律和其他需要药物治疗的疾病,这些药物可以抑制心脏逸搏点的自律性,并导致症状性心动过缓

  4. 无症状患者有记录的停搏间期≥3.0 s 或任何逸搏率<40 次/min

  5. 临时起搏可以澄清的混乱状态

  6. 房室结消融后,肌力不良

B. Ⅱ度房室传导阻滞,永久性或间歇性,不论传导阻滞的类型或部位,伴有症状性心动过缓

C. 心房颤动、心房扑动或罕见的室上性心动过速伴完全性心脏传导阻滞或晚期房室传导阻滞,心动过缓及 IA 所描述的任何一种情况。心动过缓必须与洋地黄或已知影响房室传导的药物无关

第Ⅱ类

A. 无症状的完全性心脏传导阻滞,永久性或间歇性,在任何解剖部位,室率为 40 次/min 或更快

B. 无症状Ⅱ度Ⅱ类房室传导阻滞,永久性或间歇性

C. 无症状Ⅰ度房室传导阻滞在希氏束内或希氏束下水平

第Ⅲ类

A. Ⅰ度房室传导阻滞

B. 无症状的Ⅰ度Ⅱ类房室传导阻滞,位于希氏束上(房室结)水平

图 5.6　1991 年的 ACC/AHA 成人获得性房室传导阻滞永久性起搏指南。引自 Dreifus, L. S., Fisch, C., Griffin, J. C., Gillette, P. C., Mason, J. W., and Parsonnet, V. 1991. Guidelines for implantation of cardiac pacemakers and antiarrhythmia devices. *JACC* 18:1 - 13

5.4.2　永久性起搏房室阻滞合并心肌梗塞的适应症

心肌梗塞后有多种房室传导障碍和心室内传导障碍。这些障碍主要与梗塞部位有关。室上性心律失常,如窦性心动过缓、窦性停搏、心房颤动、心房扑动、Ⅰ度和Ⅱ度房室传导阻滞,伴有下壁心肌梗塞。心室内传导缺损和/或房室传导阻滞与前壁心肌梗塞有关。

室内传导缺损的存在主要表明房室传导阻滞患者心肌梗塞后需要永久性起搏。心肌梗塞和房室传导阻滞患者的标准不一定取决于症状的存在。图 5.7 显示了广泛接受的 ACC/AHA 指南,用于心肌梗塞相关房室传导阻滞的永久性起搏。永久性起搏房室传导阻滞合并心肌梗塞的三种适应症如下:

第 I 类
A. 急性心肌梗塞后持续性晚期房室传导阻滞或完全性心脏传导阻滞,并伴有希氏束-浦肯野系统阻滞(双束支传导阻滞)
B. 暂时性晚期房室传导阻滞及相关束支传导阻滞
第 II 类
A. 持续性晚期房室传导阻滞的患者
第 III 类
A. 无心室内传导缺损的短暂房室传导障碍
B. 短暂房室传导阻滞在孤立的左前半传导阻滞
C. 在无房室传导阻滞的情况下获得性左前半传导阻滞
D. 存在束支传导阻滞的持续性 I 度房室传导阻滞患者,此前未证实

图 5.7 1991 年的 ACC/AHA 心肌梗塞后永久性起搏指南。引自 Dreifus, L. S., Fisch, C., Griffin, J. C., Gillette, P. C., Mason, J. W., and Parsonnet, V. 1991. Guidelines for implantation of cardiac pacemakers and antiarrhythmia devices. *JACC* 18:1-13

5.4.3 双束和三束传导阻滞起搏的适应症(慢性)

双束和三束传导阻滞是指右束和左束的两个或三个束下方的房室结下方传导障碍。双束或三束传导阻滞的死亡率高,猝死发生率高,双束传导阻滞患者常出现晕厥。

P-R 和 H-V 间期的测量被认为是完全心脏传导阻滞和猝死的可能预测指标。P-R 间期延长是双束传导阻滞的标志。一些研究者认为双束传导阻滞的永久性起搏伴随着超过 100 ms 的 H-V 间期延长,而其他人则主张在 70 ms 以上的 H-V 间期起搏。图 5.8 显示了在双束和三束传导阻滞中常用的 ACC/AHA 起搏指南。

第 I 类
A. 双束传导阻滞伴间歇性完全心脏传导阻滞并伴症状性心动过缓(如定义)
B. 双束或三束传导阻滞,间歇性 II 度房室传导阻滞,无传导阻滞的症状
第 II 类
A. 双束或三束传导阻滞伴晕厥,未被证实为完全心脏传导阻滞,但其他可能引起晕厥的原因未证实
B. H-V 间期明显延长(>100 ms)
C. 起搏诱发的希氏束下阻滞
第 III 类
A. 无房室传导阻滞或无症状房室传导阻滞
B. 无症状的 I 度房室传导阻滞

图 5.8 1991 年的 ACC/AHA 双束和三束传导阻滞起搏指南(慢性)。引自 Dreifus, L. S., Fisch, C., Griffin, J. C., Gillette, P. C., Mason, J. W., and Parsonnet, V. 1991. Guidelines for implantation of cardiac pacemakers and antiarrhythmia devices. *JACC* 18:1-13

5.4.4　窦房结功能障碍的起搏适应症

窦房结功能障碍包括心律失常,如窦性心动过缓、窦性停搏、窦房结传导阻滞和阵发性室上性心动过速与心动过缓或心动过速交替。对于永久性起搏,只有心动过缓伴症状的病例才是合适的。使用药物控制心动过速可能会引起心动过缓的症状。心动过速的治疗可以证实抗心动过缓起搏器的作用。图5.9显示了ACC/AHA关于窦房结功能障碍的起搏适应症指南。

第Ⅰ类

A. 窦房结功能障碍伴有症状的心动过缓。在一些患者中将发生在一种类型和剂量的长期(基本)药物治疗的结果,而这种治疗没有可接受的替代方案

第Ⅱ类

A. 窦房结功能障碍,自发发生或由于必要的药物治疗而发生,心率<40次/min,但与心动过缓一致的显著症状与实际存在的心动过缓之间没有明确的关联

第Ⅲ类

A. 无症状患者的窦房结功能障碍,包括实质性窦性心动过缓(心率<40次/min)是长期药物治疗的结果

B. 窦房结功能障碍的患者,其症状表明心动过缓与缓慢心率无关

图5.9　1991年的ACC/AHA关于窦房结功能障碍永久性起搏的指南。引自Dreifus, L. S., Fisch, C., Griffin, J. C., Gillette, P. C., Mason, J. W., and Parsonnet, V. 1991. Guidelines for implantation of cardiac pacemakers and antiarrhythmia devices. *JACC* 18:1-13

5.4.5　超敏颈动脉窦及神经血管综合征起搏适应症

由对颈动脉窦刺激的极端反射反应引起的晕厥被定义为超敏颈动脉综合征。心脏抑制和血管抑制是反射的两个组成部分。心脏抑制反射是由副交感神经张力增加引起的,表现为窦性心率减慢或P-R间期延长和晚期房室传导阻滞。血管减压反射伴随着交感神经活动的减少而导致低血压。对颈动脉窦刺激的过度反应被定义为由于窦性停搏或者房室阻滞超过3 s,收缩压明显下降,或两者兼而有之。永久性起搏对颈动脉刺激的单纯心脏抑制反应是缓解症状的有效方法。对于反射反应既包括心脏抑制性成分又包括血管抑制性成分的患者,对后者的关注对于永久性起搏患者的有效治疗是必不可少的。图5.10显示ACC/AHA在超敏性颈动脉窦和神经血管综合征起搏的指南。

第Ⅰ类
A.反复晕厥与颈动脉窦刺激引起的自发事件明显相关;在没有任何药物抑制窦房结或房室传导的情况下,最小颈动脉窦压包括持续时间超过 3 s 的心搏停止

第Ⅱ类
A.反复晕厥,没有明显的刺激事件和超敏感的心脏抑制反应
B.伴心动过缓的晕厥,由头部倾斜或不伴异丙肾上腺素或其他形式的刺激方式再现,其中临时起搏器和第二次刺激试验可以确定永久起搏器的可能好处

第Ⅲ类
A.在没有症状的情况下,对颈动脉窦刺激产生的过度抑制反应
B.不明确的症状,如头昏或头晕,或两者兼而有之,对颈动脉窦刺激产生过度心脏抑制反应
C.在没有心脏抑制反应的情况下,反复出现晕厥、头昏或头晕

图 5.10　1991 年的 ACC/AHA 永久性起搏治疗超敏颈动脉窦和神经血管综合征指南。引自 Dreifus, L. S., Fisch, C., Griffin, J. C., Gillette, P. C., Mason, J. W., and Parsonnet, V. 1991. Guidelines for implantation of cardiac pacemakers and antiarrhythmia devices. *JACC* 18:1−13

5.4.6　儿童永久性起搏的适应症

在考虑儿童永久性起搏时,有一些特殊的考虑因素。图 5.11 显示了这些情况和成人起搏的不同。

第Ⅰ类
A.Ⅱ、Ⅲ度房室传导阻滞伴症状性心动过缓,如所定义
B. 晚期Ⅱ、Ⅲ度房室传导阻滞,中度至明显的运动不耐受
C. 眼外肌麻痹伴双束阻滞
D.窦房结功能障碍伴症状性心动过缓,如所定义
E. 先天性房室传导阻滞,宽 QRS 逸搏节律或希氏束以下传导阻滞
F. 晚期Ⅱ度或Ⅲ度房室传导阻滞在心脏手术后 10～14 天持续

第Ⅱ类
A.心动过缓-心动过速综合征,需要一种除洋地黄或苯妥英以外的抗心律失常药物
B. 无症状患者希氏束内的Ⅱ、Ⅲ度房室传导阻滞
C. 延长的次要起搏点恢复时间
D. 手术中暂时性Ⅱ、Ⅲ度房室传导阻滞,恢复为双束阻滞
E. 无症状的Ⅱ、Ⅲ度房室传导阻滞,清醒时室速<45 次/min,清醒时完全性房室传导阻滞,平均室速<50 次/min
F. 完全房室传导阻滞,有双或三倍休息周期、暂停或最小心率变异性
G. 与年龄相关的无症状新生儿先天性完全心脏传导阻滞和心动过缓
H.伴有Ⅱ、Ⅲ度房室传导阻滞或窦性心动过缓的复杂室性心律失常
I. 长 QT 综合征

第Ⅲ类
A. 无症状术后双束阻滞
B. 无症状术后双束阻滞伴Ⅰ度房室传导阻滞
C. 短暂的房室传导阻滞，在小于 1 周内恢复正常传导
D. 无症状Ⅱ度Ⅰ类房室传导阻滞
E. 无症状的先天性心脏传导阻滞，无深度心动过缓与年龄的关系

图 5.11　1991 年的 ACC/AHA 儿童永久性起搏指南。引自 Dreifus，L. S.，Fisch，C.，Griffin，J. C.，Gillette，P. C.，Mason，J. W.，and Parsonnet，V. 1991. Guidelines for implantation of cardiac pacemakers and antiarrhythmia devices. *JACC* 18:1-13

5.4.7　临时心脏起搏的适应症

　　临时心脏起搏是治疗暂时性和可逆情况的一种治疗手段。起搏的短暂例子包括病人等待永久起搏器或手术后。急性心肌梗塞是可逆情况的一个例子。图 5.12 包括了临时心脏起搏的几种常见适应症。

临时起搏适应症
Ⅲ度房室传导阻滞
A. 先天性（房室结），有症状
B. 获得性（希氏束-浦肯野），有症状
C. 术后，有症状和无症状（Bartecchi，1987）
Ⅱ度房室传导阻滞，有症状
由急性心肌梗塞引起
A. 症状性心动过缓
B. Ⅲ度房室传导阻滞
C. 交替束支传导阻滞
D. 新束支传导阻滞伴短暂完全心脏传导阻滞
E. 急性双束或三束传导阻滞
有症状窦房结缓慢性心律失常
有症状洋地黄诱发的缓慢性心律失常
与心动过缓相关且药物无反应的室性异搏心律失常
永久起搏器植入前
心脏手术期间或术后

图 5.12　临时心脏起搏的常见适应症。从多个来源编译

5.5　起搏符号

　　随着不同类型起搏器的出现，有必要找到一种简单的起搏器分类方法。Parsonnet、Furman 和 Smim 开发了一种基于起搏器功能的三字母起搏器编码系统。1974 年，心脏病

资源协会间委员会(ICHD)就此提出了建议,并被广泛接受(图 5.13)。这些字母分别对应于所述腔室起搏、腔室感知和响应方式。随着更复杂的起搏器(如可编程起搏器、非侵入性激活起搏器和抗心动过速起搏器)的出现,三个字母的起搏器编码变得不合时宜。因此在1981 年,ICHD 建议对 1974 年的代码进行修订(由最初的作者编写)。新的编码有附加的响应方式(第Ⅲ号位置 R 作为心动过速管理),字母位置Ⅳ和位置 V 分别对应可编程功能和特殊快速心律失常功能(图 5.14)。

三字母起搏器编码 ICHD			
位置	Ⅰ	Ⅱ	Ⅲ
类别	起搏腔室	感知腔室	响应方式
字母	V＝心室 A＝心房 D＝双	V＝心室 A＝心房 D＝双 O＝无	T＝触发 I＝抑制 D＝双* O＝无
*心房触发且心室抑制			

图 5.13　三字母起搏器编码系统于 1974 年被 ICHD 推荐,成为第一个被广泛采用的起搏器编码。它简单易用,只包含三个字母。第一个字母表示起搏心室(V)、心房(A)或两者(D 代表双)。第二个字母表示感知心腔。第三个字母指定了响应方式。此编码于 1981 年修订,以适应起搏器的新功能

五字母起搏器编码 ICHD				
位置	Ⅰ	Ⅱ	Ⅲ	Ⅳ	V
类别	起搏腔室	感知腔室	响应方式	程控功能	特殊快速心律失常功能
所用字母	V＝心室 A＝心房 D＝双	V＝心室 A＝心房 D＝双	T＝触发 I＝抑制 D＝双* O＝无 R＝反向	P＝可编程 (心率和/或输出) M＝多可编程 O＝无	B＝短阵爆发 N＝正常频率竞争 S＝扫描 E＝外部
仅制造商指定	S＝单腔	S＝单腔			
*心房触发且心室抑制					

图 5.14　修订后的 1974 年 ICHD 代码的五个字母版本是 1981 年被推荐使用的。前两个字母的内容没有变化。在第三个字母中,增加了一个字母来表示心脏跳动过快时开始起搏的起搏器。R 指定这种反应方式为反向反应。字母位置Ⅳ对应可编程功能,包含三个字母:P 表示(简单)可编程(频率或输出或两者都可以编程),M 表示多可编程(可更改两个以上的功能),O 表示无功能。字母位置 V 对应于特殊的快速心律失常功能。在这个位置上,O 代表无,B 代表短阵爆发,N 代表正常频率竞争(如双腔按需起搏器),S 代表扫描响应(如定时早搏等),E 代表外部控制(由磁铁或射频激活的起搏器)。电测仪功能未列入编码,因为它们"不涉及起搏或感知方式"。引自 Parsonnet, V., Furman, S., and Smyth, N. P. D. 1981. A revised code for pacemaker identification. *PACE* 4:400－402

1983年,北美起搏和电生理学协会(NASPE)根据Brownlee、Shimmel和Del Marco在1981年提出的一种具体代码,采用了比率格式代码(NASPE专用代码)。这个代码是为了清楚和准确地描述最复杂的起搏方式。但是,此代码并不打算替换原有代码。1987年,NASPE和英国起搏和电生理学小组(BPEG)根据起搏器代码的两个早期推荐版本(1974年和1981年ICHD代码)通过了起搏器通用代码。这一名为NASPE/BPEG通用起搏器(NBG)的新通用代码允许包含其他特性,如速率自适应(其中逸搏率由心脏以外的事件控制)和包括心律转复器和除颤器在内的抗心律失常装置。原有代码用于传统任务,当原有代码不能提供足够的信息时(如某些双腔起搏器中的情况),则使用专用代码。实际上,NBG代码是一个简洁的编码,NASPE专用代码是一个精确的编码。

随着植入式心脏复律除颤器(ICD)的能力和复杂性的增加,NASPE和BPEG于1993年采用了一种通用的心律转复除颤器编码,称为NASPE/BPEG除颤器(NBD)代码。该代码描述了ICD的功能和操作,分为两个长和短版本。本节介绍NBG代码、NASPE特定代码和NBD代码,以及这些代码的某些组合。

5.5.1　NASPE/BPEG通用起搏器代码

图5.15显示NBG代码由五个字母组成。第一个字母对应于起搏心腔。在这个位置上,O指的是无心动过缓的起搏,V指的是心室的起搏,而A指的是心房的起搏,D指的是双腔起搏。

NASPE/BPEG属(NBG)起搏器编码				
位置	Ⅰ	Ⅱ	Ⅲ	Ⅳ	Ⅴ
类别	起搏腔室	感知腔室	感知响应	可编程心率调制	抗快速心律失常
	O=无 A=心房 V=心室 D=双 (A+V)	O=无 A=心房 V=心室 D=双 (A+V)	O=无 T=触发 I=抑制 D=双 (T+I)	O=无 P=简单程控 M=多程控 C=通信 R=心率调制	O=无 P=起搏(抗快速心律失常) S=电击 D=双 (P+S)
仅制造商指定	S=单腔 (A或V)	S=单腔 (A或V)			
注意:第一至第三位专为抗慢速心律失常功能而设					

图5.15　NBG起搏器编码,自1987年以来得到国际认可和采用。引自Bernstein, A. D., Camm, A. J., Fletcher, R. D., Gold, R. D., Richards, A. F., Smyth, N. P. D., Spielman, S. R., and Sutton, R. 1987. The NASPE/BPEG generic pacemaker code for antibradyarrhythmia and adaptive-rate pacing and antitachyarrhythmia devices. *PACE* 10:794-799

第二个字母对应于感知心腔。字母与第一个位置相同。

第三个字母对应于对感知的响应。当对感测事件没有响应时,使用O。当感测事件触发固定频率起搏事件时,使用T。当感测事件抑制固定频率起搏事件时,使用I。如果响应于感测事件,根据感测事件抑制或触发腔内的起搏,则使用 D。D 在这个位置上代表双重响应(T＋I)。

第四个字母对应于可编程性和频率调节。这个位置的 O 表示无编程性和频率调节。P 代表简单可编程,在这种情况下,一个或两个功能可以编程。然而,它通常表示频率和输出的可编程性。这个位置的 M 代表多重可编程。C 表示遥测能力,代表通信(避免使用 T 以防止触发和遥测之间的混淆)。该位置的 R 表示频率调节,并指示其逸搏率可响应于生理量而逐拍变化。

第五个字母表示反快速心律失常功能。O 表示没有抗快速心律失常功能的情况,P 代表起搏反快速心律失常,S 代表电击,D 代表双重反应,即同时使用起搏和电击。

5.5.2 NASPE 专用代码

NASPE 专用代码旨在补充通用代码。它是一种比率格式代码,其中有关心房起搏的信息被放置在比率的分子中,而有关心室内起搏的信息被放置在分母中。P 用于指示腔内的起搏,S 用于指示腔内的感知,当没有在腔内进行感应或起搏时则使用 O。起搏可抑制(I)或触发(T)。I 或 T 后面的小写字母指示什么事件影响起搏机制。对于基于感知心房、心室或这两种以外的事件的起搏机制,小写字母分别为 a 或 v 或 e。图 5.16 显示了 NASPE 专用代码。

NASPE 专用代码		
	心房通道功能 / 心室通道功能	
一般形式	a-c abc f (a-c atc f) / v-c abc f (v-c atc f)	
	抗心动过缓功能	抗心动过速功能
基本功能	O＝无 P＝起搏 S＝感知 I＝抑制 T＝触发	U＝亚速 B＝超速 R＝斜坡 X＝额外刺激 C＝心律转复 D＝除颤
感知源	a＝心房 v＝心室 e＝外部	a＝心房 v＝心室 e＝外部

图 5.16 NASPE 专用代码。该代码详细描述了心脏起搏器的功能。a-c:心房通道;v-c:心室通道;abc:抗心动过缓;atc:抗心动过速;f:功能。引自 Bernstein, A. D., Camm, A. J., Fletcher, R. D., Gold, R. D., Richards, A. F., Smyth, N. P. D., Spielman, S. R., and Sutton, R. 1987. The NASPE/BPEG generic pacemaker code for antibradyarrhythmia and adaptive-rate pacing and antitachyarrhythmia devices. *PACE* 10:794－799

抗心律失常起搏功能也可以在这种格式中指定。大写字母 U 或 underdrive 表示抗快速心律失常,其中心腔以低于快速心律失常的速率起搏;B 或 burst(也称超速),在这种情况下,腔室以固定的大于快速心律失常的有限区间内起搏;R 或 ramp,在这种情况下,腔室以固定的速度、有限的持续时间和系统的变化速率(均由用户选择)起搏;X 或 extrastimulus,在这种情况下,具有固定或可变耦合和/或刺激间隔的刺激与设备感知的先前事件同步的刺激被传送到相应的腔室;C 或 cardioversion,在这种情况下,预选能量的同步电击被释放;D 或 defibrillation,在这种情况下,预选能量的异步电击被传送到相应的腔室。用于缓慢性心律失常的小写修饰符是 a、v 和 e。对应于每个腔室中的反快速心律失常模式的代码部分放置在括号内。图 5.17 显示了通用代码和专用代码的几个示例。

示例	
NBG 编码	NASPE 专用编码
VOO	O/P
VVIP	O/PSIv
VVIM	O/PSIv
VVIC	O/PSIv
VVIR	O/PSIv
AAIR	PSIa/O
DVIM	PIv/PSIv
VDDM	S/PSIvTa
DDDM	PSIaIv/PSIvTa
DDDM	PSTaIv/PSIvTa
DDDR	PSTaIv/PSIvTa
DDDMS	PSIaIv/PSIvTa
DDDCD	PSIaIv/PSIvTa(D)
VVIMP	O/PSIv(Bv)
OOOOP	O(UA)/O
DDDCP	PSIv(BaBvUv)/PSIvTa(Uv)

图 5.17 NBG 和 NASPE 专用代码的示例。NASPE 以更高的精度解释了起搏模式的功能。然而,它不包含诸如可编程性、遥测或频率适应等信息。因此,在 NBG 的例子中,第四个位置与 NASPE 专用代码没有关系。没有第五个字母表示没有抗心动过速功能。与 NBG 编码不同,NASPE 专用编码规定了抗心动过速功能和存在抗心动过速功能的腔室。引自 Bernstein, A. D., Camm, A. J., Fletcher, R. D., Gold, R. D., Richards, A. F., Smyth, N. P. D., Spielman, S. R., and Sutton, R. 1987. The NASPE/BPEG generic pacemaker code for antibradyarrhythmia and adaptive-rate pacing and antitachyarrhythmia devices. *PACE* 10:794-799

官方的 NASPE 专用代码不包括自适应的起搏(包括频率适应)。然而,有一种机制被认为包括自适应起搏特性(Bernstein,1991)。在这种机制中,抗心律失常起搏的自适应特性被附加到代码的抗心律失常部分(图 5.18)。自适应特征被附加到代码的相应部分,使用连字符将自适应特征与非自适应特征分开。大写字母用来表示起搏参数,小写字母用来表示控制变量。起搏参数包括逸搏间期(E)、不应期(R)和房室间期(AV)。控制变量包括刺激至 T 波间期(qt)、活动或机械振动(act)、温度(t)、呼吸(r)、起搏或感知(ps)和室早去极化(vpb)。然后用 O/PSIv-Eps 表示具有速率滞后的 VVI 起搏器,O/PSIv- Eact 表示运动感知型 VVIR 起搏器,O/PSIv-ET(BXe)表示温控频率适应,外加体外诱发的抗快速性心律失常抑制性心室起搏器。

起搏参数	E＝逸搏间期 R＝不应期 AV＝房室间期
控制变量	act＝活动 ps＝起搏或感知 qt＝刺激至 T 波间期 r＝呼吸 t＝温度 vpb＝室早去极化

图 5.18 伯恩斯坦在 1991 年建议将频率自适应参数添加到 NASPE 专用代码中,以便在代码中包含频率适应性。引自 Bernstein, A. D. 1991. Classification of cardiac pacemakers. In El-Sherif, N., and Samet P. (eds.)*Cardiac pacing and electrophysiology*. 3rd Ed. Saunders

5.5.3 除颤器编码

图 5.19 显示了 NASPE/BPEG 除颤器编码(NBD),这是一个四字母的代码。第一个位置对应于电击腔室。O 表示没有除颤功能,A 代表心房,V 代表心室,D(双)在这个位置表示两个腔室都可以被电击。起搏器中抗心动过速起搏能力的存在隐含地包括分层治疗的能力,其中抗心动过速起搏在必要时可伴有电击。

第二个位置指示抗心动过速起搏腔室。O 表示没有任何抗心动过速起搏,而 A、V 和 D 表示可以用哪些腔室来停止或防止心动过速。

第三个位置指示心动过速的检测手段。E 代表电图,表示仅根据电信号处理进行检测,而 H 代表血流动力学,表示除电信号处理外,该装置还感知一个或多个与血流动力学相关的变量,如经胸阻抗或血压。

NASPE/BPEG 除颤器编码(NBD)			
Ⅰ电击腔室	Ⅱ抗心动过速起搏腔室	Ⅲ心动过速检测	Ⅳ抗心动过缓起搏腔室
O＝无	O＝无	E＝电图	O＝无
A＝心房	A＝心房	H＝血流动力学	A＝心房
V＝心室	V＝心室		V＝心室
D＝双(A＋V)	D＝双(A＋V)		D＝双(A＋V)

图 5.19 NASPE/BPEG 除颤器编码(长版)。引自 Bernstein, A. D., Camm, A. J., Fisher, J. D., Fletcher, R. D., Mead, R. H., Nathan, A. W., Parsonnet, V., Richards, A. F., Smyth, N. P. D., Sutton, R., and Tarjan, P. P. 1993. The NASPE/BPEG defibrillator code. *PACE* 16:1776－1780

第Ⅳ位置为抗心动过缓起搏腔室。如果没有抗心动过缓出现,则一个 O 会站在这个位置。如果存在抗心动过缓,则用 A、V 或 D 来表示起搏的腔室。

在所有情况下都需要第Ⅰ和第Ⅱ位置。如果存在抗心动过缓功能或血流动力学感应,则应包括第Ⅲ位置。为了进行设备标记和记录保存,当存在抗心动过缓起搏时,将第四个字母替换为连字符,后面跟着对应于该抗心动过缓起搏模式的四个字母 NBG 代码。例如,心室血流动力学除颤器与速率适应性室性心动过缓起搏可标记为 VOH-VVIR。

图 5.20 显示了 NBD 编码的一个版本,简称为用于会话使用。该编码允许区分仅用于心律失常或除颤器的设备,以及包含抗心动过速和抗心动过缓起搏的设备。图 5.21 提供了几个 NBD 编码的简版和长版的示例。

简版 NASPE/BPEG 除颤器编码(NBD)
ICD-S＝ICD 仅电击功能
ICD-B＝ICD 抗心动过缓起搏与电击功能
ICD-T＝ICD 抗心动过速起搏、抗心动过缓起搏与电击功能

图 5.20　NASPE/BPEG 除颤器代码(简版)。引自 Bernstein, A. D., Camm, A. J., Fisher, J. D., Fletcher, R. D., Mead, R. H., Nathan, A. W., Parsonnet, V., Richards, A. F., Smyth, N. P. D., Sutton, R., and Tarjan, P. P. 1993. The NASPE/BPEG defibrillator code. *PACE* 16:1776－1780

除颤器编码示例		
简版	长版	标签
ICD-S	VO	VOE-OOOO
ICD-S	VOEO	VOE-OOOO
ICD-S	DOH	DOH-VVIR
ICD-S	DOHV	DOH-VVIR
ICD-B	VO	VOE-VVIR
ICD-B	VOEV	VOE-VVIR
ICD-T	DD	DDE-DDDC
ICD-T	DDE	DDE-DDDC
ICD-T	DDED	DDE-DDDC

图 5.21　除颤器编码(NBD)示例。引自 Bernstein, A. D., Camm, A. J., Fisher, J. D., Fletcher, R. D., Mead, R. H., Nathan, A. W., Parsonnet, V., Richards, A. F., Smyth, N. P. D., Sutton, R., and Tarjan, P. P. 1993. The NASPE/BPEG defibrillator code. *PACE* 16:1776－1780

5.6　起搏模式

制造商使用 NBG 代码来描述起搏器。这五个字母表示起搏器的模式和功能。至少需要前四个字母才能给出产品说明;然而,在临床使用中,如果第四个字母没有指示频率适应性起搏器,则只需要三个字母(Bernstein et al.,1987)。每一种不同的起搏方式都专门适用于某些异常,并可能对其他异常有害。(实现方式的改进可能会改变这个观点)本节回顾了不同的起搏方式、它们的用途,以及它们的禁忌症。

5.6.1　VOO 或 O/P 心室异步起搏

在心室异步(又称心室固定心率和心室设定心率)模式中,无论发生什么影响心脏活动的事件,心室都以恒定的频率起搏。这种模式可以用于没有自主心律的患者。只要自然室性心律不存在或正常心律低于预定心率,VOO 模式就能帮助患者。然而,自主心律恢复(当自主心率高于预定心率)时,心室激活受到干扰,导致血流动力学退化,在某些患者中会造成严重后果。对于心肌缺血和/或易受刺激的心肌病患者,在心脏易损期出现人工脉冲可能会引起心室颤动,因此 VOO 不被用作单模植入式起搏器。然而,VOO 可暂时用于心室亚速或超速以逆转快速心律失常(在异位 QRS 复合波之间出现的搏动可阻止快速心律失常)(Mond,1983)。过感知会引起严重的心动过缓/心搏骤停,以及脉冲发生器的常规寿命终止检查(Purcell and Burrow,1986)。在无竞争节律和心肌缺血的患者中,当起搏器的抑制由于骨骼肌电和/或其他体外干扰而中断时,也可以使用 VOO 脉冲发生器。因此,VOO 被包括在可编程起搏器中。了解 VOO 是很重要的,因为如果发生心脏起搏器由于感知失败而恢复到 VOO,病人可能会感到头晕和/或心悸。

5.6.2　AOO 或 P/O 心房异步起搏

在心房异步(也称为心房固定心率)模式中,心房以恒定的速度跳动,而不考虑任何影响心脏活动的事件。它产生一个 P 波,然后跟随一个 QRS 复合波。这种模式适用于"严重稳定的窦性心动过缓和运动性窦性反应不足"的患者,他们的浦肯野系统正常,没有房颤、快速心律失常或异位心律的迹象(Mond,1983)。AOO 也用于室上性快速心律失常的逆转。由于自然产生的 P 波的心率大于起搏器的起搏频率,可能导致心房颤动并浪费电池,因此这种模式很少用于单模植入式起搏器。然而,这种模式包含在许多可编程的起搏器中,以便在需要时使用。

5.6.3　DOO 或 P/P 房室异步序列起搏

在房室异步序列(也称为房室固定心率序列)模式下,心房以恒定的速度(不考虑任何影响心脏活动的事件)跳动后,心室以延迟(等于一个称为房室序列间隔的设定间隔)的速度进行起搏。与 VOO 和 AOO 一样,DOO 不再单独使用。然而,在多程序起搏器中,它可以用来测试电池容量。它还被用来以非常短的房室序贯间期来逆转和控制心房折返性快速心律失常(Mond,1983)。

5.6.4　VVI 或 O/PSIv 心室抑制起搏

在心室抑制(也称 R 波抑制、R 抑制、R 阻断、R 压制、非竞争性抑制、按需(美国)、待机)模式中,只有当自然发生的 R 波不在一定的时间间隔内发生时,心室才能起搏。如果在间隔内发生自然发生的脉冲,则抑制起搏器脉冲。因此,与异步起搏器相比,它在不需要起搏器脉冲的情况下节省了电源能量,从而延长了脉冲发生器的寿命。此外,它避免了竞争节奏的发生。提示慢性心衰患者房颤伴有症状心动过缓、伴斯托克斯-亚当斯发作(Stokes-Adams' attacks)的完全性心脏传导阻滞。心室抑制起搏不提供房室同步,因此心输出量可能较低。这种情况称为起搏器综合征。此外,在需求增加时它并不改变起搏频率。应避免在受益于频率适应和已知曾因心室起搏而出现起搏器综合征或血流动力学恶化的患者中使用这种模式(Hayes,1991)。

5.6.5 DVI 或 PIv/PSIv 房室序列起搏

在房室序列(又称序列需求)模式中,只有心室被感知,但两室都被起搏。两室以相同的心率起搏但被固定的房室序列间隔所分隔,并且都受到心室事件的抑制。此模式表明以前记录在案的存在起搏器综合征和/或在有症状的心动过缓和缓慢心房率的情况下需要同步房室收缩(Dreifus et al.,1993)。心房起搏的缺乏阻碍了慢性房颤患者的频率适应,并可能导致竞争性心房起搏。在经常发生室上性快速性心律失常,包括心房颤动和扑动的情况下,也有禁忌。

5.6.6 VVT 或 O/PSTv 心室触发起搏

心室触发(也称 R 波同步、R 波触发、R 触发、R 波刺激、按需(欧洲和澳大利亚)以及待机)模式中,起搏器不仅在预先设定的间隔内没有心室事件被感知,而且在预置间隔内感知到任何自然发生的心室事件时发放起搏脉冲。这种模式的发明是为了克服早期 VVI 起搏器在受到磁干扰时遇到的困难,在这种情况下,起搏器会错误地抑制起搏脉冲的传递。随着套管材料和噪声滤波器的改进,VVI 起搏器的抗磁干扰能力增强。VVT 只在病人经常暴露于电磁干扰和症状性心动过速不能通过灵敏度编程调整来预防的情况下使用。VVT 通常不被使用,因为它可能导致快速心律失常直到速度极限时发生过感知,在这种情况下,可能导致心室颤动。

5.6.7 VVIR 或 O/PSIv 频率适应性心室抑制起搏

在这种模式下,一定间期内自发 R 波的出现抑制了起搏脉冲。起搏器如果没有遇到自发脉冲并进入新的间期,就会在间期结束时发放一个新的起搏脉冲。间期的长度受生理因素的影响。因此,它克服了 VVI 对代谢变化没有反应的局限性。VVIR 用于伴症状性心动过缓的变时性不全患者的固定性房性心律失常。如果心室起搏导致逆行(VA)传导和/或血压下降(Hayes,1991),以及充血性心力衰竭或心绞痛因频率过快而加重时,则为禁忌(Dreifus et al.,1993)。

5.6.8 AAI 或 PSIa/O 心房抑制起搏

在心房抑制(又称 P 波抑制、P 阻滞或 P 压制)模式下,如果 P 波不在一定的时间间隔内出现,则心房起搏,否则起搏脉冲会受到抑制。这种模式适用于无房颤期(即房室传导充分)、伴有症状性心动过缓的变时性完全的病窦综合征患者。在自发心律或植入前测试中无法获得足够的心房感应,并伴有房室传导阻滞的窦房结功能障碍时,必须避免使用 AAI(Hayes,1991)。

5.6.9　AAT 或 PSTa/O 心房触发起搏

在心房触发(也称为 P 触发、P 刺激或 P 同步)中,心房是在 P 波后或在预先设定的间隔内没有 P 波出现时立即起搏的。在理论上,这种模式用于症状性骨骼肌感知导致 AAI 模式不能使用时。AAT 优于 AOO,因为它不会诱发心房颤动。

5.6.10　AAIR 或 PSIa/O 频率适应性心房抑制起搏

在这种模式下,如果 P 波没有在一定的间期内发生,则心房被起搏。自然发生的 P 波会抑制起搏脉冲。此外,间期的长度也会随着生理事件的发生而改变。AAIR 被用于治疗变时性不全患者窦房结功能障碍、预测高体力活动水平以及房室传导正常时导致的症状性心动过缓。这种模式可以恢复频率适应性,维持房室同步。AAIR 在无法获得足够的心房感知和窦房结功能障碍时被禁止,相关房室传导阻滞可自发地或在植入前的试验中表现出来(Hayes,1991)。

5.6.11　VAT 或 S/PIa 心房同步起搏

在心房同步(又称 P 波同步、心房触发和房室同步)模式下,心室在识别 P 波后经过一定的周期(对应于 P-R 间期)后被起搏。这种模式试图重新建立房室同步,并随心房的频率适应性响应患者的生理需要。这种模式适用于窦房结功能正常的完全性心脏传导阻滞患者,但当出现窦性或心房功能异常时,应避免使用。由于心房感知不应期,最大心室频率受限(约 125 次/min),这对年轻患者不利,但在可能发生心房感知的情况下,如室上性心动过速和心房扑动,是具有保护性的。当单向房室传导阻滞缓慢逆行传导时,它可能导致快速性心律失常(Mond,1983)。

5.6.12　VDD 或 S/PSIvTa 心房同步心室抑制

在这种模式下(简称 ASVIP,又称 P 波同步心室抑制),心室在识别 P 波后经过一个设定周期(对应于 P-R 间期)后被起搏,除非 R 波在间期结束前出现。这种模式适用于窦房结功能正常的完全性房室传导阻滞和先天性房室传导阻滞(Furman,1991)。它还允许以 P 波和心室感知的频率改变心室起搏频率,防止在易损期进行心室起搏(Purcell and Burrows,1986)。当房室结和远端传导系统完好无损时,VDD 是禁忌的,因为它可能会引起 P 波的逆行传导,从而导致折返性心动过速(Mond,1983)。如果房室同步性因心房活动停止或心房起搏导线功能不全而丧失,因心输出不足而出现症状的房室同步依赖患者的起搏模式可能会转变为 VVI(Dreifus,1986)。

5.6.13　DDI 或 PSIaIv/PSIv 房室序列,心房和心室抑制起搏

在这种模式下,某些事件的发生(P 波或 R 波)开始循环。由于只有心室活动在起搏心室被追踪,起搏心率从来没有超过程控心率。这种模式用于阵发性室上性心动过速患者,如果患者被程控为 DDD 模式,可能会导致快速心室起搏(Hayes,1991)。它也用于房室传导阻滞和窦房结功能障碍并存于有明显的 PSVT 的变时性完全患者。它已在有明显的频率适应需要或从频率适应中获得改善的变时性不全的患者中被禁止使用(Hayes,1991)。

5.6.14 DDIR 或 PSIaIv/PSIv 频率适应性 DDI 起搏

DDIR，即频率适应性 DDI，当预期高水平的活动和频繁的室上性快速性心律失常时用于房室传导阻滞和窦房结功能不全的变时性不全患者。在没有房室传导阻滞的情况下，此模式是有争议的（Hayes，1991）。

5.6.15 DDD 或 PSIaIv/PSIvTa 房室通用起搏

在 DDD 中，心房和心室都被起搏和感知。心房内的起搏被感知到的心室或心房活动所抑制，心室内的起搏被感知到的心室活动抑制，但被感知到的心房活动触发。DDD 适用于窦房结功能正常、房室传导阻滞的变时性完全患者、需要房室同步以达到最大心输出量的患者以及曾观察到起搏综合症的患者。在经常发生室上性快速心律失常，包括心房颤动或扑动，以及心房感知不足的情况下此模式被禁用。

5.6.16 DDDR 或 PSIaIv/PSIvTa 频率适应性房室通用起搏

DDDR，即频率适应性 DDD，用于伴有房室传导阻滞和预期进行高水平活动但心房节律稳定的窦房结功能障碍变时性不全患者（Dreifus et al.，1993）。这些患者使用 DDDR 起搏可恢复频率适应性和房室同步。对于阵发性心房节律患者，DDDR 允许追踪任何快速的病理性心律（例如，DDIR）（Hayes，1991）。DDDR 特别适用于持续性室房传导的患者。当慢性心房颤动、心房扑动、巨大的不可兴奋的心房或其他常见的阵发性室上性快速心律失常存在时，以及不能实现足够的心房感知时，此模式被禁用（Hayes，1991）。

5.7 起搏模式的选择

在正确诊断病人并确认需要永久起搏后，必须确定合适的起搏器。选择合适的起搏模式时，无论是同步的还是频率适应性的（异步模式作为植入模式已经过时），必须考虑以下几个因素。这些因素包括患者的身体状况（Hayes，1991）、冠心病和心绞痛的存在（Dreifus et al.，1993）、预期活动水平、运动能力、对运动的变时反应和费用。例如，在没有变时性不全的情况下，（目前）可能不需要比同步起搏器更昂贵的频率适应性起搏器。

有人认为单腔频率适应性起搏器在生理效果上可以代替双腔起搏器。然而，单腔适应性起搏器不能保持房室同步。在心率快时这可能不是一个问题，但在心率缓慢时保持房室同步是需要的。房室同步的缺失可能导致心房颤动和卒中，会降低患者的预期寿命，特别是存在心室功能受损时。图 5.22 显示了所列的起搏模式是否保持房室同步性和对运动的频率适应性。

最后，在选择合适的起搏器时，需要充分了解使用起搏方式的优缺点，并熟悉异常情况及其后果。图 5.23 显示了有症状性心动过缓的患者选择适当起搏器的算法示例，而图 5.24 显示了选择适当起搏方式的逻辑图。

模式	保持 AV 同步	对运动频率是否应答?	房性心律失常时的频率应答是否准确?
VVI	否	否	N/A
AAI	是*	是**	否
DVI	是	否	N/A
DDI	是	否	N/A
VDD	是***	是**	否
DDD	是	是**	否
VVIR	否	是	是
DDDR	是	是	?

图 5.22 起搏方式对血流动力学的影响。N/A:不适用;*:只有在房室传导存在的情况下;**:只有在窦性反应存在的情况下;***:除非存在窦性心动过缓。引自 Naccarelli, G. V. 1991. *Cardiac arrhythmias:a practical approach*. Mount Kisco,NY:Futura Publishing

心房是否能可靠地感知和起搏?
如果不能,请使用 VVIR 或 VVI
如果能
房室传导是否适宜?
如果适宜
是否变时性完全?
如果变时性完全,使用 AAI、DDI、AAIR、DDDR 其中之一
如果变时性不全,使用 AAIR 或 DDDR
如果不适宜
是否变时性完全?
如果变时性完全,请使用 DDD 或 DDDR
如果变时性不全,请使用 DDDR 或 DDIR

图 5.23 对有症状心动过缓患者选择适当起搏方式的逻辑顺序。引自 Benditt,D. G. 1993. Current pacing modes:a brief review of their features and indications. In Benditt, D. G. (ed.)*Rate-adaptive pacing*. Cambridge,MA:Blackwell Scientific

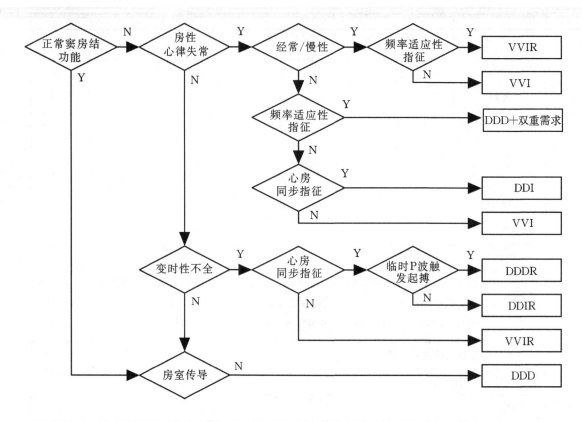

图 5.24　心律失常与治疗性起搏模式之间关系的逻辑图，用于选择合适的起搏方式。引自 Schaldach, M.
M. 1992. *Electrotherapy of the heart*. Berlin：Springer-Verlag

5.8　参考文献

Bartecchi, C. E. 1987. *Temporary cardiac pacing*. Chicago：Precept Press.

Benditt, D. G. 1993. Current pacing modes：a brief review of their features and indications. In Benditt, D. G. (ed.) *Rate-adaptive pacing*. Cambridge, MA：Blackwell Scientific.

Bernstein, A. D. 1991. Classification of cardiac pacemakers. In El-Sherif, N., and Samet P. (eds.) *Cardiac pacing and electrophysiology*. 3rd Ed. Philadelphia：W. B. Saunders.

Bernstein, A. D., Brownlee, R. R., Fletcher, R., Gold, R. D., Smyth, N. P. D., and Spielman, S. R. 1984. Report on the NASPE mode code committee. *PACE* 7：395 – 402.

Bernstein, A. D., Camm, A. J., Fisher, J. D., Fletcher, R. D., Mead, R. H., Nathan, A. W., Parsonnet, V., Richards, A. F., Smyth, N. P. D., Sutton, R., and Tarjan, P. P. 1993. The NASPE/BPEG defibrillator code. *PACE* 16：1776 – 1780.

Bernstein, A. D., Camm, A. J., Fletcher, R. D., Gold, R. D., Richards, A. F., Smyth, N. P. D., Spielman, S. R., and Sutton, R. 1987. The NASPE/BPEG generic pacemaker code for antibradyarrhythmia and adaptive-rate pacing and antitachyarrhythmia devices. *PACE* 10:794 – 799.

Brownlee, R. R., Shimmel, J. B., and Del Marco, C. J. 1981. A new code for pacemaker operating modes. *PACE* 4:396 – 399.

Dreifus, L. S., Fisch, C., Griffin, J. C., Gillette, P. C., Mason, J. W., and Parsonnet, V. 1991. Guidelines for implantation of cardiac pacemakers and antiarrhythmia devices. *JACC* 18:1 – 13.

Ellenbogen, K. A., and Peters, R. W. 1992. Indications for permanent and temporary cardiac pacing. In Ellenbogen, K. A. (ed.)*Cardiac pacing*: Boston:Blackwell Scientific.

Furman, S. 1993. Pacemaker codes. In Furman, S., Hayes, D. L., and Holmes, D. R. (eds.)*A practice of cardiac pacing* 3rd Ed. Mount Kisco, NY:Futura Publishing.

Furman, S., Hayes, D. L., and Holmes, D. R. Jr. 1993. *A practice of cardiac pacing*. 3rd Ed. Mount Kisco, NY:Futura Publishing.

Garrett, A. E., and Adams, V. 1986. *Common cardiac arrhythmias, recognition and treatment*. Philadelphia:J. B. Lippincott.

Griffin, C. G. 1993. Indications for the use of implanted arrhythmia devices:comments on the 1991 ACC/AHA Task Force report. In Barold, S. S. and Mugica, J. (eds.) *New perspectives in cardiac pacing* .3. Mount Kisko, NY:Futura publishing.

Hayes, D. L. 1993. Indications for permanent pacing. In Furman, S., Hayes, D. L., and Holmes, D. R. *A practice of cardiac pacing* 3rd Ed. Mount Kisco, NY:Futura Publishing.

Hayes, D. L., and Holmes, D. R. 1993. Temporary cardiac pacing. In Furman, S., Hayes, D. L., and Holmes, D. R. (eds.)*A practice of cardiac pacing* 3rd Ed. Mount Kisco, NY:Futura Publishing.

Kay, G. N. 1992. Basic aspects of cardiac pacing. In Ellenbogen, K. A. (ed.)*Cardiac pacing*. Boston:Blackwell Scientific.

Mond, H. G. 1983. *The cardiac pacemaker, function and malfunction*:1st Ed. New York:Grune and Stratton.

Naccarelli, G. V. 1991. *Cardiac arrhythmias:a practical approach*. Mount Kisco, NY:Futura Publishing.

Parsonnet, V., Furman, S., and Smyth, N. P. D. 1981. A revised code for pacemaker identification. *PACE* 4:400 – 402.

Purcell, J. A., and Burrous, S. G. 1986. Fundamentals of pacing. In Riegel, B., Purcell, J. A., Brest, A. N., and Dreifus, L. S. (eds.)*Dreifus' pacemaker therapy:an interprofessional approach*. Salem, MA:F. A. Davis.

Purcell, J. A., Kloosterman, N. D., and Miller, L. K. 1986. Care of the hospitalized patient undergoing pacemaker therapy. In Riegel, B., Purcell, J. A., Brest, A. N., and Dreifus, L. S. (eds.)*Dreifus' pacemaker therapy:an interprofessional approach*. Salem, MA:F. A. Davis.

Reynolds，D. W. 1992. Hemodynamics of cardiac pacing. In Ellenbogen，K. A. (ed.)*Cardiac pacing*. Boston：Blackwell Scientific.

Schaldach，M. M. 1992.*Electrotherapy of the heart*. Berlin：Springer－Verlag.

Wood，M.，Ellenbogen，K.，and Haines，D. 1992. Temporary cardiac pacing. In Ellenbogen，K. A. (ed.)*Cardiac pacing*. Boston：Blackwell Scientific.

5.9 教学目标

5.1 描述人工起搏器的操作及其功能单元。

5.2 描述异步同步和抑制同步起搏。描述当房室同步缺失时会发生什么。列出频率适应性起搏的优点。

5.3 列出临时起搏的诊断和治疗用途。列出 5.3 节讨论的四种临时起搏技术的优缺点。解释经皮和经食管临时起搏。

5.4 描述永久性起搏的适应症类别。

5.5 说明获得性房室传导阻滞需要永久性起搏的异常条件。

5.6 确定这些异常的分类：(1)Ⅰ度心脏传导阻滞；(2)伴有症状心动过缓的Ⅱ度房室传导阻滞；(3)伴无症状心动过缓的Ⅲ度房室传导阻滞；(4)完全性心脏传导阻滞，心室率至少为 40 次/min。

5.7 描述房室传导阻滞患者心肌梗塞后永久性起搏的指征。列出五种心室内传导障碍并说明它们是否与下壁或前壁心肌梗塞相关。

5.8 列出需要或可能需要起搏的双束支阻滞。描述不需要永久性起搏的窦房结功能障碍。

5.9 说明儿童需要永久起搏的异常情况。

5.10 对于 1981 年至 1987 年间制造并被指定为 AAR 的起搏器，假设它是今天制造的，请在 NBG 和 NASPE 的专门编码中给定编码。

5.11 解释心脏复律、除颤、亚速起搏和突发。

5.12 在 NBG 和 NASPE 两个专门编码中，分别为以下每个起搏模式编写代码：(1)心室内检测和心室心动过速抑制所引起的心室起搏导致心室内突发；(2)心室起搏所抑制的心室起搏，并且包括这些窦性心律失常的功能：突发、亚速、斜坡、突发加外刺激、心室外刺激；(3)在心房中感测事件后两个心室起搏(并包括多可编程性)。

5.13 描述以下每种起搏方式：(1)PSIaIv/PSIvTa(D)；(2)O(Ua)/O；(3)P/O 以及(4)PIv/S。

5.14 描述图 5.17 中列出的每个 DDD 模式的操作。

5.15 使用 NASPE 专用编码为这些 VVIR 起搏器编写代码并给出建议的频率适应性附加码：(1)改变逸搏间期以响应于(A)温度，(B)室性期前收缩除极化，(C)通气；(2)改变不应期以响应下列变化(A)活动水平，(B)刺激至 T 波间期；(3)改变房室间期以响应于(A)温度，(B)通气。

5.16 编写 DDD 起搏器的编码，该起搏器的房室间隔在起搏和感知事件后不同，其心房不应期在室性期前收缩除极化后延长，给出使用该起搏器的优点。

5.17 为下列设备编写 NBD 格式(短格式、长格式和标签)编码：(1)仅心室 ICD 伴 VVIR

抗心动过缓起搏；(2)ICD 伴心室复律/除颤、双腔抗心动过速起搏和 DDDR 抗心动过缓起搏；(3)ICD 伴心室复颤/除颤、AF 转换、血流动力学感知和 VVIR 抗心动过缓。请注意,在每种情况下,都可能有一个以上的长格式。

5.18 描述以下每一个 NBD 编码,说明对应的编码是用于一般描述、会话目的还是簿记目的,并在尚未采用该格式的情况下以对话形式给出每个编码:(1)VOEO;(2)VOEV;(3)AAEA;(4)DDED;(5)DDE-DDDC;(6)DDH-DDDR;(7)AAE-AAIC;(8)ICD-T;(9)ICD-S;(10)ICD-B。

5.19 列出使用 VOO 模式时可能出现的问题。描述失效的起搏器传感器将如何影响患者。确定可以使用 AOO 的患者组。确定该模式是否保持房室同步。

5.20 解释起搏器综合征。给出 VVI 起搏的适应症。列出可从使用 DVI 模式获益的情况。确定该模式是否保持房室同步。

5.21 确定可能使用 AAT 或 VVT 的情况。列出使用这些模式的缺点。确定该模式是否保持房室同步。

5.22 区分哪些起搏器可用于变时性完全患者,哪些用于变时性不全患者:VVI、VVIR、DVI、AAI、AAIR、DDI 和 DDDR。列出保持房室同步的模式。

5.23 评论 5.6 节中提到但没有在图 5.22 中列出的每种模式对运动的频率适应性。评论在每个病例中出现房性心律失常时,频率应答是否可以被认为是准确的。

5.24 解释双腔起搏器是否可以取代单腔频率适应性起搏器。解释为什么房室同步是重要的。

5.25 使用图 5.24 为下列患者建议适当的起搏方式:(1)心房节律通常不可靠的患者;(2)心房节律有时不可靠但不需要心房同步的患者;(3)心房节律不可靠需要频率适应性起搏的患者。如果可能有多个模式,则只选择一个作为最适当的模式,假设你有一个可编程的起搏器,证明你的答案是正确的。如果成本是决定正确模式的一个因素,你会选择哪个模式?证明你的答案是正确的。

电极、起搏导线及生物相容性

6

布赖恩·K.瓦格纳
(Brian K. Wagner)

　　起搏器系统应用电刺激来诱导心肌收缩。起搏器研究者将工程和材料科学原理应用于人体系统的界面接口技术。在许多其他工程应用中使用的材料在人体中往往是不可接受的。因此,我们发现或开发生物相容性材料,并将其塑造成有用的起搏器部件。我们必须了解身体的生化和病理系统,以尽量减少异物反应。减少起搏器和身体之间的相互作用有助于延长治疗时间。病人的安全、生计和舒适取决于技术能否成功地适应他或她的身体。起搏治疗的成功取决于电极的安全、有效以及有效刺激可兴奋心脏组织和感知心内信号的能力。起搏器起搏导线将电信号传递给心脏并接收信号。最后,身体对材料和设备的反应,或称生物相容性,必须是可以接受的。

6.1　起搏电极

　　起搏器系统的整体效率和效能取决于电极在生理学和电子学两个领域之间的接口能力。如果不能在这两个系统之间建立有效的接口,那么起搏技术的效用就会完全减弱或丧失。本节研究起搏器电极的作用和应用,以及工程师、医生和科学家如何通过革新电极技术来改善心脏起搏。

6.1.1　起搏系统中电极的作用

　　现代起搏器电极通常发挥两大作用。第一是将由脉冲发生器产生的阴极刺激引入到可兴奋的心肌中。如果实施,则第二是优化感知心内心电图,并将其传送回脉冲发生器进行信号处理和算法控制(Sinnaeve et al. ,1987)。

　　图6.1显示了现代多孔类固醇洗脱电极的一个例子。多孔电极的实施始于20世纪70年代末的CPI公司(位于美国明尼苏达州圣保罗市)(Mugica et al. ,1988)。各种多孔和类固醇洗脱电极在起搏器工业中取得了重大进展。孔隙度利用电极尖端的电活性表面积与电极尖端的总尺寸之比应该很大的原则(Mugica et al. ,1988;Schaldach,1992)。类固醇洗脱设计通过减少电极尖端的包裹来提高起搏效率和传感灵敏度。

　　电极设计的主要标准是心脏安全刺激。病人的安全至关重要,而将小型脉冲电池的能量损失降到最低是另一个重要的电极设计考虑因素。电池减少充电消耗可以延长寿命。与现今的双腔和频率适应性起搏器一起使用的电极必然会从电源中汲取更多的电流,因此必须减少电流泄漏。由于心脏平均每天跳动超过85000次,因此存在相对大量的能量被无效

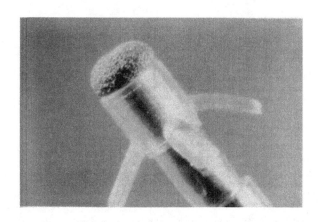

图 6.1　现代起搏器电极。Medtronic 公司（位于美国明尼苏达州明尼阿波利斯市）4003 型 CapSure® 单极多孔电极是多孔类固醇洗脱电极的一个例子。在多孔尖端表面后面是一个硅橡胶塞，填充了一种抑制炎症的类固醇。这种药物通过尖端表面分泌减少炎症和由此产生的包裹从而提高了电极的起搏效率和效能。引自 Mond，H.，Stokes，K. B.，Helland，J.，Grigg，L.，Kertes，P.，Pate，B.，and Hunt，D. 1988. The porous titanium steroid eluting electrode：a double blind study assessing the stimulation threshold effects of steroid. *PACE*，11：214 - 219

利用的潜在可能。在起搏过程中，脉冲发生器起到电源的作用，而心脏则起到电负载的作用。当起搏器在感知模式下工作时，心脏成为电能的来源，起搏器传感电路成为负载。这些不同和交替的角色有时需要不同的设计考虑。

其他重要的电极设计标准包括：生物相容性、生物稳定性、电极尺寸、对心脏和循环功能的侵入、心脏组织内的固定以及临床操作的方便性（植入和必要时移除）。虽然第 6.3 节会专门讨论整个系统的生物相容性，但电极尖端的生物相容性仍特别令人关注，因为它直接关系到电极的效率。

6.1.2　电极-心肌界面

本节探讨电极尖端与心脏组织之间边界层中存在的电化学、离子和电流特性。

起搏电极被引入心脏的主要原因是为了电刺激可兴奋的心脏组织并引起肌肉收缩。要做到这一点，必须首先对可兴奋的心肌细胞或心肌施加适当的电刺激。人工起搏器通过电极为心肌提供电位差。电极和组织界面是复杂的。电子工程应用（如，脉冲发生器电路）利用电子传导，而生物系统采用离子传导。这两种不同的电荷携带系统聚集在一起的界面被称为电化学相界面。

电化学相界面

人体通常被模拟成一个由 H^+、Na^+、K^+、Cl^- 和其他离子组成的盐水库。这些离子在整个身体系统中扮演着维持细胞生命的电化学反应的角色。体液是主要由水组成的电解质，因为它们在溶液中分离物质离子。

图 6.2 显示了电极表面和电极尖端包裹与心脏组织形成的相界面。注意，内皮层和心内膜组织层不是电活性的，它们是保护性的细胞膜。由电极引入的电场必须穿过这两个薄层，以影响最近的可激发心肌组织的细胞膜。

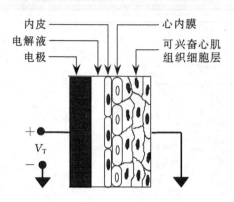

图6.2　电极–组织相界面。电压 V_T 刺激心肌形成动作电位

　　图6.3(a)显示了在刺激阴极电极–电解质界面上发生的电子和离子相互作用的一阶近似。更复杂的模型能够并且已经开发出来。电相界面被定义为一个界面,其中一边电荷由

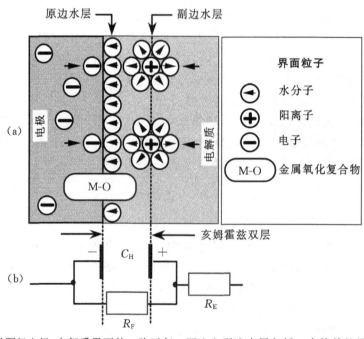

图6.3　(a)刺激阴极电极–电解质界面的一阶近似。原边和副边水层包括一个简单的界面模型,称为亥姆霍兹双层(Helmholtz double layer)。注意阳离子–电子相互吸引。围绕离子的水壳被统称为水合离子。金属氧化复合物(以 M-O 表示)是维持可逆界面反应的有价值的成分。可逆反应,与不可逆反应相反,它会限制附近内皮和心内膜的细胞损伤和炎症。电极尖端出现金属氧化物材料有助于防止化学反应,从而限制腐蚀。(b)亥姆霍兹双层由于界面的表面积、原边水层的介电常数以及电子与阳离子之间的距离,在物理上表现出平板电容器 C_H 的特性。增加 C_H 的电容会增加可逆电荷转移(RCT),从而减少破坏性法拉第电流。电解质的电阻用 R_E 表示。因此,这种界面通常被近似建模为一个并联RC网络,然后与电阻元件 R_E 串联。引自 Schaldach, M. M. 1992. *Electrotherapy of the heart*. Berlin:Springer – Verlag

电子携带,另一边电荷由离子携带。电极中的电子通过它们与体内电解质(例如,Na^+ 和 H^+)中的正离子的吸引力而被吸引到界面表面。电解质离子通过它们对电极电子的吸引力而被吸引到界面表面。电极-电解质界面两侧产生等量和相反的电荷浓度,从而建立电场(Deconinck,1992)。

图 6.3(a)显示了最接近电极表面的原边水分子。更复杂的模型可能包含更多的原边。这些原边水分子几乎完全覆盖电极尖端的表面。请注意,在感应电场的影响下,偶极子水分子趋向于对齐(Walton et al.,1987)。

图 6.3(a)还显示了带正电荷的阳离子对电极尖端表面的吸引力。这些阳离子所施加的电场足以吸引周围的偶极子水分子。因此,这些离子形成水化壳(Schaldach,1992;Walton et al.,1987)。这些离子-水-壳复合物被称为水合离子。正水合离子被拉向电极-电解质界面。水合离子共同构成副边水层。原边和副边水层构成亥姆霍兹双层,这是亥姆霍兹于 1879 年提出的概念(Schaldach,1992;Walton et al.,1987)。

图 6.3(b)显示,简单的亥姆霍兹双层近似对应于用 C_H 表示的平板电容器。这个亥姆霍兹电容的值是由三个物理因素决定的:原边水层 ε_r 的介电常数、电极尖端 a 的活性表面积,以及电极电荷与电解质离子之间的距离 d:

$$C_H = \frac{\varepsilon_0 \varepsilon_r a}{d} \tag{6.1}$$

其中,ε_0 是自由空间的介电常数。

当电子从电极尖端进入电解液时,就会产生从刺激阴极到组织的电流。这种类型的电流称为法拉第电流,是不期望的。相反,我们倾向于将电化学反应最小化的电荷转移手段,以减少生物损伤。

刺激电极中的电子浓度超过电解质中离子浓度几个数量级(Bockris and Drazic,1972;Schaldach,1992)。电子从电极流向电解质的电阻被称为反应抑制,如图 6.3(b)所示为法拉第电阻 R_F。流过法拉第电阻的电流很大程度上取决于尖端的刺激电位。法拉第电流在电解液中引起不可逆反应,因此理想情况下可以忽略不计。

更期望进行的是可逆反应,而不是法拉第电流引起的破坏性不可逆反应。可逆电荷转移(RCT)可以通过两种方式实现。

注意图 6.3(a)中"M"和"O"所表示的粒子之间的关系。铂和铱是两种通常被用作电极尖端表面的金属,用"M"表示"金属","O"代表"氧气"。人们认为铂、铱和相关金属在电极-电解质界面吸收氧气(Walton et al.,1987)。如果是这样的话,金属氧化物(M-O)复合物最有可能产生于下面的还原-氧化反应中。在下例中,铂被用作电极材料(Dymond,1976):

$$4e^- + O_2 + 4H^+ \rightarrow 2H_2O \tag{6.2}$$

$$2Pt + 2H_2O \rightarrow 2PtO + 4H^+ + 4e^- \tag{6.3}$$

因此,实现 RCT 的第一条途径是在电极-电解质界面上成功地实现可逆还原-氧化反应。然而,这种电荷转移可逆性受到可能被血液成分污染的电极材料的限制。

获得 RCT 的第二种方法是简单地充放电亥姆霍兹电容,如图 6.3(a)所示为 C_H。为了改善 C_H 的可逆电荷转移,必须增加电容。根据方程(6.1),这可以通过增加活动电极表面积 a 来实现。第 6.1.4 节将讨论如何通过实现表面孔隙度使 a 大幅度增加。

起搏系统电模型

图 6.4 显示了典型起搏器系统的简单电气模型。

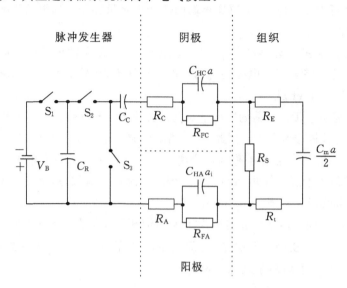

图 6.4 简单起搏系统的电模型显示出器件、材料、组织和电化学成分的物理特性。该模型仅基于
可测量的系统组成部分,不包括经验假设。组件包括:脉冲发生器、刺激阴极、阳极和组
织。引自 Bolz, A., Fröhlich, R., and Schaldach, M. 1993. Elektrochemische aspekte
der elektrostimulation – ein beitrag zur senkung des energiebedarfs. In M. Hubmann and
R. Hardt(eds.)*Schrittmachertherapie und hämodynamik*. München:MMVverlag

图 6.4 显示了四个主要的模型部件:脉冲发生器、阴极、阳极和组织。V_B 表示脉冲发
生器的刺激电压。C_R 是脉冲发生器的储集电容。C_C 是脉冲发生器与引线之间的耦合电
容。开关 S_1 到 S_3 代表在许多起搏器中设计的各种开关元件,以允许各种系统电容的充
放电。

用 R_C 和 R_A 分别表示阴极和阳极的起搏导线电阻。阴极和阳极的亥姆霍兹面积电容
率 C_{HC} 和 C_{HA} 分别乘以它们各自的电极面积 a 和 a_i,得到每个电极的亥姆霍兹电容。法拉
第电阻 R_{FC} 和 R_{FA} 随刺激电压的变化而变化。

在组织中,R_E 代表由电解质组成的电阻。R_S 定义为分流电阻(电容),其中流过的是在
期望电流路径之外通过不可兴奋组织和血液的电流。假定与阴极周围的细胞数目成正比,
细胞膜面积电容率 C_m 需乘以阴极的面积除以两侧。电流路径中不可兴奋细胞的贡献构成
组织阻抗 R_t。

如果一个刺激脉冲将心肌细胞膜充电到其刺激阈值电压 V_T 以上则被认为是有效的。
使用拉普拉斯变换分析和了解图 6.5 所示模型组件的典型值,可以计算此刺激阈值。

参数与符号		典型值
储集电容 C_R		10 μF
耦合电容 C_C		10 μF
亥姆霍兹电容 C_{HC}，C_{HA}	光滑	0.2 μF/mm²
	多孔/分形	40 μF/mm²
总起搏导线阻抗 $R_L = R_C + R_A$		50 Ω
阴极表面积 a		10 mm²
阳极表面积 a_i	单极	10 cm²
	双极	50 mm²
脉冲宽度 T		0.5 ms
细胞膜电容 C_m		0.01 μF/mm²
组织/电解液阻抗 $R = R_E + R_t$	初始	40 kΩ
	长期	70 kΩ
分流电阻 R_S		600 Ω
除极电压 V_D		30 mV

图 6.5 图 6.4 显示的起搏系统电气模型组件的典型值。引自 Bolz，A.，Fröhlich，R.，and Schaldach，M. 1993. Elektrochemische aspekte der elektrostimulation – ein beitrag zur senkung des energiebedarfs. In M. Hubmann and R. Hardt(eds.)*Schrittmachertherapie und hämodynamik*. München：MMVverlag

可以从图 6.4 中进行以下简化：

$$R = R_E + R_t \tag{6.4}$$

$$R_L = R_C + R_A \tag{6.5}$$

$$C_1 = \left(\frac{1}{C_R} + \frac{1}{C_C} + \frac{1}{C_{HC}a} + \frac{1}{C_{HA}a_i}\right)^{n1} \tag{6.6}$$

$$C_2 = \frac{C_m a}{2} \tag{6.7}$$

拉普拉斯变换简化后，刺激阈值电压 V_T 的表达式如下：

$$V_T = \frac{2V_D \sqrt{y^2 - 4x}}{C_1 R_L (e^{p_1 T} - e^{p_2 T})} \tag{6.8}$$

其中，极点 p_1 和 p_2 定义为

$$p_1 = -\frac{y - \sqrt{y^2 - 4x}}{2x} \tag{6.9}$$

$$p_2 = -\frac{y + \sqrt{y^2 - 4x}}{2x} \tag{6.10}$$

变量 x 和 y 由以下因素决定：

$$x = (R_L R_S + R_L R + R_S R) C_1 C_2 \tag{6.11}$$

$$y = (R_S + R) C_2 + (R_L + R_S) C_1 \tag{6.12}$$

方程(6.13)表明,C_1 和 C_2 是降低可兴奋细胞膜超过刺激阈值所需的电荷量的重要因素。图6.5显示,分形或其他多孔尖端表面显然提供了更高的特定亥姆霍兹电容,以更有效地利用电池的可用电荷。

因此,单个刺激脉冲 Q_T 所需的电荷是通过以下方法计算的:

$$Q_T = \left(\frac{V_T C_1}{\sqrt{y^2 - 4x}} \right) \times$$

$$\left(\frac{[e^{p_1 T} - 1][(R_L + R) C_2 p_1 + 1]}{p_1} - \frac{[e^{p_2 T} - 1][(R_L + R) C_2 p_2 + 1]}{p_2} \right) \tag{6.13}$$

请注意,这个模型是基于起搏器系统的二维表示。由两个引线电阻和电容器所代表的几个组织成分实际上是三维生物区域。当图6.4所示的电阻组织被建模为二维时,电流在物理上能够在组织中通过三维发散。利用三维有限元技术可以开发出更复杂的模型系统。

该模型仅以可测量的组成部分为基础,不包括经验假设成分(Bolz et al. , 1993)。

炎症、包裹和刺激阈值变化

将异物引入人体组织通常会引发复杂的炎症过程。在炎症过程中,身体试图包裹和隔离异物。我们必须理解与组织炎症和包裹相关的过程,以解释由于异物反应引起的电极性能变化。

当电极被植入时,它通常被放置在心内膜或心肌内。蛋白质被吸收到电极表面,改变电极表面结构,解吸并诱导免疫系统反应,然后发生局部毛细血管扩张。吞噬细胞,包括单核细胞和巨噬细胞,渗入该区域并释放溶酶体炎症介质(各种氧化剂、水解酶和趋化剂)。在较成熟的炎症阶段,这种吞噬活性发生在电极-电解质界面和周围心肌,最终导致附近心肌细胞死亡和局部坏死(Henson, 1971; Henson, 1980; Salhouse, 1984; Stokes and Anderson, 1991)。此外,溶酶体释放的炎症介质可能以有序的方式溶解保持附近肌细胞的胶原结构(Robinson et al. , 1983),然后在电极尖端形成胶原蛋白囊(Mond and Stokes, 1991)。胶原蛋白囊与电极之间存在一层或多层剩余巨噬细胞和异物巨细胞,它们成为电极与心脏组织之间的界面(Stokes and Anderson, 1991)。

电极植入后立即产生炎症反应(Schaldach, 1992; Stokes and Anderson, 1991)。在炎症持续过程中,诱导心肌收缩所需的刺激电压会增加。一些现代电极通过使用类固醇洗脱技术或生物相容性材料来显著地抑制炎症。大部分所需的刺激电压增加,如果增加的话,可以归因于电极和心肌之间的炎症和胶原网络进展。

图6.6显示玻璃体(或玻璃态)碳电极尖端的包裹。在某种程度上,这种生长是许多起搏器电极的典型形式。

巨噬细胞和异物巨细胞迁移到电极尖端表面的孔、裂缝或凹槽中。除了围绕尖端的胶原蛋白囊外,这些细胞增加了电极的有效电活性尺寸。实际上,由于法拉第电流,极小的尖端可能具有潜在的生物破坏性。然而,过大的电极尺寸导致在心肌处的电场密度降低。电场密度随电极的表面和心肌之间距离的平方而减小(Irnich, 1973; Irnich, 1975)。

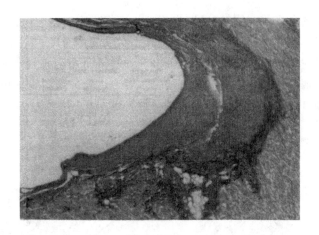

图 6.6 玻璃化碳电极尖端的包裹（放大倍数：250 倍）。胶囊主要由胶原蛋白组成，在电极和电解质之间添加一个电阻成分，并增加电极尖端的有效尺寸（左侧较浅色的区域）。心肌显示在最右边。引自 Beyersdorf，F.，Schneider，M.，Kreuzer，J.，Falk，S.，Zegelman，M.，and Satter，P. 1988. Studies of the tissue reaction induced by transvenous pacemaker electrodes. I. microscopic examination of the extent of connective tissue around the electrode tip in the human right ventricle. *PACE*，11：1753 – 1759

6.1.3 起搏感知电极尖端的理想特性

起搏和感知电极尖端的两个主要电学判据是：尖端的极化特性（动态界面阻抗）和最大电场密度。图 6.7 显示了理想的电极尖端设计特点，可用于有效的起搏和最佳感知。

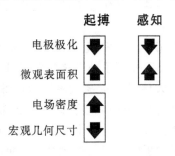

图 6.7 心内电极尖端的理想电气设计准则。对于起搏和传感，电极极化相关的能量损失通过增加尖端的微观表面积 a 而最小化。在起搏过程中，减小电极尖端的几何尺寸增加了诱发心肌收缩所需的电场密度。因此，对于尖端的实现来说，微观表面积与宏观几何尺寸之间较高的比率是可取的

起搏效果和效率

起搏的目的是通过电极尖端向心肌组织安全地引入有效的阴极刺激。图 6.7 表明，为了最有效地实现这一目标，在电极-电解质界面的极化损失最小化的同时增加电场密度。

图 6.8(a)和(b)显示，随着尖端包裹的增加，由此产生的有效尺寸呈径向增大。增大电极几何尺寸会分散电极的诱发电场，从而降低电极的效率。这种电场密度的降低减少了对

任何一个心肌细胞的电影响。因此,脉冲发生器必须提供更多的电荷,以便在包裹处产生同样的效果。为了减小诱导电场的径向扩散,应减小尖端的几何尺寸。

第 6.1.2 节描述了如何减少电极极化损耗。一种降低电荷损耗的方法是在电极-电解质界面上成功地实现可逆反应。第二种方法描述了通过增加亥姆霍兹电容 C_H 来增加可逆电荷转移。第二种方法要求增加电极尖端的活性表面积 a。两种方法均能提高起搏效率。

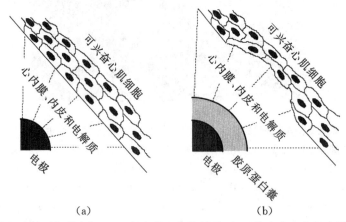

图 6.8 由电极尖端引起的电场。(a)在这种理想的情况下,还没有发生电极尖端的包裹;(b)然而在现实中,包裹过程会在尖端的表面积围形成胶原网络。这种有效增大尖端几何尺寸的过程导致径向电场的扩散和起搏效率的降低

检测灵敏度

用来起搏心肌组织的电极通常也被设计用来感知或检测心脏内的心电信号并将其传递给脉冲发生器。一些起搏器利用这种自然心脏信号在算法控制中用于需求和/或频率适应性起搏系统。

由于起搏和检测应用共享相同的电极-电解质界面,因此用于感知的电极极化损耗以与起搏相同的方式减少。第 6.1.2 节介绍了减少这些界面损耗的方法。

第 8 章讨论了利用精密放大器设计提高检测灵敏度的方法。与高选择性滤波器相结合,这些放大器通常具有极高的输入电阻和增益。它们经常向脉冲发生器提供心脏信号的高保真复制。电极设计的一个主要标准是将小电池源的电荷损耗降到最低,以延长设备寿命。起搏器系统的电荷损耗很大程度上归因于起搏。脉冲发生器内部的增强检测电路为提高起搏效率和延长设备寿命提供了设计灵活性。

6.1.4 现代电极设计

除了节约电池电荷外,还有其他电极设计方面的考虑。其中包括:(1)电极的大小、形状和孔隙率;(2)电极体和针尖材料;(3)类固醇洗脱技术;(4)电极的植入和固定;(5)降低成本。普遍接受的电极设计准则包括:小尺寸(尽管不太小以限制法拉第电流)、高活性比表面积、生物相容性和相对惰性、无腐蚀性的材料。

电极的大小、形状和孔隙率

对于传统的设计,电极尖端的半径应小于或等于不可避免地包裹尖端胶原层的厚度(Mond and Stokes,1991)。这个依据是电场强度随活动尖端表面与心肌之间距离的平方而

减小的结果(Irnich,1973;Irnich,1975)。正确选择的半径可得到在心肌中获得最大电场密度的最优尖端尺寸。

半球形尖端的几何尺寸取决于:

$$A = 2\pi r^2 \tag{6.14}$$

如果预期包裹层厚度在 $0.80 \sim 1.4$ mm 之间时,最佳尖端半径和计算得到的尖端表面积分别为 $0.80 \sim 1.4$ mm 和 $4.0 \sim 12$ mm^2。有效的传统起搏阴极通常在这个范围内选择几何尺寸。请注意,当包裹层堆积在尖端表面时,发射活动表面的电场有效半径和尺寸增加。这就降低了起搏效率。

一些更现代的设计,由于抑制炎症和减少包裹技术,尖端尺寸小于 4.0 mm^2。接下来的两节将讨论不同的尖端材料和类固醇洗脱技术是如何提供设计更小、更有效电极的能力。

除了大小,起搏器电极的发展也包括几种类型的尖端,没有简单的圆形表面。在过去的十年中,电极设计者已经开发出各种不同几何形状的电极尖端。有些尖端几乎是球形或半球形的,其他的尖端是平的、环状的、环形的或带刺的(类似于鱼钩)。InterMedics 公司(位于美国德克萨斯州安格乐顿)推出了 IROX® 型电极,实现了局部电流密度的锐利边缘和点。这些设计是否单独有助于提高起搏效果的辩论仍在继续(Adler et al.,1990;Djordjevic et al.,1986;Karpawich et al.,1992;Mugica et al.,1988;Pioger and Ripart,1986)。

为了减少起搏和感知电极的极化损耗,可以在不增加电极尖端几何尺寸的情况下增加电极尖端的活性微观表面积。如果尖端的表面被设计成有利于身体电解质流入任何表面微腔,则活性表面面积就会大大增加。被称为多孔的几种工业工艺已经开发出以产生高活性的表面面积。图 6.9(a)至(e)显示出五种不同多孔表面的电子显微镜扫描图。注意,在图 6.9 所示的所有不同的多孔表面中,存在微沟槽、裂缝或孔隙,以便电解质流入或在其间流动。由这些不同的表面过程产生的微观脊和边缘增加了尖端表面面积。在现代多孔电极中,已经报道了微观表面面积超过宏观表面面积 1000 倍的案例(Schaldach,1992)。产生图 6.9 中未示出的多孔表面的其他方法包括烧结,其中金属粉末通过非熔化热和化学气相沉积(CVD)方法部分焊接在一起(Schaldach,1992)。

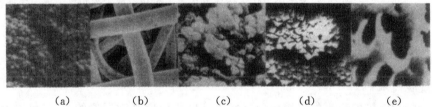

(a)   (b)   (c)   (d)   (e)

图 6.9 各种多孔表面的扫描电子显微照片。(a)分形涂层(引自 Biotronik(位于德国柏林))。(b)网状 CPI 4116 型。引自 Mugica, J., Henry, L., Atchia, B., Lazarus, B., and Duconge, B. 1988. Clinical experience with new leads. *PACE*, 11:1745 - 1752。(c)活性涂层 Sorin S100 型。引自 Mugica, J., Henry, L., Atchia, B., Lazarus, B., and Duconge, B. 1988. Clinical experience with new leads. *PACE*, 11:1745 - 1752。(d)物理气相沉积(PVD)涂层。引自 Schaldach, M. M. 1992. *Electrotherapy of the heart*. Berlin:Springer - Verlag 和(e)玻璃(死海古卷,藏于日本埼玉县的物理和化学研究所)。引自 Katsumoto, K., Niibori, T., Takamatsu, T., and Kaibara, M. 1986. Development of glassy carbon electrode(dead sea scroll)for low energy cardiac pacing. *PACE*, 9:1220 - 1229

图 6.10 显示了如何使用多孔电极尖端表面而不是相对光滑的尖端表面来降低起搏电压损耗。

电极材料

通常由两种不同的部件组成一个标准电极：电活性尖端和电极本体外壳。两者必须是血液和组织兼容的。

在 6.3 节中将会讨论一般生物相容性的问题，然而电极尖端生物相容性也特别重要。适当选择的尖端材料有可能减少炎症。除了组织兼容外，电极尖端还必须是血液兼容性的。这意味着材料必须对蛋白质结合具有低亲和力，而不是诱发血栓形成和栓塞。

电极尖端常用的材料包括：钛及其合金、铂及其合金、铱、碳和金属活性玻璃（通常称为玻璃体）和 Elgiloy®。钛或其合金作为电极尖端经常涂覆铂和/或铱，以防止非导电层的发展。

电极外壳通常由硅橡胶或聚氨酯组成。第 6.3 节将详细讨论所有这些材料。

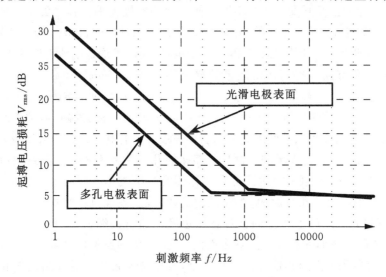

图 6.10　在心肌-电极界面的起搏电压损耗是通过实现一个多孔的而不是相对平滑的电极尖端来减少的。电压损耗的降低主要是由于与活性表面积的增加有关的电极极化降低。引自 Schaldach, M. M. 1992. *Electrotherapy of the heart*. Berlin：Springer – Verlag

类固醇洗脱技术

在心肌与电极的交界处应用药理抗炎药可显著降低刺激阈值的急、慢性升高。急性炎症可在植入后的第一至四周造成能量的显著损耗。通过减少植入后炎症，各种药物洗脱电极在维持起搏和感知的低能量损耗方面取得了极大的成功（Mond et al.，1988；Mond and Stokes，1991；Stokes，1988；Stokes and Church，1987）。

图 6.11 显示了类固醇洗脱电极。这是图 6.1 所示 Medtronic CapSure 电极的横断面视图。请注意，虽然这确实是一个类固醇洗脱设计，它也显示了在前三节讨论的传统设计特点。它的尖端几乎是半球形的，其几何面积约为 8 mm²。此外，它使用多孔的铂涂层钛表面以增加活性表面积，同时减少尖端不相容。虽然类固醇洗脱是电极技术的一个重要进展，但先前讨论的设计标准仍然很重要（Mond and Stokes，1991）。

图 6.11 所示的电极在其多孔尖端后面有一个硅橡胶塞(称为整体控释装置),填充略小于 1 mg 的地塞米松磷酸钠(DSP)(Mond and Stokes,1991)。当暴露于组织时,药物通过多孔表面洗脱到周围的电极-心肌界面。地塞米松磷酸钠是强有力的抗炎药理学家族的成员,被称为糖皮质激素。众所周知,许多糖皮质激素可以抑制炎症(Mond et al.,1988;Mond and Stokes,1991)。

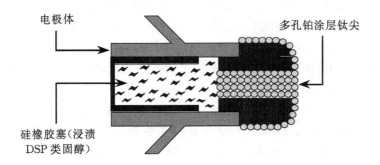

电极体

多孔铂涂层钛尖

硅橡胶塞(浸渍
DSP 类固醇)

图 6.11 类固醇洗脱心内电极的横断面图(Medtronic CapSure® 电极,4003 型)。注意,硅橡胶塞浸渍类固醇 DSP。类固醇通过多孔尖端进入周围组织,从而减少炎症。引自 Mond, H., and Stokes, K. B. 1991. The electrode-tissue interface:the revolutionary role of steroid elution. *PACE*,15:95 - 107

虽然糖皮质激素的化学机制尚未被完全了解,但它们的成功被认为是早期和晚期炎症抑制的结果(Stokes and Bornzin,1985)。回想第 6.1.2 节,电极尖端周围的吞噬细胞活动导致溶酶体炎症介质的释放。DSP 被认为能通过改变吞噬细胞的通透性来稳定吞噬细胞的细胞膜,从而减少其释放溶酶体炎症介质的倾向(Henson,1971;Henson,1980;Preston and Judge,1969)。因此,减少炎症介质的释放可以减少炎症。

其他类固醇洗脱心内电极的方法也已经实现。一些公司,如 Medtronic、Telectronics 和 Cordis 起搏系统(Telectronics 和 Cordis 起搏系统,澳大利亚悉尼),已经在一些电极尖端实施了外部释药陶瓷项圈。正如下一节所讨论的,心房起搏器电极通常主动固定在心脏表面。现代主动固定方法通常采用螺旋螺钉尖端旋入心房壁的方法。通过在螺旋螺钉周围放置一个可渗透的药物释放环,类固醇能够直接流入螺旋尖端周围的组织中。项圈类固醇洗脱电极所显示的刺激阈值的降低(通常也采用 DSP 类固醇)与其他药物洗脱设计中的发现强烈一致(Brewer et al.,1988)。

几种现代起搏器电极上实施的类固醇洗脱设计提供了有效的方法来维持低的急慢性刺激阈值。虽然技术相对较新,糖皮质激素洗脱到电极尖端周围的组织已经证明是成功的。

电极植入和固定

可靠的电极固定在心肌附近或进入心肌是有效地连接脉冲发生器和心脏的关键。永久起搏电极的植入通常是为了耐受病人的生命周期。在罕见的情况下,心脏病专家考虑由于感染、血栓形成或心功能不全而拔除电极。虽然固定应该经受住心脏内的自然机械和化学条件,但如果电极引起的并发症比它解决的问题更多的话,合理的移除是可取的。

电极的固定方法有三大类。第一类由漂浮起搏导线组成。这些导线上的电极实际上并不附着在心脏组织上而是漂浮在心脏的腔室里。由起搏导线运动和杂散刺激电流引起的并发症使浮动起搏导线的实现比直接或接近于心肌的电极更不理想。因此,漂浮起搏导线最常用于临时起搏系统。

一种更可靠的方法是通过主动固定来连接起搏器电极。目前有三种类型的主动固定:缝合、倒刺和螺旋。缝合固定通常需要心内直视手术。心外膜电极缝合垫(通常中心有一个活性电极)实际上是直接缝合在心外膜组织上。这一程序虽然不常见,但通常应用于儿童,他们的身体生长增加了起搏导线的张力和植入电极的拉力(Gillette et al.,1985;Karpawich et al.,1992;Williams et al.,1986)。倒刺固定类似鱼钩,也需要心内直视手术才能植入。最初放在心内膜上的带刺金属电极尖端被拉进或推到组织中,从而使其不动。它可能需要或不需要通过缝合进一步固定。

螺旋主动固定电极在尖端装有一个或多个螺旋螺钉,旋转到心肌组织中。使用螺旋固定的电极可以跨静脉植入,因此在临床上已成为主动固定的主流(Charles et al.,1977;Gillette et al.,1985;Stokes and Stephenson,1982)。此外,如果必须从临床上去除起搏导线,医生可以简单地将起搏导线从心肌中反旋并取出。螺钉可以作为或不作为电极的起搏/传感区域。螺旋固定电极通常用于心房植入术,以适应引入右心房壁所需的起搏导线弯曲。这种植入心肌的固定减少了起搏导线所施加的侧向力将植入体移除的机会。

然而,在植入过程中尖锐的螺旋尖端跨静脉通过时有时会引起内在的临床影响,如划伤静脉或过度刺穿心脏组织。与固定螺旋尖端植入有关的问题导致了可伸缩和包覆螺旋固定电极的发展(Charles et al.,1977;Gillette et al.,1985;Ormerod et al.,1988)。可伸缩螺旋尖端在起搏导线内有旋转机构,允许在切口处外部的销钉旋转以收回固定螺钉。这样,起搏导线就能安全地通过心脏。一旦植入心脏,医生就能重新伸出螺钉并将其拧转到合适的位置。

许多可伸缩的尖端设计有两个缺点。第一个是需要增加起搏导线直径以容纳旋转装置和保护起搏导线金属丝线圈。此外,起搏导线的灵活性也有所下降(Cameron et al.,1990;Ormerod et al.,1988)。第 6.2 节讨论了这两种设计缺点的生理含义。然而,涂层螺旋尖端允许较少危险的经静脉通道,而不将旋转装置并入起搏导线中(Ormerod et al.,1988)。一个不可伸缩的螺旋螺钉被一种生物相容性凝胶包裹起来,该凝胶在植入后溶解,从而使插入和处理比其他不可伸缩的模型简单得多,也减少了危险性(Ormerod et al.,1988)。

所有三种主动固定方法都导致极低的移位率(通常低于植入总数的 1%)。然而,通过主动固定侵入性地刺穿心脏组织是理论上导致炎症增加的原因之一。已经确定这样的增加会降低起搏效率。

第三种植入起搏器电极的方法也被开发出来:被动固定。被动固定电极利用自然组织对生理异物的包裹将装置锚定到位。它们不刺破心肌——它们轻轻地躺在非常靠近心肌的心内膜上。这样可以减少炎症。已经开发了几种促进组织被动固定的机制,包括翼、冠、凸缘、刷毛、突出线和尖齿。这些固定装置通常由聚合物组成,因为它们具有相对生物相容性和柔韧性。虽然主动固定方法仍表现出较低的移位率,但改进的技术有助于增加被动固定可靠性(Mond and Sloman,1980)。各种类型的尖齿固定目前在临床被动固定表现最成功,显示移位率平均在 3%～4% 之间。这些设计在各种配置中通常包括三个或更多的尖齿,例如螺旋缠绕在电极体周围,对称地间隔在跨越电极体长度的一行或多行中,以及其他方式。

图 6.12 显示了各种主动和被动固定电极的例子。

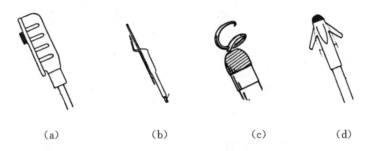

(a)   (b)   (c)   (d)

图 6.12 主动和被动固定电极的例子。(a)以盘状、类固醇洗脱的铂化多孔电极为中心的心外膜缝线衬垫主动固定(引自 Medtronic，Inc)；(b)倒刺心外膜抛光铂"鱼钩"电极(Medtronic 公司，6917A 型，引自 Medtronic，Inc)；(c)螺旋主动固定电极；(d)尖齿的被动固定电极(BIOTRONIC 公司，DJP/JP 型，引自 BIOTRONIC，Inc.)

6.2 起搏导线

起搏导线是起搏器系统的重要组成部分。虽然通常与电极同时处理，但许多起搏导线的设计标准与电极不同。永久起搏器电极设计为一旦植入便保持固定位置。然而，起搏导线必须能够弯曲，并可以伴随病人成长。

起搏导线通常通过上腔静脉系统的血管进入心脏，以避免心内直视手术。因此，它们必须具有不堵塞的直径，并且必须由与心血管系统生物兼容的材料组成。与电极类似，起搏导线通常是用来维持病人生命的剩余时间。设备寿命要求耐用的设计，这可能会损害侵入性和生物相容性标准。最近，起搏导线技术的进步将灵活性、生物相容性和耐久性之间的许多有效折中结合在一起。

6.2.1 起搏导线在起搏系统中的作用

起搏器起搏导线通常发挥两个作用：(1)将刺激脉冲从脉冲发生器传送到电极；(2)将电极感应的电信号传送到脉冲发生器。

图 6.13 显示了两种常见的现代起搏器起搏导线：单极和双极。单极设计只需要一根起搏导线(称为线圈)。刺激阴极连接到导线的远端。起搏器外壳通常用作阳极。单极实现的一个优点是简单，单线圈技术不太容易出现临床和制造困难。此外，单极起搏导线通常比双极设计薄(因为它们只有一组线圈，而不是双极的两组线圈)。单极起搏导线有时似乎比双极型号引起的炎症更少，因为双极起搏导线更硬，会导致心脏组织压力增加(Cameron et al.，1990；Jacobs et al.，1993)。此外，由于单极起搏导线灵活性增加，锁骨下内侧尾骨牵引引起的起搏导线压缩损伤通常在单极起搏导线中减少(Cameron et al.，1990；Jacobs et al.，1993；Magney et al.，1993)。

双极电极也有远端阴极电极。另外，每个电极都有一个环状阳极，漂浮在近端的心脏腔室中。这两个电极之间的距离根据起搏导线型号而变化，约为 10～15 mm。与单极设计相比，双极引线提供了一些潜在的优势，包括降低远场动作电位幅度(Aubert et al.，1986；DeCaprio et al.，1977；Griffin，1983)、对外部干扰和心肌动作电位的相对免疫(Antoniucci

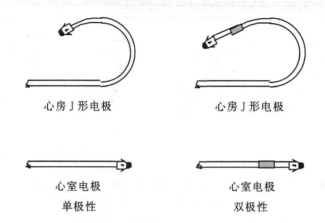

心房 J 形电极   心房 J 形电极

心室电极   心室电极

单极性   双极性

图 6.13 单极和双极实现 J 形和非定形起搏导线。所有型号都有远端阴极。双极设计通常有一个环状阳极在起搏导线上距离远端大约 10～15 mm

et al.,1981;Breivik et al.,1983;Daley and White,1982;Levine et al.,1982;Levine and Klein,1983;Secemsky et al.,1982)、信号–噪声比改善(Aubert et al.,1986;DeCaprio et al.,1977;Griffin,1983)和减少骨骼肌刺激(Cameron et al.,1990)。

医生通常决定哪种类型的起搏导线对他或她的患者有最佳临床利益(Hayes,1992)。由于生活方式的差异,不同起搏导线配置植入不同的患者中。双极性导线的临床优势通常超过单极设计所提供的优点(Hayes,1992)。由于技术进步使其更薄和更灵活,双极性导线在临床上更为可取。在 1989 年,76％的非外科医生和 60％的外科医生首选双极配置(Bernstein and Parsonnet,1989)。然而,起搏和感知的差别对两者来说并没有显著不同。

6.2.2　起搏导线的实施特点

成功实现的起搏导线具有若干重要特征。从电学的角度来看,起搏导线的电导直接影响系统的起搏效率和准确检测心电图信号的能力。起搏导线的材料、厚度和长度影响电阻引起的损耗。此外,起搏导线的耐久性对于整体器件的可靠性是重要的。两个原因导致导线的硬度很重要:易于植入和电极效率。硬度通常由绝缘材料、弹簧圈材料和弹簧圈配置(单极与双极)确定。起搏导线的绝缘材料必须具有生物相容性,以减少可能导致血栓、栓塞或心血管系统感染的病理效应。最后,为了避免由于腐蚀而导致的起搏导线电阻增加,绝缘材料必须是耐用的和柔性的,不会在血流中磨损或在反复弯曲的情况下开裂。

降低起搏导线的电压损耗

通过降低弹簧圈电阻,可以减少起搏导线的电压损耗。弹簧圈电阻由下列表达式决定:

$$R_{\mathrm{L}} = \frac{\rho L}{a_{\mathrm{c}}} \tag{6.15}$$

其中,ρ 是弹簧圈材料的电阻率;L 是弹簧圈纤维丝的总长度;a_{c} 是弹簧圈纤维丝的横截面面积。降低起搏导线电阻的一种方法是缩短其长度。然而,起搏导线的长度主要取决于患者的物理特性。特别是对于儿童来说,额外的起搏导线必须盘绕在某处,以适应身体的灵活性和成长。在将起搏导线植入儿童的病例中,研究人员现在能够在 95％的准确性内确定一个儿童患者未来的身高。因此,可以分配额外的起搏导线(O'Sullivan et al.,1993)。无论是儿童还是成年人,患者通常都被要求最大限度地吸气、呼气,并进行与其生活方式相同的身体运动。根据预期的高度信息和实际移动所需的尺度确定所需的引线长度。虽然可以在脉冲发生器的后面盘旋额外的长度,但这会在植入体中加入相当大的体积,从而从美容的角度降低了可取性,增加了起搏导线的风险,因此这是一个不那么吸引人的选择(O'Sullivan et al.,1993)。超长的起搏导线通常被环绕在右心房内(O'Sullivan et al.,1993)。

另一种降低起搏导线电阻的方法是选择低电阻率的弹簧圈材料。起搏导线线圈通常由钴基合金 MP35N(35%Co,35%Ni,20%Cr,10%Mo)制成,具有极高的弹性和低的电阻率。此外,它们也不难制造或保持弹簧圈的形状(Cameron et al.,1990)。

起搏导线的可靠性

引线必须能够随患者伸展和弯曲。为了保证延伸率和持久的灵活性,起搏导线的金属纤维丝通常是绕制的。据报道,起搏导线可承受 2 亿次 15% 的轴向伸长和弯曲循环耐久试验而性能没有下降(Adler et al.,1992)。这对起搏导线可靠地承受患者的剩余治疗期限是至关重要的。

起搏导线植入装置

除了提供灵活性和延伸能力外,各种起搏导线弹簧圈配置还提供一个腔,用于插入和抽取被称为导丝的装置。坚硬的导丝用于植入和移除起搏导线。在一些设计中,起搏导线已经预先成形以适应将被引入的位置(通常是 J 形,用于将电极倒置插入到右心房)。在这种预成形的起搏导线中,必须通过弹簧圈腔体插入一个直导丝,以便在植入过程中允许沿静脉横向改变方向。在其他起搏导线中,起搏导线本身并不是预先成形的,而是直接通过静脉进入心脏。如有需要,可插入预先成形的导丝,以允许和保持所需的起搏导线形状,以便进行有效的电极安装直到被移除为止。

起搏导线测试

起搏导线耐久性的常用测试方法包括:起搏导线的一般可靠性、挠性疲劳、导丝插入和拔出、振动测试和泄漏测试。起搏导线的一般可靠性通常取决于起搏导线对搬运和植入过程引起正常应力的承受能力。挠性测试确定起搏导线在反复弯曲和伸长后的电和其他物理性能。导丝插拔测试确定起搏导线是否可被导丝多次插拔所损坏。由于制造、运输和搬运过程引起的振动也可能导致缺陷,各种振动测试通常在多个轴向进行,以确定起搏导线是否能承受这种条件。泄漏测试对于确定起搏导线绝缘和接头是否能承受类似于体内的化学状况非常重要。

在进行了大多数起搏导线测试后,电子显微镜扫描(EMS)通常用于确定弹簧圈的完整性。图 6.14 显示了两个弹簧圈变形的例子,通常归因于病人锁骨和第一肋骨之间对植入起搏导线的剪切效应所造成的挤压(Brinker et al.,1991;Stokes and McVenes,1988;Stokes et al.,1987)。用于植入发生这种变形的起搏导线的手术过程称为经皮锁骨下静脉入路。这一手术最近占了起搏导线植入术的 75%~95%(Bernstein and Parsonnet,1989)。虽然植入的临床容易度和速度是这一手术流行的原因(Hess et al.,1982;Jacobs et al.,1993),但由于重复的剪切压迫导致弹簧线圈断裂发生率增加,因此需要对植入手术过程和起搏导线的设计进行评估(Alt et al.,1987;Luck and Pae,1991)。

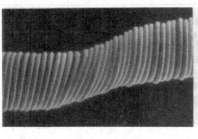 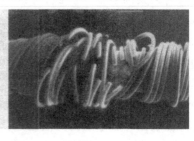

(a)   (b)

图 6.14　挤压起搏导线的例子。(a)在锁骨下内侧植入术中一次挤压后对软钢丝线圈的挤压损伤；(b)锁骨与第一肋骨之间重复和压迫夹持引起的线圈断裂形态。引自 Jacobs，D. M.，Fink，A. S.，Miller，R. P.，Anderson，W. R.，McVenes，R. D.，Lessar，J. F.，Cobian，K. E.，Staffanson，D. B.，Upton，J. E.，and Bubrick，M. P. 1993. Anatomical and morphological evaluation of pacemaker lead compression. *PACE*，16:434－444

起搏导线刚度

起搏导线刚度对临床插入难易程度和电极效率都很重要。如果引线太刚，当医生试图通过几条上静脉中的一条时，其沿长度方向的横向位移将非常困难。虽然罕见，但临床已经报告了因过刚的起搏导线而导致电极刺穿血管壁的病例。此外，一旦电极被植入（无论是主动的还是被动的），其对心内膜和心肌施加的压力应最小。这将使机械性炎症最小化。如果弯曲的起搏导线过度地将电极推挤到心脏组织上，增加的炎症会导致起搏效率降低。如果起搏导线在心肌组织缺乏的病人中过硬或植入不当，患者可能会经历更严重的情况，如高阈值出口阻滞、心肌缺血或心室穿孔(Cameron et al.，1990)。

双极起搏导线传统上被认为比单极实现更刚(Cameron et al.，1990)。双极起搏导线其阳极和阴极之间的远端长度在结构上与单极引线相同，其余近端长度部分通常由一对同轴弹簧线圈组成。其增加的体积可以显著增加起搏导线的刚度。Intermedics 引入了一种薄双极引线，比许多其他双极设计中观察到的更柔软(Adler et al.，1992)。图 6.15 显示了传统的同轴起搏导线模型和薄中间层 ThinLine® 起搏导线模型。

起搏导线绝缘

起搏导线考虑的另一个因素是绝缘材料。选择这些材料的重要标准包括：电气绝缘性能、硬度、耐久性和生物相容性。现代材料中有两类材料表现出了很好的性能：聚氨酯和硅橡胶。两者都是优秀的绝缘体，非常耐用，而且相对生物相容。许多用作起搏导线绝缘的聚氨酯没有硅橡胶柔软，因此有助于提高起搏导线的整体硬度(Cameron et al.，1990)。此外，近年来的研究表明，使用聚氨酯的导线绝缘开裂率高于使用硅橡胶的导线。然而，聚氨酯比硅橡胶具有更低的摩擦系数，因此更容易植入。聚氨酯和硅橡胶作为起搏导线绝缘材料的优点和缺点多年来一直是争论的根源。

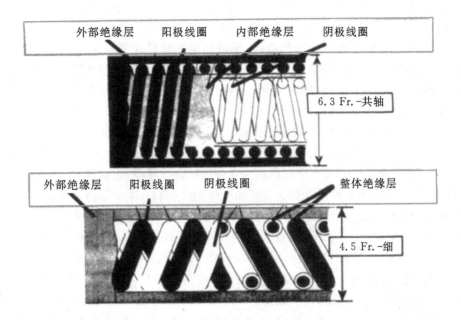

图 6.15 传统同轴双极线圈结构与 Intermedics 公司 ThinLine 设计的结构相比较。请注意,ThinLine 起搏导线比标准双极起搏导线要薄得多。这就增加了导线的柔软性,减少了侵入性。引自 Adler, S. C., Foster, A. J., Sanders, R. S., and Wuu, E. 1992. Thin bipolar leads: a solution to problems with coaxial bipolar designs. *PACE*, 15:1986-1990

6.3 生物相容性

在患者体内植入任何器件都不会损害以前的健康身体系统是非常重要的。保护患者免受不良物质副作用的影响是生物相容性的首要目标。

第二个目标是保护起搏器手术不受身体恶劣环境的影响。这就是所谓的生物稳定性。人体利用多种过程破坏或隔离异物,使其与正常的生理操作无关。如果材料选择不当或制造不当,可能引起排异过程并可能损坏任何或所有起搏器部件的完整性。因此,为了保持有效的起搏治疗,必须防止体液进入整个系统中的任何部件、接口或密封部位。

6.3.1 起搏器生物材料特点

目前已知还没有完全生物相容性的材料。当植入时,所有材料都会经历不同类型和程度的化学与体液的相互作用。因此,寻找适合特定生物应用的材料是很重要的。这些材料的定义如下:

> 具有最佳生物相容性的材料是一种不会导致急性或慢性炎症反应的材料,也不会阻止植入物周围组织的适当分化(Williams,1987)。

三种起搏器部件——起搏器、起搏导线和电极——所影响的组织都不相同。起搏器本身通常被夹在病人的皮肤和胸肌之间。起搏导线通常穿过锁骨下静脉或头静脉进入上腔静脉。电极植入右心房或右心室。选择或开发符合各自植入部位特点的材料非常重要。

从这三个部位(皮肤/肌肉、静脉和心脏内)可以区分两类不同的起搏器材料:软组织相容性材料和血液相容性材料。每一种材料的植入都需要考虑物理、机械、化学、电化学、生理、病理和生物学方面的特征。可制造性、质量控制和降低成本也是大规模生产的重要标准。物理特性和生产标准之间的折中决定了起搏器系统的生物相容性能否成功。

物理和机械材料特性包括:密度、硬度、柔韧性、抗拉强度、透气性、剪切模量、电热导率、热膨胀系数和表面粗糙度(Billmeyer,1984;Brown,1988;Fraker and Griffin,1985;Mohtashemi and Hines,1983;Rembaum and Shen,1971;Schaldach and Bolz,1991;Shalaby,1988;Szycher,1983;Williams,1987)。起搏器材料必须能够承受几十年的各种物理、机械和化学因素的变化。

通常,身体可由许多不同离子组成的盐水库进行化学建模,也同样由电解质组成。这些特点使起搏器系统易受各种化学和电化学相互作用的影响。减少起搏器系统材料对身体产生负面影响的机会,反之亦然,需要考虑几个化学参数。其中包括:耐腐蚀、化学稳定性、耐化学溶剂性、杀菌性、吸水性和表面张力特性(Billmeyer,1984;Mohtashemi and Hines,1983;Rembaum and Shen,1971;Schaldach and Bolz,1991;Szycher,1983;Williams,1987)。

发生在材料–组织界面上的化学和电化学反应常常引起生理、病理和生物学方面的变化。这些相互作用的临床后果要求起搏器设计者也考虑与患者健康直接相关的物质标准。这些临床考虑因素包括:致癌性、毒性、血栓形成性、免疫反应、感染亲和力以及过敏和炎症反应(Mohtashemi and Hines,1983;Schaldach,1992;Schaldach and Bolz,1991)。

由起搏器材料引起的常见并发症和减少并发症所需的改进如图 6.16 所示。

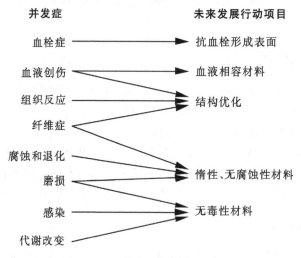

图 6.16 起搏器材料常见并发症及未来发展目标。引自 Schaldach,M. M. 1992. *Electrotherapy of the heart*. Berlin:Springer-Verlag

6.3.2 起搏器生物材料概述

生物材料有四大类:金属、聚合物、玻璃和陶瓷。另外还有这些材料的复合材料,所有这些都被认为是异体的,即不是来源于生物体的。将每种材料结合在一起的化学键通常决定了植入的效用。

金属

　　金属通常在正原子核的晶格中表现出以自由电子为特征的键。这些键及其自由电子有助于许多金属的电导率（Brown，1988；Fraker and Griffin，1985；Schaldach，1992；Szycher，1983；Williams，1987）。此外，与其他材料相比，金属晶格有助于它们的相对强度、柔韧性和硬度。钛及其他两种金属铌和钽的合金尤其具有生物相容性，因为它们在其表面自发形成非导电氧化物层（如 TiO_2）。这提供了一个保护表面，可以可以防止电荷载流子跨越相界交换（Fraker et al. ，1980；Zitter and Plenk，1987）。铂和/或铱涂层电极尖端由于局部炎症减少而表现出较低的慢性刺激阈值（Mond et al. ，1988；Rubin et al. ，1991；Schaldach et al. ，1990）。钛及其合金的物理和机械性能比许多其他金属相当或者更优越（Schaldach，1992）。钛及其合金的弹性模量在 $100\sim120$ GPa 之间。极耐腐蚀和耐久性使钛及其合金成为密封脉冲发生器外壳的理想材料（Schaldach，1992；Tarjan and Gold，1988）。这些外壳现在通常是用激光焊接在一起的。

　　在起搏器部件中使用的其他金属包括各种不锈钢（如 316L 型）、钴和铬合金、铂及其合金、有色金属合金，如 MP35N® [标准压制钢]、Elgiloy [American Gage and Machine]、Tinel®/Nitinol® [Raychem] 和铱（Bittence，1983；Boretos and Eden，1984）。除钛及其合金外，各种不锈钢也被用于起搏器和起搏导线弹簧线圈。钴、铬、银和有色金属合金由于其电性能和弯曲性能，也通常用作起搏导线弹簧线圈导体。铂、铱和 Elgiloy 因其生物相容性高而被广泛用于电极尖端。虽然这些材料一般不像钛及其合金那样具有生物相容性，但它们适合于满足各自生物植入部位的要求。

聚合物

　　聚合物，或塑料，通常用于起搏导线绝缘、电极外壳密封剂和连接起搏导线组件。此外，它们还用于电极固定装置和形成脉冲发生器与引线之间的连接器。聚合物的特点是分子结构拉长，含有大量共价键碳基团。由于键合共价，许多聚合物与人体之间的化学相互作用很少。然而，由于它们的一些分子链的长度和它们之间的键在一起，聚合物的力学性能往往取决于温度（Billmeyer，1984；Rembaum and shen，1971；Schaldach，1992；Szycher，1983）。因此，诸如硬度、柔韧性和热膨胀系数等特性特别值得关注。此外，由于来源于石油制造加工，使用聚合物材料往往需要致癌性和毒性方面的考虑。尽管存在这些可能的缺点，但与大多数生物相容金属相比，聚合物材料通常更便宜，而且更容易制造。聚合物通常以颗粒、圆珠或薄膜形式存在。这些形式很容易适应生产过程，如挤压、注射成型或真空铸造，比金属加工过程如切削、研磨和抛光等成本较低，时间也较短。

　　起搏器中常用的聚合物包括各种聚氨酯和硅橡胶。聚二甲基、硅氧烷和各种聚氨酯是柔软的、不导电的、耐磨的。它们也很容易通过注射成型和挤压工艺来制造。所有这些特性有助于成功地实现起搏导线绝缘和电极外壳材料（Llewellyn et al. ，1988）。环氧树脂和硅橡胶具有五种优越的起搏器材料特性，包括耐化学性，其在温暖的水环境中表现出较低的收缩率，对金属有很强的附着力，非常柔软，在成型过程中易于制造。因此，这类树脂通常用于起搏器系统接头和连接器，特别是脉冲发生器的连接器（Billmeyer，1984；Rembaum and shen，1971；Schaldach，1992；Szycher，1983）。

玻璃和陶瓷

　　玻璃和陶瓷非常坚硬,并表现出与热膨胀系数、比热、绝缘性和平滑性有关的理想性能。玻璃和陶瓷在起搏器中有多种用途,其中一种是用于保护脉冲发生器的陶瓷封装。这种密封层非常光滑,具有很好的软组织生物相容性。陶瓷或玻璃有时也会被金属或可见碳活化,产生电极尖端所需的高活性表面积(Katsumoto et al. ,1986;Mund et al. ,1986;Schaldach,1992)。由于其具有吸收特性,围绕电极尖端的陶瓷项圈被用来将类固醇抑制并洗脱到周围组织中,以减少炎症和胶原堆积(Anderson et al. ,1990;Anderson et al. ,1991;Mathivanar et al. ,1990;Skalsky et al. ,1990;Wilson et al. ,1991)。最后,玻璃通常还用于密封脉冲发生器外壳和起搏导线连接部位进入和构成的连接器。

6.4　参考文献

Adler, S. C., Foster, A. J., Sanders, R. S., and Wuu, E. 1992. Thin bipolar leads:a solution to problems with coaxial bipolar designs. *PACE*, 15:1986 – 1990.

Adler, S. C., Spehr, P., Allen, J., and Block, W. 1990. Chronic animal testing of new cardiac pacing electrodes. *PACE*, 13:1896 – 1900.

Alt, E., Volker, R., and Blomer, H. 1987. Lead fracture in pacemaker patients. *Thorac. Cardiovasc. Surg.*, 35:101 – 104.

Anderson, N., Mathivanar, R., and Skalsky, M. 1990. Reduction of threshold peaking and chronic thresholds using a ceramic drug eluting collar. (abstract)*PACE*, 12:108.

Anderson, N., Skalsky, M., Mathivanar, R., Tunstell, A., Harman, D., and Ng, M. 1991. Active fixation leads—long term threshold reduction using a drug-infused ceramic collar. (abstract)*PACE*, 14:639.

Antoniucci, D., Marchi, F., and Multinu, D. 1981. Muscle potential interference:a study with ambulatory ECG monitoring. *PACE*, 4:A – 30.

Aubert, A. E., Ector, H., Denys, B. G., and de Geest, H. 1986. Sensing characteristics of unipolar and bipolar orthogonal floating electrodes:morphology and spectral analysis. *PACE*, 9:343.

Bernstein, A. D., and Parsonnet, V. 1989. Survey of cardiac pacing in the United States in 1989. *Am. J. Cardiol.*, 69:331 – 338.

Beyersdorf, F., Schneider, M., Kreuzer, J., Falk, S., Zegelman, M., and Satter, P. 1988. Studies of the tissue reaction induced by transvenous pacemaker electrodes. I. microscopic examination of the extent of connective tissue around the electrode tip in the human right ventricle. *PACE*, 11:1753 – 1759.

Billmeyer, F. W. 1984. *Textbook of polymer science*. 2nd Ed. New York:John Wiley & Sons.

Bittence, J. C. 1983. *Materials engineering/materials selector*. Cleveland:Penton/IPC.

Bockris, J. O'M, and Drazic, D. M. 1972. *Electro-chemical science*. London:Taylor and Francis, Ltd.

Bolz, A., Fröhlich, R., and Schaldach, M. 1993. Elektrochemische aspekte der elektrostimulation – ein beitrag zur senkung des energiebedarfs. In M. Hubmann and R. Hardt(eds.)*Schrittmachertherapie und hämodynamik*. München: MMVverlag.

Boretos, J. W., and Eden, M. 1984. *Contemporary biomaterials*. Park Ridge, NJ: Noyes.

Breivik, K., Engedal, H., and Ohm, O. J. 1983. Long-term comparison of unipolar and bipolar pacing and sensing, using a new multiprogrammable pacemaker system. *PACE*, 6:593.

Brewer, G., Mathivanar, R., Skalsky, M., and Anderson, N. 1988. Composite tips containing externally placed drug releasing collars. *PACE*, 11:1760 – 1769.

Brinker, J. A., Zimmern, S., and Gentzler, R. 1991. Coaxial bipolar leads—potential for internal insulation problem. (abstract)*PACE*, 14:85.

Brown, S. A. 1988. Biomaterials, corrosion and wear of corrosion. In J. G. Webster (ed.)*Encyclopedia of medical devices and instrumentation*. New York: John Wiley & Sons.

Cameron, J., Mond, H., Ciddor, G., Harper, K., and McKie, J. 1990. Stiffness of the distal tip of bipolar pacing leads. *PACE*, 13:1915 – 1920.

Charles, R. G., Clarke, L. M., and Drysdale, M. 1977. Endocardial pacing electrode design and rate of dislodgement. *Br. Heart. J.*, 515.

Daley, J. E., and White, A. A. 1982. Non-invasive analysis of simulated pacemaker failure available in multiprogrammable pulse generators. *PACE*, 5:4.

DeCaprio, V., Hurzeler, P., and Furman, S. 1977. A comparison of unipolar and bipolar electrograms for cardiac pacemaker sensing. *Circulation*, 56:750.

Deconinck, J. 1992. Current distributions and electrode shape changes in electrochemical systems. In C. A. Brebbia and S. A. Orszag(eds.)*Lecture notes in engineering*. Berlin: Springer – Verlag.

Djordjevic, M., Stojanov, P., Velimirovic, D., and Kocovic, D. 1986. Target lead – low threshold electrode. *PACE*, 9:1206 – 1210.

Dymond, A. M. 1976. Characteristics of the metal – tissue interface of stimulation electrodes. *IEEE Trans. Biomed. Eng.*, 23:274.

Fraker, A. C., and Griffin, C. D. 1985. Corrosion and degradation of implant materials. *Second international symposium on corrosion and degradation of implant materials*. Philadelphia: ASTM, Bd.

Fraker, A. C., Ruff, A. W., Sung, P., van Orden, A. C., and Speck, K. M. 1980. Surface preparation and corrosion behaviour of titanium alloys for surgical implants. *Ti '80 Science and Technology*, 2447.

Gillette, P. C., Wampler, D. G., and Shannon, C. 1985. Use of atrial pacing in a young population. *PACE*, 8:94 – 100.

Griffin, J. C. 1983. Sensing characteristics of the right atrial appendage electrode. *PACE*, 6:22.

Hayes, D. L. 1992. Pacemaker polarity configuration—what is best for the patient? *PACE*, 15:1099 – 1100.

Henson, P. M. 1971. The immunologic release of constituents from neutrophil leukocytes II. Mechanism of release during phagocytosis and adherence to non-phagocytosable surfaces. *J. Immunol.*, 107:1547 – 1557.

Henson, P. M. 1980. Mechanisms of exocytosis in phagocytic inflammatory cells. *Am. J. Path.*, 101:494 – 514.

Hess, D. S., Gertz, E. W., and Morady, F. 1982. Permanent pacemaker implantation in the cardiac catheterization laboratory:the subclavian vein approach. *Cathet. Cardiovasc. Diagn.*, 8:453 – 458.

Irnich, W. 1973. Considerations in electrode design for permanent pacing. In H. J. Thalen(ed.)*Cardiac pacing ; proceedings of the fourth international symposium on cardiac pacing*. Assen, The Netherlands:Van Gorcum & Co.

Irnich, W. 1975. Engineering concepts of pacemaker electrodes. In M. Schaldach and S. Furman(eds.) *Advances in pacemaker technology*. New York:Springer – Verlag.

Jacobs, D. M., Fink, A. S., Miller, R. P., Anderson, W. R., McVenes, R. D., Lessar, J. F., Cobian, K. E., Staffanson, D. B., Upton, J. E., and Bubrick, M. P. 1993. Anatomical and morphological evaluation of pacemaker lead compression. *PACE*, 16:434 – 444.

Karpawich, P. P., Hakimi, M., Arciniegas, E., and Cavitt, D. L. 1992. Improved chronic epicardial pacing in children:steroid contribution to porous platinized electrodes. *PACE*, 15:1151 – 1157.

Katsumoto, K., Niibori, T., Takamatsu, T., and Kaibara, M. 1986. Development of glassy carbon electrode(dead sea scroll)for low energy cardiac pacing. *PACE*, 9:1220 – 1229.

Levine, P. A., Caplan, C. H., and Klein, M. D. 1982. Myopotential inhibition of unipolar lithium pacemakers. *Chest*, 82:461.

Levine, P. A., and Klein, M. D. 1983. Myopotential inhibition of unipolar pacemakers:a disease of technologic progress. *Ann. Intern. Med.*, 98:101.

Llewellyn, M., Bennett, D., Heaps, C., and Slaven, Y. 1988. Limitation of early pacing threshold rise using a silicone insulated, platinised, steroid-eluting lead. (abstract) *PACE*, 11:496.

Luck, J. C., and Pae, W. E. 1991. Pacemaker complication. In J. A. Waldhausen (ed.)*Complications in cardiac surgery*. St. Louis:Mosby Year Book.

Magney, J. E., Flynn, D. M., Parsons, J. A., Staplin, D. H., Chin-Purcell, M. V., Milstein, S., and Hunter, D. W. 1993. Anatomical mechanisms explaining damage to pacemaker leads, defibrillator leads, and failure of central venous catheters adjacent to the sternoclavicular joint. *PACE*, 16:445 – 457.

Mathivanar, R., Anderson, N., and Harman, D. 1990. In vivo elution rate of drug eluting ceramic leads with a reduced dose of DSP. (abstract)*RBM*, 12:62.

Mohtashemi, M., and Hines, G. L. 1983. Tissue response to permanently implanted pacemaker generators and electrodes. In L. R. Rubin(ed.)*Biomaterials in reconstructive surgery*. London:The C. V. Mosby.

Mond, H., and Sloman, G. 1980. The small tined pacemaker lead - absence of dislodgement. *PACE*, 3:171 - 177.

Mond, H., and Stokes, K. B. 1991. The electrode - tissue interface:the revolutionary role of steroid elution. *PACE*, 15:95 - 107.

Mond, H., Stokes, K. B., Helland, J., Grigg, L., Kertes, P., Pate, B., and Hunt, D. 1988. The porous titanium steroid eluting electrode:a double blind study assessing the stimulation threshold effects of steroid. *PACE*, 11:214 - 219.

Mugica, J., Henry, L., Atchia, B., Lazarus, B., and Duconge, B. 1988. Clinical experience with new leads. *PACE*, 11:1745 - 1752.

Mund, K., Richter, G., Wiedlich, E., and Falhström, U. 1986. Electrochemical properties of platinum, glassy carbon, and pyrographite as stimulating electrodes. *PACE*, 9:1225 - 1229.

Ormerod, D., Walgren, S., Berglund, J., and Heil, R., Jr. 1988. Design and evaluation of a low threshold, porous tip lead with a Mannitol coated screw-in tip("SWEET TIP"™). *PACE*, 11:1784 - 1790.

O'Sullivan, J. J., Jameson, S., Gold, R. G., and Wren, C. 1993. Endocardial pacemakers in children:lead length and allowance for growth. *PACE*, 16:267 - 271.

Pioger, G., and Ripart, A. 1986. Clinical results of low energy unipolar or bipolar activated carbon tip leads. *PACE*, 9:1243 - 1248.

Preston, T. A., and Judge, R. D. 1969. Alteration of pacemaker threshold by drug and physiological factors. *Ann. N. Y. Acad. Sci.*, 167:686.

Rembaum, A., and Shen, M. 1971. *Biomedical polymers*. New York:Dekker.

Robinson, T. F., Cohen-Gould, L., and Factor, S. M. 1983. Skeletal framework of mammalian heart muscle:arrangement of inter- and pericellular connective tissue structures. *Lab. Invest.*, 29:482 - 498.

Rubin, L., Rosenberg, D., Parsonnet, V., Villaneuva, A., and Ferrara-Ryan, M. 1991. Comparison of titanium - mesh and porous disc electrodes for epicardial defibrillation. *PACE*, 14:1860 - 1864.

Salthouse, T. N. 1984. Some aspects of macrophage behavior at the implant surface. *J. Biomed. Mater. Res.*, 18:395 - 401.

Schaldach, M. M. 1992. *Electrotherapy of the heart*. Berlin:Springer - Verlag.

Schaldach, M. M., and Bolz, M. A. 1991. Biocompatibility optimization of materials by hybrid structuring. *Medical engineering and computing*, 29:134.

Schaldach, M. M., Hubmann, M., Weikl, A., and Hardt, R. 1990. Sputter - deposited TiN electrode coatings for superior sensing and pacing performance. *PACE*, 13: 1891 – 1895.

Secemsky, S., Hauser, R., and Denes, P. 1982. Unipolar sensing abnormalities: incidence and clinical significance of skeletal muscle interference and undersensing in 228 patients. *PACE*, 5:10.

Shalaby, S. W. 1988. Polymeric materials. In J. G. Webster(ed.)*Encyclopedia of medical devices and instrumentation*. New York:John Wiley & Sons.

Sinnaeve, A., Willems, R., Backers, J., Holovoet, G., and Stroobandt, R. 1987. Pacing and sensing:how can one electrode fulfill both requirements? *PACE*, 10:546.

Skalsky, M., Mathivanar, R., and Anderson, N. 1990. Threshold performance of bipolar leads with a drug eluting collar(DEC). (abstr7 act)*RBM*, 12:108.

Stokes, K. B. 1988. Preliminary studies on a new steroid eluting epicardial electrode. *PACE*, 11:1797 – 1803.

Stokes, K. B., and Anderson, J. A. 1991. Low threshold leads:the effect of steroid elution. *Proceedings of the second international symposium on cardiac pacing leads*. Amsterdam, The Netherlands:Elsevier Science Publishers.

Stokes, K. B., and Bornzin, G. 1985. The electrode – biointerface:stimulation. In S. S. Barold(ed.) *Modern cardiac pacing*. Mount Kisco, NY:Futura Publishing Co., Inc.

Stokes, K. B., and Church, T. 1987. The elimination of exit block as a pacing complication using a transvenous steroid eluting lead. (abstract)*PACE*, 10:748.

Stokes, K. B., and McVenes, R. 1988. Pacing lead fracture, a previously unknown complication of subclavian stick. (abstract)*PACE*, 11:855.

Stokes, K. B., Staffanson, D., Lessar, J., and Sahni, A. 1987. A possible new complication of subclavian stick:conductor fracture. (abstract)*PACE*, 10:748.

Stokes, K. B., and Stephenson, N. 1982. The implantable cardiac pacing lead—just a simple wire? In S. S. Barold and J. Mugica(eds.)*The third decade of cardiac pacing*. Mount Kisco, NY:Futura Publishing.

Szycher, M. 1983. *Biocompatible polymers, metals, and composites*. Lancaster: Technomic Publishing Co., Inc.

Tarjan, P. P., and Gold, R. D. 1988. Implantable medical electrical devices. In J. Kline(ed.)*Handbook of biomedical engineering*. New York:Academic Press.

Walton, C., Gergely, S., and Economides, A. P. 1987. Platinum pacemaker electrodes:origins and effects of the electrode – tissue interface impedance. *PACE*, 10:87 – 99.

Williams, D. F. 1987. *Definitions in biomaterials*. Oxford:Elsevier Science Publishers.

Williams, W. G., Hesslien, P. S., and Kormos, R. 1986. Exit block in children with pacemakers. *Clin. Prog. Electrophysiol. Pacing*, 4(5):478 – 489.

Wilson, A., Kay, N., Padeletti, L., Michelucci, A., Ferri, F., Baird, D., Mathivanar, R., and Skalsky, M. 1991. A multicentre study of steroid eluting collar leads. (abstract)*PACE*，14；629.

　　Zeidler，D. E. 1977. Stress fractures in pacing leads. *Medtronic news*，7；8－11.

6.5　教学目标

6.1　说明起搏器电极的两个最常见的电气作用。简要解释延长起搏器使用时间最重要的因素是什么，以及其原因。

6.2　排除教学目标 6.1 所要求的电气角色，列出对电极物理设计重要的 6 个考虑因素。简单地解释一下为什么每一个都是重要的。

6.3　简述在电解液中浸泡金属形成的亥姆霍兹双层的一阶近似。包括与此双层显示的物理特性相关的电原理图模型。为什么说金属氧化物的形成是可取的？

6.4　解释为什么电极-电解质界面的可逆反应比不可逆反应更可取。简要解释在这个界面上获得可逆电荷转移（RCT）的两种可能的方法。

6.5　讨论法拉第电流的起源。这里法拉第电流为什么不受欢迎？

6.6　解释为什么抑制电极引起的炎症对降低急性和慢性刺激阈值变化都很重要。简要解释类固醇洗脱设计是如何实现这一目标的。

6.7　描述电极尖端宏观尺寸与微观比表面积之间的差异。解释为什么这种差异对电极尖端设计很重要。

6.8　解释为什么孔隙度对电极尖端设计很重要。讨论其成功背后的理论。

6.9　列举两种主动螺旋固定方法的优点。关于起搏效率，指出与一般主动固定方法相关的缺点。

6.10　对于一般的心室电极植入，解释为什么被动尖齿电极可能比主动螺旋尖端植入更可取。

6.11　描述单极和双极两种类型起搏导线。列出每种起搏导线的两个优点。

6.12　生物相容性和生物稳定性有什么区别？为什么每项都很重要？

6.13　列出金属在起搏器技术中的四项用途。解释为什么钛及其合金在各自的应用中如此有效。

6.14　讨论与将聚合物植入体内有关的两个主要问题。列举聚合物相对于其他生物材料所具有的优势。列出两种常用的起搏器技术聚合物及其各自的用途。

电 池

7

约翰·G. 韦伯斯特

(John G. Webster)

起搏器只需要很小的功率。以 30~150 bpm 的速率发送的情况下,在 1~10 V,持续时间为 0.25~1.0 ms 的刺激脉冲为 5~19 mA。平均电流漏电流为 30 μW,因此一个 2Ah 电池将持续运行 21 年。早期的电池是可充电的,随后出现的是锌汞电池。自 1972 年以来,锂电池一直是主要的动力源。目前的电池使用时间超过 10 年。

7.1 材料

7.1.1 早期发展

镍镉可充电电池

1958 年第一次植入的心脏起搏器是由 Elmquist 设计的,使用了一种可充电的(二次)镍镉电池。它通过向植入的接收器传输能量而被感应充电。电池电压为 1.25 V,容量为 190 mAh。然而这样的结果并不能令人满意,因为与(一次)非充电电池相比其寿命不够长。此外,将充电的责任交给患者也并不可取,因为在许多情况下,患者都是老年人。

锌汞电池

1958~1960 年间,为使电子手表的货架保存期更长,人们对其使用的锌汞电池做了许多改进。3~6 个锌汞电池串联可提供 4~8 V 的电压,因此它被广泛应用于起搏器中,通常以环氧树脂封装。环氧树脂是多孔的,有利于氢的释放和消散。然而即使情况有所改善,到 1970 年,锌汞电池的寿命也只有两年左右。

生物电池

从身体内部获取能源的概念是有吸引力的。有些人曾尝试过不同的电极和人体电解质产生能量的生物玻璃电池。其他人则尝试过使用燃料电池,这些电池可以利用血液中的氧气、身体蛋白质中的氢或血液中的葡萄糖。还有一些人则通过压电发电机或自上弦手表将身体的运动转换为电能。然而,所有这些都被证明并不那么实用。

核电池

实用的核电池使用钚(^{238}Pu)。它的半衰期为 87 年,所以输出在 10 年内仅下降 11%。然而,它是高度毒性的,在血液中 1 μg 钚即可能致命。早期起搏器使用金属钚,最近的起搏器使用陶瓷钚氧化物,这将减少被步枪子弹意外击中时钚泄露的可能性。使用者接受的辐射甚至比在科罗拉多州丹佛市的对照组少,那里的太阳辐射很少被过滤(Greatbatch and Seligman,1988)。

钚释放出 α 粒子,撞击容器并产生热量。不同掺杂的 p 或 n 碲化铋热电堆为起搏器电路提供电能。

7.1.2　锂电池

制造

自 1972 年以来,各种锂电池逐渐被使用。其中包括 $Li/SOCl_2$、Li/Ag_2CrO_4、Li/CuS、Li/I_2-聚乙烯吡啶(PVP),以及更有限用途下的 $Li/LiI(Al_2)_3/PbI_2$、PbS 和 Pb。Li/I_2-PVP 是主要的起搏器电池,可以产生 2.8 V 电压(Schaldach,1992)。

阴极是碘与聚 2-乙烯基吡啶(P2VP)的配合物。这两种物质都不导电,但当混合加热到 149℃ 并维持 3 天时,它们就会反应生成一种黑色粘稠的浆糊状物来导电,在熔融时倒在电池壳中冷却形成固体。当这种浆料接触金属锂时,形成一层单分子层的结晶碘。它是一种可通过电流流动所必需的锂离子而不是碘分子的分子半导体(Greatbatch and Seligman,1988)。

反应

图 7.1 显示,传统的电流通过一个装置从阳极到阴极。对于电池,电流从负极流过电池,流向正极。

金属的氧化发生在阳极

$$Li \longrightarrow Li^+ + e^- \tag{7.1}$$

卤化物的还原发生在阴极

$$I_2 + 2\,e^- \longrightarrow 2\,I^- \tag{7.2}$$

综合反应是

$$2\,Li + I_2 \longrightarrow 2\,LiI \tag{7.3}$$

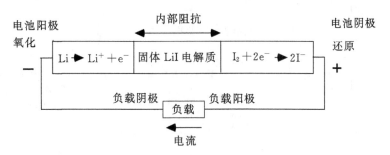

图 7.1　传统的电流从阳极流向阴极。锂与碘反应生成碘化锂,体积增大,电阻增大

电阻

自形成的 LiI 放电产物并不是碘扩散的理想屏障。细小的裂纹和晶界可能使碘沿着这些界面扩散,并与锂直接反应。这种自放电反应降低了容量。

电池电阻随着固体 LiI 电解质的积累而增加,如图 7.2 所示。阳极涂有 PVP 溶液以降低电阻。溶剂蒸发,在整个阳极表面留下一层连续的纯 PVP 膜。后来的发展是使用 PVP 铸膜或用 PVP 溶液浸渍惰性衬底,干燥溶剂,并将材料切割成适当的形状以压在阳极上 (Greatbatch and Holmes,1992)。

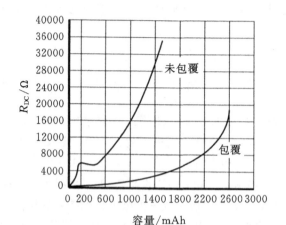

图 7.2　PVP 包覆和未包覆锂阳极的内阻随容量的变化而变化。引自 Schaldach,M. 1992. *Electrotherapy of the heart*. Springer-Verlag

在图 7.3 中,第一阶段显示电压开始下降。在第二阶段中,阴极变得缺碘,产生比 LiI 电解质更高的阻抗,导致肩部区域如图 7.3 所示。在第三阶段,可用的碘浓度非常低,以至于电压急剧下降——这一区域远远超出了设计寿命(EOL)。

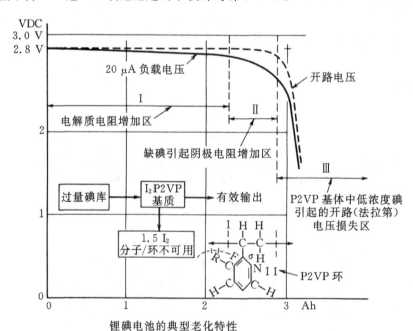

图 7.3　典型的低放电率、三相老化模式锂碘电池的第一阶段、第二阶段和第三阶段。引自 Greatbatch, W., and Seligman, L. J. 1988. Pacemakers. In J. G. Webster(ed.)*Encyclopedia of medical devices and instrumentation*. John Wiley & Sons

7.2 生产

7.2.1 制造

图7.4显示了带波纹阳极的中央阳极/外壳接地单元的内部结构。锂很容易形成薄片,可以切割到所需的尺寸。它很容易被压成特定的阳极形状。锂阳极涂覆了三次PVP溶液。溶剂蒸发后,在阳极表面留下一层连续的纯PVP膜。预包覆的中央锂阳极波纹化增加了面积,降低了电池阻抗。为了获得较低的阻抗,较新的设计使用更集中的活性物质和更大的阳极表面积。多个阳极表面可用于降低阻抗。碘与聚2-乙烯基吡啶(P2VP)的配合物被倒进阴极外壳并允许冷却(Schaldach,1992)。

锂电池需要封装。这是通过金属针馈通被包围在玻璃或陶瓷绝缘体内的衬套实现的。

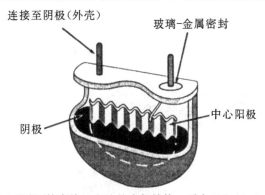

连接至阴极(外壳)　　玻璃-金属密封

阴极　　中心阳极

图7.4　波纹阳极中心阳极/外壳接地电池的内部结构。引自Schaldach, M. 1992. *Electrotherapy of the heart*. Springer-Verlag

7.2.2 测试

为了保持较高的可靠性,研究人员对电池进行了保守的设计。它们是按照美国食品药品监督管理局(FDA)发布的良好制造规范(GMP)的要求,在严格的质量控制下生产的。图7.5显示,资格测试是在加速测试条件下进行的(Schaldach,1992)。

- 无损检测
- 热循环
- 高压
- 机械振动
- 温度/湿度
- 机械冲击
- 电压/温度
- 密封端子强度
- 高温放电
- 破坏分析
- 耐溶剂性

图7.5　Li/I_2-PVP电池质量检测列表(Shaldach,1992)

7.3 寿命终止

当电池耗尽时,我们需要有一种方法来确定寿命的终结,这样就可以按计划更换电池而不是紧急更换。

7.3.1 心率变化

当起搏器的电池逐渐放电时,内阻会增加到输出电容器充电不足的程度。如果电容器不能在脉冲之间储存足够的电荷,那么发出的刺激脉冲就有可能无法引起心脏收缩。因此,明智的做法是确保刺激幅度始终高于阈值。

图 7.6 显示了确保充分输出振幅的一种方法(Elmowitz,1984)。此电路只在达到特定的最小电压 V_{min} 时才释放刺激脉冲。每一次脉冲都会超过阈值,以确保心脏受到刺激。

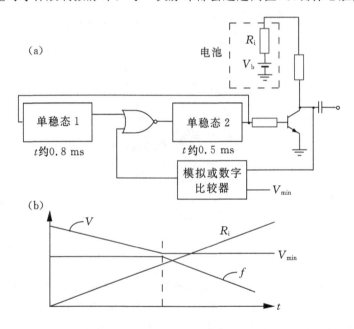

图 7.6 低功耗运行电路。(a)系统原理图。除非输出电容器达到最小电压 V_{min},否则不允许启动单稳态 2。(b)刺激频率、电池内部电阻和输出电压特性随时间的变化。当 R_i 足够大时,输出电压在 0.8 s 内达不到 V_{min},刺激频率开始下降(Elmovist,1984)

图 7.6(a)显示,从两个单稳态门为低开始,电容器从电池通过电池电阻 R_i 和 1 个固定电阻器充电。输出电容器连接到比较器,比较器将电容器电压值与设定的最小电压 V_{min} 进行比较。如果电容器处的电压低于 V_{min},则比较器输出高,逻辑 1 被传送到 NOR 门,从而使 NOR 门的输出为低。一旦输出电容的电压大于 V_{min},比较器输出就会变低,从而将逻辑 0 传递给 NOR 门。假设单稳态门 1 已经为低,NOR 门的输出就会变高。这激活了单稳态门 2,激活时间大约 $500~\mu s$,并随后切换到晶体管的导电状态。开关晶体管允许电容器通过心脏到地面放电。单稳态门 2 的激活也激活了单稳态门 1。逻辑 1 由单稳态逻辑 1 提供给 NOR 门,NOR 门将 NOR 输出返回为低,至少为 0.8 s。

电路基频由单稳态门1的基频定时设定。当电池的内阻足够低,使电容器在单稳态电容变低之前达到 V_{min},则每 0.8 s 产生一次输出脉冲。图 7.6(b)显示,当内阻 R_i 增加到输出电容器在 0.8 s 内没有充分充电时,刺激频率开始下降。这个频率降可以作为电池寿命终止的指示。随着电池内部电阻的增加,刺激频率将继续下降。这是有可能使这一基本想法适应更复杂状况的起搏方案。例如,单稳态门1和2可以被允许触发和抑制起搏的逻辑电路以及不同的脉冲持续时间所取代。其他的修改也可以在这个设计上进行。

7.3.2 电容充电

Frost(1986)设计了一种电路,可以在频率变化之前指示电池耗尽。它会瞬间将电池切换到测试电容器。图 7.7 显示起搏器 12 通常由电池 V_C 供电。开关 S_1 瞬间打开,起搏器继续由滤波电容器 C_B 供电。开关 S_3 打开并放电测试电容器 C_T。开关 S_2 关闭,C_T 以时间常数 $t = RC_T$ 充电。电池 R 的内阻是由图 7.8 所示的充电特性确定的,并且是从机体遥测的。

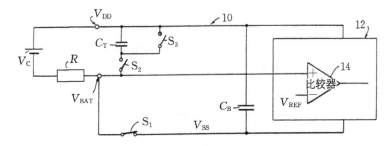

图 7.7 这个电路测量内部电池电阻。启动起搏器 12 的开关 S_1 被打开。开关 S_2 是关闭的,所以测试电容器 C_T 通过电池内阻 R 充电(Frost,1986)

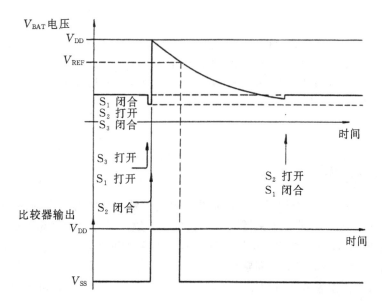

图 7.8 V_{DD} 是公共端。当 S_3 打开时,V_{BAT} 变为 $-V_C$,因为通过 R 的电压降至零。当 S_2 闭合时,V_{BAT} 被钳位到 V_{DD},然后通过 R 以指数方式向 $-V_C$ 充电。比较器 14 检测到达 V_{REF} 的时间,其为 R 的函数(Frost,1986)

7.3.3 标记脉冲

Moberg(1987)设计了一个电路来计算以微安培小时为单位的电池消耗的电量,并产生一个标记脉冲,它可以被外部心电图读取。它计数刺激脉冲的数目,以及使用的脉冲幅度、脉冲持续时间和电极阻抗。图 7.9 显示,它会产生一个标记脉冲,其定时取决于剩余的电池容量。图 7.10 显示正常脉冲通过并联充电和串联放电来增加电压。由单个电容器插入较小的阈下标记脉冲。

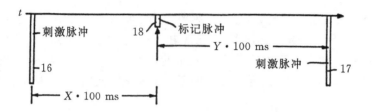

图 7.9　在刺激脉冲后,在时间 $X \cdot 100$ ms 处放置一个较小的非刺激性脉冲,其中 X 为以年计算的剩余电池容量(Moberg,1987)

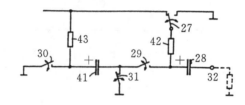

图 7.10　电压倍增和标记脉冲产生电路。通过电阻器 43 和 42,电池按显示出的开关位置对电容器充电。然后开关 29 和 30 闭合,开关 31 被打开,通过在 32 处的心脏放电电容产生正常的电压倍增脉冲。为了产生较小的标记脉冲,开关 27 闭合 1 ms (Moberg,1987)

7.4　功率优先

Pless 和 Stects(1986)设计了一种优先开关电路以延长起搏器寿命,同时为电压敏感负载提供最小电压。起搏器输出电路需要一个大电流在输出脉冲之间来充电输出电容。这种电流流过电池内阻,降低电池输出电压。这种暂时的电压下降可能会导致控制电路和相应的起搏器不稳定操作而造成潜在间歇故障的危险。

图 7.11 示出了在输出电路和控制电路之间选择性地切换电池的功率控制器。保持电容器 C_{hold} 与控制电路并联,以便当电池与控制电路断开并连接到输出电路电源时,维持至少一个最小工作电压 V_{min}。

图 7.12 显示,当电池接近寿命终止时,当 $R_{Batt} = 10$ kΩ 时,功率分配控制器最有效地分配电源以维持控制器电压。图 7.13 给出了功率优先系统的典型数据。

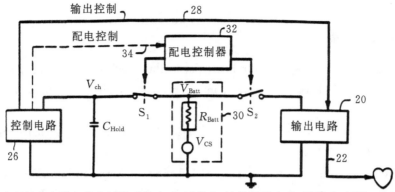

图 7.11 当保持电容器上的电压降到最小时,开关 S₁ 被关闭以充电,开关 S₂ 打开。为了给脉冲输出电容充电,开关 S₁ 被打开,开关 S₂ 关闭(Pless and Stects,1986)

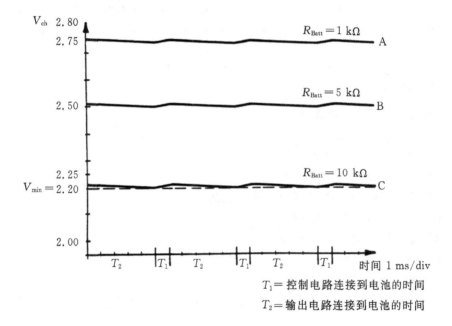

$T_1=$ 控制电路连接到电池的时间

$T_2=$ 输出电路连接到电池的时间

图 7.12 当保持电容器上的电压降到最低时,开关 S₁ 关闭以充电,开关 S₂ 打开(Pless and Stects,1986)

典型电路值	
电池开路电压	2.8 V
控制电路最小电压	2.2 V
控制电路漏电流	10 μA
电池电阻	10 kΩ
C_{hold}	10 μF
放电时间	1 ms, 5 ms
振荡器频率	167 Hz
占空比	16.7%

图 7.13 功率优先系统的典型电路参数值(Pless and Stotts, 1986)

7.5　参考文献

Elmovist，H. 1984. Implantable heart pacemaker. US patent 4,463,706.

Frost，J. G. 1986. Pacemaker battery impedance test circuit and method of operation. US patent 4,606,350.

Greatbatch，W.，and Holmes，C. F. 1992. The lithium/iodine battery：a historical perspective. *PACE*，15：2034 – 2036.

Greatbatch，W.，and Seligman，L. J. 1988. Pacemakers. In J. G. Webster(ed.)*Encyclopedia of medical devices and instrumentation*. New York：John Wiley & Sons.

Moberg，L. 1987. Battery test circuit for a heart pacemaker. US patent 4,686,990.

Pless，B. D.，and Stotts，L. J. 1986. Power priority system. US patent 4,599,523.

Schaldach，M. 1992. *Electrotherapy of the heart*. Berlin：Springer-Verlag.

7.6　教学目标

7.1　解释可充电电池为何不能令人满意。

7.2　描述可能的生物电池。

7.3　解释锂碘电池是如何制造的。

7.4　描述锂碘电池使用的三个阶段。

7.5　解释 EOL 电路是如何引起起搏心率变化的。

7.6　解释电容器充电电路是如何指示 EOL 的。

7.7　解释标记脉冲如何指示 EOL 的。

7.8　解释如何从 2.8 V 电池中获得 5.6 V 脉冲。

7.9　描述功率优先分配控制器。

7.10　计算典型控制电路从典型保持电容器在典型放电时间汲取电流时的电压变化。

感知放大器

戴维·M. 比姆斯
(David M. Beams)

8

早期人工起搏装置忽视了患者的自然心脏电活动或生理状态,仅以固定速率发放刺激脉冲的异步脉冲发生器。能够响应心脏电活动的起搏器的想法对于节约起搏器电池中有限的能量和避免人工起搏器刺激与自然刺激之间的竞争是有吸引力的。这种响应性起搏器不仅需要能够向心脏肌肉提供刺激,而且需要具有感知心脏电活动事件的能力。感知心脏电活动的起搏器需要某种感知放大器电路来放大和检测这种活动。

图 5.15 总结了 NASPE/NBEG 专用起搏器代码指定的起搏器类型。代码的第二个字符给出了关于心脏哪个腔被感知的信息。存在心房、心室和双腔感应类别(以及不感知心脏活动的异步起搏类别)。一些多程序起搏器型号(如 Medtronic Thera)可能被编程来支持任何这些可能性。

图 8.1 给出了具有感知功能的起搏器的感知放大器组成框图。图中只显示了一个放大器,一个能够进行双腔感知的起搏器会有两个这样的放大器。普通感知/起搏电极通常通过标记为消隐电路的模块连接到可变增益放大器和带通滤波器,当感知或起搏事件发生时,连

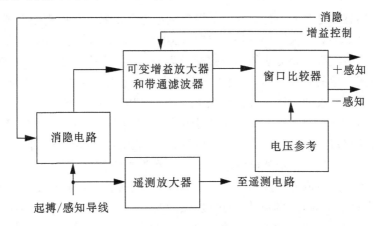

图 8.1 模拟感知系统的主要部件是带通滤波器和可变增益放大器级、防止起搏刺激时放大器过载的消隐电路和窗式比较器(可由足够振幅的正负极性的信号触发)以产生与心脏电活动检测相对应的数字信号。电压基准用来设置比较器的开关阈值。可通过辅助遥测放大器为遥测目的提供未滤波的心内膜信号。图中未显示的是感知/起搏导线进入起搏器电路时的限压元件,这些元件用于保护起搏器在起搏器佩戴者体外除颤情况下不受过度电压的损害

接被暂时断开。来自微控制器的数字控制线控制放大器的增益,窗口比较器能够检测高于或低于由内部电压基准设定阈值的信号漂移。未经过滤的心内电图也可用于遥测目的。

8.1 需求

8.1.1 单极感知和双极感知

图 8.2 给出了单极和双极感知以及单极和双极电极系统的示意图。单极系统采用以起搏器外壳为基准和连接终止于与心肌电接触的电极尖端的单电极起搏导线的单端放大器。双极系统采用差分放大器和端接在尖端和环形电极上的双导体起搏导线。单极起搏器感知放大器响应于尖端电极与起搏器外壳之间出现的电位差;双极起搏器响应于尖端电极与环形电极之间的电位差。

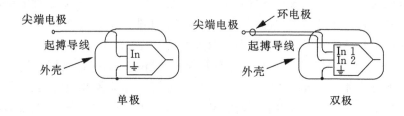

图 8.2 单极感知和双极感知示意图

8.1.2 腔内心电图的时域特征

心脏起搏器感知电路的设计首先考虑了腔内心电图的特点。腔内心电图的形态与熟悉的体表心电图(ECG)有很大不同,但属于体表心电图的命名常被转入腔内心电图(例如,腔内心电图中与心室去极化相对应的部分被标记为 R 波)。这种形态上的差异源于腔内心电图和体表心电图产生的来源不同:体表心电图是由整个心脏产生的,而腔内心电图则是由于电活动在靠近感知电极的小体积心脏组织中传播的结果(Olson,1994a)。

Furman 等(1977b)列出了腔内心电图中可能出现的三种信号:由于电极附近心肌去极化引起的固有偏移;远场电位(如对侧心室激活、骨骼肌电位、外部产生的电磁干扰和心房电图中出现的心室活动);以及损伤电流。远场电位和损伤电流构成外部信号的形式,不应被视为腔内心电图的正常成分。图 8.3 是一个急性心室腔内心电图(记录自最近植入的起搏导线)。该波形显示了固有偏移的快速过渡,然后是一个上升的 S-T 段,这是损伤电流的特征。注意图 8.3 中的 T 波几乎被 S-T 段的抬高所掩盖。Olson(1994a)指出,图 8.3 的电图显示出异常大的损伤电流,这可能是使用螺旋心内膜电极而不是有齿电极的结果。图 8.4 是慢性心室腔内心电图的一个例子,该波形不显示 S-T 段抬高,T 波呈圆形并呈负向弯曲。图 8.3 和 8.4 是以单极导联配置记录的右心室波形。

图 8.3 和 8.4 的腔内心电图为双相型(固有偏移相对于等电点基线而言是正的和负的),但极性和形态有很大的变化。Furman 等(1977b)指出:58%的急性单极心室电图为双

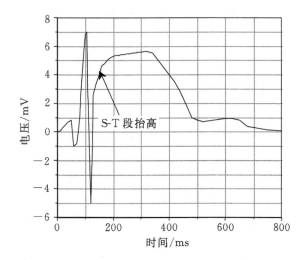

图 8.3　急性单极右室腔内心电图显示损伤电流。引自 Furman，S.，Hurzeler，P.，and DeCaprio，V. 1977a. The ventricular endocardial electrogram and pacemaker sensing. *J. Cardiovasc. Thorac. Surg.* 73:258－266. Copyright Mosby Year Book Inc. Used by permission

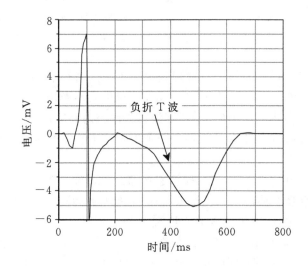

图 8.4　慢性单极右室腔内心电图。注意没有出现损伤电流。引自 Furman，S.，et al.，1977a. The ventricular endocardial electrogram and pacemaker sensing. *J. Cardiovasc. Thorac. Surg.* 73:258－266. Copyright Mosby Year Book Inc. Used by permission

相，30％为单相负性，12％为单相正性。同一参考文献给出了慢性心室腔内心电图的特征为68％双相和 32％单相负性，无 S-T 段抬高。慢性腔内心电图显示出与急性腔内心电图相当的振幅，但随着组织电极界面的老化，压摆率（固有偏移最大电压变化率）有所下降。Furman (1993)后来的一项研究报告了类似的数据。

　　单极心房腔内心电图形态与心室腔内心电图相似，89％的心房腔内心电图为双相，11％的心房腔内心电图为单相负性，随着电极的成熟，心房内信号变化不大(Furman et al.，1977b)。

Furman(1993)指出,14％的急性心房腔内心电图显示出损伤电流。图8.5显示了心房腔内心电图的一个例子。

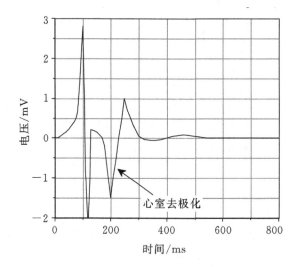

图 8.5 单极心房腔内心电图。注意,心房腔内心电图的振幅小于图8.2和8.3中的心室腔内心电图。来自远场心室电位的串扰也很明显。引自 Furman, S., Hurzeler, P., and DeCaprio, V. 1977b. Cardiac pacing and pacemakers Ⅲ. Sensing the cardiac electrogram. *Am. Heart J*. 93:794-801. Copyright Mosby Year Book Inc. Used by permission

Furman 等(1977a,1977b)的研究发现腔内心电图的特征有很大差异。急性心室腔内心电图幅值为2.0~36.4 mV,平均为12.4 mV。慢性心室腔内心电图为1.2~26 mV,平均为10.5 mV。心室腔内心电图的平均压摆率:急性腔内心电图为1.5 mV/ms,慢性腔内心电图为0.9 mV/ms。心房腔内心电图的幅值通常小于心室腔内心电图的幅值(平均值为4.83 mV)。

Myers 等(1978)研究了负载电阻(模拟起搏器放大器输入阻抗)和电极尺寸对30名包括脉冲发生器替换和新起搏器植入受试者单极心室腔内心电图的影响。结果表明,R波幅值与电极面积呈正相关,随着负载电阻的降低,R波幅值与电极面积成正相关关系。大电极(>20 mm²)的平均R波幅值在100 kΩ负载电阻下为17.8 mV,小电极(8 mm²±10％)为14.8 mV。10 kΩ负载电阻的对应值分别为15 mV和10.6 mV。报道的压摆率在2.03 mV/ms(负载电阻为100 kΩ和大电极)到1.29 mV/ms(负载电阻为10 kΩ和小电极)的范围内。

Kleinert 等(1979)研究了单极心室和心房腔内心电图。他们报告称心室内R波在3 mV~24 mV之间,压摆率为1~6 mV/ms。该研究大部分数据来自接受新起搏器植入的患者,这反映在观察到大部分心室腔内心电图显示S-T段抬高。在本研究中纳入的少数慢性病例表现为负向屈折的T波,呈圆形形态,振幅为3 mV。房内P波为1.2~11 mV,压摆率为0.3~3 mV/ms,房内拾取的心室QRS波范围为0.2~3 mV,压摆率约为0.05 mV/ms。心室T波在心房腔内心电图中基本无法检测到。Kleinent 等报道了对15个心室电极和16个心房电极的研究,由于电极漂浮导致的结果不一致,其中1个心房电极被排除在研究之外。

Parsonnet 等(1980)报道了以固定面积(11 mm²)为电极的不同负载电阻(100 kΩ、

20 kΩ、10 kΩ 和 2 kΩ)对单极心房腔内心电图的研究结果。P 波多为双相波(与图 8.5 相似)。一例房室完全分离患者记录到异常长时间的 P 波,P 波从平均 4.92 mV(20 例,范围 3.1~8.1 mV)、终止电阻为 100 kΩ,到平均 3.3 mV(5 例为 1.8~4.9 mV)、终止电阻为 2 kΩ。平均压摆率随终止电阻的降低而下降(从 100 kΩ 时的 0.915 mV/ms 降至 2 kΩ 时的 0.63 mV/ms)。

Irnich(1985)提出了一种腔内心电图的起源模型,该模型将去极化在心肌中的传播看作一对正交电偶极子沿心肌壁的均匀线性运动。纵向偶极子平行于心肌壁,横向偶极子与心肌壁垂直。任何心内观察点的总电位是每个单独的偶极子引起的电位的叠加。单极腔内心电图表示为当偶极沿心肌壁移动时,心内观察点相对于参考点(假定为无限距离)记录的时变电位。双极腔内心电图表现为心内两个观察点的时变电位之间的差异。这一简单的模型成功地解释了一些临床腔内心电图观察表现为单相形态,而另一些则表现为双相形态;纵向偶极子通过观察点的运动将产生双相形态,而横向偶极子的运动将导致单相形态。所观察到的形态取决于哪个偶极子占主导地位。该模型在预测信号幅值时,由于电极面积的关系在一定程度上不太成功。该模型预测信号随电极面积的增大而减小,而 Myers 等(1978)则报道了相反的情况。本研究引用的实验结果显示,133 例急性心室腔内心电图中有 60% 为双相,而在 20 例慢性心室腔内心电图中,有 30% 为双相。单相正性的心室内形态仅见于心肌损伤的病例。所有急性心房腔内心电图(7 例)均为双相。

先前提到的一些研究也检验了双极腔内心电图。Furman 等(1977b)比较了同一腔内起搏导线同时获得的尖端单极信号和双极信号,发现在平均固有偏移幅度或压摆率上差异不大。该研究发现,51% 的双极腔内心电图固有偏移小于同期单极腔内心电图,43% 的双极腔内心电图振幅超过其同期单极腔内心电图振幅。在其余病例中,单极和双极腔内心电图振幅是相等的。据报道,2% 的病例表现为双极腔内心电图太小,无法感知,而同时单极腔内心电图则有足够的幅值。这一发现似乎证实了心肌去极化的传播在双极电极对的每个电极上产生相似电位的理论可能性,从而导致极小或没有电位差。然而,Irnich(1985)声称在临床实践中从未遇到过不适当的双极感应,这与 Detwiler(1994)的经验一致。Parsonnet 等(1980)给出了两例负载电阻分别为 100 kΩ 和 20 kΩ 的双极心房腔内心电图数据。负载电阻为 100 kΩ 时,幅值分别为 4.4 mV 和 9.1 mV;负载电阻为 20 kΩ 时,幅值分别为 4.3 mV 和 6.2 mV。当负载电阻为 100 kΩ 时测得的压摆率分别为 0.82 mV/ms 和 1.31 mV/ms;而负载电阻为 20 kΩ 时测得的压摆率分别为 0.92 mV/ms 和 1.9 mV/ms。双极感应的主要好处是减少了远场信号源的影响,Parsonnet 等(1980)注意到心房腔内心电图中的心室串扰在双极感知时完全减弱而不伴随心房信号的牺牲。Furman 等(1977b)报道,对犬的研究表明心房双极心内膜电极使心房中感知的心室电位比相应的单极腔内心电图降低了 80%。

前几段引用的结果是在心内膜电极上得到的。Furman 等报告了慢性右、左室心外膜腔内心电图的观察结果,9 例平均左室振幅为 18.0 mV,平均压摆率为 1.85 mV/ms,14 例相应右室结果分别为 11.24 mV 和 1.09 mV/ms。

从上述研究中发现,腔内心电图在振幅、压摆率和形态学方面表现出很大的变化,想要成功地对如此广泛的信号特性进行感知是一个重大的设计挑战。显然,我们期待着出现能对感知功能可现场编程(以针对患者定制起搏器)的起搏器装置。

8.1.3 腔内心电图的频域特征

Irnich(1984，1985)指出，广泛报道的起搏器所遇到的信号频谱是错误的。由 Irnich 所引用的数据表明，T 波包含低于 10 Hz 频率的能量，而 R 波包含从 20 Hz 延伸到 45 Hz 的分量；P 波的频率成分从 50 Hz 延伸到 90 Hz，而肌电图信号的频率范围从 80 Hz 延伸到 1 kHz。Schaldach(1992)似乎证实了这些数字，指出心房感知的最大响应频率为 70 Hz，以不对称的低频和高频响应的心室感知最大响应频率为 40 Hz(高通滤波的四个极点和低通滤波的两个极点，在低频提供了一个快速的滚降以抑制复极电位)。然而，其他研究证实了 Irnich 声称这些数据不正确的说法。Kleinert 等(1979)分析了心腔内信号的频谱能量密度，发现心房内信号的最大值在 30 Hz 附近，心室内信号的最大能量在 20 Hz 附近。最大 T 波能量密度的频率低于 3 Hz。P 波的最大能量密度比 R 波的最大能量密度小约 10 倍。这项研究的结论是，心室和心房的频谱非常相似，因此可以使用频率响应相似的传感电路，这一发现得到 Olson(1994a)的证实。Parsonnet 等(1980)注意到，P 波频谱极大值的频率与起搏器放大器输入电阻呈负相关(从 100 kΩ 时的约 25 Hz 上升到 20 kΩ 时的 30 Hz)。Ohm 等(1977)的结论是，肌电信号和心内膜信号的频谱有很大程度的重叠。

图 8.4 的慢性心室腔内心电图的傅里叶变换如图 8.6 所示。最显著的频谱峰与心室复极(T 波)有关，其次的谱峰与心室去极化(R 波)有关。

图 8.6 给出了起搏器感知电路所需的频率响应特性的一些概念；特别是为了避免感知 T 波，显然有必要进行陡峭的低频滚降。

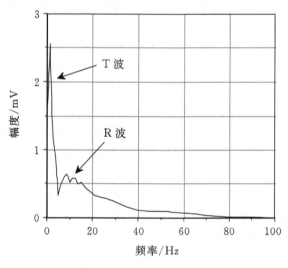

图 8.6 图 8.3 所示单极慢性心室腔内心电图的傅里叶变换，由 PSpice 5.2 计算(MicroSim Corp.，Irvine,CA)。与 T 波和 R 波相关的谱峰是很明显的

8.1.4 测试信号

除了测试信号的性质之外，不能讨论起搏器感知电路灵敏度的体外特性和测量。产生具有生理保真度测试信号的问题并不容易解决，我们已经看到，个体间幅度和形态学上存在

着很大的差异。影响腔内心电图形状的因素包括心脏内起搏导线的放置、起搏导线的类型和心脏组织的健康;幅度的变化因人而异(正如我们已经看到的),而且随着时间和健康的变化,在特定患者体内也是如此(Anonymous,1975)。

目前已经使用或提出了各种测试信号;其中用得较多的是矩形脉冲、正弦波的半周期和正弦平方(haversine)波形。Irnich(1985)提出了一种由不对称负向三角波组成的替代测试信号,但这种波形尚未被接受。正弦平方波形似乎提供了生理保真度和易于生成之间的最佳折衷。

8.1.5 其他需求

起搏器感知放大器必须轻巧紧凑以适应起搏器封装所施加的质量和尺寸限制。它们必须在电池电压低至 1.5 V 的情况下正确工作,并且必须能够承受随电池使用时间增长引起的电压下降还必须尽可能地减少电能消耗。心脏起搏器可能遇到的宽范围腔内信号突显了通过外部编程改变检测阈值(灵敏度)的期望。

8.2 连续时间电路

8.2.1 分立元件电路设计

早期起搏器感知放大器的设计实现采用分立元件以及印刷电路板或混合电路技术,其空间和功耗限制了电路的复杂性。本节旨在为设计工程师在现有技术的限制下探讨起搏器感知放大器设计中的独特问题提供一些见解。

图 8.7 显示了 Greatatch(1972,1994)描述的心室感知放大器。JFET Q_1、双极晶体管 Q_2 和 Q_3 以及相关的无源元件构成了一个直流耦合放大器,其输出电压在 Q_3 发射极处形成。输出电压指定为 V_3,则放大器的小信号增益为

$$\frac{V_3}{V_i} = T(s) \times \frac{-g_m(1+h_{fe2})(1+h_{fe3})R_6(s-z_1)}{(R_6+R_7+h_{ie2})C_5(s-p_1)(s-p_2)} \tag{8.1a}$$

其中,$T(s)$ 是由 $R_1 - R_3$ 和 $C_1 - C_3$ 组成的双 T 陷波滤波器的传递函数;g_m 是 JFET Q_1 的跨导;h_{ie2} 是 Q_2 的公共发射极输入阻抗;h_{fe2} 和 h_{fe3} 分别是 Q_2 和 Q_3 的小信号电流增益;给出的零点和两个极点如下:

$$z_1 = -\frac{1}{R_5 C_4}$$

$$p_1 = -\left(\frac{1+g_m R_5(1+h_{fe2})}{R_5 C_4}\right) \tag{8.1b}$$

$$p_2 = -\left(\frac{R_6+R_7+h_{ie2}+R_9(1+h_{fe3})}{R_9(R_6+R_7+h_{ie2})C_5}\right)$$

这个电路显示出设计的独创性,值得进一步的评论。使用 PNP 双极晶体管 Q_2 与 JFET Q_1 相结合,使电路的直流增益稳定在 $-R_6/R_5$,而不考虑 Q_1 跨导的个体变化。零点在 $s = -\dfrac{1}{R_5 C_4}$ 处的位置是由元件值设定的,而由于双极晶体管 Q_2 和 Q_3 参数的依赖,两个极点的位置受某些器件个体变化的影响。

双 T 型陷波滤波器 $T(s)$ 的传递函数可以在简单(虽然有些繁琐)的电路分析后得出,这

里不再赘述。我们选择 R_1 和 R_2 相等,并将它们的值设为 R;也将 C_2 的值设为 C。让我们选择 $R_3 = R/2$ 和 $C_1 = C_3 = C/2$。如果这样做,我们发现双 T 陷波滤波器具有相同数目的极点和零点,在 $s = \pm j/2RC$ 处有一对零点。双 T 电路在频率为 $1/4\pi RC$ 的情况下,对直流和高频都表现出单位增益。当选用 Greatbatch 使用的 $R = 300$ kΩ,$C = 0.02$ μF 时,陷波频率约为 53 Hz。陷波滤波器的加入尤其值得注意,因为它表明,早在 20 世纪 60 年代末,起搏器放大器的设计就考虑了来自电力线源的干扰的可能性。

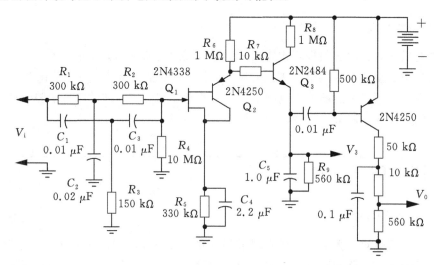

图 8.7 Greatbatch(1972)描述的心室感知放大器。特别注意分立电路的实现和 60 Hz 抑制的双 T 陷波滤波器。该图中缺少元件名称(R_2、C_5),元件包括一个输出级,该输出级不是线性放大器的一部分。线性放大器输出电压出现在 Q_3 的发射极处,在本文和图中被指定为 V_3。输出 V_o 产生一个输出脉冲,每一个心室去极化,这个脉冲抑制刺激脉冲发生器

图 8.8 显示了使用通用 JFET 和双极晶体管模型 $Q_1 - Q_3$ 对图 8.7 的电路进行 SPICE 分析的结果。预测的最大增益为 36.5 dB,约在 10 Hz 附近。注意,低频增益约为2.8 (9 dB),接近 R_6 与 R_5 的比值。有源放大器电路的零点和极点的影响是明显的,正如双 T 网络插入的陷波器。

图 8.7 的线性放大器将其输出电压提供给连接到 2N2450 晶体管基座的无源 RC 差分器,该晶体管通常偏置在截止区。心室去极化会在这个输出晶体管的基极产生一个双相脉冲,这个脉冲的负向部分将打开输出晶体管,并在输出 V_o 处提供一个正向脉冲。这种脉冲会抑制产生心室刺激脉冲的自由运转的振荡器。

Schaldach 和 Furman(1975)用 Medtronic 公司、American Optical 公司和 Cordis 公司生产的放大器电路图,给出了 20 世纪 70 年代初起搏器-放大器设计技术的其他例子,所有这些都使用了如图 8.7 所示的分立电路技术。

图 8.7 的电路工作在固定增益和感知阈值。后来的发展引入电路变化允许通过可变增益放大器或可调阈值电压比较器调整灵敏度。DeCote(1988)提供了后一种方法的一个例子。固定增益放大器向一对电压比较器提供经放大和滤波的心脏信号,其阈值电压的比值由电阻分压器决定。在微处理器控制下工作的 DAC 设置分频器的电压,使得心脏活动触

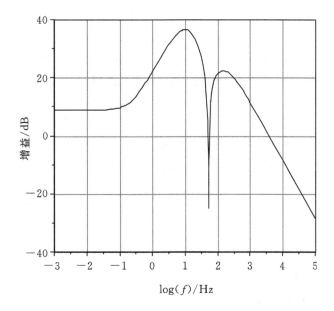

图 8.8 由 SPICE 通用模型计算图 8.7 中的 $Q_1 - Q_3$ 获得的心室感知放大器频率响应

发敏感的比较器,而不触发不敏感的比较器。心脏信号幅度的显著变化将导致两个比较器同时触发或不触发,在这种情况下,微处理器可以采取适当的纠正措施来找到新的感知阈值。

图 8.9 显示了已发表的通过增益控制放大器实现相同目的(最佳感知)的较简单的电路方法。MOSFET 开关 S_1 和 S_2 以由外部微处理器控制的确定速率交替整流;根据开关的占

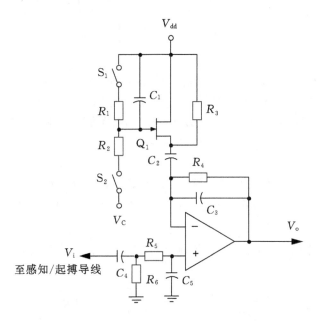

图 8.9 增益控制放大器(Menken,1989)。开关 S_1 和 S_2 由数字微控制器控制;开关的占空比决定了 JFET Q_1 的栅源电压,它用作电压控制电阻。此电路的增益范围为 30∶1

空比,平均栅源电压可以在 0 和-(V_{dd}-V_c)之间变化。这允许控制 Q_1 的通道电阻,从而控制整个电路的电压增益。图 8.9 的电路要求的增益范围为 30:1。该电路作为心脏复律/起搏器系统的一部分,能够区分室颤的低水平心室电活动特征与无心律失常的活动特征或心动过缓的缓慢活动,从而适用于适当的电疗(复律或起搏)。

心脏起搏器的空间、重量和功率限制要求以最少数量的电路元件实现较高的电路性能。图 8.10 是一个简单且经济的设计例子。值得注意的是,它使用作为压控电流源的跨导运算放大器而不是作为压控电压源的传统运算放大器。在此电路中使用的 LM 3080 OTA 的跨导(输出电流与差动输入电压的比值)可以通过调整放大器偏置电流(图 8.10 中的 I_b)来控制。

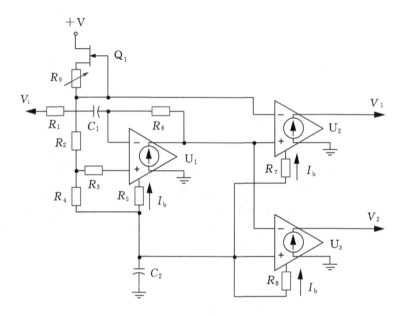

图 8.10　放大器/比较器组合(Renirie et al.,1976)。该电路是一个特别值得注意的简单且经济的设计例子。集成电路 U_1–U_3 是 LM3080 运算跨导放大器(OTA)。U_2 和 U_3 的输出被示为电压而不是电流,因为由这些装置驱动的负载电阻非常高,导致它们在电压输出饱和区域下工作,而不是电流输出线性区域

JFET Q_1 和源电阻 R_9 构成恒流源,驱动由 R_2、R_4 和 R_5、R_7 和 R_8 并联组成的分压器串。因此,电流源建立 U_1 的静止工作点(R_2 和 R_4 交界处的电压)和两个电压电平作为比较器阈值,一个高于 U_1 的静止点,另一个低于 U_1 的静止点。Q_1 提供的电流在 R_5、R_7 和 R_8 共有的节点上分成三种方式,从而为每个 OTA 提供相同的偏置电流。U_1 用作具有传递函数的线性放大器:

$$\frac{V_o}{V_i} = \frac{sC_1(1-g_mR_6)}{sC_1(1+g_mR_1)+g_m} \approx \frac{-sC_1R_6}{sC_1R_1+1} \quad (\text{当 } g_mR_6 \text{ 和 } g_mR_1 \gg 1) \quad (8.2)$$

如果满足等式(8.2)的条件,用于 U_1 的 OTA 具有与传统运算放大器相同的性能。OTA U_2 和 U_3 用作高增益电压比较器,它们是开环工作的,它们的输出用来驱动 MOS 开关晶体管的门,工作在实际的开路电路中。这些比较器的阈值电压是由通过 R_2 和 R_4 的 Q_1

输出电流导出的。因此,公共电流源设置 U_1 的操作点,建立比较器阈值,并向三个 OTA 器件提供偏置电流。

8.2.2 单片电路技术

起搏器技术已发展到单片电路实现,以满足在有限的空间和电池功率限制下增加灵活性和功能的需求。与数字电路相同的硅芯片上的感知放大电路的集成是这一技术发展的自然结果。在心脏起搏器模拟电路的单片制造中使用的一些技术和这些技术的局限性将在后面的一节中讨论。

8.2.3 CMOS 运算放大器

利用亚阈值机制可以实现 MOSFET 的微功率工作。与漏极电流是栅源电压平方的函数饱和区域不同,亚阈值或弱反转操作表明漏极电流与栅源电压之间存在指数关系(smatts,1989):

$$I_{\mathrm{d}} = I_{\mathrm{do}} \frac{W}{L} e^{q(V_{\mathrm{G}} - V_{\mathrm{T}})/nkT} \tag{8.3}$$

其中,I_{d} 为漏电流;I_{do} 为过程相关漏电流;W/L 为栅宽与沟道长之比;V_{G} 为栅电压;V_{T} 为 MOSFET 阈值电压;n 为弱反转斜率因子(总是 1 或更大);k 为玻耳兹曼常数;q 为电子电荷;T 为以 K 为单位的温度。公式(8.3)包含了当源基板电压为零时且漏源电压大于 $3kT/q$(在 310 K 时约为 81 mV)时可以进行的简化。

我们可以通过 I_{d} 对 V_{G} 的微分来计算 MOSFET 的跨导:

$$g_{\mathrm{m}} = \frac{\partial I_{\mathrm{d}}}{\partial V_{\mathrm{G}}} = \frac{q}{nkT} I_{\mathrm{do}} \frac{W}{L} e^{q(V_{\mathrm{G}} - V_{\mathrm{T}})/nkT} = \frac{q}{nkT} I_{\mathrm{d}} \tag{8.4}$$

Stone 等(1984)报道了 nkT/q 在室温(300 K)时的值,n 沟道为 54 mV,p 沟道为 41 mV;由于 kT/q 在 300 K 时的值为 26 mV,我们发现 n 的值为 1.6~2.0。这也是一个与进程相关的参数,但我们可以将其视为指示 n 可能采取的取值范围。像上面提到的那样的 n 沟道设备会被公式(8.4)所引用,且显示在漏极电流为 100 nA 时,跨导率为 1.85 μs。公式(8.4)证明了在弱反转中 MOSFET 的跨导与其漏电流成正比。微功率 MOS 线性电路的设计者面临跨导和功耗之间的权衡,更高的跨导是以更高的漏电流为代价的。MOSFET 在弱反转中的工作类似于小信号跨导与集电极电流成正比的双极晶体管。与双极晶体管相比,MOSFET 在线性电路应用中有其优点和缺点。双极晶体管具有更大的跨导性和较低的 $1/f$ 闪烁噪声(这是生物医学应用中感兴趣的频率上占主导地位的噪声分量),由于单片 MOS 电路不需要像双极单片电路中所必需的器件之间的隔离扩散,所以该器件具有单片实现的优点。由于 CMOS 是起搏器微型数字电路的首选技术,因此 CMOS 在起搏器线性部分的使用是很自然的。

MOSFET 在低压应用中的成功应用需要对阈值电压进行仔细的控制。金属栅技术可用于制造低阈值电压的 n 沟道器件,但铝栅 p 沟道器件的阈值电压为 −2 V 或更低(Swanson and Meindl,1972),低阈值 p 沟道器件需要硅栅技术。阈值电压的控制可能受到离子注入的影响(Streetman,1980)。

8.2.4 运算放大器

图 8.11 显示了一个简单的两级 CMOS 运算放大器,Gray 和 Meyer(1982)对其类型进行了详细分析。

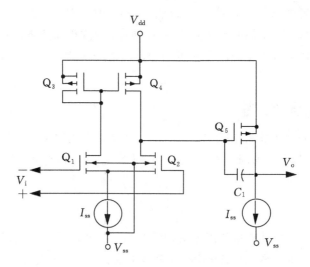

图 8.11 与 Stone 等(1984)以及 Gray 和 Meyer(1982)描述的电路类似的简单两级 CMOS 运算放大器。可以利用简单的 NMOS 电流镜电路来制造电流源

图 8.12 显示了其小信号模型。对图 8.12 模型的分析得出以下传递函数:

$$\frac{V_o}{V_i} = \frac{g_{m1}(g_{m2}n - sC_1)}{s^2(C_{o1}C_1 + C_{o1}C_{o2} + C_{o2}C_1) + s(g_{o1}(C_1 + C_{o2}) + g_{o2}(C_1 + C_{o1}) + g_{m2}C_1) + g_{o1}g_{o2}}$$

$$(8.5)$$

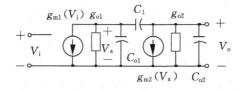

图 8.12 两级 MOS 放大器的小信号模型。通过将反相输入连接到信号(ac)地,图 8.11 中电路的差分输入可以转换为上面的单端配置

其中,g_{m1} 是第一级(差分对 Q_1 和 Q_2)的跨导;g_{m2} 是输出级(Q_5)的跨导;g_{o1} 和 C_{o1} 分别是第一级的输出电导和电容;g_{o2} 和 C_{o2} 是第二级的输出电导和电容(包括负载电导和电容);C_1 是图 8.11 中的补偿(或极点分裂)电容。公式(8.5)证明了一个右半平面零的存在,这可能会引起微功率 MOS 电路在低跨导下的过度相移问题。在类似的两级双极放大器中,第二级的高跨导会使零从 s 平面源进一步移动,从而减小其效应。Gray 和 Meyer(1982)表明,在开路条件下,共源 MOS 晶体管的电压增益与漏电流成反比关系,直到漏电流降到弱反转区开始的点为止;电压增益在与双极晶体管所能达到的值相同的情况下保持

相对恒定。这似乎是反常的,因为我们已经看到,在弱反转中 MOS 器件的跨导与漏电流成正比(见公式(8.4))。

共源 MOS 晶体管放大器的开路电压增益为 g_m/g_o。其中,g_m 为 FET 跨导;g_o 为 FET 输出并联电导(定义为 $\partial I_d/\partial V_{ds}$,$I_d$ 为漏电流,V_{ds} 为漏源电压)。在弱反转中,随着漏电流的减小,跨导值的下降由输出电导的降低来补偿,使弱反转的开路电压增益相对恒定。如果将固定的外部负载电阻 R_L 应用于 FET 的输出,则当 $R_L \ll 1/g_o$ 时,可用的电压增益为 $g_m R_L$;在这种固定的外部负载电阻的情况下,我们预计可用电压增益会随着直流漏电流的减小而减小。尽管简单的两级 CMOS 放大器被认为对其输出负载相当敏感(包括电容和电阻),但它在单片起搏器设计中还是有用的。在这种设计中,它的输出只驱动内部(高阻抗)电路节点,它不需要通用运算放大器的输出驱动能力。

图 8.13 显示了一种基于差分对(Q_3 和 Q_4)和简单电流镜电路的基于 MOSFET 的 OTA 设计。该放大器类似于 Stotts(1989)以及 Laker 和 Sansen(1994)描述的电路。其拓扑结构类似于图 8.11 的放大器,但图 8.13 缺少图 8.11 的共源输出级和补偿电容。

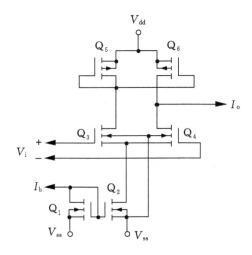

图 8.13　CMOS 运算跨导放大器。Q_3 和 Q_4 形成差分 NMOS 对;Q_3 的漏电流驱动 PMOS 电流镜 Q_{5-6}。输出电流是 Q_4 和 Q_5 漏极电流之间的差。I_b 是偏置电流输入。Q_1 和 Q_2 形成 NMOS 电流镜像电路

8.2.5　单片低频滤波器

单片滤波器在生物医学应用中的关键频率范围内是很难制造的。若要实现设计频率响应特性,有源 RC 滤波器需要对其组成电阻和电容进行精确控制,而这种精确控制要求电阻和电容由离散元件而不是单片制造技术实现。人们对心脏起搏感兴趣的频率远低于 100 Hz,要求有源滤波器使用相当长的时间常数(例如,转角频率为 70 Hz 的单极点 RC 低通滤波器需要 2.27 ms 的时间常数)。Stotts(1989)估计单片电容的最大实用值为每极点 20 pF,用这种电容直接实现这个时间常数将需要 113 MΩ 的电阻,这在单片制造中是不可行的。

在使用小电容值时实现长时间常数的一种技术是电容倍增法,如图 8.14 所示。该电路不同于传统的运算放大器电路,因为运算放大器的输出电压不直接使用,而是被用来引起特定的终端特性(在这种情况下,它是一个虚拟电容器)。电容倍增器的输入电压与输入电流之间的关系由下式给出:

$$\frac{V_i}{I_i} = \frac{1}{sC\left(1+\dfrac{R_1}{R_2}\right)+\dfrac{1}{R_2}} \approx \frac{1}{sC\left(1+\dfrac{R_1}{R_2}\right)} \tag{8.6}$$

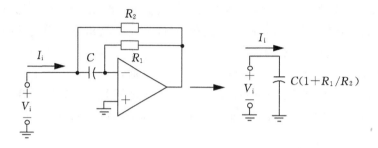

图 8.14　电容倍增。物理电容器和有源电路呈现出虚拟电容器,其值乘以 $1+R_1/R_2$

因此,网络的输入似乎是电容器乘以因数 $(1+R_1/R_2)$。Stotts(1989)报告转角频率在 $10\sim500\ \text{Hz}$ 范围内的单片连续时间滤波器电路成功实现,利用电容倍增结合跨导降低技术。这些单片滤波电路作为离散时间电路的抗混叠滤波器特别有用,这是下一节的主题。

8.3　离散时间(开关电容)电路

开关电容网络为 RC 有源和无源网络提供了一种替代方案,并在植入医疗设备方面具有显著的优势:

1. 开关电容网络的截止频率是电容器比值的函数,而不是电容器和电阻器的绝对值。
2. 开关电容滤波器的截止频率也是由外部时钟决定的,足够低的时钟频率可以与开关电容滤波器一起使用,用于编程适于处理生物医学信号的频率响应特性,而不必包含较大的电阻或电容值。
3. 单片开关电容技术与用于制造 CMOS 数字电路的单片制造技术是兼容的。

这些优点与开关电容技术相对于连续时间技术的缺点是平衡的:

1. 开关电容滤波器是离散时间系统,因此除非采取措施限制到达滤波器的信号,否则就会受到混叠。
2. 开关电容滤波器受时钟馈入的影响,而时钟馈入是噪声和直流偏移的来源。开关电容网络的动态范围(定义为输出振幅的范围,一端以饱和为界,另一端以本底噪声为界)比连续时间网络的动态范围小。

开关电容技术的优点大于缺点,特别是在与数字电路制造兼容的技术中,开关电容技术合成单片低频滤波器的能力是非常重要的。

8.3.1 开关电容网络基础

参见图 8.15,电容 C 的电容器连接到由两个相位时钟激活的四个开关组成的矩阵,其相位分别为 ø1 和 ø2。请注意,这两个时钟信号是不重叠的(即,ø1 和 ø2 两者从来都不是同时低的或高的)。这些开关是活动-高的(如后面的插图中所假设的)还是活动-低的并不重要,重要的是,由 ø1 控制的开关和由 ø2 控制的开关永远不会同时打开。如果假定 V_i 和 V_o 可能以比时钟信号频率小得多的速率变化,则当时钟 ø2 处于活动状态时,电容器 C 充电至 $(V_i - V_o)$,时钟相位 ø1 处于活动状态时,电容器放电。由于两个时钟相位均将在一个时钟周期的过程中活动一次,因此电容器在每个时钟周期的输入和输出电压之间传递 $C(V_i - V_o)$ 的电荷。如果时钟频率为 f,则每秒传输的电荷为 $fC(V_i - V_o)$。开关电容似乎是一种有效的电阻,其值由下式给出:

$$R_{eff} = \frac{(V_i - V_o)}{I} = \frac{(V_i - V_o)}{fC(V_i - V_o)} = \frac{1}{fC} \tag{8.7}$$

因此,开关电容的有效电阻与电容和开关频率成反比。适合于单片制造的小型电容器可以表现出非常大的有效电阻值。例如,在 10 kHz 开关的 2 pF 电容器将具有 50 MΩ 的有效电阻。

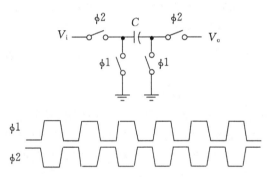

图 8.15 开关电容模拟电阻。标记为"ø1"的开关导通时控制波形 ø1 为高电平,关断时控制波形 ø1 为低电平;同样,标记为"ø2"的开关导通时控制波形 ø2 为高电平,关断时控制波形 ø2 为低电平。请注意,时钟的两个阶段是不重叠的,以防止两组开关同时打开。电荷在 V_i 和 V_o 之间以 $fC(V_i - V_o)$ C/s 的速率传输,使得开关电容看起来是相当于 $\frac{1}{fC}$ 的有效电阻

开关电容积分器

开关电容的有效电阻可与运算放大器和非开关电容相结合构成积分器,成为综合滤波器的核心构件。图 8.16 显示了带有差分输入积分器的实现。当时钟相位 ø1 工作时,开关电容 C_i 被充电到 $(V_1 - V_2)$;当时钟相位 ø2 工作时,C_i 被连接在物理地和运算放大器的反相输入端之间。假设运算放大器具有高开环增益和很高的输入阻抗,则 ø1 期间存储在 C_i 上的所有电荷将在 ø2 期间转移到非开关反馈电容 C_f 中。假定一个时钟周期结束,另一个时钟周期开始的点是 ø2 时钟周期的活动状态结束的点。当时钟周期 n 结束时,C_f 上的总电荷除了在循环 n 开始时存在的电荷外,还将是 C_i 在循环 n 中转移出来的电荷。在循环 n 的 ø2 相,电荷从 C_i 转移到 C_f,即在同一周期的时钟相位 ø1 中转移到 C_i。可以写一个差分方程来反映在开关周期 n 结束时储存在 C_f 上的电荷:

$$C_f V_o(nT) = C_f V_o(nT - T) + C_i \Delta V_i\left(nT - \frac{T}{2}\right) \tag{8.8}$$

其中 $\Delta V_i = V_1 - V_2$ 和 T 是 $T = 1/f$ 给出的采样周期。符号 $\Delta V_i(nT - T/2)$ 是指在 nT 前半个开关周期内，即 ø1 活动时存在于 C_i 之间的微分电压 ΔV_i。

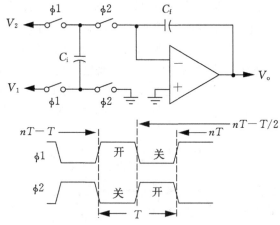

图 8.16　无损耗差分输入开关电容积分器。注意两个不重叠的时钟信号的定时，周期 nT 结束 于时钟相位 ø2 从开到关状态的转换点。上图假设开关在控制时钟信号为高电平时 闭合，尽管低电平有效时同样适用

z 变换在公式(8.8)中的应用和代数操作给出了图 8.16 中电路的 z 域传递函数：

$$\frac{V_o}{\Delta V_i} = \frac{C_i}{C_f}\frac{z^{-0.5}}{(1 - z^{-1})} \tag{8.9}$$

为了求得开关电容积分器的稳态交流响应，我们可以用替代 $z = e^{j\omega T}$ 来计算上述传递函数。如果 $\omega T \ll \pi$（这是由上面施加的条件，即 V_1 和 V_2 相对时钟频率变化缓慢所隐含的），我们可以进行近似 $e^{-j\omega T} \approx 1 - j\omega T$。因此，传递函数近似于连续时间无损积分器的传递函数：

$$\frac{V_o}{\Delta V_i} = \frac{C_i}{C_f}\frac{1}{j\omega T} \tag{8.10}$$

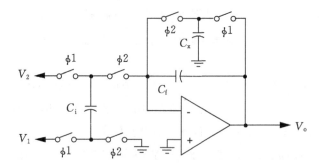

图 8.17　有损耗的微分输入积分器（单极低通滤波器）

无损积分器是实现各种滤波器拓扑的一个非常有用的组成块。例如，两个无损积分器可以与一个求和运算放大器组合，以实现状态变量滤波器，从该滤波器可以同时导出高通、低通和带通输出。有损积分器（单极低通滤波器）同样是滤波器综合中的一个有用的组成模

块。无损开关电容积分器可通过添加另一开关电容 C_x 来修改,以提供存储在反馈电容 C_f 上电荷的泄漏路径。在时钟相位 ø1 期间存储在 C_x 上的电荷在时钟相位 2 期间返回到运算放大器求和节点,以减少储存在 C_f 上的电荷。如果不存在微分输入电压(即如果 $\Delta V_i = 0$),则 C_x 提供的路径最终将完全放电反馈电容 C_f,其方式类似于与 C_f 并联的物理电阻。

控制有损积分器的差分方程是对控制无损积分器的差分方程的修改,所涉及的唯一变化是增加了 C_x:

$$C_f V_o(nT) = C_f V_o(nT - T) + C_i \Delta V_i \left(nT - \frac{T}{2}\right) - C_x V_o \left(nT - \frac{T}{2}\right) \quad (8.11)$$

有损积分器的传递函数与无损积分器的传递函数相似,但有一个额外的分母项显示了 C_x 的作用:

$$\frac{V_o}{\Delta V_i} = \frac{C_i z^{-0.5}}{C_f(1 - z^{-1}) + C_x z^{-0.5}} \quad (8.12)$$

进行替换时,$z = e^{j\omega T}$ 给出了有损积分器的频域传递函数:

$$\frac{V_o}{\Delta V_i} = \frac{C_i e^{-j\omega T/2}}{C_f(1 - e^{-j\omega T}) + C_x e^{-j\omega T/2}} \quad (8.13)$$

如果我们再次作出 ωT 是小的近似,$e^{-j\omega T} \approx 1 - j\omega T$ 和 $e^{-j\omega T/2} \approx 1$,那么有损积分器的频率响应是:

$$\frac{V_o}{\Delta V_i} = \frac{C_i}{j\omega T C_f + C_x} \quad (8.14)$$

这是具有直流增益 C_i/C_x 和(弧度)转角频率 C_x/TC_f 的单极低通滤波器的传递函数。前面提到的开关电容网络的一个优点现在已经很明显了,损耗积分器的直流增益和截止频率都是由电容器的比率而不是绝对值决定的。这使得单片开关电容网络的实现成为可能,其电容在皮法范围内仍可作为滤波器在心脏电活动的频率特性上使用。使用 $C_x = 1$ pF,$C_f = 8$ pF,$C_i = 10$ pF 和开关频率 2 kHz 的开关电容低通滤波器将显示出直流增益为 10,转角频率为 40 Hz。下面的图 8.18 将此电路与其连续时间对应电路进行了比较。请注意,对

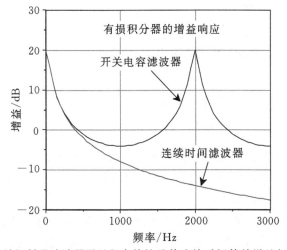

图 8.18 开关电容单极低通滤波器增益频率特性及其连续时间等效增益频率特性的比较。连续时间滤波器的直流增益为 20 dB,拐角频率为 40 Hz,开关电容电路频率为 2 kHz,采用图 8.17 的拓扑结构,$C_x = 1$ pF,$C_f = 8$ pF,$C_i = 10$ pF

于 300 Hz 以下的频率,这两个网络的响应实际上是相同的,但随着信号频率的上升,它们开始分离。另外要注意的是,开关电容网络在 1 kHz 和 2 kHz 信号频率之间的响应是 DC 和 1 kHz 之间响应的镜像,这种约为开关频率一半的对称是采样数据系统的特征。

寄生不敏感开关电容网络

上面所示的无损积分器和有损积分器只有在忽略图 8.19 所示的寄生电容的影响时,才能在前面的方程中得到充分的描述。假定泄漏电容 C_x 具有与接地指定的 C_{px} 相关联的寄生电容。浮式输入电容 C_i 具有两种与接地相关的寄生电容 C_{p1} 和 C_{p2}。请注意,C_{px} 具有增加 C_x 值、降低电路增益和增加转角频率的作用。与浮动输入电容 C_i 相关的寄生电容的作用要复杂一些。寄生电容 C_{p1} 在时钟相位 ø1 上电荷到 V_1,但是这个电容只是在 ø2 期间放电,并且存储在这个寄生电容上的电荷没有一个转移到积分电容 C_f 上。因此,就电路的工作而言,这种特殊寄生电容的存在被认为是良性的。

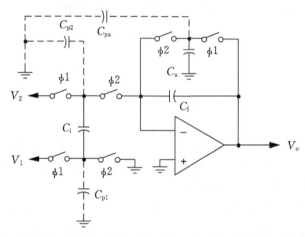

图 8.19　带寄生电容的差分输入损耗开关电容积分器。与虚线连接的电容是寄生电容;与实线连接的电容是显式电容

寄生电容 C_{p2} 在时钟相位 ø1 期间被充电到 V_2,并在时钟相位 ø2 期间通过与运算放大器反相输入的虚地连接而放电,将该电荷转移到反馈电容 C_f。图 8.19 中的微分输入有损积分器的差分方程如下:

$$C_f V_o(nT) = C_f V_o(nT - T) + C_i V_1\left(nT - \frac{T}{2}\right) - (C_i + C_{p2}) V_2\left(nT - \frac{T}{2}\right) - (C_x + C_{px}) V_o\left(nT - \frac{T}{2}\right)$$

$$(8.15)$$

差分输入有损积分器的共模抑制取决于相对于 V_1 的增益与相对于 V_2 的增益在幅度上相等,符号上相反。公式(8.15)表明,寄生电容 C_{p2} 的存在(V_1 和 V_2 的系数不再相等)破坏了这种平衡,降低了共模抑制。

在诸如图 8.19 所示的网络中的寄生电容问题在使用分立元件的实现方式中是可以容忍的,其中显式电容可以是几十、数百甚至数千皮法,而寄生电容仅是几皮法的数量级。然而,单片实现方式仅使用几皮法,或者至多几十皮法的电容,0.5 pF 的寄生电容就会引起显著的增益和频率响应误差。由多个源引起的寄生电容——布线、电容器板对衬底、MOSFET 开关中的结电容——范围为以单片形式实现的电容器预定值的 10%~20%。

寄生电容所带来的困难可以通过使用寄生不敏感的拓扑来克服。在这种拓扑中,寄生电容要么被阻止充电,要么在开关周期被允许充电,在不允许其电荷转移到非开关反馈电容的情况下放电。图 8.20 显示了差分输入有损积分器被重新配置为寄生不敏感电路。

通过观察寄生电容 C_{p1} - C_{p4} 的充放电,可以定性地理解图 8.20 中电路的寄生不敏感拓扑结构。请注意,图 8.20 中的拓扑已使 C_x 成为浮动电容器,因此,它现在有两个寄生电容接地,而不是如图 8.19 所示。寄生电容 C_{p1} 在时钟相位 ø1 时充电至 V_1,在时钟相位 ø2 时充电至 V_2,使 C_{p1} 在 V_1 和 V_2 之间出现浮动电阻。C_{p1} 的作用是降低电路的微分输入阻抗,但对电路的输出电压没有影响。寄生电容 C_{p2} 在时钟相位 ø1 期间切换到物理地,在时钟相位 ø2 期间切换到虚拟地。因此,C_{p2} 不能充电或放电,从而有效地将其从电路中移除。寄生电容 C_{p3} 也有类似的解释。寄生电容 C_{p4} 在 ø2 充电至 V_o,但在 ø1 期间仅被放电到地。这种寄生电容仅作为运算放大器输出的负载,对非开关反馈电容 C_f 的电荷没有影响。

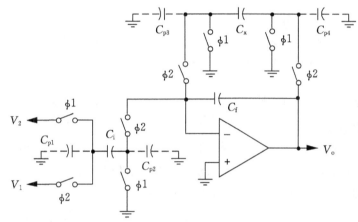

图 8.20 具有隐式寄生电容的寄生不敏感拓扑中的差分输入损耗积分器。注意这个电路和图 8.12 之间的拓扑变化

电路的重新排列使其输出到输入的关系与原来的电路略有不同。图 8.20 中对电路的显式(即非寄生)电容器的电荷平衡的应用如下:

$$(C_f + C_x)V_o(nT) = C_fV_o(nT - T) + C_iV_1\left(nT - \frac{T}{2}\right) - C_iV_2(nT) \tag{8.16}$$

或者,以 z 变换的形式

$$(C_f(1 - z^{-1}) + C_x)V_o = C_iV_1z^{-0.5} - C_iV_2 \tag{8.17}$$

V_1 和 V_2 的顺序采样(而不是同时采样)使得这不是一个真正的差分输入电路,但是如果 ωT 很小,它就近似于一个真正的差分输入电路。图 8.21 显示了对于寄生不敏感差分输入损耗积分器,$C_x = 1$ pF,$C_f = 8$ pF,$C_i = 10$ pF,时钟频率为 2 kHz。根据公式(8.17)计算共模抑制比相对于信号频率的退化情况。

图 8.20 中的寄生电容 C_{p2} 和 C_{p3} 被有效地从电路中去除,在物理地和被认为是虚拟地的运算放大器反相输入端之间进行切换。然而,如果在运算放大器的同相输入端存在任何信号电压,则这些寄生电容的有效去除将不会发生。如果图 8.20 的电路对寄生电容不敏感,则运算放大器必须具有足够的开环增益,使其反相输入端作为虚拟地。开关电容电路也不能用于合成单放大器二阶网络(如 Sallen-Key VCVS 拓扑)而不牺牲对寄生电容的不敏感性。高阶

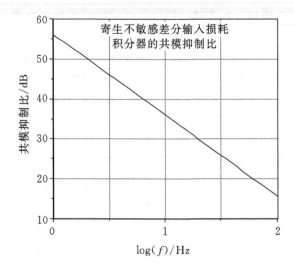

图 8.21 寄生不敏感差分输入损耗积分器,$C_x = 1$ pF,$C_f = 8$ pF,$C_i = 10$ pF,时钟频率为 2 kHz,
共模抑制比随频率而变化。注意,横坐标是对数的,而不是线性的,如图 8.18 所示

寄生不敏感滤波器可以通过级联适当的一阶或使用寄生不敏感的双四极拓扑来实现。

寄生不敏感带通滤波器

图 8.22 显示了一个典型的开关电容双二阶电路,该电路由一个无损逆变积分器(电路的上支路)和一个相对于上支路的同相和相对于输入电压 V_i 的反相有损积分器组成。该电路有一个单端输入,并具有一个 z 域传输函数:

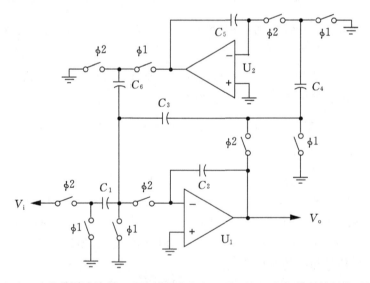

图 8.22 开关电容双二阶带通滤波器。电路的下分支由 U_1、$C_1 - C_3$ 和相关开关组成,是寄生不敏感有
损积分器;上分支是寄生不敏感无损积分器。请注意,C_3 和 C_1 在此拓扑中共享一个公共电
路节点和一对公共开关,因为这两个电容器都有一个终端在 ø1 期间连接到地,在 ø2 期间连
接到运算放大器的反相输入。将这与图 8.20 中有损积分器的等效非最小开关配置进行比较

$$\frac{V_o}{V_i} = \frac{-C_1 C_5 (1 - z^{-1})}{C_2 C_5 (1 - z^{-1})^2 + C_3 C_5 (1 - z^{-1}) + C_4 C_6 z^{-0.5}} \tag{8.18}$$

对于这一传递函数,可以做一些定性的观察。这个电路在 $z=1$ 处有一个零点,对应于 $\omega = 0$;因此它的直流响应为零。请注意,如果 C_4 或 C_6 设置为零,则无损积分器和有损积分器之间的连接被断开,电路就变成简单的有损积分器。图 8.23 显示了图 8.22 中所示开关电容双二阶滤波器的频率响应,电容值和开关频率如下所示。我们注意到,公式(8.18)取决于电容比率,就像先前讨论过的一阶电路(无损和有损积分器)一样,所有的电容值都乘以一个常数,公式(8.18)将保持不变。

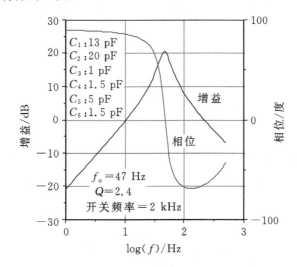

图 8.23　图 8.17 所示双二阶开关电容滤波器的典型频率响应。当频率超过 100 Hz 时,响应开始偏离连续时间滤波器的响应。这一点在相位响应中最为明显:对于超过响应峰值的频率,连续时间网络的相位响应将逐步接近 $-90°$

8.3.2　开关电容网络元件

开关

前面图中所示的开关被描述为理想的开关,用于说明性目的。以上所示开关电容电路的实际实现需要使用其操作与理想开关接近的电路元件。一个 CMOS 双向开关实现如图 8.24 所示。NMOS 晶体管 Q_1 和 PMOS 晶体管 Q_2 是串联元件,它们通过施加在 Q_1 栅极和反相器对 Q_3 和 Q_4 上的电压同时导通或截止。控制电压直接切换 Q_1,Q_3 和 Q_4 的反相输出与 Q_1 同时开关 Q_2。像 Q_1 这样的单个晶体管可以作为导通元件,但是这种开关的导通电阻比互补对的电阻更依赖于所施加的信号电平。请注意,图 8.24 中反相器的 V_i 和 V_o。信号电平应该限制在 V_{dd} 和 V_{ss} 之间。互补导通晶体管的使用还提供了一种时钟馈通消除的方法;Q_1 和 Q_2 的栅极信号在相位上是相反的,因而通过 Q_1 和 Q_2 的栅源电容的电荷注入往往是自消除的。

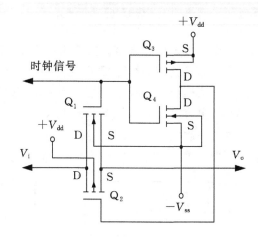

图 8.24 CMOS 开关实现

电容器

图 8.25 说明了制造单片电容器的三种可能性。图 8.25(a)显示了一种 metal-over-$p+$ 电容器,其中金属化被直接应用于 p^+ 阱上方的薄氧化物区域。图 8.25(b)是(a)中结构的

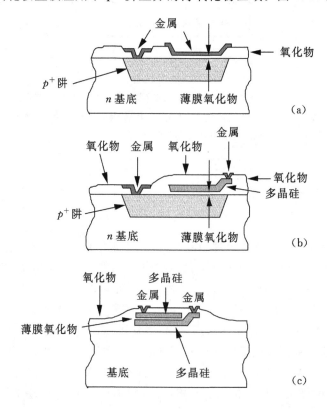

图 8.25 典型 MOS 电容结构。(a)和(b)中的电容器使用掩埋的 p^+ 阱形成电容器的一个板;(c)中的结构利用两个掺杂多晶硅层形成电容器板

变化,因为掺杂的多晶硅被用作电容器上板的材料。这两种结构都假定 n 基板将连接到电路中的最正点,以便反向偏置阱与衬底形成的 $p+n$ 结。基板间的电容将构成电压可变的寄生电容,p^+ 阱的掺杂必须足够重,使得 MOS 电容结构在所有可能施加于电容的信号上累积电压;如果不是这样,电容器本身将是电压可变的,并且将是其使用的放大器或滤波器中的失真源。Stone 等(1984)描述了作为与 CMOS 数字电路的制造兼容的工艺的一部分——多晶硅电容器的制造;她和她的同事报告制作的电容器的电压系数为 -1700 ppm/V,足以满足大多数模拟放大和滤波任务。同一作者报告了板尺寸为 $47\ \mu m \times 47\ \mu m$ 的 poly-over-$p+$ 电容器的电容为 0.56 pF。在二氧化硅介电常数为 3.9 的情况下,形成电容器介电层的薄氧化物层厚度约为 136 nm。

图 8.25(c)显示了 double-poly 电容器的结构。它与(a)和(b)中的不同之处在于,它不利用基板中的埋层作为电容器的一个板。这种结构需要双层多晶硅工艺。图 8.25 中所有三种结构中的二氧化硅必须在电容器活动区域之外比电容器板之间厚得多,以尽量减少寄生电容。

回想一下,开关电容网络的增益和截止频率是电容比率的函数,而不是电容器绝对值的函数。开关电容网络的这一方面有利于单片实现;控制如图 8.25 所示的单片电容器的绝对值是困难的,但控制这些电容器的比率会容易些。可以通过固定电容器面积比例直接合成比率电容器,但通过几个单元电容器的并联形成每个电容器,可以更精确地控制电容器的比率。电容板边缘的电流量和可能的光刻缺陷对每个单位电容器的值都有相同的影响。Stone 等(1984)描述的 0.56 pF MOS 电容器就是这样一个单位电容器。

运算放大器

第 8.3 节中描述的运算放大器适用于包括运算跨导放大器在内的单片开关电容网络。重要的是,放大器能够提供足够的输出电流,以便在时钟相位 ø2 期间将储存在开关电容器上的电荷重新分配给非开关电容器。Gray 和 Meyer(1982)指出,开关电容网络中运算放大器所需的最小开环电压增益约为几千。Stone 等(1984)报道的简单两级 CMOS 运算放大器如图 8.11 所示,已成功地应用于双极开关电容滤波电路中。

8.3.3 开关电容电路实例

图 8.26 再现了 Morgan(1991)描述的开关电容网络的一部分。图 8.26(a)中的电路被看做是级联有损积分器(单极低通滤波器),其中第一级具有差分输入。差分级的直流增益由 C_3(4.7 nF)与 C_4(270 pF)之比设定为 17;第二级的直流增益是增益选择开关(如前面所述的 MOS 开关)可选的,并且可以从至少 1(当只有值为 270 pF 的 C_6 连接)到最大 15(当 C_6 - C_9 全部连接时)。第二级的泄漏电容 C_{11} 的值为 270 pF。电容器 C_7 为 540 pF;C_8 为 1080 pF;C_9 为 2160 pF。时钟频率为 2 kHz,在此频率下,电容器 C_4 和 C_{11} 作为1.85 MΩ的有效电阻,与 1 nF(C_5 和 C_{10})的非开关电容并联,使每级的低通转角频率为 85.9 Hz。两者的级联将获得 55.3 Hz 的转角频率。无源 RC 低通网络 R_1 - C_1 和 R_2 - C_2 的转角频率约为 120 Hz,为避免潜在的混叠问题提供了带宽限制。

图 8.26(b)显示了一个高通滤波器,这是一种以前没有考虑过的电路拓扑,尽管将早期电路的分析扩展到高通情况并不困难。如果 C_{13} 不连接,则电路的高频增益由 C_{12} 与 C_{14} 之

比决定,如果 C_{13} 在电路中,则由$(C_{12}+C_{13})$与 C_{14} 之比来实现。C_{12}、C_{13} 和 C_{14} 均有相同的值(2.2 nF),此级可能增益为 1 或 2。开关电容 C_{15} 值为 220 pF,2 kHz 开关频率,有效电阻为 2.27 MΩ,与非开关反馈电容 C_{14} 配合,高通转角频率为 31.4 Hz。第二级的高通增益为 1.5,第三级的高通增益为 3。三级滤波器级联的高通转角频率为 61.5 Hz。通过与级联低通滤波器角频率(55.3 Hz)的比较,发现高通转角频率高于低通转角频率,通带峰值约在 58 Hz 处,且具有不对称斜率,通带以上为 -40 dB/10 倍频程,通带以下为 -60 dB/10 倍频程。

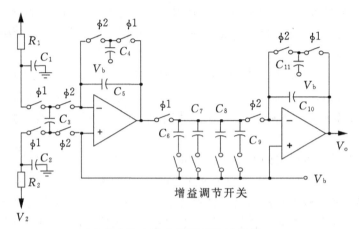

(a)差分输入放大器和低通滤波器

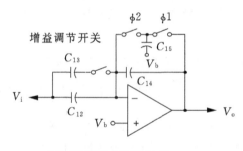

(b)可变增益高通滤波器

图 8.26 由 Morgan(1991)描述的开关电容电路。(a)部分是差分输入放大器和低通滤波器;(b)部分代表上述低通滤波器之后级联的三个高通滤波器之一。三个高通滤波器中只有一个具有可切换增益。V_b 为偏压总线

警觉的读者应已经意识到图 8.26 中的电路描述有问题。Morgan 所描述的电路不能简化为单片结构形式;电容值太大,无法实际实现,所选择的滤波器拓扑也不是寄生不敏感的。此外,Morgan 给出其电路中的运算放大器的电源电压为 ±5 V,在典型的植入式起搏器中无法获得这些电压。尽管如此,这个电路还是能让我们对一个典型起搏器的频率响应特性有一些深入的了解,并且可以让我们练习一些以前探索过的分析技术。基于这些原因,这个电路值得在此讨论。

Stotts(1990,1992)描述了类似于图 8.26(b)中电路的开关电容放大器。Castelo 等(1990)采用了开关电容双二阶拓扑结构,构建了能用于可植入装置应用的六阶带通滤波器,

提出了一种在 2 μm CMOS 工艺制造滤波器的方法。该滤波器的中心频率为 50 Hz,带宽为 60 Hz,并且仅从 ±1.2 V 的电池中提取 500 nA 电流,同时能够驱动 30 pF 的电容负载。该实现使用了 2 kHz 时钟并在三个双二阶单元中复用两个运算放大器。(在时钟阶段,当电荷被重新分配时,运算放大器是必需的,而非开关电容器上的电荷只是简单地保持时就不需要)工作电压范围为 ±1 V 至 ±1.8 V。滤波器所占据的总硅面积被给出为 2200 mil^2。

Castello 等(1990)引用的电池规格以及图 8.26 中直流偏压总线的使用得出了电路地定义在 2.8 V 锂碘电池端电压之间中点的初步结论。在前面的开关电容电路中显示的接地电位不一定与电池的一端或另一端的电位相同。

8.4 消隐电路

在起搏期间需要消隐以防止起搏器感知放大器的饱和。在双腔感知起搏的起搏器中,消隐也用于防止通道间的串扰,即防止对一个腔室的刺激被解释为另一个腔内的心脏活动。

图 8.27 显示了一个常见的消隐方法。模拟开关(类似于前面讨论的开关电容网络)由数字微控制器的适当消隐输出控制,并且在起搏刺激过程中简单地将通过低阻抗输入的放大器连接到电路接地。在刺激结束后,消隐脉冲一般会持续一段时间(5~10 ms)。

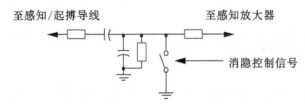

图 8.27 Morgan(1991)描述的消隐网络。消隐控制信号激活模拟开关并在适当情况下对感知放大器进行输入到地的短路,以防止共用的感知/起搏导线上的脉冲或另一腔室的起搏串扰使感知放大器饱和

Herscovici 等(1984)和 Shoulder(1990)披露了另一种消隐方法。在这些情况下,电子开关在消隐期间关闭供给感知放大器的电池电压。这两种描述都解释了这些电路在消除双腔感知双腔起搏器中从一个通道到另一个通道的串扰方面的作用。

DeCote,Jr.(1987)采取了另一种方法来解决在起搏瞬变过程中的饱和问题。该特殊电路采用四个运算放大器,其中三个构成了传统的连续时间仪表放大器。仪表放大器端子上可能出现的最大差动电压受到一对背对背硅二极管的限制,仪表放大器的增益经过计算使一个或另一个二极管传导的瞬态仍然不足以使仪表放大器饱和。所述仪表放大器后级输出电压受一对串联齐纳二极管的限制,在该级的输出电压能力范围内。

8.5 其他电路

8.5.1 开关电容电压比较器

图 8.28 是开关电容电压比较器的一个例子,类似于 Stotts 等(1989)所示的比较器。图

中包括一个开关活动状态表。该电路因其对运算放大器的双重使用而变得新颖。在第 1 和第 3 阶段,S_5 的闭合利用运算放大器作为电压跟随器在其逆变输入端维持虚拟地。开关 S_5 在第 2 和第 4 阶段打开,允许运算放大器在开环配置中工作。

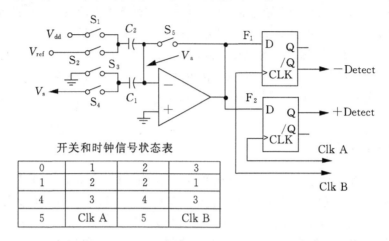

开关和时钟信号状态表

0	1	2	3
1	2	2	1
4	3	4	3
5	Clk A	5	Clk B

图 8.28 开关电容电压比较器。开关和触发器时钟信号通过四种状态的模式循环;上表指示在某一状态下,哪些开关闭合,哪些触发器时钟信号处于活动状态。如果输入信号比公式(8.20)中给定的负阈值更负,则在第 1 相中触发器 F_1 的/Q 输出将被驱动到高电平;如果输入信号比公式(8.21)中给定的阈值更正,则在第 3 相中触发器 F_2 的 Q 输出为正

在第 1 相中,电容器 C_2 被充电到 V_{dd},C_1 被充电到 V_s,信号电压来自开关电容带通滤波器的输出。在第 2 相中,C_2 从 V_{dd} 切换到 V_{ref},C_1 从 V_s 切换到地,运算放大器反相输入端电压变为

$$V_a = C_2 \frac{(V_{ref} - V_{dd})}{(C_1 + C_2)} - C_1 \frac{V_s}{(C_1 + C_2)} \tag{8.19}$$

其中,V_a 是比较器反相输入端的电压;V_s 是带通滤波器输出的信号电压。翻转触发器 F_1 在第 1 相期间被时钟触发,如果比较器的输出是低电平,那么它的/Q 输出将被驱动到高电平。如果 $V_a > 0$,则会发生这种情况,这需要:

$$V_s < - \frac{C_2(V_{dd} - V_{ref})}{C_1} \tag{8.20}$$

电容器 C_1 和 C_2 在第 2 相被充电,就像它们在第 0 相一样,但 C_2 最初是由 V_{ref} 而不是 V_{dd} 充电的。电压比较器在第 3 相的输出为高电平,如果:

$$V_s > \frac{C_2(V_{dd} - V_{ref})}{C_1} \tag{8.21}$$

触发器 F_2 在第 3 相期间由 Clk A 时钟触发,如果带通滤波器的输出电压大于公式(8.21)中给出的阈值,则 F_2 的 Q 输出将被驱动至高电平。该电路特别值得注意的是它的低功耗,即它不使用浪费的电阻分压器来设置其感测阈值,并且非常有效地使用运算放大器作为线性放大器和电压比较器。

8.5.2 双极/单极感知/起搏电路

图 8.29 显示了用于选择双极或单极感知或刺激的电路,并允许自动地进行这种选择。图 8.29 中的表格描述了在每种起搏和感知模式中使用怎样的 FETs Q_1 - Q_3 开关组合。FET Q_4 在刺激脉冲后被短暂激活,以允许电极的快速复极化和电容器的放电,从而将起搏刺激耦合到起搏导线上。

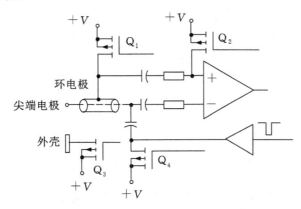

晶体管	双极	双极	单极	单极
	感知	起搏	感知	起搏
Q_1	关	开	关	关
Q_2	关	关	开	关
Q_3	开	关	开	开

图 8.29 允许多种感知/起搏模式的电路。这个具体的实施例认为电池正端是起搏器的参考电位(Barrera and Martucci,1985)

8.5.3 电压基准

图 8.28 的开关电容电压比较器需要一个基准电压,该基准电压在 V_{dd} 电源的固定偏移下工作(参见公式(8.20)和(8.21))。图 8.30 显示了这样一个电压基准。该电路采用了硅栅 p 沟道 MOSFET 的差分对 Q_1 和 Q_2,通过多晶硅栅的不同掺杂使其栅对衬底静电势不同。Q_1 的栅为 p^+ 多晶硅,Q_2 的栅为 n^+ 多晶硅,栅掺杂量的差异导致两个场效应晶体管的阈值电压发生位移,近似等于硅带隙电压。在弱反转区中,Q_1 和 Q_2 的漏电流如下:

$$I_{d1} = I_{do} \frac{W_1}{L_1} e^{-(V_{G1}-V_T)/nkT}$$

$$I_{d2} = I_{do} \frac{W_2}{L_2} e^{-(V_{G2}-V_T+V_{BG})/nkT}$$

$$(8.22)$$

其中,V_T 是 Q_1 的阈值电压;V_{G1} 和 V_{G2} 分别是 Q_1 和 Q_2 的栅源电压;W_1 和 L_1 是 Q_1 的沟道宽度和栅长;W_2 和 L_2 是 Q_2 的沟道宽度和栅长;V_{BG} 是硅的带隙电压(1.11 V@300 K)。公式(8.22)的其他参数以前定义过(见公式(8.3))。如果我们比较一下公式(8.22)与公式(8.3),会注意到在公式(8.22)中引入了负指数,这一符号变化解释了 p 沟道器件 Q_1 和 Q_2 随着负栅源电压的增加而显示出越来越大漏电流的事实。由 Q_3 和 Q_4 形成的电流镜迫使

Q_1 和 Q_2 的漏电流相等,将公式(8.22)中的这两种关系等同起来。我们有:

$$V_{ref} = V_{BG} + nkT \ln\left[(W_1/L_1)/(W_2/L_2)\right] \qquad (8.23)$$

通过适当选择差分对晶体管的宽长比,可以得到 V_{ref} 的温度补偿。Tsividis 和 Antognetti(1985)描述了一个类似的电路,产生相对于地的参考电压。他们引用的温度系数为 ± 30 ppm/℃,其器件未经调整的精度为 ± 50 mV。如图 8.30 所示的电路可以用来产生参考电压,同时吸纳几十纳安范围内的工作电流。

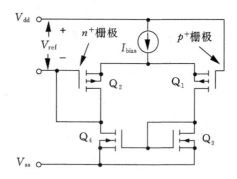

图 8.30 微功率电压基准电路,其输出电压与正极电源电压成固定的偏移

图 8.30 的电路通过利用两个非完全相同的场效应晶体管的漏电流与栅源电压特性的已知差异来开发参考电压,它们被迫作为差分对工作,并以相同的漏电流运行。其他实现方式也是可能的。例如,Ong(1984)描述了一个类似的电路,该电路利用增强模式 FET 和耗尽模式 FET 构成差分对。

8.5.4 电流基准

先前描述的电路通常都有电流源,这些电流源是电路的组成部分。图 8.31 的电路显示了如何构造这种电流源。根据中大型电阻的可用性,如 Stone 等(1984)所描述的,这种电阻可以在高片电阻率多晶硅中实现。相同的 p 沟道器件 Q_3 和 Q_4 使不对称 n 沟道器件 Q_1 和 Q_2 的漏电流相等。假设 Q_1 和 Q_2 在弱反转区中工作,我们可以这样写:

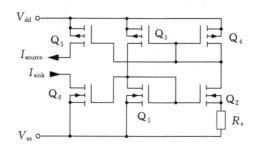

图 8.31 微功率电流基准电路。该电路能够同时提供灌电流和源电流

$$I_{d1} = I_{do}\, e^{(V_{G1}-V_T)/nkT}$$
$$I_{d2} = I_{do}\, e^{(V_{G2}-V_T)/nkT} \qquad (8.24)$$

我们还注意到：

$$V_{G1} = V_{G2} + I_{d2}R_s \qquad (8.25)$$

通过合并公式(8.24)和公式(8.25)，我们发现，Q_1 和 Q_2 的漏电流为

$$I_d = \frac{nkT}{q} \frac{1}{R_s} \ln\left[\frac{W_2/L_2}{W_1/L_1}\right] \qquad (8.26)$$

这也是 Q_3 和 Q_4 的漏电流，Q_5 的漏电流可以作为一个电流源，其数值由公式(8.26)给出。如果我们假设 Q_5 是相同的。Q_6 的漏电流可以类似地用作电流汇；如果 Q_6 与 Q_3 相同，则灌电流将由公式(8.26)来描述。请注意，图 8.31 电路的输出电流与温度成正比。我们从公式(8.4)回忆起，在弱反转区工作的 FET 的跨导与漏极电流成正比，与温度成反比。使用如图 8.31 所示的电流基准来确定在弱反转区工作的 FET 工作电流可以补偿它们的跨导对温度的变化。还可以用中等的 R_s 值产生非常小的参考电流。假设 nkT/q 是 54 mV，Q_1 和 Q_2 的宽度与长度的比值相等，75 kΩ 的电阻将产生 720 nA 的参考电流。这还可以通过增加 Q_1 的宽长比或减少 Q_2 的宽长比来进一步减小。

8.6　起搏器和电磁干扰

关于起搏器对来自电和电磁源干扰的反应是医生、起搏器设计者和病人都非常感兴趣的问题之一。这也是一个相当混乱的领域，其中一部分是由术语引起的。"电磁"和"干扰"这两个术语单独使用或结合在一起出现在多部文献中。Furman(1982)用"电磁干扰"一词来表示骨骼肌电势，Belott 等(1984)将其用于电外科手术，其他人使用类似的术语来表示射频干扰(Bossert and Dahme，1988；Smith and Aasen，1992)。本节将仿效 Hauser(1994)和 Irnich(1984)的例子。在这两个例子中，"干扰"一词是广义上的，既包括内源性(体内)，也包括外源(身体外部)可能接触到植入起搏器的不想要的电势来源。心脏起搏器暴露于潜在的干扰源是不可避免的。各种形式的电子技术在工业化社会中很普遍，植入起搏器也很常见。据 Sowton(1982)估计，在美国，每 800 人中就有一人植入心脏起搏器；在英国，每 2000 人中有一人植入心脏起搏器，其他西欧国家和加拿大的植入率与美国相当。后来的数据显示，全世界共有 150 万枚植入心脏起搏器，其中 70 万枚用在美国(Smith and Aasen，1992)。

8.6.1　内源干扰

在胸部植入心脏起搏器的肌电抑制已经被认为是一个重要的问题。Vrints 等(1981)总结以往关于肌电抑制单极按需起搏器的流行情况的数据，发现在接受调查的病例中，有 11％～69％的病例出现抑制现象。随后，作者们公布了自己的研究结果。一项研究表明，有 34 名单极起搏器使用者和 11 名双极起搏器使用者被要求通过用力按压手掌来同时对两胸肌进行等距收缩。外部心电图提供了起搏中断的证据。单极起搏器使用者中有 15 例出现抑制，双极起搏器使用者则无抑制。3 例患者报告出现了抑制症状(头晕或晕厥)。第二项研究涉及在右侧胸部皮下植入 40 个单极起搏器，这些起搏器除了一个小窗口外，还安装了一个绝缘硅橡胶护套，覆盖起搏器病例的整个表面。这个窗口是朝向植入部位的皮下一侧，以使起搏器不直接与肌肉接触。单极起搏器使用者中未见有肌力抑制的病例。

Irnich(1984)证实了双极感知在拒绝肌电图方面的优越性。Hauser(1994)认为双极感

知是治疗肌电抑制临床病例的最佳方法。单极起搏器的胸肌电抑制的可能性可以通过在胸区内侧部位的植入来降低,三角肌沟的外侧植入与肌电抑制的发生率更高有关。

Irnich(1984)提到起搏器输出电容的心肌复极和充电是内源性干扰的潜在来源,但指出这种情况意味着灵敏度、频率响应和不应期之间的不匹配。

8.6.2 外源干扰

这一类涵盖所有类型的体外信号源,包括大量引起电位、可能干扰起搏器运行的方法。下面讨论某些类型的潜在干扰源。

低频干扰

交流电力传输所用的频率(50 Hz 和 60 Hz)接近 P 波和 R 波的频率范围(见第 8.1 节),因此人们自然担心高压输电线路可能会对起搏器造成干扰。Butrous 等(1982)描述了志愿者使用 Medtronic 5985 型单极起搏器的一系列实验,其将受试者暴露在强度为 20 kV/m 的 50 Hz 电场中,产生了高达 300 μA 的身体位移电流,但未发现抑制或其他异常起搏器反应。一项对 35 个单极按需起搏器(来自 6 个不同制造商的 16 种起搏器模型)的后续研究得出了不同的结果(Butrous et al. ,1983):11 个装置没有明显的效果,18 个装置恢复到异步模式,其余的装置则表现为不规则或不适当的缓慢起搏。结果表明,引发向异步模式逆转所需的体内电流范围为 18.4～250 μA。

Kaye 等(1988)用 50 Hz 电流注入 18 例植入单极 VVI 起搏器的患者体内,发现了类似的结果。这些起搏器来自 6 个制造商的 12 个型号,11 个起搏器植入左前位,4 个植入右前位,其余 3 个植入腹部。所有起搏器在低体内电流值时起搏正常。在该研究中使用的起搏器中,超过某一阈值的电流会引起不适当的起搏、不稳定的感应和间歇抑制;超过第二个(较高)阈值的电流会使敏感的起搏器恢复到异步模式。该研究中使用的 3 个 Medtronic 装置在达到 600 μA 的体内电流(电流注入装置的极限)时能保持正常的起搏,由 Telectronics 生产的装置被发现是最易受影响的。

Astridge 等(1993)进行了一项类似的研究,使用具有可编程起搏导线配置的双腔起搏器。在相对较高的电流(170～550 μA)下,双极起搏导线配置出现异步模式,在 80～500 μA 之间出现错误感知和不适当的功能。单极感应更容易受到体内电流的影响,在 10～80 μA 之间单极心房感知出现误感知,在 40～120 μA 之间心室感知出错产生抑制。Siemens Pacesetter、Intermedics 和 Telectronics 生产的各型号在易感性方面没有明显的差异。在测试的两种 Medtronic 型号中,均未观察到双极模式的误感知。一种型号在最大电流 600 μA 时没有出现单极模式的异常,另一种型号在电流超过 120 μA 的情况下,从正常工作回退到异步起搏。

Irnich(1984)描述了磁耦合干涉的机制。由单极起搏器和其位于半圆中的起搏导线所覆盖的面积估计为 570 cm^2,50 Hz 时的磁场强度为 21 μT(RMS),或 60 Hz 时的磁场强度为 17.5 μT(RMS),与该半圆垂直时产生 1 mV 的峰值电位(一个 Irnich 认为可能开始错误感知的临界值)。这种磁场强度可在吸纳大电流的器件(如弧焊机和电炉)附近发现。双极感应该证明对磁耦合干扰的敏感性要小得多。

射频干扰

早期起搏器被封装在不导电的环氧树脂中,几乎没有抗干扰成分,因此,有关起搏器电磁干扰的文献大量报道了来自微波炉等来源的干扰(Olson,1994b)。现代设计的起搏器封装在密封的钛外壳中,作为法拉第笼,使起搏导线系统成为射频信号的唯一进入方式。有效的电容旁路式起搏导线使现代起搏器不受射频干扰的影响。

　　射频干扰可能是由有意的源(如无线电发射机、电手术和透热装置、微波炉)或非有意的源(如在运行过程中产生电弧的电气设备)产生的。微波炉是一个典型的起搏器使用者最有可能接触的来源。Sowton(1982)报告说,微波炉有时会影响起搏器,特别是在门密封退化的情况下;O'Brien(1982)还将微波炉命名为潜在的干扰源,认为它会导致按需起搏器恢复到异步模式。然而,Irnich(1984)报告了一些实验,这些实验表明,微波炉的微波辐射对起搏器没有影响,即使是在打开门时也是如此(只有当门的联锁被毁坏时才有可能)。Irnich说,2.45 GHz微波在人体中的穿透深度仅为6 mm,大部分能量是在表面消散的。Hauser(1994)同意Irnich关于微波炉不足以构成危险的判断。

　　Smith和Aasen(1992)评估了高功率短波和中波广播发射机附近的起搏器的安全性。他们指出,电磁干扰对起搏器一般不会产生影响,除非电场强度超过200 V/m或磁场强度超过1 mT。这种电场强度只出现在美国之音(VOA)中继站的几个特定位置(如传输线、短波和中波发射天线、微波和卫星链路发射天线),以及在一些电力变压器周围可发现大于1 mT的磁场强度。其中一位作者(Smith)有一个植入的心脏起搏器,她在两个美国之音中继站的电磁场中并没有感觉出任何不良影响。

　　Bossert和Dahme(1989)对34种不同类型的心脏起搏器进行了实验室测试,发现它们的射频干扰敏感性因制造商不同而有很大差异,因此他们建议进行简单的电路修改,从而降低当时可用起搏器的易感性。这些修改包括由至少1 nF的合适电容器将起搏器引线分流到外壳,在起搏导线和感知放大器输入之间连接被动低通滤波器,以及允许10～20 V的起搏导线到外壳间电位。起搏器的测试波形为脉冲AM、周期600 ms的未调制载波,跟随100 ms 100％正弦调幅波,调制频率为100 Hz。

　　Hauser(1994)和Grant(1993)一致认为,起搏器使用者使用民用波段或业余无线电设备的风险很小。Hauser声称,两者"总体上都是安全的"。

医疗电磁干扰源

　　Belott等(1984)报告了电外科手术将DDD起搏器重置为后备模式的案例,包括因该程序而损坏且无法恢复到原来程序设置的起搏器的情况。Grant(1993)概述了起搏器使用者电外科手术的潜在风险,包括通过起搏导线传导电外科手术电流至心肌并伴随着心室颤动的风险。Sowton(1982)提到已有多起关于起搏器使用者的电外科手术引起致命性室颤的报告。Hayes(1993)将电外科手术的风险描述为抑制,重新编程到后备模式,以及可能的电路损坏。

　　MRI设备具有相当独特的危险,因为设备的静磁场具有足够的强度闭合起搏器簧片开关。这将使起搏器处于异步模式,并消除对无意重新编程的一个正常保护级别。Hayes(1993)引用了动物试验,发现可以在MRI设备的脉冲重复率下对某些起搏器进行起搏。Hayes还指出射频透热设备可能会对单极和双极起搏器产生电路损坏或抑制,并且电击治疗(电休克疗法)可能会引起抑制或暂时退返至异步起搏,甚至可能无意重新编程。Hauser(1994)将电击疗法列为起搏器干扰的不太可能来源之一。Sowton(1982)、Hauser(1994)和Hayes(1993)列举了TENS(经皮神经刺激)装置的潜在风险。Hauser将这些风险列为抑制、退返至异步模式和竞争性起搏。Hayes 还将重新编程作为潜在风险，但声明来自 TENS 装置的这些效应是罕见的。Sowton 只简单建议起搏器使用者完全避免使用 TENS 装置。他们似乎广泛地一致认为，心脏复律/除颤有损伤电路的风险（Hayes，1993；Hauser，1994）。

其他干扰源

起搏器使用者在日常生活中可能接触到的其他潜在电磁干扰的危害似乎是最小的。Hauser(1994)把办公室设备、灯光商店设备、电子游戏和牙科设备列为不可能的干扰源。Hayes(1993)似乎同意这一评估，尽管 Hayes 确实列举了与电弧焊有关的抑制或返回异步运行的危险。Grant(1993)指出，对起搏器使用者禁止使用弧焊。Sowton(1982)建议起搏器使用者避免使用机场金属探测器设备，但 Hauser 认为这种安全装置不太可能造成干扰。Hayes 认为，机场保安设备在乘客穿越安检装置时存在一拍抑制的风险，他还报告说，零售防盗装置也可能出现这种一拍抑制的风险。

8.7 参考文献

Anonymous. 1975. *Pacemaker Standard. Labeling requirements, performance requirements, and terminology for implantable artificial cardiac pacemakers*. Arlington, VA:Association for the Advancement of Medical Instrumentation(AAMI).

Astridge, P. S., Kaye, G. C., Whitworth, S., Kelly, P., Camm, A. J., and Perrins, E. J. 1993. The response of implanted dual chamber pacemakers to 50 Hz extraneous electrical interference. *PACE* 16:1966 – 1974.

Baker, R. G., Jr., Calfee, R. V., Haluska, E. A., and Whistler, S. J. 1989. Implantable cardiac stimulator with automatic gain control and bandpass filtering in feedback loop. US Patent 4,880,004.

Barreras, F. J., and Martucci, J. P. 1985. Cardiac pacer having input/output circuit programmable for use with unipolar and bipolar pacer leads. US Patent 4,558,702.

Belott, P. H., Sands, S., and Warren, J. 1984. Resetting of DDD pacemakers due to EMI. *PACE* 7:169 – 172.

Bossert, T., and Dahme, M. 1989. Hazards from electromagnetic fields;influence on cardiac pacemakers by powerful radio transmitters. In*Electromagnetic Compatibility:the University of York*, 12 – 15 *September* 1988. London:the Institution of Electronic and Radio Engineers.

Butrous, G. S., Barton, D. G., Bonnell, J. A., Camm, A. J., Meldrum, S. J., and Male, J. C. 1982. Effects of high-intensity power-frequency electric fields on implanted modern multiprogrammable cardiac pacemakers. *J. Royal Soc. Med.* 75:327 – 331.

Butrous, G. S., Male, J., Barton, D., Nathan, A., and Camm, J. 1983. The effect of high-intensity power frequency electric fields on implanted cardiac pacemakers (abstract). *PACE* 6:A53

Castello, R., Grassi, A. G., and Donati, S. 1990. A 500-nA sixth-order bandpass switched-capacitor filter. *IEEE J. Solid-State Circ.* 25:669 – 676.

DeCote, R., Jr. 1987. Unsaturable sense amplifier for pacer system analyzer. US Patent 4,677,986.

DeCote, R., Jr. 1988. Automatic sensitivity control for implantable cardiac pacemakers. US Patent 4,768,511.

Detwiler, Alan J. 1994. Private communication.

El-Kareh, B., and Bombard, R. J. 1986. *Introduction to VLSI Silicon Devices*. Hingham, MA:Kluwer Academic Publishers.

Furman, S., Hurzeler, P., and DeCaprio, V. 1977a. The ventricular endocardial electrogram and pacemaker sensing. *J. Cardiovascular and Thoracic Surg*. 73:258 – 266.

Furman, S., Hurzeler, P., and DeCaprio, V. 1977b. Cardiac pacing and pacemakers Ⅲ. Sensing the cardiac electrogram. *Am. Heart J*. 93:794 – 801.

Furman, S. 1982. Electromagnetic interference(editorial). *PACE* 5:1 – 3.

Furman, S. 1993. Sensing and timing the cardiac electrogram. In Furman, S., Hayes, D. L., and Holmes, Jr. D. R.,*A practice of cardiac pacing*, 3rd edition. Mt. Kisco, NY:Futura Publishing Co.

Ghausi, M. S., and Laker, K. R. 1981. *Modern filter design.：active RC and switched-capacitor*. Englewood Cliffs, NJ:Prentice-Hall.

Grant, L. J. 1993. Cardiac pacemakers and electromagnetic interferences. In*IEE Colloquium on 'EMC and Medicine'(Digest No.* 098). London:the Institution of Electrical Engineers.

Gray, P. R., and Meyer, R. G. 1982. MOS operational amplifier design—a tutorial overview. *IEEE J. Solid-State Circ*. SC-17:969 – 982.

Greatbatch, W. 1972. Multimode cardiac pacer with P-wave and R-wave sensing means. US Patent 3,648,707.

Greatbatch, W. 1994. Private communication.

Hauser, R. G. 1994. Interference in modern pacemakers. *Medtronic News* 22(1):12 – 20.

Hayes, D. L. 1993. Electromagnetic interference, drug-device interactions, and other practical considerations. In Furman, S., Hayes, D. L., and Holmes, Jr. D. R.,*A practice of cardiac pacing*, 3rd edition. Mt. Kisco, NY:Futura Publishing Co.

Herscovici, H., and Tarjan, P. P. 1984. Dual channel cardiac pacer isolation circuit. US Patent 4,470,418.

Huelsman, L. P. 1993. *Active and passive analog filter design*. New York:McGraw-Hill.

Irnich, W. 1984. Interference in pacemakers. *PACE* 7:1021 – 1048.

Irnich, W. 1985. Intracardiac electrograms and sensing test signals:electrophysical, physical, and technical considerations. *PACE* 8:870 – 888.

Kaye, G. C., Butrous, G. S., Allen, A., Meldrum, S. J., Male, J. C., and Camm, A. J. 1988. The effect of 50 Hz external electrical interference on implanted cardiac pacemakers. *PACE* 11:999 – 1008.

Kleinert, M., Elmqvist, H, and Strandberg, H. 1979. Spectral properties of atrial and ventricular endocardial signals. *PACE* 3:4 - 6 - 417.

Laker, K. R., and Sansen, W. M. C. 1994. *Design of analog integrated circuits and systems*. New York:McGraw-Hill.

Mitra, S. K., and Kurth, C. F. 1989. *Miniaturized and integrated filters*. New York:John Wiley and Sons.

Morgan, W. A. 1991. Programmable band-pass amplifier for use with implantable medical device. US Patent 5,024,221.

Myers, G. H., Kresh, Y. M., and Parsonnet, V. 1978. Characteristics of intracardiac electrograms. *PACE* 1:90 - 103.

O'Brien, E. 1982. Environmental dangers for the patient with a pacemaker. *Brit. Med. J.* 285:1677 - 1678.

Ohm, O. J., Hammer, E., and Morkrid, L. 1977. Biological signals and their characteristics as a cause of pacemaker malfunction. In Y. Watanabe(ed.)*Cardiac pacing: proceedings of the Vth international symposium*, *Tokyo, March* 14 - 18, 1976. Amsterdam:Excerpta Medica.

Olson, W. H. 1994a. Private communication.

Olson, W. H. 1994b. The effects of external interference on ICDs and PMs. In N. A. M. Estes Ⅲ et al. (eds.)*Implantable cardioverter -defibrillators*. New York:Marcel Dekker.

Ong, D. G. 1984. *Modern MOS technology*. New York:McGraw-Hill.

Parsonnet, V., Myers, G. H., and Kresh, Y. M. 1980. Characteristics of intracardiac electrograms Ⅱ:atrial endocardial electrograms. *PACE* 3:406 - 417.

Renirie, A. C. M., Godefridus, J. M. W., and Schulmer, J. P. 1976. Low current drain amplifier incorporating feedback means for establishing sensitivity. US Patent 3,989,959.

Schaldach, M. 1992. *Electrotherapy of the heart.*. Berlin:Springer-Verlag.

Schaldach, M., and Furman, S. (eds.)1975. *Advances in pacemaker technology*. New York:Springer-Verlag.

Sholder, J. A. 1990. Automatically-adjustable blanking period for implantable pacemaker. US Patent 4,974,589.

Sowton, E. 1982. Environmental hazards for pacemaker patients. *J. Royal Coll. Physicians Lond* 16:159 - 164.

Smith, S., and Aasen, R. 1992. The effects of electromagnetic fields on cardiac pacemakers. *IEEE Trans. Broadcasting* 38:136 - 139.

Stone, D. C., Schroeder, J. E., Kaplan, R. H., and Smith, A. R. 1984. Analog CMOS building blocks for custom and semicustom applications. *IEEE J. Solid-State Circ.* SC-19:55 - 61.

Stotts, L. J. 1989. Introduction to implantable biomedical IC design. *IEEE Circ.*

and Dev. Magazine. 5(1):12 – 18.

Stotts, L. J., Infinger, K. R., Babka, J., and Genzer, D. 1989. An 8-bit micro-computer with analog subsystems for implantable biomedical application. *IEEE J. Solid-State Circ.* 24:292 – 300.

Stotts, L. J. 1990. Cardiac pacemaker with switched-capacitor amplifiers. US Patent 4,913,145.

Stotts, L. J., and Nelson, J. P. 1992. Cardiac pacemaker with capture verification. US Patent 5,161,529.

Streetman, B. G. 1980. *Solid state electronic devices, 2nd edition.* Englewood Cliffs, NJ:Prentice-Hall.

Swanson, R. M., and Meindl, J. D. 1972. Ion-implanted complementary MOS transistors in low-voltage circuits. *IEEE J. Solid-State Circ.* SC-7:146 – 153.

Tsividis, Y., and Antognetti, P. (eds.)1985. *Design of MOS VLSI circuits for tele-communications.* Englewood Cliffs, NJ:Prentice-Hall.

Vittoz, E., and Fellrath, J. 1977. CMOS analog integrated circuits based on weak inversion operation. *IEEE J. Solid-State Circ.* SC-12:224 – 231.

Vrints, C., Lambrecht, A., Bossaert, L., and Snoeck, J. 1981. Myopotential inhibition of unipolar ventricular inhibited pacemakers:prevention by an insulating sheath. *Acta Cardiologica* 36:167 – 174

8.8 教学目标

8.1 列出并解释起搏器应用对电子设计造成的限制。

8.2 解释在制作适合心脏感知应用频率响应的连续时间电路时遇到的困难。

8.3 解释在使用 MOS 器件作为工作在弱反向区线性放大器元件时遇到的一些困难。

8.4 推导公式(8.6)(电容倍增)。

8.5 列举心脏起搏器用开关电容技术的优缺点。

8.6 计算以 20 kHz 频率开关的 20 pF 电容器的有效电阻。

8.7 描述一种同相无损耗开关电容积分器的工作原理,并导出其电荷平衡方程。

8.8 解释寄生不敏感开关电容拓扑与那些非寄生不敏感的拓扑是如何区别的。解释为什么寄生不敏感的拓扑是成功实现开关电容滤波器的关键。

8.9 解释图 8.21 中的开关电容电路是否适合单片实现,并说明原因。

8.10 描述图 8.23 中开关电容电压比较器的工作情况。

8.11 描述图 8.24 中允许单极和双极感应与起搏的电路的工作情况。

8.12 解释为什么消隐电路是必要的,以及消隐功能通常是如何实现的。

逻辑流程和时序图

9

比雅恩・A. 阿夫萨里
（Beejahn A. Afsari）

心脏起搏的主要目的是人工刺激功能失调的心脏来模仿正常的心脏。在正常心脏中有特定的兴奋序列，如第 1.6 节所述。当该序列出现故障（非正常传导、阻滞等）时，起搏器应在适当的时间介入并采取适当的行动。

本章介绍了起搏器的一些基本计时周期。采用的方法是从最简单的起搏器开始，并将其作为一个构件。这里给出了逻辑流程图以为下一章介绍起搏器硬件做准备。

9.1 单腔起搏器

在单腔起搏器中，所有的定时周期都是通过在一个腔室起搏或感知来开始和结束的。在基于心室的起搏器（VOO、VVI、VVT）中，心室决定所有的定时事件。同样，在基于心房的起搏器（AOO、AAI、AAT）中，心房决定了所有的定时事件。

9.1.1 定义

下限频率间期（LRI）

图 9.1 显示，LRI（也称为自动间隔）是发生在相关腔室中的连续起搏或感知事件之间最长的时间。起搏器利用计时器跟踪 LRI。如果计时器在感知到事件之前到期，起搏器将刺激腔室并复位计时器。可编程的 LRI 值将每分钟的最小拍数（bpm）定义为 bpm＝60/LRI(s)。例如，如果 LRI 等于 600 ms，则最小的 bpm 数为 100。LRI 由医生依据患者的年龄、健康水平、活动水平和生活方式决定。

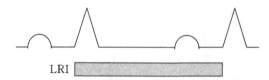

图 9.1　在基于心室的单腔起搏器中，LRI 被定义为连续起搏或感知到心室事件之间最长的时间。阴影条代表时间

上限频率间期（URI）

图 9.2 显示 URI 是正常起搏或感知的事件之间最短、同时仍然保持一对一（1∶1）房室（AV）同步的时间。1∶1 房室同步性意味着每一次心房搏动都有相应的心室搏动。一旦达

到 URI,就不能再维持 1∶1 的 AV 同步,而是采用特殊的算法以有效地起搏。这些算法将在 9.2.4 节中讨论。对于传感器驱动模式(VVIR、AAIR)和双腔跟踪模式(DDDR、DDD、VDD),采用 URI 限制起搏器的最大起搏频率。这一频率也由医生根据患者的年龄、活动水平、健康水平和生活方式决定。

当心室活动开始发生得太快时,URI 成为一个影响因素。基于 VRP 的 URI 是:上限频率(bpm)=60/VRP(s)。在 9.2.4 节中讨论了处理 URI 的许多算法。

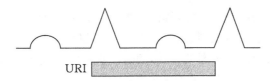

图 9.2 在传感器驱动或双腔跟踪模式起搏器中,上限频率间期(URI)被定义为允许的心室活动之间的最短时间。比较图 9.1 与 9.2,差别在于图 9.1 中 QRS 复合波之间的距离较长,这代表较长的时间间隔

不应期

起搏器不应期不同于自然生理心脏的不应期。起搏器不应期是指在此期间,通道的感知机制消隐传入的电信号。起搏器的不应期是必不可少的,原因如下:(1)必须防止起搏器的输出脉冲重新进入输入放大系统;(2)起搏器不应受到由心室搏动发出的 QRS 信号的干扰;(3)为了避免出现感知后电位(Barold,1971)。

回忆在第 8 章中,输入放大器空白了一段时间以避免感知期间的起搏事件。空白期与不应期的区别是,不应期大于或等于空白期。显然,当放大器被消隐时什么也感觉不到,进而,通过软件或硬件可以延长消隐间隔以提供更长的不应期。

通过编程可以延长或缩短不应期。医生可以延长不应期,以避免感知之前起搏的 QRS 复合波、T 波或后电位。另一方面,医生可能会缩短不应期,以允许感知到因落入当前较长不应期内而感知不到的室性早搏。在处理双腔起搏器(VDD 或 DDD)时,延长心房不应期有助于避免无休止的起搏器介导的心律失常循环(Moses,1991)。

心室不应期(VRP)

图 9.3 显示,在基于心室的单腔起搏器中,VRP 被定义为起搏或感知心室活动之后再没有感知发生的周期。起搏器对输入信号不敏感,更先进的现代起搏器在这段时间内可以感知并使用收集到的信息来决定未来的活动。

VRP 既可以编程,也可以在工厂设置。典型的 VRP 值为 200~350 ms。

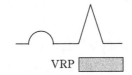

图 9.3 VRP 开始于心室事件的起搏或感知。它持续一定的时间,通常是 200~350 ms

噪声采样间期

噪声采样间期已被纳入现代起搏器的心室不应期(VRP)。在噪声采样间期,如果感知到大量的电磁干扰,起搏器将忽略它而直接起搏心室。这样做是因为如果存在大量的EMI,真正的心室信号将很难察觉。

9.1.2 模式

在讨论单腔起搏器的各种模式时,我们将重点讨论基于心室的系统。基于心房系统与基于心室系统的工作原理完全相同,只不过它们感知和起搏的是心房而不是心室。本节的目的不是全面审查所有单腔起搏器的模式,而是检查特定的模式和研究其时间周期。

VOO 和 AOO 模式

VOO 起搏器是最基本的起搏器。这种起搏器以固定的频率起搏心脏而不考虑潜在的心脏活动。以恒定的预设频率起搏被称为异步起搏(也称为固定频率起搏)。在这些相对简单的起搏器中使用了单一的定时间隔。每传送一个脉冲,内部定时器就被重置。当起搏器处于这种状态时,如果确实有潜在的自发心脏活动,刺激只会在心脏不应期之外有效,因为心脏组织在心脏不应期对刺激没有反应。

图 9.4 是表示 VOO 起搏器的逻辑流程图。图中使用计数器来跟踪时间,但是可以使用任何能够跟踪时间的电路(如简单的 RC 电路)。假设脉冲刚刚发出,计数器被重置,计数重新开始。计数器不断递增,直到到达 LRI 为止。LRI 对应于程序(或工厂指定的)下限的频率间期。一旦到达 LRI,起搏器发出一个脉冲,上述循环被重复执行。

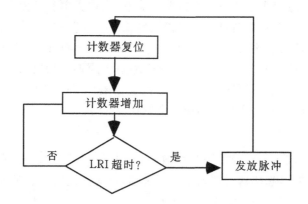

图 9.4 VOO 起搏器事件流程图。在传送脉冲时,计数器被重置,并且一个新的定时间隔也
开始。计数器不断递增,直到计数值大于 LRI。此时,一个脉冲被发放,循环被重复

这种类型的起搏器在起搏器技术的早期很受欢迎,因为它们工作得很好,而且电子设备也很简单。而在今天的市场上,没有感知能力的起搏器已经过时了。

VVI 和 AAI 模式

当心脏忽略起搏时,VVI 起搏模式会提供心室刺激。该起搏器采用下限频率间期(LRI)和心室不应期(VRP)这两个定时周期。

图 9.5 显示 VVI 起搏器的定时周期总是以一个起搏或感知的心室事件开始和结束。

假设起搏器刚刚发出了一个脉冲,它的内部计数器被重置且起搏器等待,并不断增加其内部计数器。起搏器监测心室通道以检测 QRS 复合波。如果感知到 QRS 复合波,心室不应期过期,计数器被重置,循环再次开始。如果 LRI 在事件被感知之前过期,则由起搏器发放一个脉冲,然后复位计数器。

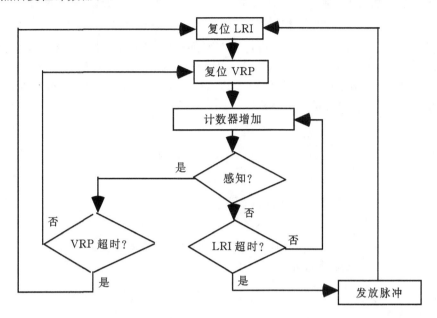

图 9.5 单腔起搏器 VVI 模式的逻辑流程图。所有的定时周期都是以一个起搏或感知的心室事件开始和结束的。假设刚刚传送了一个脉冲,所有计数器都被重置,并开始计数。如果起搏器检测到心室事件,而 VRP 尚未过期,则将其视为噪声且 VRP 复位。如果在 LRI 到期之前没有检测到任何事件,则发放脉冲

VVIR 和 AAIR

在频率自适应单腔起搏器中,频率自适应电路调整某些定时间隔的长度。例如,在任何给定的时间,较低的频率间隔可以是基本的编程下限频率间期(LRI),也可以是不断变化的传感器控制的 LRI(Singer and Kupersmith,1993)。最短的可能 LRI 等于起搏器的程控 URI。调整间隔的变化率取决于处理传感器数据的软件算法。这些细节将在第 14~17 章中讨论。

9.2 双腔起搏器

双腔起搏器具有同时感知和起搏心房与心室的能力。自从 20 世纪 70 年代末以来,双腔起搏器的使用一直在稳步增长。截至 1986 年,50%~70% 的所有永久性起搏器为双腔起搏器。采用它们的一个可能的解释是,它们最接近生理心脏的功能。

9.2.1 定义

由于其复杂性增加,双腔起搏器需要几个额外的定义。

房室间期(AVI)

图 9.6 显示 AVI 是 P-R 间期的电子模拟。AVI 是从起搏或感知的心房事件到随后的起搏或感知的心室事件的程控间期。

AVI 的重要性在于它能给心室在心房收缩后充盈的时间。最佳 AVI 是最大血流动力学效益所必需的,它可使具窦性心律的患者心室舒张末期容积增加 40％(Benchol et al.,1965)。如果起搏器有一个可编程的 AVI,而医生有设备(如,脉冲多普勒)可以非侵入性地测量心输出量,则可以通过以固定的频率起搏、改变 AVI 和测量心输出量来确定最佳的 AVI。然而,如果不能进行上述实验,则发现 150 或 200 ms 的 AVI 可使患者在 80 和 110 bpm 时产生最大的心输出量(Haskell and France,1986)。

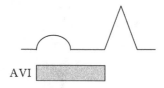

图 9.6　AVI 是从起搏或感知心房事件到随后的起搏或感知心室事件间的程控间期

室房间期(VAI)

图 9.7 显示的室房间期(VAI)也称为心房逸搏间期(AEI),它是起搏或感知的心室事件到下一个心房事件之间的时间间期。VAI 可以通过从 LRI 中减去 AVI 来得到(Barold,1988)。VAI 很重要,因为它提供了心房和心室之间的联系。

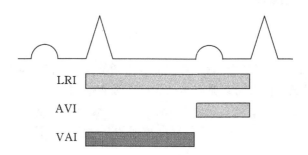

图 9.7　VAI 被定义为起搏或感知的心室事件到下一个心房事件之间的时间间期。它可以通过从 LRI 中减去 AVI 来得到

心室后心房不应期(PVARP)

如图 9.8 所示,PVARP 是起搏和感知心室事件之后的心房不应期。PVARP 旨在防止心房通道误感知心室信号并将其解释为心房信号。PVARP 的程序间期通常比逆行心室心房传导时间长,以防止心房通道感应到逆行心房去极化(Barold,1988)。这个间期可以在工厂设置,也可以由医生编程,通常为 300～350 ms。

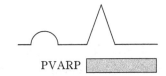

图 9.8　PVARP 是起搏和感知心室事件之后的心房不应期

总心房不应期(TARP)

　　TARP 代表心房通道不应期的总时间。它由前面讨论的两个独立的定时间隔组成。TARP 以起搏或感知心房事件开始并延伸到 AVI。心房感知放大器在 AVI 的持续时间内总是不响应的。最后,TARP 随着 PVARP 的完成而结束。因此,图 9.9 显示 TARP 等于 AVI 和 PVARP 的总和。TARP 的持续时间定义了最短的可能上限频率。

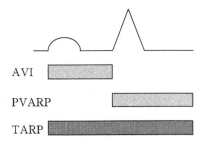

图 9.9　TARP 是 AVI 和 PVARP 的总和。它代表心房通道不应期的总时间

小结

　　图 9.10 总结了本章中讨论的所有时间间期。

间期	缩写	起点	终点	目的
下限频率间期	LRI	心室 P 或 S 事件	下一个心室 P 或 S 事件	设置每分钟最小心搏数
上限频率间期	URI	心室 P 或 S 事件	下一个心室 P 或 S 事件	设置每分钟最大心搏数
心室不应期	VRP	心室 P 或 S 事件	Timed out	防止串扰、过感知和欠感知
房室间期	AVI	心房 P 或 S 事件	QRS 复合波 S 事件或心室 P 事件	模拟房室传导,类似于 P-R 间期。为心室在心房收缩后充盈提供时间
室房间期	VAI	心室 P 或 S 事件	心房 P 或 S 事件	确保心房脉冲跟随心室脉冲
心室后心房不应期	PVARP	心室 P 或 S 事件	Timed out	确保心房不误感心室活动
总心房不应期	TARP	心房 P 或 S 事件	PVARP 结束	确保心房不误感心室活动

图 9.10　表中列出了本章中的所有时间间隔。P＝起搏,S＝感知,Timed out＝间期,它是一个固定的时间,只有在时间流逝后才会过期

9.2.2 DDD 起搏器

DDD 起搏器既感知和起搏心房,也感知和起搏心室。一个简单的 DDD 起搏器可以通过使用增加心房通道的 VVI 起搏器实现(Bernstein et al.,1987)。因此,简单的 DDD 起搏器有 6 个定时间隔:LRI、VRP、URI、AVI、VAI 和 PVARP。

DDD 起搏器的心房和心室通道密切相连,其中一个通道的事件会影响到另一个通道(Barold et al.,1989)。例如,假设心房通道刚刚在心房中起搏或感觉到一个心房事件。现在 AVI 开始了。当 AVI 计时器过期时,如果没有 QRS 复合波,起搏器将产生心室脉冲。心室活动结束后,VAI 开始。如果在 VAI 完成前没有检测到 P 波,起搏器将发出一个脉冲;如果检测到 P 波,则心房通道受到抑制。图 9.11 显示了 DDD 起搏器中事件的基本流程。图 9.12 显示了 DDD 起搏器的所有间期。

VRP 和 TARP 用于防止计时器不正确地被重置。如果起搏器没有单独的可编程 URI,则 TARP 将充当 URI。

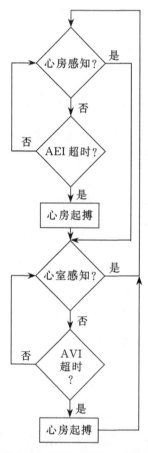

图 9.11 不包括不应期的 DDD 起搏器事件流程图。假设心室脉冲刚刚发出,起搏器观察心房通道,寻找自发 P 波。如果 VAI 超时,起搏器向心房提供一个起搏脉冲;否则,心房输出受到抑制。起搏器现在观察心室,寻找自发 QRS 复合波。如果检测到,则心室事件输出量被抑制,否则起搏器产生一个起搏脉冲

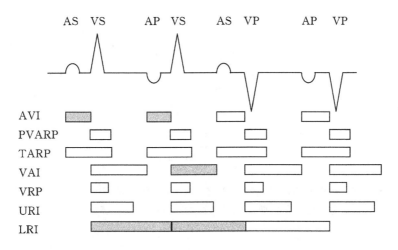

图 9.12　AS＝心房感知；VS＝心室感知；AP＝心房起搏；VP＝心室起搏；条纹盒＝由于自发心脏活
动，间期早期终止。P波倒置或QRS复合波表现为起搏器启动。感知到的第一心房事件
启动第一个AVI。由于第一个QRS复合波是自发的，它会导致第一个AVI过早终止，也
会导致第一个VAI开始。在第一个VAI完成时，心房脉冲被发放。由于自发的第二个
QRS复合波，第二个AVI过早终止。第二个VAI开始。由于自发P波（第三个以上P
波），其终止时间较早。在第三个AVI结束时，因为没有检测到事件，一个QRS复合波被
起搏。第三个VAI超时，一个P波被起搏。在AVI完成后，因为没有检测到任何QRS复
合波，一个QRS复合波被起搏

9.2.3　DDD 起搏器的附加功能

心室空白期（VBP）与心室安全起搏（VSP）

　　VBP和VSP是用于防止串扰的两个定时间期，并被合并到当前的房室间期（AVI）中。
电磁学中的串扰是一个信号对另一个信号的影响。同样，在心脏起搏中，串扰是一个通道对
另一个通道的不正确感知。当起搏器刺激心房和心室通道被不正确地感知为自发的心室脉
冲时，就会发生这种情况。

　　VBP之后是VSP间期。它包括AVI中接下来的60～120 ms。在VSP期间，心室通
道感知到的任何信号（串扰、QRS复合波等）都不会抑制起搏器。相反，感知到的信号将
启动由起搏器发放的脉冲。如果检测到的信号是QRS复合波，则发放的脉冲将落入不应
期内。如果传感信号确实是串扰，由于QRS复合波的早期发放，AVI将被缩短。一旦
VSP周期完成，任何后续的感知信号都会抑制起搏器的输出。

　　图9.13显示VBP为10～60 ms的短暂间期，起始于心房刺激的发放，并在心房输出脉
冲后持续一段短暂的时间。心室空白期可视为绝对心室不应期。在一些更先进的起搏器
中，心室空白期会根据心房输出量和心室敏感度而做自动调整。

　　与长VBP相比，使用VBP和VSP的优点是它有助于减轻心室通道的感知不足。因
此，VSP通过保持VBP的短时间来优化心室感知。

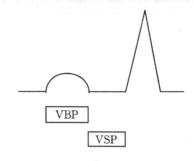

图 9.13　VBP 和 VSP 是纳入 AVI 的两个定时间期。VBP 是 AVI 的前半部
分的绝对空白期。VSP 被纳入了 AVI 的后半部分

迟滞

　　迟滞并不是 DDD 起搏器独有的特性,它可以被纳入任何起搏器模式中。当心脏的自发节律大于 LRI 时,就会出现迟滞现象。换句话说,当自发频率降到预定限值以下时,起搏器开始以规定的较高速度起搏,直到心脏的自发节律达到这个速度,此时起搏器停止刺激。例如,如果心脏降到 50 bpm 以下,起搏器就会在 70 bpm 时开始起搏。一旦心脏在 70 bpm 开始跳动,起搏器的输出将再次受到抑制。

　　一个潜在的危险是,如果起搏的节拍是通过房室结逆行并持续捕获心房,患者往往会被锁定在相对较快的速度。

单独可编程上限频率间期

　　DDD 起搏器的另一个附加功能是单独可编程的 URI。在没有此特性的起搏器中,TARP 充当上限频率间期(URI)。如果 URI 比 TARP 长,则具有单独可编程 URI 的优点是可以使用更复杂的上限频率响应算法。下一节将讨论这些问题。

9.2.4　DDD 起搏器的上限频率响应

　　从本章早期开始,在许多起搏器中,上限频率间期是完整的定时间期。但是,当心房的跳动频率超过程控上限频率时,起搏器会有什么反应呢?目前有许多已使用的算法,但其中没有一个是理想的。

　　这里讨论的两种方法取决于起搏器的复杂性和成熟度。固定比率阻滞法使用 AVI 和 PVARP 来定义上限频率。文氏方法有一个单独的可编程上限,可以给这些起搏器一个更理想的上限频率响应。

固定比率阻滞

　　固定比率阻滞方法是 DDD 起搏器控制上限频率的最简单方法。当心房率继续增加时,在 TARP 内发生的 P 波(记住,TARP 等于 PVARP 加上 AVI)被忽略或被阻滞。阻滞的程度取决于心房率和 P 波在起搏器定时周期中的位置(Barold,1988)。图 9.14 给出 2∶1 固定比率阻滞的简化图。注意,每两次自发心房事件就有一次心室搏动。随着心房率继续增加,越来越多的 P 波被阻滞,最终导致 $n∶1$ 的固定比率阻滞。

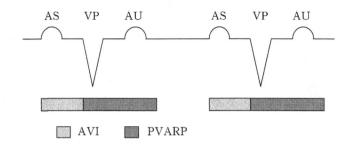

图 9.14　S＝感知；P＝起搏；U＝未感知；倒置 QRS 复合波＝起搏器启动的 QRS 复合波。在这张图中，窦房结正以恒定、快速的频率起搏。第一个 P 波被感知，这个事件启动一个 AVI。在 AVI 完成时，心室被起搏。第二个 P 波未被感知，或被阻滞，因为它落在 PVARP 内。然后检测到第三个 P 波。注意，心室每跳动一次，心房就跳动两次，这代表 2∶1 的固定比率阻滞

文氏起搏器响应

　　图 9.15 显示，为了使起搏器实现文氏类型的上限频率响应，需要单独的可编程 URI。此外，URI 必须比 TARP 设置更长。在这些起搏器中，随着心房率的增加，AVI 被延长，以免在上限速率结束前产生心室起搏脉冲。随着心房率的进一步增加，P 波开始落入 PVARP 内，然后发生固定比率的阻滞。AVI 延长的时间等于 URI 减去 TARP。

　　文氏反应的优点是它避免了心室率的突然降低（通常发生在固定比率阻滞）。此外，这种方法也有助于在较高的心房率保持一定程度的房室同步。

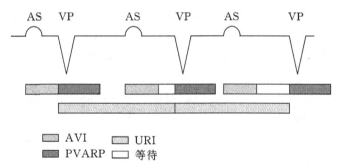

图 9.15　S＝感知；P＝起搏。图中所示为文氏上限频率反应的例子。注意，当心房开始加速时，AVI 被延长，这样在 URI 到期之前就不会产生心室脉冲

9.3　参考文献

Barold，S. S. 1990. Management of patients with dual chamber pacemakers：central role of the pacemaker atrial refractory period. *Am. College Cardiol*. 5(4)：8.

Barold，S. S. 1971. Clinical significance of pacemaker refractory periods. *Am. J. Cardiol*. 28：237.

Barold，S. S. 1988. *New Perspectives in Cardiac Pacing*. Mt. Kisco，NY：Futura

Publishing.

Barold，S. S.，Falkoff，M. D.，Ong，L. S.，et al.. 1989. Function and electrocardiography of DDD pacemakers. In S. S. Barold(ed.)：*Modern Cardiac Pacing*. Mt Kisco，NY：Futura publishing.

Barold，S. S.，Belott，P. H. 1987. Behavior of the ventricular triggering period of DDD pacemakers. *PACE* . 10：1237.

Barold，S. S.，Carrol，M. 1972. "Double Reset" of demand pacemakers. *Am. Heart J* . 84：276.

Benchimol，A.，Ellis，J. G.，and Dimond，E. G. 1965. Hemodynamic consequences of atrial and ventricular pacing in patients with normal and abnormal hearts. *Am.. J. Med*. 39：911.

Bernstein，A. D.，Carmen，A. J.，Fletcher R.，et al. 1987. The NASPE/BPEG generic pacemaker code for antibradyarrhythmias and adaptive-rate pacing and antitachy-arrhythmia devices. *PACE*. 10：794.

Furman，S.，Hayes，D. L.，Holmes，D. R. 1993. *A practice of cardiac pacing*. 3rd Ed. Mt. Kisco, NY：Futura Publishing.

Haskell，R. J.，and French，W. J. 1986. Optimum AV interval in dual chamber pacemakers. *PACE*. 9：670.

Levine，P. A. 1985. Normal and abnormal rhythm associated with dual-chamber pacemakers. *Cardiol. Clin*. 3：595.

Levine，P. A. 1983. Postventricular atrial refractory periods and pacemaker mediated tachycardia. *Clin. Prog. Pacing Electrophysiology* . 1：394.

Moses，H. W. 1991. *A Practical Guide to Cardiac Pacing*. Boston：Little, Brown.

Olson，W. H.，Goldreyer，R. N.，and Goldreyer，B. N. 1987. Computer-generated diagnostic diagrams for pacemaker rhythm analysis and pacing system evaluation. *J. Electrophysiol.*. 1：376 – 387.

Singer，I.，Kupersmith，J. (eds.)1993. *Clinical Manual of Electrophysiology*. Baltimore：Williams & Wilkins.

9.4 教学目标

9.1 定义并说明以下术语：LRI、URI 和 VRP。
9.2 解释不应期的意义。
9.3 定义和说明以下术语：AVI、VAI、PVARP 和 TARP。
9.4 不看图 9.11，绘制一个简单的 DDD 起搏器的流程图。
9.5 说明与长 VBP 相比，使用 VBP 和 VSP 具有哪些优势。
9.6 解释 AVI 何时提前终止。
9.7 给出单独可编程 URI 的优点。
9.8 解释固定比率阻滞与文氏响应之间的差异。

逻辑实现

10

苏雷卡·帕雷迪
(Surekha Palreddy)

各种可植入的设备可以补充或替换受损的身体功能。人工起搏器是用来刺激受损心脏以维持生命所需的稳定泵动装置。这种装置的功能只需一个电池即可维持,它可以植入病人体内十年或更长时间。

早期脉冲发生器的故障表明需要减少手工焊接的互连电子器件的数量。它的外形大小也是一个约束,会限制可以使用的分立元件的数量。不能实现可编程性等功能以及分立元件的高功耗是另外一个限制,它缩短了脉冲发生器电池的寿命。随着微型高精度集成电路的发展,这些问题得到了解决。目前所有的脉冲发生器电路都由微型集成电路和少量分立元件组合构成。

微电子技术给计算机产业带来了革命性的变革,也使起搏器行业发生了革命性的变化。起搏器中使用的半导体能够以相对较低的成本在较小的空间内处理复杂信息,其能耗低、可靠性高、产生的热量少。

10.1 基于微处理器的起搏器单元

微处理器是将必要的电子元件结合在一起来执行可植入设备所需的小尺寸算术计算的装置。为特定应用程序设计的一些微处理器芯片在某种程度上不同于标准微处理器,被称为微控制器。然而,微处理器和微控制器之间的区别并不十分清楚,基于微处理器的心脏起搏器通常被称为微控制器。微处理器的设计能够接受来自各种身体传感器的数据,从而分析数据,并产生适合于特定分析的响应。这一特性极大地增强了基于微处理器的植入设备的能力。但是,运行这些设备所需的相对较大的功耗使得它们无法用于电池驱动的植入式设备。采用 CMOS 工艺实现的客户定制数字设计解决了这一问题,且 CMOS 工艺对电流的要求很低。

本章描述了一种基于微处理器的起搏器的逻辑实现。DDD 是起搏器中最通用的一种模式,因此以 DDD 为例来解释这些概念。图 10.1 中确定为数字单元的组件将在这里进行更详细的讨论,同时也提出了一些起搏器必不可少的安全特性的概念。

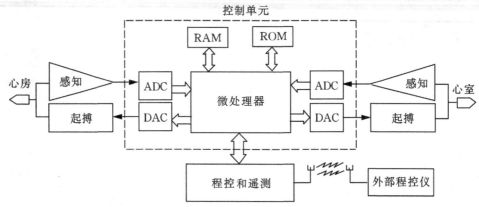

图 10.1　基于微处理器的起搏器功能框图。RAM 和 ROM 是存储要执行的参数和程序的内存单
元。来自传感器的模拟信号由 ADC 转换成数字形式。DAC 产生刺激脉冲。微处理器
还与遥测单元进行接口,以便灵活地编写参数和执行算法

10.2　起搏器需求

对心脏起搏器的基本要求是它能在需要时起搏心脏。其他功能还包括有感知心脏信号
的能力。多重可编程性增加了选择起搏脉冲参数和监测数据存储的灵活性。一些起搏器具
有可用于治疗的诊断能力。VLSI 技术使得将起搏器的所有这些特征集成到一个小芯片上
是可行的。起搏器的一些基本要求具体如下:

基本功能:起搏,感知,可编程,诊断,交互;

高可靠性:0.005％故障/月;

充分寿命:7～10 年;

小尺寸:10 mm 厚,25～50 g 重;

简单:可由医生编程。

起搏器的功能完全依赖于电子控制系统。因此,选择满足起搏器要求的电子技术是起
搏器治疗的基础。

10.3　电子技术的选择

植入式起搏器的电子控制可以使用专门为起搏器设计的客户定制集成电路设计,也可
以使用带有客户定制的基于微处理器的电路设计,或者两者的某种组合。本节讨论这些不
同电子技术组合的几个方面(Hartlaub,1982)。

有两种类型的客户定制集成电路:数字(控制)电路和模拟(感知)电路。技术的比较仅
基于用于控制的数字电路。模拟电路用于起搏器中的放大和感知功能,但其在控制诸如脉
冲速率、宽度、模式等功能方面并没有提供灵活性。

客户定制电路被描述为数字集成电路,其设计用于特定应用,由以独特方式连接的逻辑
元件集合组成。该电路与数万个晶体管结合在一起,采用 VLSI 技术组装在一个小芯片上。
大规模集成电路的开发是非常耗时和昂贵的。然而,这些自定义电路提供了可编程和复杂
的起搏方式,具有足够的低漏电流和良好的可靠性。

基于微处理器的起搏器具有更大的灵活性和更多额外的功能。基于微处理器的系统增加了监视或存储数据、数据处理和在基于软件的系统功能更改等方面的更大灵活性。额外的功能,如频率适应性起搏,可以提供从生理传感器的输入。虽然使用客户定制电路可以实现这些额外的功能,但在基于微处理器的系统中有更多的灵活性和未来增长的能力。

上述用于实现起搏器的电子技术的四个备选组合各有优缺点,如图 10.2 所述。客户定制的、基于随机逻辑的设计具有已知技术的优点,具有足够的可靠性,并且能够同时提供多可编程和生理起搏系统。其缺点包括很少或根本没有监视和处理数据的能力,以及修改现有设计的灵活性有限。

组合客户定制随机逻辑控制起搏功能和一个商业上可用的微处理器监测和处理数据将提供足够的可靠性,但过多的漏电流和复杂性会成为严重的限制。此外,由于起搏控制驻留在自定义电路中,因此起搏的灵活性有限。

方法	优点	缺点
自定义随机逻辑电路	已知技术 足够可靠	最小处理 有限灵活性
组合 　自定义随机逻辑 　(起搏功能) 　可用微处理器 　(监控/数据处理)	监控和数据处理 基本起搏 功能可靠	有限功能、增加电流 复杂、多芯片 有限起搏灵活性
商用微处理器	硬件恒定	需要一些自定义电路 大电流(起搏器寿命短)
客户定制微处理器	所有可能的功能 (低电流) 硬件恒定	可靠 程序设计非常昂贵

图 10.2 用于实现起搏器的四种不同电子技术组合的优缺点

一个没有自定义数字电路的商业微处理器是不切实际的,大漏电流使得它对电池运行的植入装置而言很不实用。然而,当今的技术在一定程度上也为制造低漏电流微处理器提供了手段。

专门为心脏起搏器设计的客户定制微处理器将具有优化的结构以及优化的指令集,以最大限度地提高起搏器应用中的计算能力。该方法的优点是具有最大的计算能力和最小的漏电流,详细的结构知识有助于仿真以说明其可靠性。

10.4 起搏器系统架构

基于集成电路的起搏器的数字部分执行起搏器系统的定时、存储和模拟接口功能及逻辑决策。对于一个技术先进的起搏器,这些功能往往是足够复杂且超出需要的,如果不是必须要求开发的话,可以使用基于微处理器的系统,以便与实际的设计理念保持一致。由固定的硬连线逻辑概念衍生的先进起搏器系统可能具有基于微处理器的系统复杂性以及设计概念上不灵活、非可编程的缺点。

10.4.1 基于状态机的起搏器

起搏器基本上是一个计时器,它根据经过的间隔或感觉到的信号改变其功能状态。此操作建议应用已知的概念,例如状态机,其中处理器响应超时信号或外部感知信号从一个状态移动到另一个状态。每个状态都有自己的条件规则集,这些规则将根据输入引导处理器进入下一个状态。图 10.3 显示了一个简单的状态机起搏器。图中的每个节点表示起搏器的状态。起搏计时周期从状态 0 开始,即"开始"。起搏器的状态将根据感知而改变为状态 1 或状态 2。如果感到 P 波,起搏器的状态变为抑制心房刺激脉冲的状态 1。如果在状态 1 时感觉到 R 波,处理器将进入状态 2,抑制心室刺激脉冲。如果在状态 1 中没有感觉到 R 波,处理器将在"心室不应期超时"信号设置并移动到状态 3 后向心脏提供刺激。同样,当 P 波未被探测到且心房不应期结束时,心房也会被起搏。

该状态机可以用可编程逻辑阵列(PLA)实现。PLA 可被视为一种设备,它将使程序员能够根据任何一组定义的输入条件强制执行任何期望的输出条件集。

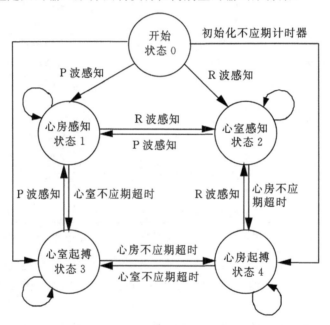

图 10.3 一种简化的状态机起搏器。处理器响应于经过的间隔和感知信号而改变状态。图中的每个节点代表一个状态,每个状态都有其独特的规则集,可以根据输入将处理器从一个状态引导到另一个状态。引自 Schaldach,M. 1992. *Electrotherapy of the Heart*. Berlin:Springer-Verlag

10.4.2 基于微处理器的系统架构

典型的基于微处理器的起搏器以 CPU 为核心控制起搏器系统的整体运行。编码程序指令存储在 ROM(只读存储器)中,而系统操作期间使用的临时数据存储在 RAM(随机存取存储器)中。

微处理器控制起搏器对各种外部生理事件和内部定时器事件的响应。通过只响应选定事件激活处理器的内部逻辑组件,并执行与"唤醒"事件相对应的操作例程,将其定制为电池有限能量供应可用的应用。外部事件被感知以获得信号来指示发生的情况,如心房或心室搏动。内部定时器可以唤醒处理器,以产生输出脉冲命令,并在选定的生理间隔期间感知外部事件。

图 10.4 显示了基于 8 位微处理器的起搏器的一般组件。它包括:ROM,用于存储要执行的程序的指令和各种可编程参数;RAM,用于存储各种中间参数;定时器,用于跟踪经过的时间间隔;寄存器堆,用于保存中间值;ALU,用于执行算术计算;以及其他辅助单元,用于提高基于微处理器的起搏系统的性能。

ROM 和 RAM 单元的大小是根据算法的要求和要存储的参数来选择的。寄存器堆中寄存器的数量是根据计算的复杂性和所需中间值的数量来确定的。通常使用不同精度的计时器来测量消逝的时间间隔。

微处理器的两个主要组成部分是数据通路和控制。数据通路执行算术操作,控制指示数据通路、内存和 I/O 设备执行程序的指令。微处理器的硬件部件被设计成执行一组简单的指令。指令集的复杂性决定了微处理器的数据通路元素和控件的复杂性。

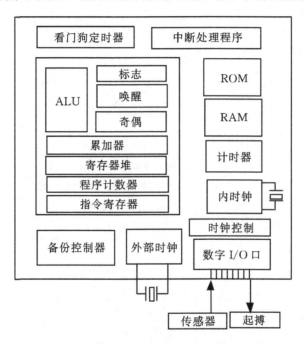

图 10.4 基于微处理器的起搏器功能框图。存储器单元 ROM 用于存储程序的指令,RAM 用于存储各种可编程参数,定时器用于跟踪经过的时间间隔,寄存器堆用于存储中间值,ALU 用于执行算术计算,以及其他提高基于微处理器的起搏系统性能的辅助单元

微处理器可以具有固定的操作程序,也可以具有在植入装置中实际引导程序改变的能力。微处理器的指令集、寄存器堆的大小、RAM 和 ROM 是根据所需的性能和使用的算法类型来选择的。对于可以加载和修改几种算法的起搏器等应用,精简指令集计算机(RISC)结构是非常有用的。RISC 体系结构具有优势,是因为它可以被优化以减少指令周期,进一步减少程序的运行时间,进而减少电流消耗。RISC 的简单指令集体系结构及其简单的硬件可以用于实现任何算法而不需要很大的难度。由于大小也是一个主要考虑因素,故 8 位微处理器被用于此用途。大多数算术计算都基于几个参数,且相当简单,所以使用累加器结

构从指定寄存器中保存数位。每个指令在多个时钟周期中执行,时钟周期大致分为五个阶段:取指令、指令解码、执行、内存引用和写回阶段。根据指令的类型,这些阶段的全部或部分都是为正确完成而执行的。

附录中以具有频率响应算法的简单定制微处理器为例详细讨论了其设计过程。这里简要讨论了微处理器设计中涉及到的各个步骤。

指令集

首先,根据要实现的算法并考虑到基于微处理器的起搏器的特殊需求,选择了一种优化的指令集结构。图 10.5 显示,对于 RISC 体系结构,指令大致分为加载/存储指令、算术和逻辑指令(ALU)、控制指令和特殊用途指令四种。

加载/存储指令			
Load	reg	addr	将一个值从 RAM 加载到寄存器中
Load	immediate		将指定的数字加载到累加器中
Loadtimer	reg	timer	将一个值从寄存器加载到计时器
Store	reg	addr	将寄存器中的值存储到 RAM
Storetimer	reg	timer	将计时器中的值存储到寄存器
ALU 指令			
Add	reg		从寄存器中添加值到累加器
Sub	reg		从累加器减去寄存器的内容
Mult	reg		将寄存器中的值与累加器相乘
Increment	reg		使寄存器中的值增加 1
Decrement	reg		使寄存器中的值减少 1
控制指令			
BGE	reg1	reg2	(reg1)≥(reg2)时分支
BLE	reg1	reg2	(reg1)≤(reg2)时分支
BLT	reg1	reg2	(reg1)<(reg2)时分支
Jump	addr		跳转到指定地址
特殊指令			
SLEEP			使微处理器进入休眠状态

图 10.5　RISC 机器的简单指令集

指令格式

指令格式是根据指令集中指令的总数来决定的。从内存中提取的指令有 8 位长。每条指令都有一个操作码字段(2 位)、一个寄存器说明符字段(3 位)和一个 3 位立即字段。操作码字段指示获取的指令的类型。寄存器说明符指示执行操作的寄存器堆中寄存器的地址。立即字段被移位并进行扩展以获得加载/存储指令中的存储器位置的地址。类似地,在分支和跳转指令中,偏移字段用于计算需要将控件传输到的内存位置的地址。附录中讨论了为实现 AV 频率响应的起搏器而选择的指令集格式。

寄存器堆

　　寄存器堆是寄存器的集合,其中任何寄存器都可以通过指定堆中的寄存器数量来读取或写入。根据设计要求,确定了寄存器堆的大小。为了实现起搏器算法,一个具有 8 个寄存器的寄存器堆就足够了,包括 3 个特殊用途寄存器(0−2)和 5 个通用寄存器(3−7),如图10.6 所示。寄存器"0"始终保持"零"值。寄存器"1"专用于感知/起搏标志。寄存器"2"是执行所有算术计算的累加器。读/写地址端口提供一个 3 位地址来标识正在读取或写入的寄存器。写入数据端口提供从 ROM/RAM 或定时器写入寄存器的 8 位数据。读取允许控制有效时,寄存器堆能够在读取数据端口上提供数据。写入允许控制将在写数据端口上提供的数据写入由读/写地址指定的寄存器。

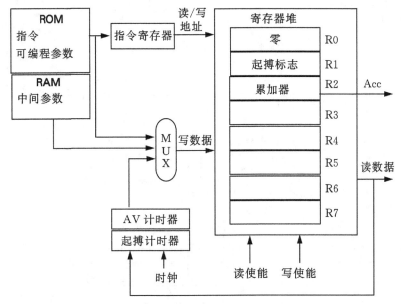

图 10.6　寄存器堆、计时器和 ROM/RAM 的示意图。寄存器堆中有三个专门用于特殊目的的寄存器,其余的是通用寄存器。指令寄存器用于加载从内存中提取的指令

定时器

　　通常,需要两个或多个定时器来实现起搏器的任何算法。例如,一个可用于测量 AV 间期,另一个用于所述起搏间期。与任何其他内存位置一样,计时器也会被读取和写入。定时器提供了读和写允许控制。

算术逻辑单元(ALU)

　　算术逻辑单元是微处理器的重要组成部分。它执行算术运算,如加法、减法和逻辑运算(如 AND 和 OR)。ALU 指令的指令格式包括操作码字段(2 位)、表示需要执行的功能字段(2 位)和提供操作数的寄存器说明符(3 位)或立即字段(4 位)。

数据通路

　　上面讨论的硬件组件构成了数据通路的重要组件。有一些特殊用途寄存器,如程序计数器(PC),用于保存从 ROM 中获取的指令的地址,以及用于保存所取指令以供进一步解

码和执行的指令寄存器(IR)。PC 在每个取指令阶段递增,从存储器中提取顺序指令。在分支或跳转指令的情况下,PC 多路复用器允许从递增的 PC 值或计算的分支或跳转地址中选择。将所获取指令(IR)的操作码提供给控制单元,以生成适当的控制信号序列,从而使数据流通过数据通路。指令的寄存器规范字段作为对寄存器堆的读/写地址,寄存器堆提供来自读数据端口上指定字段的数据。ALU 的一个端口总是提供累加器的内容,另一个端口提供读取的数据端口。因此,这种设计被称为基于累加器的体系结构。符号扩展偏移量用于分支指令和跳转指令中的地址计算。定时器用于测量消逝的时间间隔,并使之能够在低频时钟上计数。与任何其他内存位置一样,计时器也会被读写到其中。图 10.7 显示了数据通路。

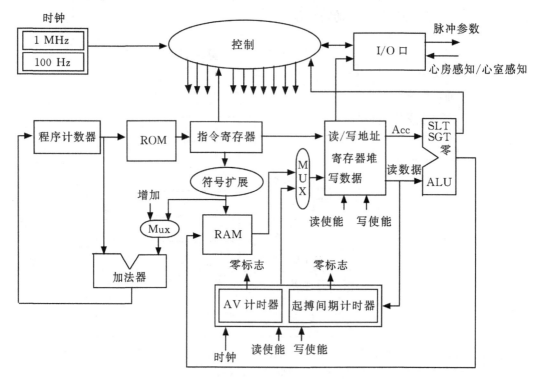

图 10.7　客户定制设计的基于微处理器的起搏器可以实现 AV 频率响应算法的数据通路和控制

控制

在多周期实现中,指令执行的每个阶段都需要一个时钟周期。由于数据通路每个指令都需要多个时钟周期,因此控制必须指定要在每个阶段有效的信号以及序列中的下一个步骤。这可以很容易地实现为一个有限状态机,如图 10.8 所示。

有限状态机由一组关于如何改变状态的状态和方向组成。方向由下一个状态函数定义,该函数将当前状态和输入映射到新状态。每个阶段还需要指示有效的控制信号。有限状态机中的每个状态都有一个时钟周期。由于指令获取和解码阶段对所有指令都是公共的,所以初始的两种状态对于所有指令都是公共的。步骤 3 到步骤 5 根据操作码的不同而不同。执行最后一步后,有限状态机返回到获取状态。

有限状态机可以通过保持当前阶段的寄存器和诸如 PLA 这样的组合逻辑块来实现。它确定需要有效的数据通路信号以及下一个状态。PLA 被描述为一个 AND 门阵列,后面

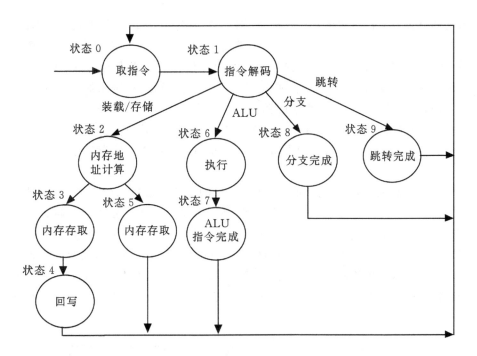

图 10.8 表示各种指令类型状态的有限状态机图。加载指令需要 5 个时钟周期,而存储和 ALU
指令则需要 4 个时钟周期。分支和跳跃指令是最短的,在 3 个时钟周期内完成

是一个 OR 门阵列。由于任何函数都可以在两级逻辑中计算,所以采用 PLA 的两级逻辑来
产生控制信号。

唤醒事件的发生启动对应于该事件的存储操作例程。在完成的操作例程和下一个唤醒
事件之间的时间间隔中,处理器的内部逻辑组件被停用,并且在执行操作例程时不会消耗任
何能量。

可以通过提供多个计数率最小化计数周期中状态变化的数目来进一步减少平均工作电
流。因此,当不需要很高精度的间期时,例如不应期、噪声间期或感知间期,可以使用相对较
低的计数率来计时;当需要相对高精度的间期时,例如刺激脉冲宽度,可以使用相对较高的
计数率来计时。

关于数据通路设计和控制规范的更多信息推荐参考 Hennessy 和 Patterson(1993)的研
究论文。

10.5 微处理器的双时钟控制

人工起搏器会在病人体内植入很长一段时间,其功能维持需要依靠一个单一且有限的
能源——通常是电池。

在牺牲功率需求时,微处理器可以极大地提高植入式起搏器的能力。虽然 CMOS 工艺
对低漏电流的要求使得用微处理器实现定制的起搏器成为可能,但电流消耗也随着电路工
作频率的增加而增加。因此,电路的较高频率部分必须保持在最小状态,并且只有在需要时
才能激活。

微处理器控制起搏器对各种外部生理事件和内部定时器事件的响应。通常需要为不同的计时器提供不同的时钟频率,以控制定时器的分辨率。单个时钟信号不能为微处理器操作和单个定时器提供最佳频率。在这样的系统中使用的时钟频率通常对定时器来说太高,对微处理器来说又太低,因此使得微处理器慢了下来。通常,这种系统使用 100 kHz 的单个外部时钟,用时钟分配器为各种定时信号产生不同的低频时钟。这种外部时钟信号的频率划分是对能量的浪费。此外,在外部时钟频率上工作的微处理器将是缓慢的,并在对外部刺激的响应中会引入延迟。通常使用倍频器从外部时钟产生更高频率的时钟来操作微处理器。

为了开发具有最大处理能力和最小功率要求的基于微处理器的起搏器,通常会采用双时钟控制(Russie,1991)。在双时钟控制系统中,使用自由运行的低功耗时钟来执行使用定时器的基本定时功能。当需要执行微处理器的复杂计算功能时,第二高功率时钟被接通和断开,如图 10.9 所示。由于心动周期中的感兴趣事件发生在低频段,因此微处理器可以在空闲阶段停用。双时钟控制只在响应选定事件时激活处理器的内部逻辑组件,并执行与"唤醒"事件相对应的操作例程,从而使基于微处理器的起搏器适用于来自电池的有限能量供应。

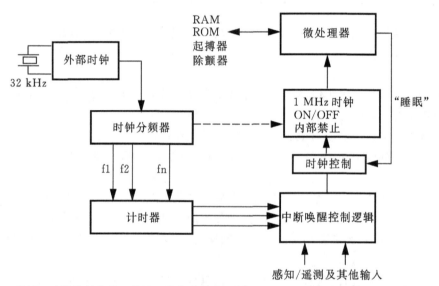

图 10.9 采用双时钟控制的基于微处理器的起搏器系统的原理图。外部低频时钟(32 kHz)分频为定时器所需的较低频率。在微处理器的"唤醒"状态下,一个高频内部时钟(1 MHz)被激活(Russie,1991)

双时钟控制微处理器有两个不同频率的时钟和一个时钟控制单元来同步它们的激活。根据定时器的要求,使用 32 kHz 的外部时钟将时钟分频器分成几个较低的频率。在时钟控制单元和微处理器之间连接 1 MHz 的第二时钟,用于在"唤醒"状态下向微处理器提供时钟信号。这将起搏器对外部事件的响应时间提高了 10 倍。通常情况下,启动微处理器时钟的事件包括一个定时器的定时、感知心脏事件或由中断逻辑单元提供的遥测中断。处于"唤醒"状态的微处理器根据定时器和其他几个外部输入的输入执行必要的功能。在正确执行所需的功能后,微处理器关闭时钟并进入"睡眠"状态。在完成的操作例程和下一个唤醒事件之间的时间间隔中,处理器的内部逻辑组件被停用,并且在执行操作例程时不消耗任何能量。

　　Russie(1991)描述了一种改进的环形振荡器电路,该电路具有即时开关控制和在一段时间内保持高状态的能力,以防止微处理器在外部计时器更新时进入"唤醒"状态。

　　图 10.10 显示了时钟控制电路。这个电路有三个 D 触发器和一个控制门。显示的控制信号为 AS(地址选通)、STOP-CLK、DS(数据选通)、START、MCLR 和 8 ms。8 ms 时钟信号是从脉宽为 15 μs 的 32 kHz 时钟导出的,AS 是从微处理器的 1 MHz 时钟导出的。AS 通过反相器连接到 FF1 和 FF2。STOP-CLK 和 DS 信号通过 NAND 门连接到 FF0 时钟端。START 和 MCLR 通过 NOR 门连接到 FF0 的复位端。8 ms 和 MCLR 信号通过NOR 门连接到 FF1 和 FF2 的复位端。当控制门的任一输入为高电平时,控制门抑制时钟。MCLR 是系统复位时的主清除信号,当系统复位的时候变为高电平。8 ms 信号是一个时钟,它被馈送给系统定时器,以 128 Hz 的频率定时。时钟控制电路响应来自微处理器的信号,如"数据选通 DS"、"地址选通 AS"和"STOP-CLK",以及外部产生的信号,如"START"、"8 ms"和"主时钟-MCLR"。

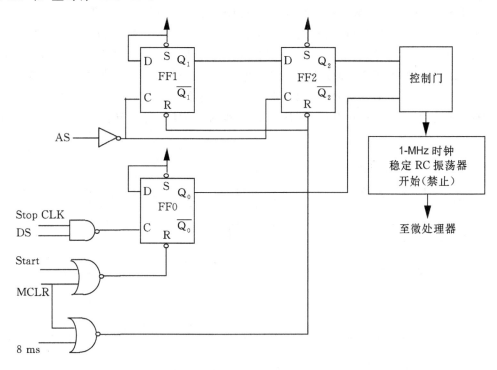

图 10.10　具有"开始"和"禁止"控制的时钟控制电路示意图(Russia,1991)。触发器 FF1 和 FF2 在
　　　　　8 ms 时钟和地址选通之间提供同步

　　当中断发生时,"START"信号被打开。"STOP-CLOCK"信号是由微处理器在成功地操作所需功能之后产生的,以关闭时钟。图 10.11 显示了基于环振荡的微处理器时钟对"START"和"STOP-CLOCK"信号的响应。1 MHz 时钟信号对应于输出时钟。如图所示,当"STOP-CLOCK"信号从高到低时,时钟的输出就会终止。

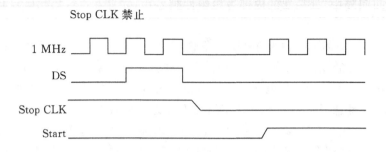

图 10.11 显示停止时钟抑制模式中的相关时序图（Russie,1991）。当"STOP-
CLK"信号从高到低时,输出时钟被终止

图 10.12 显示了"时钟抑制"模式,用于防止微处理器在被 128 Hz 时钟驱动时读取定时器的值。8 ms 时钟是定时器的主时钟。这个信号是 32 kHz 时钟周期宽度一半的脉冲,每 7.8125 ms 发生一次。定时器在 8 ms 时钟的下降边缘上定时,只需 8 ms 维持低电平,抑制电路即保持不活动状态。这是通过保持 FF1 和 FF2 处于复位状态来实现的。当 8 ms 信号为高时,复位释放。在从 8 ms 时钟的 0 到 1 变化后第 1 个 AS 脉冲的后沿,FF1 被时钟触发 Q_1 到逻辑 1。因此,将逻辑 1 应用于 FF2 的数据输入。在第二次 AS 脉冲时,FF2(Q_2) 的输出为高,使微处理器处于地址解码状态,直到 8 ms 时钟下降。因此,其保证数据被写入或读取时,从定时器被定时到 DS 的第一次高到低转换提供 3 μs 时间。FF1 和 FF2 提供从 32 kHz 外部时钟导出的 8 ms 信号和从微处理器的 1 MHz 时钟导出的 AS 信号之间的同步。

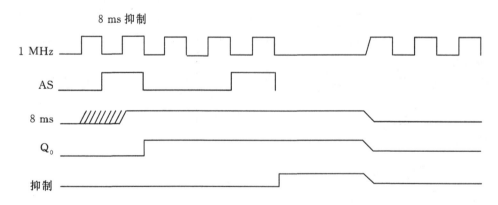

图 10.12 预定时间间期抑制模式中的相关时序图（Russie,1991）

这种基于微处理器的起搏器的双时钟控制机制提供了最佳的处理能力和低功耗。同样,时钟分频器需要较少的功率来从相对低频的外部时钟产生低频定时信号。

10.6 模数转换

基于微处理器的起搏器对在微处理器控制下访问并存储在存储器或寄存器中的多个模拟和数字输入进行操作。由微处理器处理的模拟信号需要使用模数转换器(ADC)转换成适当的数字形式。采用不同技术的 ADC 的几种电路设计都获得了专利。这里描述了一种用于电池供电植入设备(如起搏器)的 ADC 转换器。

ADC 转换器采用 CMOS 工艺实现,充分利用了其最小漏电流的优点。电路被配置成以 ADC 转换器的输出信号表示模拟输入信号,而不依赖于应用的时钟频率(Duggan,1992)。

多路复用器通过放大器和 ADC 依次选择和引导各种模拟输入到微处理器。多路复用可以减少处理模拟信号所需的硬件,并将功率需求降到最低。图 10.13 显示了 ADC 转换器的功能图。

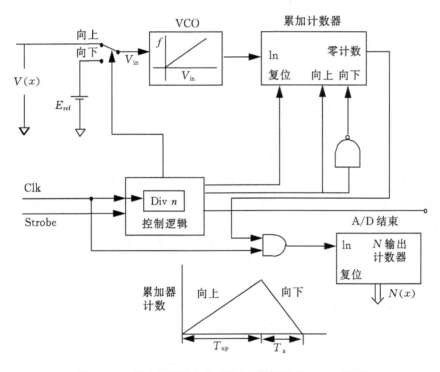

图 10.13 纳入起搏器内的 ADC 功能框图(Daggan,1992)

当模拟电压 $V(x)$ 处于"向上"位置时,通过开关 S_1 将其作为输入 V_{in} 连接到压控振荡器 (VCO)。振荡器的输出被应用于累加器计数器的输入,能够计数"向上"或"向下"。时钟信号被应用到控制逻辑中的"被 n 除"电路上,该电路的输出被耦合到将开关 S_1 掷到"向下"位置。同时,将信号应用到累加器,并将其切换到计数模式并重置 N 输出计数器。

此 ADC 转换器以下列方式工作。未知电压 $V(x)$ 被施加在 VCO 上一个固定的时间 T_{up}。在此期间,累加器计数器像积分器一样计数 VCO 的输出。对于给定的电压 $V(x)$,累加器计数以线性速率积累。T_{up} 取决于所应用的时钟频率和 N 计数器。在 T_{up} 的末尾,开关 S1 被移动到"下行"位置,将 VCO 的输入连接到参考电压 E_{ref}。同时,将累加器切换到计数下降模式,并重置 N 输出计数器。当计数达到零时,设置累加器的零标志。将参考电压计算回零所需的时间与输入电压 $V(x)$ 的平均值成正比。当累加器计数回零时,CLK 频率由 N 输出计数器计数。N 计数器中累积的计数为数字形式,与初始未知电压 $V(x)$ 成正比。

由于累加器的上、下计数相等,

$$A_{\text{up}} = A_{\text{down}} \tag{10.1}$$

其中,累加器计数是输入 V_{in} 的函数,以及将此电压施加到 VCO 的时间长度。

$$A_{\text{up}} = C_{\text{VCO}} \times V(x) \times T_{\text{up}} \tag{10.2}$$

$$A_{\text{down}} = C_{\text{VCO}} \times E_{\text{ref}} \times T_x \tag{10.3}$$

通过将 A_{up} 和 A_{down} 等同起来,消除了 VCO 缩放比例常数对 A/D 转换的影响。N 输出计数器的总计数由时钟频率 F_{clk} 和将累加器计数回零 T_x 所需的时间得到,即

$$N(x) = F_{\text{clk}} \times T_x \tag{10.4}$$

T_{up} 作为 n 的函数,由输入时钟频率来确定,即

$$T_{\text{up}} = \frac{n}{F_{\text{clk}}} \tag{10.5}$$

从上述等式来看,

$$N(x) = n \times \frac{V(x)}{E_{\text{ref}}} \tag{10.6}$$

数字输出 $N(x)$ 与时钟频率、选通频率和 VCO 缩放因子无关。由于模拟输入和 E_{ref} 均采用单一 VCO,因此消除了 VCO 缩放因子的影响。由于同一时钟在计数模式下用于时钟累加器计数器,而 N 输出计数器用于同一周期,因此消除了时钟频率对指示输入信号幅度的计数器的数字输出的影响。因此,所使用的时钟不需要高精度,可以最优选择以尽量减少对起搏器电源的泄漏。该 ADC 控制逻辑的实现要点是基于四位环计数器,使 ADC 在四个输出状态对应的四种可能模式中只有一种:(1)等待;(2)预设;(3)上行计数;(4)下行计数。在 ADC 的等待模式下,通过断开未知电压和参考电压来关闭 VCO。转换器保持在等待模式,直到接收到选通脉冲以将其驱动到预置模式。累加器计数器在预置模式下被预置,这种模式可以持续半个时钟周期。

这个 ADC 是为植入装置设计的。这里描述的 ADC 理想的特点,如最小漏电流和对时钟频率不敏感,使它成为起搏器的更好选择。

10.7　安全功能

起搏器的设计具有多种安全特性,以提高其性能和可靠性。这里讨论了一些安全概念,如看门狗定时器、中断处理程序和电池寿命估计电路。

10.7.1　看门狗定时器

计算机的操作系统控制着系统的各种活动。在将主程序引入系统之前,通常会对其进行彻底的调试。但是,不可能在所有操作条件下检查可能的替代路径。因此,主系统较少遍历路径中的潜在逻辑故障可能阻止执行序列返回到主程序。如果这些故障发生在基于微处理器的起搏器中,那么这些故障可能是致命的。为了防止这些致命故障并允许系统恢复,在

某些系统中实现了一个被称为看门狗定时器的硬件定时器,如图 10.14 所示。这里讨论看门狗定时器的工作原理。

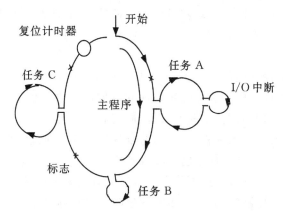

图 10.14　看门狗定时器操作。操作系统按顺序执行各种任务,并在每个周期结束时重置计时器。当发生软件/硬件故障时,来自定时器的超时信号请求重新初始化系统。标记在遍历时被更新并被系统用于诊断故障。引自 Kraft, G. D., and Toy, W. N. 1981. *Microprogrammed control and reliable design of small computers*, Englewood Cliffs, NJ:Prentice Hall

硬件定时器连续运行,如果没有异常事件发生使主程序偏离正常的执行顺序,则由主程序定期重置。当发生硬件或软件故障时,该控制无法返回到主程序,并且定时器不会重置。在经过预置的一段时间后,来自看门狗定时器的超时信号发出一个高优先级的中断信号来重新初始化系统。中断允许从预先建立的检查点执行程序。

虽然看门狗定时器的工作原理相当简单,但应注意将定时器与系统的软件结构进行仔细的集成。在程序正常运行期间,应该始终重置计时器,来自计时器的超时信号应该请求重新初始化。执行整个程序周期所需的时间取决于系统上活动任务的数量和每个任务所需的时间。定时器通常被初始化到所有已定义的活动系统可能需要的最大周期时间。为了检查程序段是否正在执行,标记被引入到那些在遍历时被设置的段中。主程序研究标记的行为,并采取诊断措施,以确定是否有可疑的问题。

美国食品药品监督管理局(FDA)的规定要求,当看门狗发现重大故障时,可植入设备必须处于对病人安全的状态。如果有必要,该状态可以是非功能性的。

10.7.2　冗余起搏器系统

冗余备份系统在任何救生设备中都是必不可少的。冗余起搏器系统是一个简单的起搏电路,它以 VVI 模式工作(Schaldach,1992)。在这种模式下,当信号未被检测到时,对心室进行感测并施加脉冲。当在微处理器电路的操作中检测到故障时,冗余电路被激活,同时使微处理器电路失活。该电路以固定的预定频率提供刺激脉冲。

10.7.3　中断处理程序

用于在起搏器中执行多个复杂操作的微处理器基于在不同条件下提供的输入和启用的控制执行各种功能。为了防止一次向微处理器提出多个请求的可能性,中断处理系统对于优先处理请求至关重要。由诸如启动遥测过程和低电池状况等条件造成的中断被适当地按优先级排序并按该顺序服务。

在简单的中断处理系统中,处理器可以运行两种中断模式:一种是用中断的模式,如果中断请求到达处理器,则在执行本指令后立即接受;另一种是禁用中断模式,其中处理器不接受中断请求。

通常,处理器在启用中断模式下运行。当中断发生时,处理器自动切换到禁用中断模式,并进入中断服务程序。中断服务程序是从存储器中预定位置开始的一系列指令。处理器执行指定的程序并返回到恢复中断的进程,同时将处理器切换到中断启用模式。为了能够在中断后返回控制到中断的进程,被中断指令的地址保存在预定寄存器中。

在简单的两级中断系统中,如果已经在服务中断时进行服务,则在服务程序完成之前,进程将不会接受任何中断信号。这可能会导致丢失有关瞬态中断的信息。

如果处理器处于可中断模式,则当中断发生时,响应时间取决于正在执行的指令的最大执行时间(在此期间不能接受中断)。但是,如果发生第二个中断,当处理器已经在处理中断时,响应时间是中断服务程序的最大执行时间。

中断服务处理程序是一个进程,它使较不重要的状况被来自更关键条件的中断信号所中断。该处理器在进入中断服务例程时,将通过硬件或软件启用或禁用单个中断条件或条件组。禁用的中断信号将挂起,直到启用该条件。这种中断优先级结构有助于尽快为高优先级中断提供服务。

在多级中断系统的硬件实现中,每个中断信号被分配一个可能的中断优先级。如果中断信号处于比运行过程低或相同的优先级,则仍处于待定状态。如果不是,则在执行当前指令时立即服务中断,如图 10.15 所示。此实现维持堆栈以允许中断服务程序仅由较高优先级别的中断所中断。

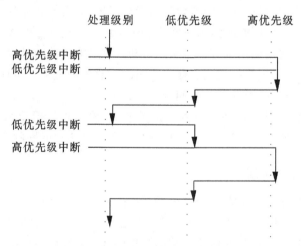

图 10.15 一个多级中断系统,其中高优先级信号优先于低优先级信号。当发生高优先级中断时,低优先级进程被中断。另一方面,低优先级中断一直处于待定状态,直到高优先级中断服务例程完成。引自 Garside, R. G. 1980. *The architecture of digital computers*. New York:Oxford University Press

10.7.4 电池寿命估算系统

在人工起搏器中,必须有电路以简单可靠的方式识别电池的剩余使用寿命。许多起搏器系统中会提供电路来测量电池的内阻,以推断剩余寿命。使用该电路,起搏器首先切换到"测试模式",然后在电池上施加电阻负载以测量电压降。电池的状态是通过产生一系列测试脉冲来指示的。根据内部电压下降以及内部电阻,改变外部可测量的刺激脉冲的频率。然而,这种电路只能用于随放电内部电阻增加的电池。

为了克服以往技术的局限性,提出了另一种技术来测量具有恒定内阻的电池寿命。电池测试电路具有脉冲计数器和输入逻辑,用于根据起搏器的工作参数和在一段时间内传送的脉冲数来测量消耗的电荷。在每次测试期间,根据脉冲计数器中的计数计算自上一次电池测试以来发放的电荷,然后将其与内存中的电荷计数器的内容相加,如图 10.16 所示。充电计数器的内容是对所消耗总电荷的衡量,并提供关于电池剩余寿命的信息(Moberg,1987)。

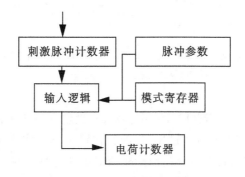

图 10.16　电池状态测试电路。电池提供的电荷是通过跟踪由起搏器提供的脉冲数和操作方式来估计的。在每个测试模式中,内部电荷计数器被更新,以读取发放的总电荷。这种关于电池状态的信息是以遥测方式从起搏器中读取的(Moberg,1987)

该电路能够在可植入装置中内部实现,并且提供一种装置用于在用遥测方法询问时报告电荷计数器的值。该方法的优点是在测试电池时不需要改变刺激脉冲的频率。

10.8　为什么选 CMOS？

起搏器电路包括数字部分和模拟部分。在数字部分中,信息是通过打开或关闭开关来处理的。该技术可靠、节能,适用于时序电路和编程电路。在模拟部分中,信息是通过调节系统中的电流或电压来处理的。例如,感知电路使用模拟技术来感知病人心电图的 P 波和 R 波。

半导体是一种晶体(通常是非导体硅),它的晶体结构被其他原子故意污染(称为掺杂)。这些原子取代了晶体结构中的硅原子,但比硅中的四个原子多或少一个价电子,这是适当结合所必需的。因此,掺杂晶体很容易从一个添加的原子接受或捐赠电子。半导体和金属的排列由绝缘氧化硅隔开形成晶体管。

超大规模集成电路(VLSI)是一个非特定的术语,指的是产生高密度电路的技术,其容量可在几平方毫米的范围内拥有数千个晶体管。

CMOS 这个缩写常用于起搏器广告中,用来描述该单元的电路,代表"互补金属氧化物半导体"。当半导体中一个易于接受电子的区域与一个倾向于提供电子的区域相邻时,它们是互补的。电子可以在极低电压下单向流动,且产生的热量很少。复杂的 CMOS 工艺结构紧凑,在低功耗状态工作。

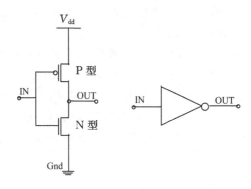

图 10.17　CMOS 反相器配置。当 In＝V_{dd} 时,Ptran 是截止的,Ntran 是导通的,
所以 OUT＝0 V,反之亦然

起搏器的数字设计是在 CMOS 技术中实现的,以便利用该工艺非常低的电流需求。由于在稳态条件下几乎没有电流流过逻辑门,因此在该过程中实现了低电流消耗。低电流消耗背后的原因可以通过分析图 10.17 所示的 CMOS 工艺实现的反相器来理解。在反相器中,n 沟道 MOS 晶体管和 p 沟道 MOS 晶体管串联连接在电源(V_{dd})和地之间,并且它们在栅极上的输入被连接在一起。当反相器的输入为高电平时,p 晶体管将被关断,n 晶体管将被接通,将 Gnd 连接到输出并执行对输入的反转。当反相器输入较低时,p 晶体管将被导通,n 晶体管将被断开,再次产生反相操作。在任何状态下,串联晶体管中的一个会断开,以防止 V_{dd} 和 Gnd 之间存在电流流动。虽然 CMOS 概念根本不需要电流,因为在反相器的两个状态中都没有电流流动,但有几种电流机制存在。在反相器输入端从高电平切换到低电平期间,两个晶体管可以同时轻微导通,并且存在少量的电流流动。此外,存在小的电容,在高至低转变期间转移电荷并导致小电流流动。这两个效应解释了为什么电流消耗随着电路频率的增加而增加,因此电路的高频部分必须维持在最小部分。对于所有 CMOS 工艺,也存在小的漏电流,导致小的静态电流消耗。从金属、氧化物和半导体层(CMOS)中构造互补 p 型和 n 型晶体管的基本反相器的原理可以被扩展以配置更复杂类型的逻辑功能。

其他类型的半导体技术可能在未来的起搏器中使用。人们对更密集的混合信号电路的需求越来越大,这些电路以较低的功率工作。芯片光刻的趋势是向亚微米发展,然而亚微米芯片很容易过热,因此也必须在低功耗下工作。

对于低功耗而言,将电源电压从现在的 5 V 降低到 3 V,可以降低 2/3 的功耗,延长电池的续航时间。更根本的是,当最小芯片几何学边缘低于 0.5 μm 时,3 V 就成了必需。像这样窄的线会被高频信号过热,如果用在具有高门电路数的 5 V 芯片上,则会降低可靠性。在 3 V 混合信号设计中需要考虑多个工程问题。

10.9 参考文献

Amado, J. B., Belaza, J., Diaz, A., and Tur, J. B. 1985. Technology of pacemakers electronic circuitry. In F. P. Gomes et al. (eds.)*Cardiac pacing：Electrophysiology. Tachyarrhythmias*. Mt. Kisco, NY：Futura Publishing.

Baker, R. G., Jr. 1989. A-V responsive rate adaptive pacemaker, US Patent 4,856,524.

Buffet, J., Gautler, J. P., and Jacquet, J. P. 1982. The software pacemaker. In G. A. Feruglio(ed.)*Cardiac pacing：electrophysiology and pacemaker technology*. Padova, Italy：Piccin Medical Books.

Buffet, J., Gautler, J. P., and Jacquet, J. P. 1982. The software pacemaker - Feasibility of recording pacemaker. In S. S. Barold and J. Mugica(eds.)*The third decade of cardiac pacing：advances in technology and clinical applications*. Mount Kisco, NY：Futura Publishing.

Buffet, J., Meunier, J. F., Gautler, J. P., and Jacquet, J. P. 1982. Technology and reliability of microprocessors used in pacemaking. In S. S. Barold and J. Mugica (eds.)*The third decade of cardiac pacing：advances in technology and clinical applications*. Mount Kisco, NY：Futura Publishing.

Dassen, W. R. M., Dulk, K. D., and Wellens, H. J. J. 1988. Modern pacemakers：Implantable artificial intelligence? *PACE*, 11：2114 – 2120.

Dassen, W. R. M., Steld, A. V., Braam, W. V., Dulk, K. D., Gorgels, A. P. M., Brugada, P., and Wellens, H. J. J. 1985. PACTOT：A reprogrammable software pacing system. *PACE*, 8：574 – 578.

Dassen, W., Steld, A. V., Dulk, K. D., Brugada, P., and Wellens, H. 1984. The soft pacemaker：A new approach in pacemaker design? *Computers in cardiology*, 4：529 – 532.

Duggan, S. R. 1992. Analog to digital converter, US Patent：5,092,330.

Einspruch, N. G, and Gold, R. D. 1989. VLSI electronics microstructure science, *VLSI in medicine* ：17, Orlando, FL：Academic Press.

Fromer, M., Shenasa, M., Kus, T., and Pagé, P. 1987. Management of a patient with recurrent sustained ventricular tachycardia with a new software-based antitachycardia pacemaker. *J. Electrophysiol.*, 1：133 – 139.

Gaggini, G., Garberoglio, B., and Silvestri, L. 1992. Mixed microprocessor-random logic approach for innovative pacing systems. *PACE*, 15：1858 – 1861.

Garside, R. G. 1980. *The architecture of digital computers*. New York：Oxford University Press.

Harrigal, C. E., and Walter, R. A. 1990. The development of a microprocessor controlled implantable device. *Proc. IEEE Northeast Bioengineering Conf.*, 3：137 – 138.

Hartlaub, J. 1982. Pacemaker of the future: Microprocessor based or custom circuit? In S. S. Barold and J. Mugica (eds.) *The third decade of cardiac pacing: advances in technology and clinical applications*. Mount Kisco, NY: Futura Publishing.

Kraft, G. D., and Toy, W. N. 1981. *Microprogrammed control and reliable design of small computers*, Englewood Cliffs, NJ: Prentice Hall.

Hennessy, J. L., and Patterson, D. A. 1993. *Computer organization & design: The hardware/software interface*. San Mateo, CA: Morgan Kaufmann.

Moberg, L. 1987. Battery test circuit for a heart pacemaker. US patent 4,715,381.

Russie, R. J. 1991. Implantable cardiac device with dual clock control of microprocessor. US Patent 5,022,395.

Schaldach, M. 1992. *Electrotherapy of the Heart*. Berlin: Springer-Verlag.

Stotts, L. J., Infinger, K. R., Babka, J., and Genzer, D. 1989. An 8-bit microcomputer with analog subsystems for implantable biomedical application. *IEEE J. Solid-state Circuits*, 24:292 – 300.

Wittkampf, F. H. M., Candelon, B., and Arragon, G. W. 1984. The importance of software programmable pacemakers: In vivo programming of a prototype device. *PACE*, 7:1207 – 1212.

10.10　教学目标

10.1　解释微处理器和自定义随机电路起搏器之间的区别。

10.2　解释基于状态机的起搏器的设计。

10.3　解释微处理器起搏器与状态机的不同之处。

10.4　列出微处理器的基本组成，并简要说明每种微处理器的功能。

10.5　总结基于微处理器的起搏器的设计过程和优化系统性能所涉及的问题。

10.6　解释在基于微处理器的起搏器中使用双时钟控制机制的优点，并绘制框图。

10.7　简要说明低功耗模拟数字转换器的设计。

10.8　解释看门狗计时器的功能和优点。

10.9　解释冗余起搏器的优点以及使用时机。

10.10　解释基于微处理器的起搏器中断处理程序的功能。

10.11　解释为什么说 CMOS 技术是起搏器的理想选择。

脉冲输出

11

迈克尔·K.劳东

(Michael K. Laudon)

输出电路的功能是向心肌提供周期性的电压脉冲。电路的设计和实施需要高质量和耐久性的标准。患者的生活质量,有时甚至是他/她的生命本身,都取决于起搏器的正确操作。设备故障通常会影响客户的健康状况并使其不悦。

自第一个起搏器植入后,输出电路的设计就发生了变化。许多早期的装置都有 RC 振荡器和变压器耦合输出,其中相当多的器件也是恒流输出源。随着时间的推移,这些单元已经不再受欢迎,取而代之的是具有恒定电压电容放电输出和晶体振荡器的器件。起搏器设计方面的其他进展,如触发和抑制感知,也已经产生了急需解决的新问题。本章讨论了其中的一些问题及其相应的解决方案,还介绍了设计输出电路的基本原理。

11.1 对输出设计的考虑

心脏起搏器需要提供足够的幅度和持续时间的刺激脉冲,以引起心肌收缩。典型的刺激脉冲的电荷范围为 0.1~50 μC,持续时间为 0.1~2 ms(Ryan,1989)。为了获得足够的刺激值并最大限度地延长电池寿命,起搏器要求输出脉冲可编程为 10 个振幅和 10 个持续时间值(Ryan,1989)。所有新植入的起搏器都使用恒定电压源,设计用于 400~1000 Ω 之间的典型负载阻抗(Furman et al.,1993)。在设计输出电路时,必须了解关于心脏刺激的基础知识,以便更有效地解决如何最大限度利用起搏器能量的问题。下面先解释一些关于起搏器的基本概念。

11.1.1 强度-间期曲线

改变脉冲宽度是控制起搏器输出的一种常用有效方法。了解起搏器脉冲电压、幅度和有效心脏刺激所需持续时间之间的关系,有助于延长起搏器的寿命。为了了解在输出脉冲期间发生的情况,必须先了解强度-持续时间曲线,如图 11.1(b)所示。

图 11.1(a)显示了与细胞膜串联的刺激装置(起搏器)。以不同电流值对膜除极(即在 R_m 上达到 20 mV 的压降)产生图 11.1(b)所示的强度-持续时间曲线。在现实中,起搏器所看到的负荷比简单的膜要复杂,但由此产生的强度-持续时间曲线具有与细胞膜相同的特性,只是具有不同的电流和电压值。因此,为了简单起见,膜模型将被用来解释心脏对电刺激的反应。

刺激阈值曲线参照图 11.1(b)中的解释。脉冲幅度表示为电流的对数与脉冲宽度的对

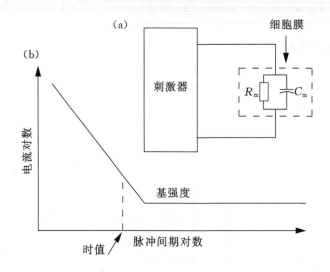

图 11.1 (a)起搏器刺激负荷的简化版本。在这种情况下,负载只是一个细胞膜。(b)与(a)中部
分电路相关的强度-持续时间曲线。虽然这条曲线与单个细胞膜的去极化有关,但刺
激心脏的强度-持续时间曲线具有相同的形状和特征。基强度是导致膜去极化的最小
电流。时值是指当刺激电流为基强度的两倍时,引起去极化所需的脉冲间期

数。这种强度-持续时间曲线既可以画成电压特性,也可以画成电流特性。相应的电压曲线
与电流曲线相同,只是电流由电压代替。可以看到,随着刺激脉冲幅度的增加,起搏期间使
用的电荷量被最小化。

假设我们用图 11.1(a)中的单细胞膜来模拟许多并行的细胞膜,并且我们选择了 $1\ \mu F$
的电容和 $1\ \Omega$ 的电阻。细胞膜的去极化是通过提供足够的电流使整个细胞膜的电压降变化
约 20 mV 来实现的。刺激电流 I 是通过电容的电流 i_c 和通过电阻的电流 i_R 之和:

$$I = i_c + i_R = C(\mathrm{d}V/\mathrm{d}t) + V/R \qquad (11.1)$$

根据这个公式,可以找到电流引起的跨膜电压降(Geddes,1984):

$$V = IR(1 - \mathrm{e}^{-t/RC}) \qquad (11.2)$$

要使细胞去极化,V 必须等于 -20 mV。当 R 等于 $1\ \Omega$ 时,实现这一目的的最小电流是

$$I = 20\ \mathrm{mV}/1\ \Omega = 20\ \mathrm{mA} \qquad (11.3)$$

这个极小的电流值是曲线的基强度。基强度的值取决于负载的特性(在这种情况下是
膜)。

为了说明通过增加幅度和缩短刺激脉冲的持续时间而节省的电荷,我们将使用 25 mA
和 40 mA 的电流水平(记住,这些值与心脏中实际的起搏器诱发电流无关)。在 25 mA 电
流幅值下,方波刺激的最小持续时间为

$$20\ \mathrm{mV} = 25\ \mathrm{mA} \times 1\ \Omega(1 - \mathrm{e}^{-t/10^{-6}}) \qquad (11.4)$$

这导致刺激时间 t 为 $1.60\ \mu s$。在此刺激幅度下使用的总电荷(电流×时间)为 40 nC。
现在,如果使用 40 mA 电流脉冲,则实现去极化所需的刺激持续时间为

$$20\ \mathrm{mV} = 40\ \mathrm{mA} \times 1\ \Omega(1 - \mathrm{e}^{-t/10^{-6}}) \qquad (11.5)$$

当 t 等于 $0.69\ \mu s$ 时,所使用的电荷量仅为 28 nC。因此,在 40 mA 刺激振幅的激发过

程中耗散的电荷仅是当刺激为 25 mA 时消耗的 70%。很容易看出,缩短刺激脉冲的持续时间对降低电荷消耗是有效的。

虽然当脉冲持续时间缩短时电荷消耗被最小化,但能量却没有。假设起搏器负荷(即心脏)是一个固定值,能量消耗可以用以下公式表示:

$$W = I^2 Zt \tag{11.6}$$

其中,Z 是整个负载阻抗。电压(或电流)和持续时间的最小乘积由

$$I = I_0(1 + t_c/t) \tag{11.7}$$

来描述。其中,I_0＝电压基强度,t_c 是时值,t 是刺激的持续时间,I 是刺激电流的振幅。当刺激电流为基强度的两倍且接近最小能耗点时,时间为刺激持续时间。结合公式(11.6)和(11.7)导致时值 t_c 的能源消耗

$$I = I_0(1 + t_c/t_c) = 2I_0 \tag{11.8}$$
$$W = (2I_0)^2 Zt_c = 4I_0^2 Zt_c \tag{11.9}$$

如果刺激持续时间从时值上改变,那么能量消耗就会上升。例如,如果持续时间是 t_c 的 1/5 和 2 倍,那么所用的能量是

$$W = 7.2I_0^2 Zt_c \quad (t = 0.2t_c) \tag{11.10}$$
$$W = 4.5I_0^2 Zt_c \quad (t = 2t_c) \tag{11.11}$$

$t=0.2t_c$ 和 $t=2t_c$ 的能量分别为 180% 和 113%,大于 t 等于时值的能量。这种能量消耗肯定会影响起搏器的寿命。

刺激阈值曲线是起搏器使用者心脏与电极相互作用的结果,它受多种因素的影响。这些因素包括刺激电极的大小和性质、心脏的性质、起搏导线的位置、体内肾上腺素水平等。由于影响心脏起搏阈值的因素很多,因此通常设定 100% 的安全裕度(Furman et al.,1993)。这意味着在起搏时所提供的能量应该比激发心脏所需的最小能量高出 100%。这很容易通过前面提到的强度-持续时间曲线和能量方程来确定。植入后,由于炎症和瘢痕组织的形成,激发阈值增加了 2~3 倍,但在一个月左右后数值会趋于稳定。

现在从电流到电压的变化,通过确定两个固定电压 V_1 和 V_2 的刺激阈值,就可以找到时值。在固定电压下的刺激阈值可以通过改变脉宽来确定,直到心脏对起搏反应的活动几乎不再出现。与 V_1 和 V_2 相关的脉冲宽度分别为 t_1 和 t_2,等式形如下:

$$V_1 = V_0(1 + t_c/t_1) \tag{11.12}$$
$$V_2 = V_0(1 + t_c/t_2) \tag{11.13}$$

以 V_0 为电压基强度(刺激所需的最小电压)。由公式(11.11)和(11.12),我们可以找到时值

$$t_c = (V_1 - V_2)(t_1 t_2)/(V_2 t_2 - V_1 t_1) \tag{11.14}$$

时值近似于最有效的刺激脉冲宽度(Furman et al.,1993)。因此,一个较好刺激的振幅为两倍的 V_0,包括 100% 的安全系数,其持续时间是时值的两倍。延长时间也为时值的两倍,以达到安全裕度。这样的调整通常比改变电压电平更容易,因为定时电路和脉宽选择器可以更容易地设计来传送多个脉冲宽度,而不是从电压转换器中获得。请注意,本段中的时值计算是用电压进行的,因为所有新的心脏起搏器都是恒定电压源。

11.1.2 单极和双极刺激

在单极刺激装置中,电极尖端刺激心脏,而起搏器单元作为参考。在双极装置中,起搏

导线既有刺激尖端和阴极,又有环和阳极。环的表面积通常要大得多。根据起搏器的不同型号,环与尖端的距离为 2～3 cm(Furman et al.,1993)。

　　单极和双极起搏导线的电流阈值是相同的。然而,由于起搏导线电阻的增加,双极起搏导线的电压阈值略高(Furman et al.,1993)。例如,脉冲宽度为 0.1 ms 时,单极起搏导线的阻抗约为 489 Ω,而双极阻抗为 600 Ω(Furman et al.,1993)。双极起搏时电阻的增加是由于环面积比起搏器外壳区域(单极起搏的阳极)小得多。由于电阻是传导路径面积的函数,双极起搏的阳极电阻比单极起搏的电阻大。单极起搏中电极和外壳之间的多余组织可以忽略,因为组织是一种良好的导体。

　　双极起搏导线配置的一个好处是,感知到的心脏信号的信噪比要好于单极起搏导线。双极感知配置消除了附近肌肉运动产生的大部分噪音。然而,正如下一节所述,双极刺激也有其缺点。大多数现代设备可以通过遥测(见图 8.23)从单极配置转变为双极配置,反之亦然。

11.1.3　阴极刺激与阳极刺激

　　在所有现代起搏器中,刺激发生在阴极,而阳极激发在任何情况下都不应发生。刺激阴极位于心脏内或心肌上,而阳极位于心脏远端(双极起搏),或作为脉冲发生器(单极起搏)的一部分。

　　图 11.2 显示,细胞兴奋所需的刺激用阴极刺激比阳极刺激少。当细胞处于静息状态时,从心脏细胞内部到外部的电位下降约为 -90 mV。将这个电位降到 -70 mV 左右将导致细胞表现出动作电位。在阴极刺激的情况下,直接应用 -20 mV 可使细胞外电位降至 -20 mV,而细胞膜上的全部电位下降到 -70 mV。这会导致细胞产生动作电位。另一方面,如果使用阳极刺激,细胞外电位向正方向升高,由此产生的跨细胞膜下降约为 -110 mV。这种大的压降导致了细胞的超极化,并且没有动作电位出现。请注意,增加阳极刺激水平将最终导致细胞的激发。然而,从阳极所需的刺激量可以是阴极所需的 2～3 倍。

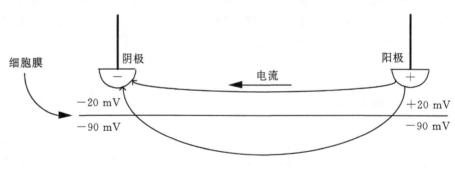

　　图 11.2　用阳极和阴极刺激细胞。当细胞膜上的电位降到 -70 mV 左右时,细胞就会去极化。
　　　　　阴极刺激 -20 mV 会导致跨膜电位下降到去极化阈值。然而,阳极刺激会导致细胞的
　　　　　超极化,迫使细胞膜电位与期望的方向相反。如果阳极刺激增加到足够大的值,细胞最
　　　　　终会启动,但去极化所需的阳极刺激强度可能是阴极所需强度的 2～3 倍

　　还要注意心肌对不应期刺激的反应。在早期双极装置中,阳极和阴极的尺寸几乎相等(Furman et al.,1977)。研究者发现,双极电极的阳极可能是导致某些心室颤动的原因。事实上,Stevenson 等(1986)发现在双极刺激过程中可能发生阳极兴奋,产生局部心肌活动的变化,会导致潜在室性心律失常的发生。

　　这可以用一个强度间期曲线来演示,如图 11.3 所示。阳极刺激的敏感性比阴极敏感性早,表现为阳极曲线的早期阈值下降。上面所示的强度-间期曲线是对应的心电信号。在 T 波中,阳极很容易引起刺激。正因为如此,多重反应(MR),即对单个刺激的多个反应,以及心室颤动(VF)条件下对阳极刺激的敏感性比以往任何时候都高(Furman et al.,1977)。其他因素也导致心脏对 MR 和 VF 的易感性。阴极与阳极的表面积比是一个因素,另一个因素是阳极与可刺激组织的接近。消除 VF 和 MR 的一种方法是增加阳极的尺寸,同时保持阴极的小尺寸。另一个解决办法是将阳极移离心脏更远。移动阳极有助于解决阳极刺激问题的同时,也降低了诱发心脏反应的信噪比,有时能感知到它使心脏得到了更有效的刺激。

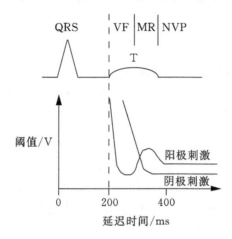

图 11.3　心动周期或强度-间期曲线的阴极和阳极刺激阈值。强度-间期曲线上方的心电图显示
　　　　了在心动周期中刺激可能产生的不利影响的时间。心室颤动(VF)期发生在 T 波的第
　　　　一部分,而多次反应(MR)期发生在 T 波的后半部分。VF 期对心脏的刺激可能会导致
　　　　心脏颤动,而 MR 期的刺激则会使心脏对一次刺激产生多重反应。T 波后的时间是非
　　　　易损期(NVP),心脏可以成功地刺激且不会出现并发症。引自 Furman, S., Hurzeler,
　　　　P., Mehra, R. 1977. Cardiac pacing and pacemakers Ⅳ. Threshold of cardiac stimula-
　　　　tion. *Am. Heart J.*, 94:115 – 124

11.1.4　输出波形特性

　　在理想情况下,起搏器应该从阴极输出方波脉冲,其特性如图 11.4(a)所示。脉冲的持续时间和幅度应该是可调的。所有现代起搏器都是恒压输出型的。因此,负载阻抗对刺激电流有很大的影响。高阻抗负载会产生过高的刺激阈值,而低阻抗会导致大电流和过早的电池耗竭。Furman 等(1993)描述了四种不同的已经存在或可以使用的起搏器输出设计。

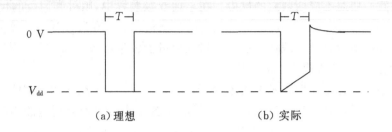

(a) 理想   (b) 实际

图 11.4 (a)恒定电压刺激器的理想刺激脉冲的表示。电压是测量从刺激尖端到基准(无论是环或起搏器外壳)。V_{dd}可以是一个固定的值,如果在单个电压设备中也可以是一个可编程的值,其可变性取决于起搏器模型。刺激 T 的周期在所有设备中都是可变的。(b)从电容放电输出电路发出的穿过心脏的波形的真实描述。请注意,脉冲电压幅值的下降取决于输出电容器的大小。一个较大的电容器将有一个更接近理想恒定电压的波形。刺激脉冲后的小上升和指数衰减是一种后电位,将在第11.3节中讨论

单电压多脉冲间期

这种装置具有固定的输出电压,其刺激的周期是可变的。它大多具有 5.0 V 的输出电压,脉冲持续时间通常为 0.05~2.0 ms。刺激阈值可以通过连续地减小脉冲持续时间来确定,直到心脏刺激几乎不存在。

双电压多脉冲间期

这种装置有 2.5 和 5.0 V 两个输出电压电平。刺激 T 的周期也是可变的,类似于单电压装置。以前经常使用 5.0 V 的设置,而 2.5 V 的设置用于发生极低(当时)刺激阈值的特殊情况中。现在随着新的低阈值电极的出现,经常使用 2.5 V 的设置,而 5.0 V 的设置仅在 2.5 V 不足以刺激的情况下使用。

四电压多脉冲间期

这类装置可用的电压一般为 2.5,5.0,7.5~8.2 和 10 V。它们中的一些发生器只允许四个脉冲持续时间,对应于改变脉冲持续时间影响最大的时间(即 0.25~1.0 ms)。7.5 和 10 V 的设置应仅是短期权宜之计,因为在这些高电压下,电池能量会消耗迅速。

多电压多脉冲间期

现代 CMOS 电路允许 0.1 V 电压级,0.01 ms 级脉冲宽度。这种多电压输出装置正逐渐变得越来越普遍。在设计具有更大可变性的装置时需要考虑的一点是,达到了这样一个点(即步骤太细)其实没有任何实际的好处。用大量的电压步骤和脉冲持续时间来制造起搏器实际上并不是改善其操作所必需的。

11.1.5 自动输出调节

为了最大限度地减少能量流失,宜在超过起搏阈值的安全范围内起搏。Fröhlich 等 (1994)开发了一种基于心室诱发反应(VER)测量的自动调幅方法(AAA)。在每个脉冲被发放后,对 VER 进行测量和分析。由于 VES 的持续时间比自然的 ECG 长,因此如果在 60 ms窗口中进行的所有测量都高于程控参考值,则起搏脉冲被定义为捕获。该算法避免

了融合拍的问题。起搏后电极会短路 50 ms,以尽量减少极化问题。如果没有捕获,则脉冲幅度增加,直到捕获发生为止,然后增加安全裕度。

11.2 输出电路描述

使用起搏器时所涉及的约束限制了设计电路的自由。起搏器的一个主要限制因素是单位的实际物理尺寸。最大限度地减少元件规模,同时最大限度地发挥其效力,是一个需要特别关注的问题。电容必须尽可能小,因为它们会占据混合电路空间的很大一部分。关键部件的冗余,用于尺寸不太重要的设备,不能在起搏器中使用。因此,至关重要的是设计要坚固到足以维持心脏起搏器未来 10 到 15 年的功能。

另一个限制是来自起搏器电池的低电压值。现代起搏器电池的电压约为 2.8 V,低于许多电子器件的功能范围。虽然起搏器的电压可以提高,但应尽可能避免这种情况,因为使用电压倍增器时会造成损失。该电路还必须在一定的电源电压值范围内工作。随着锂碘电池的耗竭,它能有效提供的电流大小随着电池内阻的增加而减小。由于更换或对电池充电是不可能的,起搏器还应能够在低电池条件下工作。

11.2.1 电压倍增器

当 2.8 V 的电池电压不足以满足起搏器的需要时,例如当需要多个输出电压时,必须将电压倍增。Stotts(1989)描述了一种用于需要更高电压水平的可植入设备的方法。

图 11.5 显示了电池电压 V_{bat}、电池电阻 R_{bat}、泵电容 C_p 和输出电容 C_o,它驱动负载电流 I_L。在电池电阻小的情况下,C_p 在第一阶段被充电到电池电压上,同时输出电容器提供电荷以维持负载电流。在第二阶段,电路被切换,如图 11.5(b)所示。由于泵电容器与此配置中的电池电压串联,整个压降电容 C_o 是电池电压加上 C_p 的电压,等于电池电压的两倍。由于第二阶段是 C_o 唯一的充电时间,所以 C_p 的平均电流是

$$I = C_p(V/T) = C_p V f \tag{11.15}$$

其中,T 是开关周期,f 是开关频率,V 是 C_p 上的峰值纹波电压。由于从 C_p 向 C_o 提供的电荷是轮流提供给负荷的,

$$C_p V f = I_L \tag{11.16}$$

定义电压倍增器的平均输出电阻 R_m 为 V/I_L,然后

$$R_m = \frac{V}{C_p V f} = \frac{1}{C_p f} \tag{11.17}$$

来自电池的平均电流等于两个阶段提供的电荷之和。在第一阶段,电池为泵电容器提供 $C_p V$。在第二阶段,泵电容器向 C_o 供应 $C_p V$,而电池仍在供应 $C_p V$。电池的平均电流

$$I_{bat} = 2C_p V f = 2I_L \tag{11.18}$$

能量传递效率 η 被定义为

$$\eta = \frac{I_L V_{out}}{I_{bat} V_{bat}} \tag{11.19}$$

在理想的情况下,电池的电流正好是负载电流的两倍(公式(11.17))。η 为 100%(即 $V_{out}/(2V_{bat}) = 1$)。在现实中,低纹波值时能源效率实际上是非常接近 100% 的。

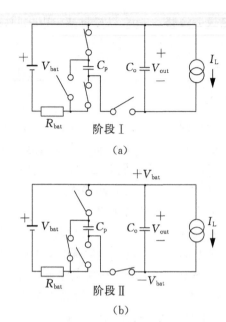

图 11.5　电压倍增器的电路图。(a)第一阶段。在此期间,泵电容器 C_p 向 V_{bat} 充电,输出电容器 C_o 向负载提供电荷。(b)第二阶段。泵电容为输出电容充电,输出电容仍在提供负载电流。注意,输出电容器的电压降是电池电压的两倍(即电池电压加上 C_p 的压降,这也等于电池电压)。如果需要更高的电池电压倍数,这个倍压电路可以与其他倍压电路级联。引自 Stotts, L. J. 1989. Introduction to implantible biomedical IC design. *IEEE Circuits Devices Magazine*, 5(1):12 - 18

当电池电阻变大时,泵电容器在第一阶段不完全充电,在第二阶段不放电到稳态值。这导致泵电容器充电到平均电压为

$$V_{pump} = V_{bat} - 2I_L R_{bat} \tag{11.20}$$

输出电压是负载电阻 R_L 与电压源 $2V_{pump}$、输出电阻 R_m 串联的结果。因此,

$$V_{out} = 2V_{pump} - I_L R_m \tag{11.21}$$

$$V_{out} = 2V_{bat} - 4R_{bat} I_L - I_L / C_p f \tag{11.22}$$

当电池电阻高时,电压倍增器的输出电阻为

$$R_m = 4R_{bat} + 1/C_p f \tag{11.23}$$

一般来说,R_m 可以近似于

$$R_m = (n-1)/C_p f \quad f \ll 1/R_{bat} C_p \tag{11.24}$$

$$R_m = n^2 R_{bat} + (n-1)/C_p f \quad f \gg 1/R_{bat} C_p \tag{11.25}$$

其中,n 是所使用的倍增级数。

11.2.2　基础电路

图 11.6 显示了一个简单的电容放电系统的例子。电容器通过负载电阻(起搏导线和心脏)周期性地放电以刺激心肌。在操作期间,如果晶体管基极处的电压较低,则晶体管将处于非导通(OFF)状态。在这种情况下,电容器通过上拉电阻向 V_{dd} 充电。当在基极处接收

到信号时,晶体管进入其导电状态,接地电压出现在集电极上。由于集电极现在处于接地状态,电容器两端的电压降会导致$-V_{dd}$电压出现在负载电阻上。这会引起心肌的刺激和随后的收缩。在从晶体管的基极去除脉冲信号之后,晶体管关断,并且输出电容器充电到V_{dd}。

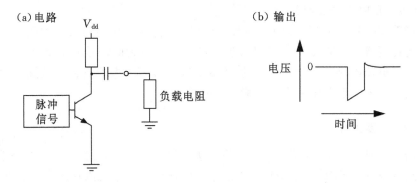

图 11.6 电容放电输出电路的简单版本。电容器最初充电到电压V_{dd}。当接收到来自微处理器或独立振荡器的信号时,晶体管被切换到其导电状态。这会使集电极出现接地电压。由于输出电容器已经充电至电压V_{dd},负载电阻连接到地面,因此在输出电阻上出现负电压$-V_{dd}$。这种电压会引起电流刺激心肌收缩。(b)出现在心脏上的输出

11.2.3 单极刺激电路

Blaser(1980)设计了一个稍微复杂一些的电路,如图 11.7 所示。为了理解电路的功能,假设它最初处于稳态状态:所有三个电容器都有V_{dd}加在它们之间的电荷(注意 3.3 μF 电解电容器的极性与符号的极性相反),而且这两个晶体管都不处于导电状态。

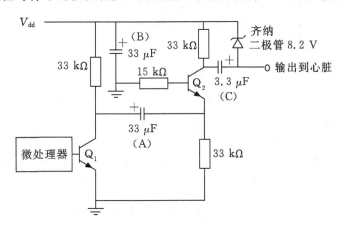

图 11.7 基本单极输出电路。来自微处理器的命令导致输出$-2V_{dd}$出现在输出端
(Blaser,1980)

如果一个脉冲施加在 Q_1 的基极,其大小足以使晶体管处于导电状态,那么 Q_1 集电极处的电压将有效地接地。由于电容器 A 不能立即放电,这就迫使 Q_2 的发射极电压移到电路的接地电位以下。Q_2 的基极通过 15 kΩ 的接地电阻连接至地,并在发射极电压下降时切换到导电状态。这将改变 Q_2 的集电极电压向$-V_{dd}$方向改变。就在 Q_2 开关之前,3.3 μF

电容的正 V_{dd} 电荷出现在电容器的负侧。当 Q_2 的集电极电压突然转变为 $-V_{dd}$ 时,3.3 μF 电容器的电压降已经超过了 V_{dd}。这导致输出电极出现接近 $-2V_{dd}$ 的电压。该电路充当电压倍增器。放置齐纳二极管以限制输出电压波动,而 33 μF 去耦电容器 B 连接从电源轨至地,在脉冲被传送时用来稳定 V_{dd}。

　　通过调整 Q_1 处于导电状态的时间长度,可以控制输出脉冲的持续时间。附加在晶体管基极上的控制器可以通过某种逻辑实现内部调整的持续时间或通过遥测向外部提供脉冲。作为一种更基本的设计,固定频率振荡器安装在 Q_1 上,电池直接连接到 V_{dd} 供电线上,这样可以提供一个固定电压和固定持续时间的输出。

11.2.4　双极输出电路

　　双极刺激电路如图 11.8 所示。其操作方法类似于基本电路,但增加了两个电压电平的可用性。虽然与一些具有 10 个或更多电压水平的现代起搏器相比它还非常低级,但与大多数早期起搏器的单一输出电压相比已有明显的改善。还可以通过使用分压器或乘法器来改变 V_{dd},从而增加设备的电压选择性。

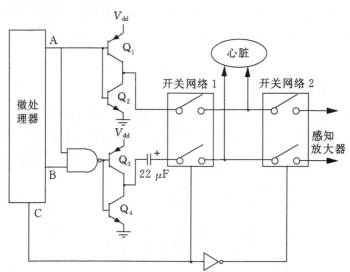

图 11.8　双极刺激电路。该设备能够在不改变 V_{dd} 值的情况下选择两个不同的电压设置。逻辑 1 放置 C 线,开关网络 1 关闭,开关网络 2 打开,允许心脏起搏。A 线上的逻辑 1 和 B 线上的逻辑 0 会导致 V_{dd} 脉冲穿过心脏。A 线上和 B 线上的逻辑 1 导致 2 V_{dd} 穿过心脏(Stindt and Wright,1981)

　　假设最初输出电容被充电到 V_{dd}。如果控制器将高输出置于 C 线上,则开关网络将处于导通状态。反向栅极反转并向开关网络 2 传送低信号以消除感知放大器。这种配置允许心脏的起搏。

　　如果控制器将高信号放置在 A 线上,则晶体管 Q_1 将保持截止状态,而 Q_2 处于导通状态。B 线上的低信号导致 NAND 输出高电平,导通 Q_4 并截止到 Q_3。传导从地面通过 Q_4、输出电容、开关网络 1、心脏,返回开关网络 1,并通过 Q_2 到地面形成一条通路。这使得输出电容能够将幅度为 V_{dd} 的刺激传递到心脏。如果 V_{dd} 是电池的电压,那么理想情况下的输出将有 2.8 V 左右。

如果基本的电池电压不足以刺激,那么振幅可以加倍。当 C 线为高时,控制器在 A 线和 B 线上都产生高信号。晶体管 Q_2 和 Q_3 将导通,而 Q_1 和 Q_4 将处于高阻抗状态。这就形成从 V_{dd} 到 Q_3,通过开关和心脏,最后通过 Q_2 到地面的通路。当晶体管 Q_3 导通时,连接到 Q_3 的电容器的一侧接入 V_{dd}。当 V_{dd} 为电池电压时,随着跨越电容器的电压降的增加,输出刺激幅度增加一倍,达到 $2V_{dd}$ 或 5.6 V。

在心脏受到刺激后,输出电容器必须充电。设置 A 线和 B 线同时为低,使 Q_1 和 Q_4 导通。通过与刺激发生相同的路径对输出电容充电。通过起搏导线的净电流为零,金属离子没有机会迁移到心肌(离子导入)。

图 11.9 显示了一种稍微不同的双极起搏方法,这种设计消除了输出电容器的需要。由于电容器需要相对较大的容量,而且可能存在长期可靠性问题,因此功能起搏器的设计应尽量减少所用电容器的数量。然而,这种装置很可能不完全以这种形式使用,因为环有可能在刺激期的前半部分刺激心脏。另一个潜在的问题是输出电极直接连接到电池电压。除非有一个大的去耦电容器,否则 V_{dd} 直接交付给负载时,电源电压将急剧下降。

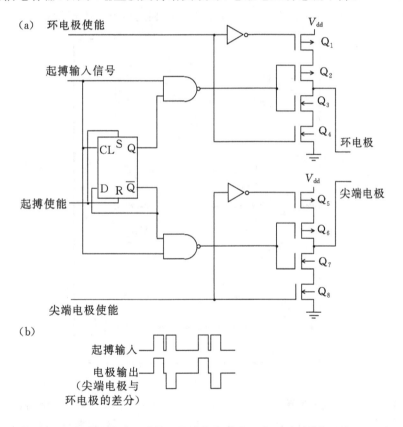

图 11.9　(a)提供双相刺激的装置。该装置的独特之处在于它不需要输出电容。(b)出现在起搏
　　　　输入线和电极上的波形(Duggan,1983)

在起搏时,电路通过电极的环和尖端提供两相输出脉冲。如果将逻辑 1 放置在环使能处,则 Q_4 导通;反相器将逻辑 0 传送到 Q_1,则 Q_1 导通。因此,V_{dd} 出现在 Q_2,地出现在 Q_3。应用于尖端的逻辑 1 类似地使 V_{dd} 连接到 Q_6,地连接到 Q_7。

　　设置起搏使能为逻辑 0 允许以由起搏输入信号锁定触发器。从起搏输入的每一个脉冲都将翻转触发器输出的值。例如,起搏输入的逻辑 1 导致 Q(触发器的)处产生逻辑 1,并放置逻辑 0 在 Q_2 和 Q_3。同样的输入导致在 Q 非处的逻辑 0,并放置逻辑 1 在 Q_6 和 Q_7。起搏输入的最终结果是,Q_2 和 Q_7 导通,Q_3 和 Q_6 截止。在环使能和尖端使能都为逻辑 1 时,电压 V_{dd} 出现在环上,地出现在电极的尖端。

　　出现在起搏输入信号的第二个逻辑 1 将导致触发器输出翻转。因此,逻辑 1 放置在 Q_2 和 Q_3,逻辑 0 放置在 Q_6 和 Q_7。最终的结果是 V_{dd} 连接到尖端,地连接到环。心脏受到刺激,如图 11.9 中的差分电极输出所示。

11.3　电极恢复时间

　　起搏器将脉冲发放给心脏后,会有一段时间感知不到。这种效应是由于所谓的刺激后电位或后电位造成的。为了准确地感知信号,首先需要去除存储在电极界面上的电荷所产生的后电位。图 11.10 定性地显示了刺激脉冲期间和之后电极附近发生的情况。

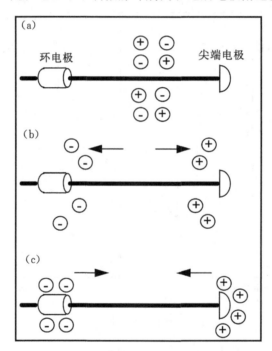

　　图 11.10　后电位产生的定性解释。(a)在刺激脉冲开始时,环和尖端附近的组织中存在随机分散的离子。(b)在施加刺激后,离子向各自对应的方向移动(即正离子向负极移动,反之亦然)。(c)刺激后,离子必须立即恢复静止状态。离子耗散所涉及的延迟是产生后电位的原因。极化随着刺激时间的延长而增加,在刺激过程中会引起负载阻抗的升高。这也是为什么刺激脉冲时间应尽可能短的另一个原因。引自 Moses, H. W., Taylor, G. J., Schneider, J. A., Dove, J. T. 1987. *A practical guide to cardiac pacing*. Little, Brown

由于多种原因,测量心脏对刺激脉冲的反应是可取的。例如,跟踪刺激的阈值需要区分有效脉冲(使心脏收缩的脉冲)和亚阈值脉冲。在刺激产生的电荷充分消散之前,不可能有可靠的感应,因为刺激后的电位比心跳产生的电位大得多。在双腔起搏器的情况下,当心房刺激发生时,需要检测心室内的事件,微处理器才能有效地操作起搏器。心房的刺激通常会导致电位出现在心室感应电极上,这就是所谓的"串扰"。必须尽量减少串扰,以便有效地感知自身信号。

11.3.1 电极极化

在金属电极内,电流由电子携带,而在电极外,主要是离子引起电流。在电极界面上,电子和离子相互作用,形成一层称为亥姆霍兹层的双电层(图 6.3)。在这一层引入电场会降低附近细胞的膜电位,进而导致去极化(如果电场足够大的话)。Walton 等(1985)指出,负载阻抗的大部分电抗部分来自于这个电极界面。

为了了解界面的电化学性质,可以采用简化的模型。该模型由起搏导线阻抗与并联的法拉第电阻和亥姆霍兹电容串联而成,如图 11.11 所示。图 11.12 给出了界面模型的典型电阻和电容值。双层的电容是

$$C_h = \varepsilon_r \times \varepsilon_0 \times A/d \tag{11.26}$$

其中,$A=$ 表面积,$d=$ 厚度,$\varepsilon_r=$ 相对介电常数(根据双层厚度在 5~80 之间)(Schaldach,1990)。系统的阻抗是

$$Z = R_l + R_f/(1 + j\omega C_h R_l) \tag{11.27}$$

忽略法拉第电阻,Schaldach(1992)描述亥姆霍兹电容的电压降为

$$V_c(t \leqslant T) = V_a \times (1 - e^{-t/R_l C_h}) \tag{11.28}$$

其中,V_a 是施加于亥姆霍兹电容上的恒定电压(即刺激电压),V_c 是降落在电容器上的电压,T 是施加刺激的周期。后电位是

$$V_c(t > T) = V_a \times (1 - e^{-T/R_l C_h}) \times (e^{(-t-T)/R_l C_h}) \tag{11.29}$$

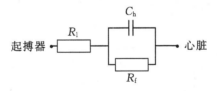

图 11.11　电极界面的简化模型。R_l 是起搏导线电阻,C_h 是亥姆霍兹电容,R_f 是
界面的法拉第电阻。电极和心脏组织的界面导致 R_f 和 C_h

	单极性	双极性
C_h 尖端电极	1.9 μF	1.6 μF
C_h 环电极	—	11 μF
R_f	34.1 kΩ	43 kΩ

图 11.12　亥姆霍兹电容和法拉第电阻的典型值。引自 Sutton, R. and Burgeos, I. 1991. *The foundations of cardiac pacing, pt 1:an illustrated practical guide to basic pacing.* Futura Publishing

公式(11.29)表明,电阻 R_1 或电容 C_h 的增加将降低后电位的大小。然而,R_1 的增加是不可接受的,因为这会导致能量消耗的增加,并削弱对诱发反应的感知。因此,增加亥姆霍兹电容是最可接受的解决方案。由于相对介电常数 ε_0 和厚度 d 基本上不受电极结构的影响,电极的面积是唯一可以改变的特性。增大电极面积可增加亥姆霍兹电容。然而,用不同尺寸的刺激电极所做的测量表明,增加电极尺寸会增加刺激所需的电荷(Schaldach,1992)。因此,简单地增加电极尖端的尺寸并不是一种解决办法。尖端必须保持较小,且活性表面积需通过其他方式增加。使用不同的电极结构,如多孔针尖和 TiN 涂层提供了可行的解决方案(Schaldach,1990)。第 6 章介绍了增加尖端面积的其他方法。当增加亥姆霍兹电容时,后电位的大小减小,耗散时间常数增加。因此,后电位的大小将是较小初始值与一个较大的亥姆霍兹电容,它们将保持较长的一段时间。但是,如果感知放大器足够灵敏,其初始后电位值与较大的 C_h 值可能足够小,因此与耗散周期长短无关。

除了改变电极表面积外,还可以避免或减小后电位。标准操作要求将连接到起搏引线上的感应器消隐多个毫秒,后电位则消散。缩短消隐周期是起搏器设计的目标之一,它可以加快电荷耗散过程。采用主动给输出放大器充电的方法则可以加快耗散速度。

11.3.2 降低电极恢复时间的方法

其中一种用于缩短电极恢复时间的主动充电方法称为电荷卸载。图 11.12(a)显示了一个电荷转储电路的例子。这种方法允许低阻抗路径的电流回流到刺激导线。大的反向电流流过起搏导线系统,耗散存储在电极界面上的电荷。电荷卸载通常在输出脉冲后立即进行 10 ms 左右(Ryan,1989)。

图 11.13(a)显示,通过打开 Q_2,以通常的方式将脉冲传递到心脏。在 Q_2 关闭后 Q_1 被打开形成低阻抗充电路径。应该指出的是,Q_1 在刺激和充电之间有一段短暂的关断。这样

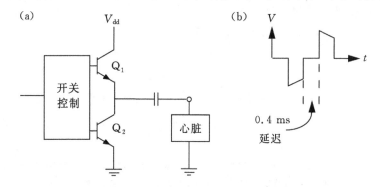

图 11.13 (a)电荷卸载电路的一个例子。开关控制打开 Q_1 或 Q_2,但这两个晶体管从来没有同时打开。如果需要刺激脉冲,则 Q_2 被激活,Q_1 不活动。在发出刺激脉冲后,Q_1 被激活以允许电路低阻抗充电。正充电脉冲延迟约 0.4 ms,以避免电池到地短路。注意,充电脉冲发生在心脏不可兴奋的时期,以避免任何涉及阳极刺激的并发症。(b)电荷卸载输出波形。第一脉冲刺激心脏,第二脉冲充电电容器并消散后电位。引自 Sutton, R. and Burgeos, I. 1991. *The foundations of cardiac pacing*, *pt* 1：*an illustrated practical guide to basic pacing*. Futura Publishing

做是为了避免从电池到地的短路。电荷卸载除减少消隐周期外,还通过消除充电电阻中的功耗,提高了输出级的效率。

应用双相刺激在降低与心脏刺激相关的后电位方面也是有效的。图 11.14 显示了一种提供双相刺激的方法。该电路由三个用作开关的晶体管、一个输出电容 C_{out}、一个充电电容器 B 和一个电源去耦电容器 A 组成。图 11.14(b)显示了输出电极上出现的电压。

假设将输出电容和电容器 B 被充电到 $V_{dd}/2$ 作为初始条件。在时间 t_1(图 11.14(b),Q_3 导通,输出电容器在 T_1 周期内充电,直到它的电压接近于 V_{dd} 为止。同时,Q_1 导通,电容器 B 放电(其电荷进入输出电容器),直到两侧都在 V_{dd}。在 t_2,Q_1 和 Q_3 被截止,Q_2 被导通。这会给心脏的心肌提供一个长度为 T_{st} 的刺激脉冲。在时间 t_3,Q_2 被截止,Q_1 在 T_2 期间导通。输出电容和电容器 B 充电到 $V_{dd}/2$,这提供了第二个正充电脉冲。开关导通,直到下一次刺激发生。

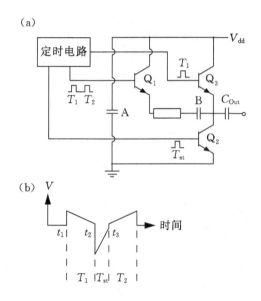

图 11.14　双相刺激电路。(a)发射 $V_{dd}/2$ 的正脉冲,再下来是 $-V_{dd}$ 的负脉冲,然后是 $V_{dd}/2$ 的另一个正脉冲。(b)输出端出现的电压。周期 T_1、T_2 和 T_{st} 对应于(a)部分所示定时电路的脉冲(Cals et al.,1982)

图 11.15 显示了一种不同的方法,以快速减少存储在刺激电极和参考电极之间的电荷。请注意,图中参考的是一个测试模型,目前可能正在使用,也可能没有使用。在(心房或心室)刺激脉冲结束时,监视存储的电荷,并将短时间脉冲施加到刺激电极上,以快速降低该电荷。

图 11.15 的输出电容由基准源充电,当把一个脉冲提供给 Q_1 时,在电极处会产生一个刺激脉冲。刺激的宽度和幅度都是可变的。通过调整 Q_1 导通的时间来改变宽度,通过改变变阻器 1 的抽头来调节幅度。

参考电压源 V_{ref} 和节点 A 连接到仪表放大器 Amp 1 的输入端。Amp 1 从参考电压中减去在节点 A 处出现的电压。该结果被放大并被添加到与参考电压相等的偏移中。Amp 1 的输出通过 S_1 连接到用作采样和保持电路的电容器。电容器应该是低泄漏的聚酯型电容器。

　　在运行中,刺激脉冲后 S_1 被立即关闭,S_2 被打开一个预设的周期。放大器 Amp 1 的输出被采样并保存在电容器中。然后开关 S_1 打开,S_2 关闭一个预设周期。这将向节点 A 提供一个电压脉冲,采样和保持电容器位于 Amp 2 的输入端,确定脉冲的大小和极性。这些后刺激脉冲的应用加速了在电极界面上存储电荷的耗散。重复循环预定次数将节点 A 处的电压返回到接近 V_{ref} 的值,并将刺激电极上的电压返回到接近地电平。这样就可以在相同的刺激电极上感应诱发反应。

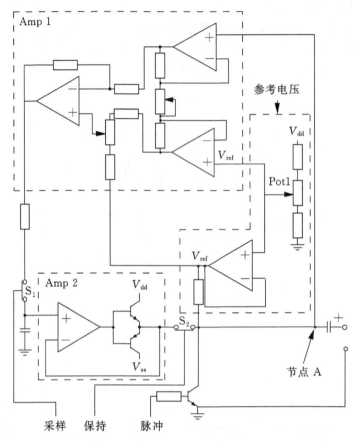

图 11.15　一种提供短时脉冲以消除存储在电极界面上的电荷的电路。V_{dd} 是电池电压,V_{ss} 是负电池电压(Economides et al.,1989)

11.4　起搏导线测量

　　植入时,起搏器导联会接收到影响电绝缘的损伤。这种损伤可能没有被检测到,直到在装置使用寿命后期才会影响到系统。当绝缘性被损坏时,可能会使起搏器失去感知能力,或者由于到达心脏肌肉的能量减少而失去捕获能力。由于所有新的起搏器都是恒定电压输出脉冲发生器,因此起搏导线电阻的变化将对通过负载的电流产生很大影响(Furman et al.,1993)。

起搏导线的阻抗特性还可能会因为其他情况而被改变。导电线圈断裂会增加导线电阻,从而影响操作。因为导电线圈的完全断裂将产生无限大的起搏导线阻抗,从而使能量不能到达心脏。电极尖端与心脏壁接触不当也会导致高阻抗。

测量起搏导线阻抗可以指示是否发生了上述问题。在某些情况下,当患者体内的起搏器被更换时,起搏导线会被留在体内,只更换脉冲发生器。在这种情况下,重要的是知道脉冲发生器是否故障或起搏器是否工作,但起搏导线的阻抗已上升到一个禁止脉冲发生器适当功能的水平。医生应该能够确定患者体内的起搏导线是否处于令人满意的状态。对起搏导线阻抗的了解也可能允许逻辑电路响应阻抗的变化而改变输出电压。例如,如果出现高阻抗情况,输出电压幅度就会增加,从而确保足够的能量到达心脏以提供刺激。

11.4.1 起搏导线阻抗测量电路

图 11.16 显示了一个简短的具备起搏导线阻抗测量功能的输出电路。阻抗可以在周期性的预定间隔内测量,也可以通过外部遥测命令进行测量。当测量发生时,输出电容器被充电到 V_{dd},开关 2 和开关 4 被关闭,允许电容器通过已知的电阻 R_{known} 放电,而计数器被启用并开始计数时钟脉冲。当输出电容的电压达到 $V_{dd}/2$ 时,计数器停止,时间作为已知的时间 t_{known} 被存储。然后,同样的操作再次进行,除了开关 2 和 3 被关闭,这允许输出路径通过起搏导线和心脏阻抗 R_{lead}。再次测量过电容器的电压达到 $V_{dd}/2$ 的时间,这个周期被表示为 t_{lead}。R_{known} 是恒定的,它应该是一个精确的电阻,其值在 $1\sim3$ kΩ 之间。由于 V_{dd} 相对恒定(直到电池寿命接近尾端),唯一可以随时间变化的元件是开关和输出电容器。这就要求每次测量起搏导线阻抗时都要测量 t_{known}。如果所有组件的值随着时间的推移能够保持不变,t_{known} 则可以只测量一次,并将其存储在内存中。但实际情况并非如此,而是每次发生起搏导线阻抗测量时都会测量 t_{known}。

因为

$$V_f = V_i \exp(t_{known}/RC) \tag{11.30}$$

电容与电阻 R_{known} 和 R_{lead} 之间的关系

$$C = t_{known}/\ln(0.5)R_{known} \tag{11.31}$$

$$C = t_{lead}/\ln(0.5)R_{lead} \tag{11.32}$$

R_{known} 的值是已知的,所以它可以作为常量使用。然后通过设置公式(11.31)和(11.32)相等来发现可变的起搏导线电阻。

$$t_{lead}/\ln(0.5)R_{lead} = t_{known}/\ln(0.5)R_{known} \tag{11.33}$$

$$R_{lead} = R_{known}(t_{lead}/t_{known}) \tag{11.34}$$

开关的阻抗一般是微不足道的,可以忽略,或者如果它们的阻抗值已知,则可以被减去。

图 11.17 显示了用电流镜测量起搏导线阻抗的不同方法。该装置由两个晶体管组成,连接输出到负载(心脏)。忽略有限值 β 的影响,通过负载输出的电流等于参考电流。如果测量参考电流,利用我们对输出电压的了解,我们可以非常简单地用欧姆定律来求阻抗。求参考电压的公式是

$$I_{ref} = (V_{out} - V_{BE})/R_{load} \tag{11.35}$$

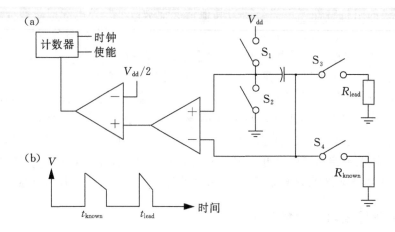

图 11.16 （a)起搏导线阻抗测量电路。关闭 S_2 和 S_4 以允许通过已知阻抗测量电容器的放电时间。关闭 S_2 和 S_3 以允许通过起搏导线阻抗测量电容器的放电时间。电容器放电到 $V_{dd}/2$ 所需的时间可以用来计算起搏导线的阻抗值。（b)两个阻抗测量输出电容电压随时间变化的例子。在公式(11.33)中使用了 t_{known} 和 t_{lead} 来计算起搏导线阻抗(Kuehn,1993)

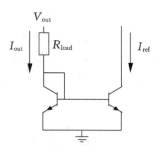

图 11.17 用于测量输出电流的电流镜。测量参考电流使得可以用欧姆定律计算起搏导线阻抗

11.5 输出电路保护

植入心脏起搏器的人有可能接触到高压。这种电压会严重损坏起搏器中保护不足的电路,从而有害于依赖受损起搏器的个人健康。例如,在心室颤动的情况下,给整个心脏施加较大的电压,试图使心脏恢复到正常的节律性搏动。当去纤颤时所使用的电压达到数千,随后在心脏区域会出现大电流。电外科也可以给患者提供高电压。这些器件的开路电压可在 300～2000 V 之间,在 500 Ω 负载上注入 80～200 W 功率(Neuman,1992)。在许多自然情况下,也可能发生电击危险。在所有这些情况下,电流倾向于通过起搏器和相关电极,因为它们提供了一条比周围组织更有传导性的路径。因此,必须采取步骤纠正这种情况。

早期保护电路包括将一个或多个齐纳二极管置于起搏器的输出端子和地之间。这消除了对起搏电路的威胁,打开了一条绕过起搏电路的电流路径,并限制了起搏器本身出现的电压。即使在发生心脏复律或其他高电压事件时,起搏也会继续发生。

11.5.1 脉冲发生器单元和起搏导线保护

当齐纳二极管装置保护起搏电路时,大电流仍可通过电极尖端和起搏导线组件。这些大电流已被发现会造成心肌损伤(Hauser,1994)。大电流还可通过引起电极尖端附近组织的纤维化来增加刺激阈值,从而增加尖端与可兴奋组织的分离。

图 11.18 显示了保护脉冲发生器单元并限制通过起搏导线电流的保护装置。图 11.18 (a)显示了保护电路的框图,而图 11.18(b)和(c)是两个限流装置,可以放置在(a)部分的标有限流装置的框中。图 11.18(d)显示了(b)和(c)中部分器件的电流与电压特性。

图 11.18(b)中的限流装置是对称耗尽模式器件。该器件基本上是两个场效应晶体管的串联连接。每个场效应管的栅极和漏极由导体互相短路。当漏极处的电压增加时,栅极处的电压也会增加。在电流不超过某一值时,会产生自限效应。参照电流-电压特性,当漏极电压(即电极所接收的电压)较小时,器件充当电阻。在线性范围内,这种电阻应该是最小的,这样才能使负载电阻保持在较低的水平。随着漏极电压的增加,耗尽区会在栅极之间夹紧。由于栅极电压随着漏极电压的增加而增加,电流随之趋于平稳。随着电压的增加,流过电极的电流最大保持在 20 mA。如果电极上发生的电压大于 ± 1500 V,则发生击穿,电流限制器失效。在这种情况下,大电流将流过起搏导线。然而,起搏器电路仍然是安全的,因为齐纳二极管将限制出现在输出电容器上的电压,并将电流分流到地。但是,当发生如此大的电压时,起搏导线也可能被损坏(在这种情况下,患者也可能受损)。

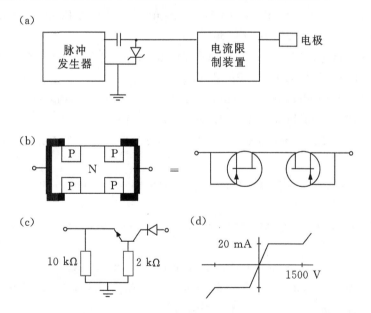

图 11.18 脉冲发生器单元和起搏导线保护装置。(a)装置框图。(b)可放置在(a)部分标有限流装置的盒内的限流装置。显示系统的等效电路。(c)不同的限流装置。(d)限流装置(b)和(c)的电流电压特性(Money,1982)

图 11.18(c)中的设备提供了实现电流限制的不同方法。当电极上出现大的正电压时,BJT 会限制电流的流动。由于晶体管的基极与地相连,晶体管不工作在导通模式,因此流

过晶体管的电流将最小。如果电极上出现较大的负电压,连接到 BJT 集电极上的二极管将限制电流的流动。因此,对于正电压,晶体管是电流限制器;对于负电压,则用二极管限制电流。这两种装置应该都能够承受 1500 V 的电压。注意,为了使这个电路有效,起搏器不能发出刺激脉冲。这种脉冲将导致晶体管发射极处的电压变为负值,这使得 BJT 将处于导通状态,允许大电流流动。因此,在电极上接收大电压应能引起起搏器的抑制,以使该装置有效。

11.6 参考文献

Blaser, R. 1980. Cardiac pacemaker circuit with variable operation. US patent 4,202,341.

Cals, G. L. M., Wittkampf, F. H. M., Mensink, K. A., Brouwer, H. L. 1982. Pacemaker output circuit. US patent 4,343,312.

Duggan, S. R. 1983. Pacer output circuit. US patent 4,402,322.

Economides, A. P., Gergely, S., Walton, C. 1989. Cardiac pacemaker with fast stored charge reduction. US patent 4,811,738.

Elmovist, H. 1984. Implantible heart pacemaker. US patent 4,463,760.

Fröhlich, R., Bolz, A., Hardt, R., Hubmann, M., and Schaldach, M. 1994. Automatic amplitude adjustment of the pacemaker output voltage. *Proc. Annu. Int. Conf. IEEE Eng. Med. Biol. Soc.* 16:55 – 56.

Furman, S., Hayes, D. L., Holmes, D. R. 1993. *A practice of cardiac pacing.* 3rd Ed. Mount Kisco, NY:Futura Publishing.

Furman, S., Hurzeler, P., Mehra, R. 1977. Cardiac pacing and pacemakers Ⅳ. Threshold of cardiac stimulation. *Am. Heart J.*, 94:115 – 124.

Geddes, L. A. 1984. *Cardiovascular devices and their applications.* New York:John Wiley & Sons.

Hauser, R. G. 1994. Interference in modern pacemakers:status report. *Medtronic News*, 22(1):12 – 20.

Kuehn, K. P. 1993. Medical lead impedance measurement system. US patent 5,201,865.

Money, D. 1982. Protection device for pacemaker implantees. US patent 4,320,763.

Moses, H. W., Taylor, G. J., Schneider, J. A., Dove, J. T. 1987. *A practical guide to cardiac pacing.* Boston:Little, Brown.

Ryan, T. G. 1989. Cardiac pacemakers. In N. G. Einspruch and R. D. Gold(eds.). *VLSI in medicine.* Vol. 17. San Diego:Academic Press.

Schaldach, M., Hubmann, M., Weikl, A., Hardt, R. 1990. Sputter-deposited TiN electrode coatings for superior sensing and pacing performance. *PACE*, 13:1891 – 1895.

Schaldach, M. 1992. *Electrotherapy of the heart.* Berlin:Springer-Verlag.

Stevenson, W. G., Wiener, I., Weiss, J. N. 1986. Contribution of the anode to ventricular excitation during bipolar programmed electrical stimulation. *Am. J. Cardiol.*, 57:582 – 586.

Stindt, R. E. and T. C. Wright. 1981. Cardiac pacer circuit. US patent 4,300,566.

Stotts, L. J. 1989. Introduction to implantible biomedical IC design. *IEEE Circuits Devices Magazine*, 5(1):12 – 18.

Sutton, R. and Burgeos, I. 1991. *The foundations of cardiac pacing*, *pt* 1:*an illustrated practical guide to basic pacing*. Mount Kisco, NY:Futura Publishing.

Walton, C., Gergely, S., Economides, A. 1987. Platinum pacemaker electrodes: Origins and effects of the electrode – tissue interface impedance. *PACE*, 10:87 – 99.

Neuman, M. R. 1992. Therapeutic and prosthetic devices. In J. G. Webster(ed.). *Medical instrumentation:application and design*. 2nd Ed. Boston:Houghton Mifflin.

11.7 教学目标

11.1 对于图 11.1(a)，在膜电阻和电容分别为 1 Ω 和 1 μF 的情况下，计算施加电流为 80 mA 的膜去极化所需的时间。

11.2 描述为什么细胞的阳极刺激需要比阴极刺激更大的刺激幅度。

11.3 解释为什么阳极刺激比阴极刺激更有可能引起心室颤动。

11.4 列出输出电路设计中的两个约束。

11.5 简要并定性地描述使用泵电容器和开关网络进行电压倍增的情况。

11.6 简要解释为什么图 11.9 中的电路所提供的波形可能被认为是不可取的。

11.7 用图形显示产生后电位的离子运动。

11.8 解释为什么增加起搏导线阻抗不是加速后电位消散的理想方法。

11.9 定性地解释图 11.15 中的起搏导线阻抗测量电路是如何工作的。根据 R_{known} 为 1 kΩ，t_{lead} 为 0.5 ms，t_{known} 为 0.7 ms 的条件，计算起搏导线电阻。

11.10 描述图 11.18(b) 中的设备如何在心脏除颤期间限制起搏导线电流。

11.11 设计一个包括器件保护和输出电压变化的输出电路。

外部程控

12

凯文·M. 雨果

(Kevin M. Hugo)

即使是最先进的起搏器也不能完全适应设备寿命内操作条件的变化，因此允许医生以非侵入的方式改变设备的性能是有利的。这个过程被称为程控。第一个可编程起搏器是由 Medtronic 公司在 20 世纪 60 年代初推出的，它使用三角形的经皮穿刺针来调节控制频率的两个电位器。后来，起搏器使用磁簧开关来临时调整灵敏度、频率和脉冲大小（Schoenfeld，1993）。现代可编程起搏器使用电磁线圈和数字编码来编程参数。电磁线圈还允许起搏器从设备中传出信息，这对于验证参数很有用。

这种双向通信链路也可用于中继从病人或起搏器中的传感器收集的数据。这个过程被称为遥测。尽管程控和遥测是不同的起搏器功能——将数据传入和传出数据——但它们共享大量的硬件和操作理论。

12.1 硬件接口

图 12.1 显示了起搏器程控和遥测接口的框图。图的左半部分是程控仪——与起搏器通信编程和遥测信息的外部设备。起搏器中与程控和遥测相关的部分显示在右侧。编程序列是通过在起搏器附近引入一个永磁体来启动的，永磁体关闭了簧片开关。然后，将信息编码成一个特殊的纠错脉冲序列，并通过一组线圈以电磁方式传输。接收到的消息被解码、检查错误，并传递到脉冲发生器的逻辑电路。现代起搏器具备双向通信能力。

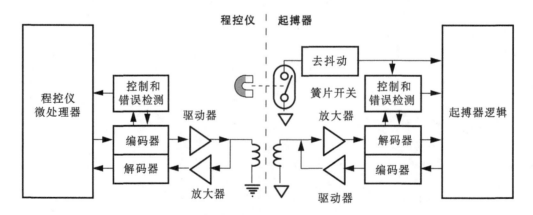

图 12.1 起搏器程控和遥测接口框图

12.1.1 簧片开关

簧片开关是磁敏机械开关(图 12.2)。它由两条薄的金属条("簧片")组成,它们是铁磁性的。当没有磁场时簧片通常会分开。当有磁场时,由于形成了最小磁阻的通路,簧片接触在一起形成一个封闭的电路。虽然常开型和常闭型都可供使用,但只有前者用于起搏器。程控仪的程控头包含一个高场强的氧化物磁体,因此必须注意避免将磁铁放置在软盘、磁带和其他磁存储介质的附近(Fyke,1993)。

当开关闭合时,它将起搏器置于临时 VOO 或 AOO 起搏模式中,激活编程硬件,并启动起搏器中央处理器的中断。临时起搏模式的设计是为了避免起搏器在不完全编程后恢复起搏时可能发生的危险情况。它还可用于在紧急情况下管理失控的起搏器。关闭簧片开关还重置用于编码和解码编程与遥测信号的逻辑。不可屏蔽中断(NMI)被发送到起搏器的处理器,然后执行特殊编程软件。由于 NMI 是边沿触发信号,并且簧片开关容易受到机械反弹,所以必须使用去抖动电路以避免产生多个中断(图 12.2)。由于去抖动电路和其他通信电路的存在,起搏器在编程期间的总电流消耗会增加。

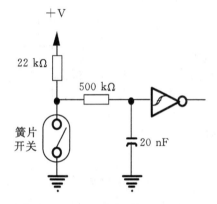

图 12.2 簧片开关的去抖动电路。如果不去抖动,这个开关就可能多次激活边沿触发中断。上述电路使用 RC 网络和施密特触发器来去抖动:当开关闭合时,22 kΩ 电阻上拉输入,低通滤波器以 10 ms 的时间常数使信号平滑,施密特触发器使用迟滞只允许一次转换。当开关闭合时,电路将输出逻辑 1

一些早期的起搏器使用簧片开关本身作为交流渠道。开关根据所需设置被关闭了一段特定的时间。这种机制不再使用,因为簧片开关的响应时间比其他技术慢(由于其机械性质),而且由于患者生活环境中的磁场很容易导致自发重编程(Schoenfeld,1993)。

并不是所有的起搏系统都需要磁铁来实现起搏器和程控仪之间的通信。在某些情况下,可以通过握手协议启用和维护通信链接。

12.1.2 线圈

起搏器制造商从 20 世纪 70 年代末开始使用射频通信(Schoenfeld,1993)。线圈用作接收和发送的天线(图 12.3)。另一组线圈被放置在程控头中,这是一个与程控仪连接的拳头大小的单元。所有线圈都调谐到相同的谐振频率。接口通常是半双工的,也就是说,每次只有一方发送。

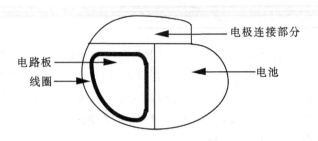

图 12.3　程控和遥测线圈在起搏器中的位置

　　由于程控头和起搏器的相对位置决定了线圈的耦合程度,因此设计了一种特殊的电路来辅助程控头的定位(图 12.4)。它的工作原理类似于线性可变差动变压器。调谐到起搏器线圈的谐振频率的振荡器驱动程序头中设置的三个线圈的中心线圈。使用相移检测器测量原始振荡器信号与两个外线圈产生的信号之间的相位差。它与起搏器和程控头之间的距离成正比。相移作为电压与基准电压相比较,然后用于控制如 LED 的指示灯。启用使能信号以允许开关电路(Baltina and White,1985)。

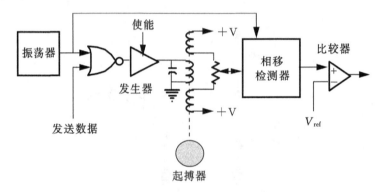

图 12.4　程控头定位电路(Baltina and White,1985)

12.1.3　编码和解码

　　程控和遥测信息包含多个比特,但是线圈接口一次只能传输一位。此外,信号必须调制到线圈的谐振频率,必须在相对较短的时间内发送,并且必须提供错误数据的检测。这里没有通用的格式可使用,因为每个起搏器制造商都已经开发了自己的专有编码。在本章中,我们将以 Medtronic 公司实施的格式为例(Hartlaub et al.,1981)。

　　编程信息由五个部分组成(图 12.5(a))。开始位指示消息的开始,并用于同步消息其余部分的定时。参数号指定要编程的参数(例如,模式、AV 延迟、脉宽)。在图 12.5(a)中的示例中,数字 10010000 指定脉冲速率。参数值表示该参数的应设值。该值可以是可能值表的索引;例如,值 00101100 表示心率为 80 次/min。访问代码是基于起搏器模型的一个固定数字,它必须与消息完全匹配才能成功。作为一种安全机制,它可以防止使用错误的程控仪、消息中的错误或环境噪声造成的虚假编程。它还可能允许在患者体内植入多个可编程的植入物。最后,奇偶校验字段是对参数号和值按位操作的。它是几种错误检测机制之一。

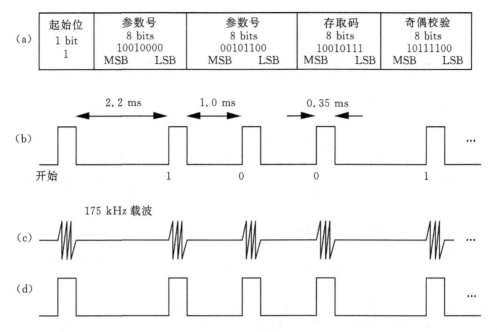

图 12.5 编程信息的典型编码和调制。(a)部分编程信息;(b)将(a)的前五个二进制数字编码成脉冲;(c)调制信号;(d)接收和解调后的信号

然后将所有位编码为持续时间为 0.35 ms 的脉冲序列(图 12.5(b))。起始位是单个脉冲,其余位根据取值与前一位延迟。如果该位是 0,则延迟较短(1.0 ms);如果该位为 1,则延迟较长(2.2 ms)。这种技术称为脉冲位置编码,它使得对错误的检测会更加容易。

然后对串行脉冲序列进行幅度调制以进行传输(图 12.5(c))。载波频率是线圈的谐振频率。该信号从一组线圈发送到另一组,然后解调回脉冲序列(图 12.5(d))。每个制造商会使用不同的频率。

图 12.6 显示了如何从解调信号解码脉冲序列的每一位。一旦接收到每一位,定时器就开始对下一个脉冲的延迟进行计时。如果脉冲发生在特定的早期间隔内,则计算为 0(图12.6(b))。如果发生其他情况,脉冲出现在稍后的时间间隔内,则被认为是 1(图 12.6(d))。太早、太晚或间隔之间的脉冲被认为是错误,则整个消息被丢弃(图 12.6(a)、(c)和(e))。每一位启动它后面的位的定时。开始位仅用于计时第一位。

遥测数据可以是模拟的,也可以是数字的。首先使用如图 12.6(b)所示的编码将数字信号转换为串行比特流。然后,串行流或模拟数据被频率调制以用于传输。

这种编码和其他编码的一个优点是它们提供多种形式的错误检测。线圈和接收电路调谐到调制频率以消除其他频率的噪声。脉冲位置编码只能在窄间隔内接受脉冲从而检测错误。访问码作为安全密钥,防止通过虚假噪声或其他设备进行编程。最后,奇偶校验字段与其他校验和提供了消息是否有效的最终验证。在任何时候,如果检测到错误,整个消息就会被丢弃(Gordon et al.,1982)。

为了提高数据传输速率,许多起搏系统采用了一种更为复杂的脉冲位置调制方式。其中一种是将帧内脉冲的位置编码为有限值中的一个,例如 16。发送一个特殊的同步位以表示帧的开始。通常,该帧包含一个代码,这个代码指定该帧其余部分中包含的数据类型。

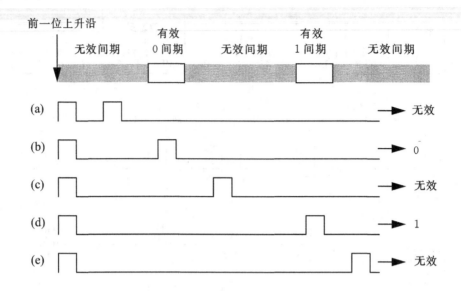

图 12.6 信号的一位解码。时间从它前面的位的上升沿开始。(a)脉冲因发生得过早而无效;(b)有效的 0;(c)一个无效的脉冲,因为它发生在 0 和 1 区间内;(d)有效的 1;(e)脉冲因发生得太晚而无效

12.1.4 输出驱动电路

程控和遥测通常所用的调制方法不同,因此,也会使用不同的电路驱动线圈。程控仪中的驱动电路由一个放大器组成,该放大器使用脉冲幅度调制将线圈与电容器并行驱动(图12.5)。图 12.7 显示了用调频驱动遥测线圈的电路。模拟数据或串行数字数据使用压控振荡器(VCO)进行频率调制。增加压控振荡器的输入电压将增加输出信号的频率。这个信号驱动一个模拟开关,它交替地给电容器 C_1 充电并通过线圈放电。由于模拟开关具有不期望的高阻抗,因此这里使用场效应晶体管来降低阻抗。电容器 C_1 和 C_2 的并行组合加上线圈产生的谐振频率应该与 VCO 的载频相匹配。电路可以关闭以节省功率。

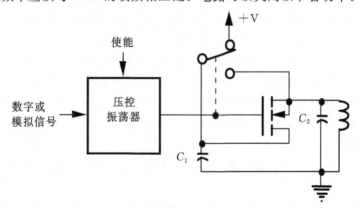

图 12.7 驱动遥测线圈的电路(Daggan,1981)

12.1.5 输入放大器

起搏器线圈与图 12.7 中的电容器 C_2 并联,为接收数据创建了一个调谐电路。图 12.8 显示,信号通过带通滤波和包络检测产生图 12.6(d)中的脉冲信号。解码后,参数值被放置在由参数号指定位置的 RAM 中。一些起搏器有两个 RAM 副本——一个永久的和一个临时的。这使得医生很容易将起搏器设置为临时的配置,然后再将它重新编程到通常的设置。

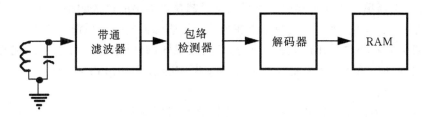

图 12.8 编程数据的接收和解码电路图

图 12.9 显示了用于从图 12.7 的电路接收遥测数据的基本电路。线圈和电容器产生一个调谐到载波频率的谐振电路。进一步对信号进行带通滤波,然后使用锁相环进行频率解调。

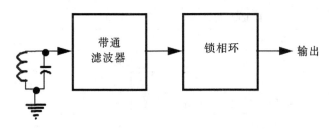

图 12.9 遥测数据的接收和解码电路图(Duggan,1981)

12.1.6 中断和 CPU 接口

如前所述,用编程磁铁关闭簧片开关会引发起搏器处理器不可屏蔽的中断。处理器暂停其正常操作并恢复到异步起搏模式。然后,它等待传入的消息并分发它。编程参数替换参数 RAM 中的旧值。遥测可以通过特殊的编程指令启动和停止。当磁铁被移除时,处理器以新的参数重新开始起搏。

12.2 软件接口

现代起搏器的参数解释具有复杂性,因此它是由软件处理的。以下各节描述编程和遥测中使用的各种参数。

12.2.1　配置参数

现代起搏器使用复杂的算法,需要大量的参数,其中许多值可以在植入后进行编程。图 12.10 总结了许多常用的参数。

起搏模式是起搏器的基本工作模式,由 NBG 代码定义。在没有感知心搏的情况下,以传感器指示的频率或较低的频率输出,以两者中较大者为准。直到自然频率降到滞后频率以下,脉冲发生器单元才开始起搏。上限频率是起搏器输出的最快频率,有时还可以选择特殊的方法来处理心动过速。不应期是指在最后一次感知或起搏之后没有出现新的起搏的时期。房室延迟是指心房感知或起搏后心室必须被感知的间隔,否则可能会出现心室起搏。可以通过设置动态 AV 延迟来增加心率以减少房室延迟(Biotronik,1993)。第 9 章进一步描述了这些参数。

为了检测心房或心室事件,该通道的感知放大器所接收的电压必须超过其灵敏度值。在心房起搏结束后,心室感知放大器在一定的时间内被阻断,以避免其对心房脉冲的感知。感知和起搏过程中起搏导线的极性——无论施加或测量的电压是相对于起搏器外壳的情况还是跨越双极起搏导线——都可以配置。更多信息请参见第 8 章。当起搏发生时,它的峰值幅度和持续时间由脉冲宽度和脉冲高度参数决定(第 11 章)。

参数	允许值/s	典型值	单位
模式	VVO、DDDR、关等	DDD	无
下限频率	30～140	60	次脉冲/min(bpm)
迟滞频率	30～140,关	关	ppm
上限频率	80～185	160	ppm
上限频率响应	文氏响应,固定比率,自动模式	—	无
不应期*	200～775	400(A),300(V)	ms
AV 延迟、感知	15～300	180	ms
AV 延迟、起搏	15～300,动态	动态	ms
动态 AV 延迟	低、中、高、关	中	无
安全 AV 延迟	100～150	100	ms
灵敏度*	0.5～7.5	1.5(A),2.5(V)	mV
心室空白期	12～72	24	ms
电极极性、感知*	单极性、双极性	单极性	无
电极极性、起搏*	单极性、双极性	单极性	无
脉冲幅度*	0.1～9.6	4.8	V
脉冲宽度*	0.05～1.5	0.5	ms
可下载代码	—	—	CPU 指令
遥测	开,关	关	无

图 12.10　典型的可编程参数。以星号(*)表示的项目有单独的心房和心室设置

通过编程可以启用其他功能。一些基于微处理器的起搏器允许将可执行代码下载到 RAM 中。这允许医生修补内置代码或提供不同的算法。这种能力一般只在原型或研究起

搏器中实现(Ripart et al.,1984)。遥测数据的上传也使用特殊的启动和停止命令进行控制。

许多起搏器现在都有能力通过起搏器进行程控刺激。该程序避免了与电生理(EP)导管插入术相关的创伤,并在大多数情况下降低了成本。起搏器采用 VVT 或 AAT 模式,并采用胸壁刺激触发起搏器。较新的设计在起搏器本身或程控仪中实现非侵入性脉冲刺激(NIPS)。

12.2.2 生物医学信号的遥测

双向通信链路的优点之一是起搏器能够将病人的状态和起搏器的状态反馈给医生。图12.11 总结了通常被遥测的典型数据。

参数	单位
编程参数状态	Read back value
电池电压	V
电池阻抗	kΩ
电池电流	μA
低电池电量	True/False
起搏导线阻抗	Ω
脉冲电压	V
脉冲电流	mA
脉冲宽度	ms
脉冲电荷	μC
脉冲能量	μJ
感知事件	Count
起搏事件	Count
时间直方图 vs. 脉冲率	Counts
心电图	mV
频率适应性传感器读数	Varies

图 12.11 典型遥测数据及其单位

所有可以编程的参数也可以被读取或者查询。这允许医生确认起搏的程序。可以测量起搏器电池的电压、电流和内部阻抗,以估计剩余的电池寿命。还可以使用低电池指示器,如果电池电压低于某一基准电压可以锁定电池打开,并且可以通过程控复位。起搏导线的阻抗和输出脉冲的电压、电流、宽度、输出电荷和能量可以实时报告。可以测量感知和起搏事件的数量,以及心率特定范围内事件数量的统计报告。最后,医生可以实时获取起搏器中任何其他传感器测得的心电图和信号。

12.3 起搏器随访和维护

虽然现代起搏器是自成一体的单元,不需要日常维护,但由医生进行定期检查以评估病人和起搏器的状况并采取任何纠正措施是非常重要的。也有一些情况下病人应该受到限制，因为其行为可能损害心脏起搏器或导致其出现故障。以下部分详细介绍了随访程序和起搏器的护理。

12.3.1　医院随访和电话监护

起搏器应在植入后的头几个月密切监测。在美国，《医疗保险指南一》规定了对临床数据在 5 年以内的起搏系统的覆盖范围。它规定前六个月每月提供电话随访一次，然后每隔一个月一次至植入后第三年年底，最后每月进行一次。许多医生都使用这个时间表（Biotronik，1993）。

随访的开始是将程控头——包括簧片开关磁铁和程控线圈——放在起搏器上方体表（图 12.12）。在程控头上的 LED 指示何时程控头和起搏器处于恰当的范围内。

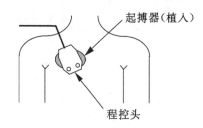

图 12.12　将程控头放在起搏器上方位置用于编程

在随访期间会例行进行几项测试。验证程序参数，并对电池状态进行检查。实时遥测电信号和其他传感器信号，观察正常的节律。最后，起搏器应表现出正常的感知和起搏。由于程控仪经常被没有工程或计算机背景的人所使用，因此其易用性会尤为重要。

起搏器制造商销售与他们自己的起搏器兼容的程控仪，但由于专有的调制和编码方案，它很少能与其他起搏器兼容。与各种品牌起搏器兼容的程控仪也是有的。Multiprogrammers 可以与多个制造商的专有协议进行接口。已经为所有起搏器提出了一个单一的协议，但没有被接受；既然如此，我们可以使用 universal programmer 来编程任何起搏器。还提出过一种可将任何起搏器恢复为 70 次/min 最大输出的基本 VOO 模式的应急程控仪 emergency programmer（Schoenfeld，1993）。

病人可以在家打电话到医生办公室以节约时间和金钱，而不是去医院检查。病人经过先前的训练后，可以使用便携式编程单元，其输入和显示硬件由计算机调制解调器取代。另一个调制解调器通过本地或长途电话连接至医生的计算机上（Thakor et al.，1982）。

12.3.2　对其他疗法的限制

许多诊断和治疗过程可能引起损害起搏器（物理损害或电气损害）或可以模拟正常或异常的心脏功能的情况。故障可能立即或随后发生。许多起搏器制造商建议采取以下限制措施。

透皮热疗法是利用高频电场加热组织进行治疗。由于脉冲发生器的热效应，应避免这种治疗（Medtronic，1990；Biotronik，1993）。

电外科手术和电烧灼术中使用电烧灼组织。电流可能导致起搏器失效,改变其模式和参数,或显示低电池设置。如需电切,应采取步骤将起搏器预编成 VOO 模式,将地线板置于臀部或腿部,选择双极电灼系统,使用低能量水平和短时脉冲,并将手术刀保持在离起搏器至少 15 cm 处。此外,还应提供临时起搏系统和除颤器作为后备装置(Medtronic,1990;Biotronik,1993)。

许多起搏器被保护以防止除颤;尽管如此,仍应注意几点。除颤电极应沿垂直于起搏器和植入起搏导线的方向放置,距离起搏器或电极不应少于 10 cm。在应用最低所需能量设定的脉冲后,应检查起搏器是否被正确操作(Biotronik,1993)。

磁共振成像(MRI)是一种利用强磁场和射频场的医学成像技术。静态磁场甚至在设备不扫描的情况下可以引起脉冲发生器单元或起搏导线的运动,也可能导致簧片闭合。扫描时,射频场会引起不适当的触发和起搏、组织损伤或起搏器故障(Holmes et al.,1986)。由于上述危险因素,磁共振成像只应在极端情况下使用(Medtronic,1990;Biotronik,1993)。

经皮神经电刺激(TENS)是一种利用电流来缓解疼痛的方法。它在临床上并未被广泛接受,因此也不应用于使用起搏器的病人身上(Biotronik,1993)。

冲击波碎石术是利用冲击波分解体内钙化的方法。它可以对起搏器进行电或机械干扰(Biotronik,1993)。如果需要治疗,起搏器应预先编程为 VOO 模式,在距碎石束焦点至少 5 cm 处放置,并在治疗后检查操作是否正确(Medtronic,1990)。

X 射线和透视可以用于起搏器。所有起搏器都有一个不透明的射线标签,可以用来识别设备。然而,用于放射治疗的电离辐射水平可能会永久损害起搏器(Medtronic,1990;Biotronik,1993)。如果有必要进行治疗,则应保护起搏器不受辐射的影响,并在治疗后检查其适当的功能(Muller-Runkel et al.,1990)。

最后,家庭和工作环境中的其他因素也常常引起起搏器使用者的关注。电力线产生的电磁干扰(EMI)已被证明对起搏器的操作几乎没有影响;仔细选择起搏导线位置和灵敏度水平将降低即使是极端情况下的易感性(Toivonen et al.,1991)。然而,在职业电气设备如电弧焊机(Embil et al.,1993)和消磁线圈(Marco et al.,1992)附近发现了电图伪像。金属探测器安全门(Copperman et al.,1988)、零售防盗装置(Dodinot et al.,1993)和无线电控制玩具(Man et al.,1993)中也报告存在危险因素。

总之,程控和遥测使医生能够监测病人并提供对起搏器操作参数的调整。硬件提供编码、调制和错误检查,以减少虚假编程的风险。根据起搏器的类型,可以设置和/或测量许多参数。最后,成功的治疗取决于起搏器植入后对病人的良好随访和监护。

12.4 参考文献

Baltina, W. P. and White, R. M. 1985. Acquisition circuit for cardiac pacer. US patent 4,550,731.

Biotronik, Inc. 1991. *PMS 600 Programming and Monitoring System for Biotronik Heart Pacemakers Operating Instructions*. Lake Oswego, OR.

Biotronik, Inc. 1993. *Gemnos 04, 04-A Unipolar/Bipolar Multiprogrammable Implantable Pulse Generator Technical Manual*. Lake Oswego, OR.

Copperman, Y, Zarfati, D., and Laniado, S. 1988. The effect of metal detector gates on implanted permanent pacemakers. *Pacing Clin. Electrophysiol.*, 11:1386-1387.

Dodinot, B., Godenir, J. P. and Costa, A. B. 1993. Electronic article surveillance: a possible danger for pacemaker patients. *Pacing Clin. Electrophysiol.*, 16:46.

Duggan, S. R., 1981. Implantable telemetry transmission system for analog and digital data. US patent 4,281,664.

Embil, J. M., Geddes, J. S., Foster, D., and Sandeman, J. 1993. Return to arc welding following defibrillator implantation. *Pacing Clin. Electrophysiol.*, 16:2313.

Fyke, F. E., III 1993. Maleficent magnets and mangled megabytes. *Pacing Clin. Electrophysiol.* 16:1231.

Gordon, P. L., Calfee, R. V., and Baker, R. G. 1982. Multiprogrammable pacemaker technology. In S. S. Barold and J. Mugica(eds.) *The third decade of cardiac pacing: advances in technique and clinical applications.* Mount Kisco, NY: Futura Publishing.

Hartlaub, J. T., McDonald, R. S., and Shearon, L. W. 1981. Temporary and permanent programmable digital cardiac pacemaker. US patent 4,253,466.

Holmes, D. R., Jr., Hayes, D. L., Gray, J. E., and Merideth, J. 1986. The effects of magnetic resonance imaging on implantable pulse generators. *Pacing Clin. Electrophysiol.*, 9:360-365.

Man, K. C., Davidson, T., Langberg, J. J., Morady, F., and Kalbfleisch, S. J. 1993. Interference from a hand held radiofrequency remote control causing discharge of an implantable defibrillator. *Pacing Clin. Electrophysiol.*, 16:1756-1758.

Marco, D., Eisinger, G., and Hayes, D. L. 1992. Testing of work environments for electromagnetic interference. *Pacing Clin. Electrophysiol.*, 15:2016-2022.

Medtronic, Inc. 1990. *Minix Multiprogrammable Pacemaker Technical Manual.* Minneapolis, MN.

Muller-Runkel, R., Orsolini, G., and Kalokhe, U. P. 1990. Monitoring the radiation dose to a multiprogrammable pacemaker during radiation therapy: a case report. *Pacing Clin. Electrophysiol.*, 13:1466-1470.

Ripart, A., Fontaine, G., and Mugica, J. 1984. How should the software pacemaker be programmed during manufacturing and after implantation? *Pacing Clin. Electrophysiol.*, 7:1202-1206.

Schoenfeld, M. H. 1993. A primer on pacemaker programmers. *Pacing Clin. Electrophysiol.*, 16:2044-2052.

Thakor, N. V., Webster, J. G., and Tompkins, W. J. 1982. A battery-powered digital modem for telephone transmission of ECG data. *IEEE Trans. Biomed. Eng.*, BME-29:355-359.

Toivonen, L., Valjus, J., Hongisto, M., and Metso, R. 1991. The influence of elevated 50 Hz electric and magnetic fields on implanted cardiac pacemakers: the role of lead configuration and programming sensitivity. *Pacing Clin. Electrophysiol.*, 14:2114-2122.

12.5 教学目标

12.1 描述起搏器程控与遥测的区别。

12.2 简述簧片开关去抖动电路,并说明电路的工作原理。

12.3 解释为什么簧片开关不再用于接收通信脉冲。

12.4 描述编程消息的各个部分。

12.5 给定一个特定的位序列,例如001011,使用本文中的编码技术勾勒出编码(但不是调制)信号。

12.6 描述用于检测通信错误的方法。

12.7 描述五个编程参数。

12.8 描述五个遥测数据。

12.9 解释 universal programmers、multiprogrammers 和 emergency programmers 之间的区别。

12.10 描述可能对起搏器手术产生不利影响的五种医疗过程。

频率适应性起搏器

13

蒂莫西·哈维
(Timothy Harvey)

频率适应性起搏器使用来自传感器的信息改变刺激的频率。在完全心脏传导阻滞的情况下,当有一个自然稳定的心房信号时,起搏器可以使心脏与该信号同步跳动。像 DDD 和 VAI 这样的起搏器能感知心房。然而,大约 50% 的起搏器使用者有症状性窦房结功能障碍。其他患者由于心房扑动或其他可能的疾病而产生不可靠的心房信号。对于这些患者,心脏没有适宜的频率指令信号供起搏器测量。因此,大约一半的起搏器使用者的心率完全由起搏器决定。本章的主要重点是除了心房传感器以外的传感器,这些传感器可以帮助起搏器了解何时以及如何改变心率。

13.1 概述

心输出量由两个因素决定,即每搏输出的血量和心率。正常情况下,心率是控制心输出量的主要因素。在剧烈运动中,心率可以比静息频率增加 250%,而每搏输出量仅能增加 50% 左右。如果心率是以恒定的频率设定的,例如由 VVI 起搏器设定的,那么身体就必须调整每搏输出量来调节心输出量。固定的心率严重限制了身体调节心输出量以适应运动或其他体力活动的能力。这种不正常的情况给心肌造成了很大的压力。如果心输出量不足,病人可能会感到疲劳,可能无法继续运动。很明显,特别是对活跃患者来说,与固定频率起搏器相比,频率适应性起搏器会提高他们的生活质量。

确定频率适应性起搏器是否能帮助患者的一种方法是观察他们的心率储备(Furman et al.,1993)。一般认为,当心率范围小于理论值的 80% 时为变时性不全。理论最大心率(MR)和心率范围由患者年龄和静息心率(RR)决定。

$$MR = 220 - age \tag{13.1}$$

$$Range = MR - RR \tag{13.2}$$

为计算变时性不全的界限(BCI),将心率范围乘以 80%,并与静息心率相加。

$$BCI = RR + 0.8 \times range \tag{13.3}$$

将公式(13.1)代入(13.3),

$$BCI = 176 + 0.2RR - 0.8 \times age \tag{13.4}$$

例如,考虑一个 70 岁的患者,其静息心率为 65 次/min。使用公式(13.1)得他的最大心率应该是

$$220 - 70 = 150 \text{ bpm} \tag{13.5}$$

由公式(13.2)得他的理论心率范围是

$$150-65=85 \text{ bpm} \tag{13.6}$$

由公式(13.3)或(13.4)计算出变时性不全的界限

$$BCI=65+0.8\times85=133 \text{ bpm} \tag{13.7}$$

然后通过运动测试确定患者的最大心率。如果低于 133 bpm,他将是一个很好的使用频率适应性起搏器人选。然而,这只是一个近似,不适于有健身习惯的患者。

本章让读者对频率适应性起搏器有了一个大致的了解。首先会描述使用的各种传感器,然后讨论不同的控制策略,最后对速率适应性起搏器进行总结。

13.2 传感器

本节总结了频率适应性起搏器所使用的不同传感技术,描述了每种传感器的测量方法以及原因,还讨论了信号的测量方法,包括传感器的类型和位置。最后,会分别介绍每种传感器的优点和缺点。

在评估不同传感器时有几个特殊的考虑因素。有些传感器需要不同于起搏导线的附加导线。随着时间的推移,附加的导线可能会移动,从而增加刺激的可能性。其他传感器可以使用经专门修改的起搏导线。专门的导线有传感器内置在引线中。这就需要将更多的引线放置在起搏导线中,会使得起搏导线更粗、更不灵活。如果需要特殊的或额外的起搏导线时,系统将更难植入,而且传感器的价格也将更加昂贵。在起搏器升级期间,如果可能的话,旧的起搏导线会留在里面。如果新的传感器需要特殊的起搏导线,则可能无法使用旧的起搏导线。

在血流中放置导线会引起其他问题。首先,为了在心脏中正确放置电极,X 射线透视是常用的方式。但这增加了成本、复杂性,也许还有一些辐射带来的副作用。血液中的电极在心脏跳动时也可能会出现更多的运动伪影。不需要放置在血液中的传感器会连接到心脏的外部。通常这些都是在心脏直视手术中植入的,增加了患者的创伤。身体中的一些传感器和电极被更多的纤维组织所覆盖,使它们变得不那么敏感,也许也不太有用。另外,有些传感器比其他传感器需要更多的能量,这会缩短起搏器的使用寿命。

13.2.1 阻抗测量

许多传感技术使用阻抗测量来获取它们的信息(Alt et al.,1993;Benditt,1993)。本节将描述三种不同的阻抗测量系统,后续的章节可能会作为参考。还有很多其他方法和配置,其中一些在第 16.4 节中将会提到。然而,这三个系统涵盖了阻抗测量的主要思想。

常用的阻抗测量采用三个电极,起搏器作为电极之一。另外两个电极被用来发射信号,通常是一个低幅高频信号,或一个低幅度脉冲序列。为节省能源,幅度通常是肌肉刺激所需阈值的 1%～10%。另一对电极用于接收信号。一种方法(图 13.1(a))使用单极起搏导线和附加的单极起搏导线,起搏器外壳作为地。附加的起搏导线被放置在穿过前胸壁的皮下组织中。单极导联可能会被肌电抑制。另一种类似的方法是使用标准双极起搏引线,如图13.1(b)所示。以环形电极取代先前系统中的辅助电极。这两个系统都有耐用的传感器。然而,即使发射信号的幅度很小,但它们叠加起来了。这两种测量都需要额外的功耗。此外,用于测量阻抗的信号发生器可能会使心电图分析员感到烦恼,并可能干扰经皮起搏器的监测(Benditt,1993)。

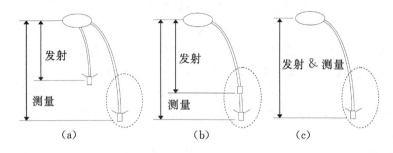

图 13.1   阻抗测量系统。(a)附加的起搏导线配置,附加的起搏导线被放置在穿过前胸壁的皮下组织中;(b)双极起搏导线配置;(c)双电极配置

最终的阻抗测量技术还处于实验阶段。阻抗可以用单极起搏导线测量,如图 13.1(c)所示。实际上,类似图 13.1(b)的双极引线可以与发射极一起使用,并在环形电极和尖端电极之间进行测量。在两个电极之间施加一个电压并测量电流,用欧姆定律可以得到阻抗。最明显的信号是起搏脉冲(Chirife,1991),它将产生右心室舒张末期容积。使用起搏脉冲意味着除了处理器的功率,这种方法不需要任何更多的功率。但问题是,它可能不能为某些信号提供足够的采样率。例如,如果使用抑制的起搏器模式,并且不需要刺激几次,起搏器将无法测量通气率。此外,采样率将取决于心率,这会使得计算更加复杂。由于这些问题,这项技术对诸如通气等慢速信号并不十分有用。除起搏脉冲外,定时适当的脉冲可以获取特定的心脏信息。测量内容之一是收缩末期容积,它由收缩末期发出的第二次较小的脉冲获得。

13.2.2   心房感知

有足够心房刺激的患者可以使用传感器来检测信号(Furman et al.,1993)。一旦检测到心房信号,可以用适当的 AV 延迟刺激心室。心房信号的测量可采用两种不同的方法。测量心房信号的常用方法是使用与心房壁接触的额外的标准起搏导线。或者,可以使用用于刺激心室的特殊起搏导线检测心房信号。

如果心房信号能够被恰当地测量,那么这类起搏器就可以跟随窦房结信号恰当地控制心率。该起搏器将与窦房结同步,安装后不需要调整,并能有效地桥接房室阻滞区域。然而,这种方法不能用于没有可靠心房信号的情况。如果使用第二起搏导线来感知心房,则增加了安装的费用和复杂性。对于年轻患者来说,第二条起搏导线可能会增加他们成长中的不适感。心房起搏导线可以在以后的心脏起搏器升级过程中添加。窦房结功能障碍、心房颤动、扑动和其他心律失常使这种传感器变得毫无用处。根据 Furman 等(1993)的调查,约 1/3 的美国患者在使用心房感知传感器。

13.2.3   直接代谢传感器

心输出量应随着代谢率的增加而增加。这有助于向人体输送更多的氧气,并去除更多的废物。以下两个传感器实际上用来测量身体的新陈代谢率。使用这两种传感器中的任何一种都可以使起搏器使用闭环控制。这些传感器在理论上很吸引人,但到目前为止还不太实用。

中心静脉 pH 值

首先研究用于频率适应性的传感器之一是 pH 传感器(Benditt,1993)。随着运动水平的提高,血液会变得更酸。该系统由放置在起搏器病例中的参考 Ag-AgCl 电极和放置在右心房的对 pH 值敏感的 Ir-IrO_2 电极组成。这些电极可以检测运动或疾病引起的血液中 pH 值的变化。一旦检测到一种变化,起搏心率就会相应地做出改变。这个系统就像一个闭环控制器,本质上是为让起搏器调整心率以保持 pH 值不变。

该系统不需要任何额外的功率消耗。然而,这一系统存在着许多问题。首先,pH 值与心率之间存在着复杂的关系。电极就更成问题了。缺乏长期在体的 pH 值可靠性和稳定性导致了问题的出现。此外,带有 pH 传感器的专用起搏引线也是一个缺点。电极被纤维组织覆盖后可能对 pH 值不太敏感。pH 值监测系统在最初的临床应用中没有成功,目前也还没有用于临床。

混合静脉氧饱和度

另一个直接测量代谢速率的传感器是氧饱和度(SO_2)传感器(Alt et al.,1993;Benditt,1993)。心脏系统的主要作用之一是向身体输送氧气。如果心脏没有给身体提供足够的血液,SO_2 就会减少。为了弥补这一点,身体应该增加心输出量,以便从肺部获得更多的氧气。在频率适应性起搏器中尝试使用氧饱和度是很自然的。测量 SO_2 的一种方法是使用两个发光二极管(LED)和一个光电探测器来测量右心室血液的反射率。光电探测器很可能是对两个 LED 的频率都敏感的光电晶体管,光电二极管和光敏电阻也可以使用。其中一个 LED 是红色的(660 nm),另一个 LED 在红外区域(805 nm)。血液在红色波长中的反射率取决于血红蛋白。当你看到富氧的血液看起来是红色的,而脱氧的血液看起来是蓝色的时候,这一点就可以理解了。由于肺会补充血液中的血氧水平,所以应该在心脏系统的静脉一侧进行测量,那里的 SO_2 变化较大。

富氧的红色血液会比脱氧的血液更好地反射红色 LED 光,并会导致更高的探测器电流。如果 SO_2 下降,光电探测器的电流将减小,起搏器将加快心率以增加 SO_2。红外 LED 不受 SO_2 的影响,因此仅用作参考值。在血液中,这个窗口可能被纤维化组织所覆盖,这将改变反射红光的数量。传感器也可以随着时间的推移在腔室内部移动。如果窗口面对心室或者靠近心肌壁,那么测量的信号可能会非常不同。对于所有这些干扰,红外信号将发生类似于红色信号的变化。起搏器可以利用红外信号来补偿这些干扰。如果红色和红外信号下降相同的数量,那么起搏器将忽略它。如果红色信号增加而红外信号不增加,则 SO_2 增加。由于两个 LED 使用相同的检测器,所以两个 LED 是时间复用的,每次只有一个 LED 处于开启状态。通常,LED 每 4 s 左右以脉冲点亮 2~10 ms。在超过 5 年的时间内,LED 将持续工作大约 100 h。

SO_2 传感器将允许闭环控制,可以对压力和情绪作出反应。这个系统有些问题。首先它需要一个带有 LED 和光电探测器的特殊起搏导线。这个起搏导线需要在窗口内有 LED 和光电探测器,如图 13.2 所示。传感器需要放置在右心室。由于血液从肌肉回到心脏需要时间,系统也有一个滞后。系统的主要问题是 LED 光源效率很低,需要大量的能量,这将降低起搏器的电池寿命。Benditt(1993)估计,这些传感器将使起搏器的寿命缩短 6 个月。目前还没有基于 SO₂ 传感器的起搏器。然而,由于这些传感器的迅速发展,它们可能成为未来重要的频率自适应传感器。

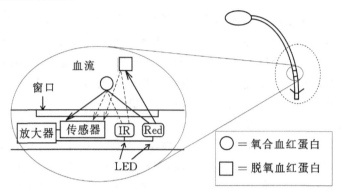

图 13.2　氧饱和度传感器。右心室的氧合血红蛋白反射红色 LED 的光。相反,脱氧
血红蛋白吸收它。两者都反射红外光

13.2.4　间接代谢传感器

间接代谢信号使起搏器能够估计代谢率。通过良好的估计,可以实现近似的闭环控制。

通气率

由于目前还没有有效的 SO₂ 传感器,另一种方法是估算氧气的摄入量。估计氧气摄入量最明显的参数可能是通气率(Alt et al.,1993;Benditt,1993;Furman et al.,1993)。自 1966 年以来,通气率一直被考虑与频率适应性起搏器一起使用。实验结果表明,心率、通气量与氧气摄入量之间存在良好的相关性,且对正常人群以及呼吸系统疾病患者都是如此。

通过分析起搏器电极与起搏器壳体之间的阻抗,可以测量通气量。图 13.1(a)与(b)中的阻抗测量配置是用于测量通气率的技术,常采用附加起搏导线的方法。当病人呼吸时,胸部阻抗就会发生变化。测量阻抗的变化可以得出通气率。与心跳和噪音相比,通气信号的频率相对较低。起搏器必须选择和测量适当的信号成分。由于通气量和心率的范围重叠,所以不能简单使用带通滤波器。心率的范围通常为 60~200 次/min,因此起搏器必须能够处理超过 60 次呼吸/min 的通气频率。通常的起搏器会滤除超过 60 个周期/min 的信号,从而失去对通气速率的跟踪。此处的起搏器将保持传感器信号对应的通气率为 60 次呼吸/min,直到速率下降到可读的范围。

最后一种检测通气率的方法是使用其他传感器信号的包络检测(Chirife,1991)。许多信号如腔内心室电图随通气而波动。因此,有可能从它们中提取出通气量信息。包络检测似乎较少受到手臂运动伪影的影响。该方法在多传感器设计中有一定的应用价值,稍后将对此进行讨论。包络检测仍处于实验阶段。

通气率系统的一个优点是具有耐用的传感器。然而,仅仅是通气率并不能很好地跟踪所有的生理变化。如果使用辅助起搏导线,就会增加费用,并可能导致更多的刺激和其他问题。手臂摆动和咳嗽改变胸部大小,可以被这些传感器检测到。这会导致心率错误。通气率系统不能区分浅呼吸和深呼吸。关于通气率传感器方面的工作还不多,因为分钟通气似乎更有希望。然而,通气率起搏器在欧洲已经成功地使用了多年。

要了解通气率传感器与 SO_2 传感器的优劣,请考虑屏气的任务。对于 SO_2 传感器来说,随着 SO_2 浓度的降低心率会增加。最终,心率可能达到最大值。而通气率传感器降低心率,最终达到静止心率。这些结果并不考虑活动状况,患者是在游泳还是在休息都没有区别。

分钟通气量

SO_2 传感器的一个更好的近似是分钟通气量传感器(Alt et al.,1993;Benditt,1993)(见第 17 章)。分钟通气量是通气率和潮气量的乘积。它有效地测量了被吸入的空气的数量。分钟通气量被发现是一个很好的参数来估计代谢率,并且可以检测到一些由于压力和发烧引起的变化。分钟通气量的数值从休息时的 6 L/min 到运动员最大用力时的 150 L/min。为了测量每分钟的通气量,我们使用了胸部的阻抗测量,就像测量通气率所用的一样。其他传感器信号(如压力和电图)的包络检测也可用于获取多传感器系统中的通风信息。通气信号的频率给出了通气率,振幅给出了潮气量。图 13.1(b)中的双极导线是最常见的阻抗传感器。

传感器接收到的信号包含了大量的信息,必须进行处理。首先,由于心脏跳动,信号中含有一个更高的频率成分。为了缓解这一问题,采用了 30 s 平均窗口的信号平均处理(Alt et al.,1993)。这就像一个低通滤波器。该系统还应跟踪由昼夜节律和疾病导致缓慢变化的分钟通气量。要做到这一点,参考值由第二个信号平均处理确定,平均窗口约为一个小时。这两种平均通气量方式的区别在于发送给控制器的每分钟通气量的变化。此设置允许系统按照设计跟踪缓慢的变化,但可能会出现问题。如果病人参加长时间的运动,接近一个小时或更长时间,参考值将滑到当前值。这将导致两个平均水平之间的差异最终降至零。如果允许起搏器这样做,心率就会错误地降低。为了防止这种情况发生,这种类型的分钟通气量起搏器在短期数值超过最大值 50%时冻结长期平均值。一旦短期数值下降到 50%以下,两个寄存器都会恢复其平均值。

实验证明,分钟通气量起搏器在休息和运动期间都有非常成功的心率反应。分钟通气量系统可以使用标准双极起搏导线。此外,该系统还能很好地跟踪许多生理变化。与运动传感器不同,分钟通气感应器在使用者上楼梯时会增加心率,在其下楼梯时会减慢心率。然而,阻抗测量消耗功率,这会缩短电池的寿命。就像通气率一样,分钟通气量起搏器在屏气时会减慢心率。由于电极的移动或上身的运动伪影可以被检出,从而会导致可能的错误检测。手臂摆动可以被发现,因为它可能有一个非常类似通气的频率。这可能会导致心率的增加。运动时说话会降低心率。最后,控制器中包含了一个滞后,因为测量不是测量瞬时通气率,而是测量直到最近一次呼吸的平均呼吸率。另一个问题是通气率和心率重叠。当通气率超过 60 次/min 时,频率适应性算法将被暂停。因此,这些传感器不应用于幼儿或容易过度通气的患者。

由于其植入和安装方便,分钟通气量传感器也会用于孕妇身上(Lau et al.,1990)。如果不想让一个未出生的婴儿暴露在 X 射线下,分钟通气量起搏器放置时可以从左锁骨下穿刺,并以心电图和超声为指导。研究表明,在妊娠和剖宫产期间,分钟通气量效果良好。

混合静脉温度

随着代谢率的增加,体温以及随后的血液温度也会升高(见第 15 章)。正常情况下,当血液通过肺泡时肺会冷却。为了达到最佳的温度测量,应使用静脉温度。测定血液静脉温度可以作为代谢率的一个很好的指标。在起搏导线中放置一个小陶瓷热敏电阻,并将其定位在右心室,这样热敏电阻就可以测量血液温度。热敏电阻是一种与温度有关的电阻,因此它是一种简单的传感器。此外,温度的变化只是几度,所以热敏电阻可以假定是线性的。血液温度随着运动和发烧而升高。

温度感知的一个优点是,血液温度是代谢需要的一个很好的指标。而且,传感器是相当耐用的,但会需要一个特殊的起搏导线。随着时间的推移,体内对起搏导线的包裹可能会使传感器绝缘。感兴趣的信号又小又慢,所以起搏器的反应可能比预期的慢。短跑所提高的温度可能不足以被检测到。最后,身体附近的任何散热器都可能影响反应。基于温度的起搏器是可用的,正如第 15 章将阐述的那样。

13.2.5 非代谢生理传感器

非代谢生理传感器试图测量由有序变化的心率引起的生理变化。除了压力传感器外,所有的测量方法都是对身体直接进行的。如果感觉到身体想要增加心输出量,起搏器可以通过提高心率来帮助它实现。

Q-T 间期

最成功的频率适应性生理传感器是 Q-T 间期传感器(见第 16 章)。Q-T 间期与 Stim-T 间期相同,是 QRS 波起至 T 波之间的时间。当身体试图提高心率时,不仅 SA 节点频率增加,而且儿茶酚胺也被注射到心肌中。这些激素缩短了收缩时间。在运动或应激期间,Q-T 间期缩短,然后可以实施适当的心率反应。为了测量这些信号,可利用用于刺激的起搏导线来获取腔内心室电图。

该系统的成功为临床提供了良好的支持基础。这个系统还使用了标准的起搏导线,它并不需要放置在心脏内。除了需额外的处理外,它们不需要任何更多的能量。在大约一分钟内,Q-T 测量就会对生理变化作出反应。其中一个限制是存在检测复极化信号的问题。

心室去极化梯度

心室去极化梯度(VDG)传感器与 Q-T 间期传感器非常相似(Benditt,1993)。VDG 传感器不测量时间间隔,而是测量腔内心电图 QRS 波下的面积。这个信号的别称是诱发室性电位和起搏去极化积分。该区域受心率和相反方向交感神经内分泌活动的影响。随着运动的增加,VDG 降低;随着心率的增加,VDG 也降低。

这个系统使用的是标准的起搏电极,不一定在心脏内部。这个变量对于闭环控制是一个很好的变量。它不需要额外的电力,而且反应迅速。VDG 传感器也能检测情绪和压力。然而,电极极化和某些药物使精确的局部心室电图的检测变得困难。目前没有可用的 VDG 起搏器,但有一个多传感器起搏器结合了 VDG 和分钟通气量传感器。

收缩指数

收缩指数包括每搏输出量和射血前期(见第 16 章)。射血前期(PEP)是心室去极化开始至主动脉瓣开放的时间。收缩压指数是反映频率适应性的良好指标。从起搏电极到起搏器壳体的阻抗测量可以用来测量血池容量的变化。运动时,每搏输出量增加,PEP降低。然后起搏器可以调整心率,以尽量减少每搏输出量的变化。

这些起搏器可以使用标准的或轻微修改的起搏导线。它们应能对变化迅速作出反应。然而,就像所有阻抗测量系统一样,它们也需要更多的能量,从而会缩短电池寿命。这些系统也可以提取运动伪影。

血压

心血管控制系统致力于使平均动脉血压(MABP)保持不变(Alt et al.,1993;Benditt,1993;Furman et al.,1993)。因此,尝试制造同样的起搏器是很自然的(图13.3)。压力变化的幅度和速率随运动而增加。在右心室放置压电传感器。因为它不能测量平均压力,所以会通过测量 dP/dt 来推断平均压力。硅应变片压力传感器可以测量平均压力。

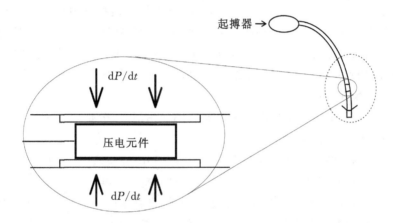

图13.3　血压导数传感器。当血压在传感器周围发生变化时,壁面偏移会发生变化。壁面偏移在压电元件上施加力,产生电信号

这个系统在理论上是有吸引力的,因为可以使用闭环控制器来保持压力恒定。传感器会快速反应,因为血压会随着运动而迅速变化。然而,还没有一个系统被充分测试过,包括压力传感器。传感器会需要一根专门的起搏导线,起搏导线内有附加的电线。

13.2.6　直接活动传感器

由于改变心率的主要原因是体力消耗,因此最常见的频率适应性起搏器是运动检测起搏器(见第14章)。在这些系统中,使用加速度计或振动传感器来估计活动。这些元件被放置在起搏器内。这种感应器能探测到胸部上部的运动和振动。在估计出运动水平后,使用一种算法对心率进行调整。

活动传感器的主要优势是人们对它有经验和信心。此外,将坚固的传感器放置在起搏器外壳内,使这种类型的频率适应性起搏器的植入与正常起搏器没有什么不同。这也保护了传感器,使其能够提供长期的可靠性。此外,运行这些传感器所需的额外功率也非常少。活动感应器非常快,因此可以非常灵敏地起搏。这种传感器的主要缺点是其具有特异性。它们可能会接收到一些不受欢迎的信号,而忽略了其他期望的信号。想象一下走楼梯的任务。上楼梯比下楼梯更困难,但后者会导致更重的脚步,从而使胸部的压力波更大。一个活动感应器很可能导致下楼时产生较高的心率,而不是上楼时。

13.2.7　其他传感器

经过更多的研究,还有许多其他传感器技术可能被证明是有用的。其中许多都可以从标准起搏导线中获得(Chirife,1991)。其他可以通过阻抗测量得到的心脏指标有舒张末期容积、收缩末期容积、射血分数 dV/dt 和射血时间。从腔内心电图中可以得到的其他一些可能的信号,包括 T 波斜率、起搏阈值和去极化。

13.2.8　多传感器

上面讨论的许多传感器都具有良好的特性,且工作良好,但仍没有一个是完美的(ALT et al.,1993;Furman et al.,1993)。更好的解决方案显然是将其中一个以上的方法结合起来。在几乎所有可用的单腔多传感器系统中,快速活动传感器与较慢、更精确的传感器相结合。活动传感器已经结合了 Q-T 和分钟通气量传感器。不使用活动传感器的一个可用系统是分钟通气量和心室除极化梯度系统。这里,分钟通气量提供了长时程的响应,而心室除极化梯度提供了快速响应。

频率适应性双腔起搏器中的心房传感器分别使用活动、分钟通气量和 PEP。前两项都已有应用,PEP 系统正在研发中。

使用一组起搏导线可以获得许多不同的信号(Chirife,1991)。传感器技术(如腔内心室电图和阻抗测量,以及包络检测)可以产生许多不同的信号,其中许多都已在上一节中列出。实际上,标准的双极起搏导线既可以用于阻抗测量,也可以用于心电图。随着处理器功率和速度的提高,可能会在一个起搏器中使用更多的传感器组合以帮助消除伪影。伪影是起搏器检测和作用的错误信号。运行起搏器的算法可以检查信号是否被运动伪影或其他伪影破坏。例如,如果起搏器同时看到 Q-T 和每搏输出量减少,那么就有问题了。可以利用信号处理来解决这一矛盾。

13.3　控制策略

传感器接收到的信息需要应用到控制算法中。控制算法主要有闭环控制算法和扰动前馈控制算法两种。

13.3.1　控制架构

不同的控制器以不同的方式使用它们的输入。闭环控制器和扰动前馈(开环)控制器是两种基本的控制架构。如使用分钟通气量的一些起搏器是两者的结合。

闭环控制器

最吸引人的控制策略是使用闭环控制器(Alt et al.,1993;Furman et al.,1993;Schaldach,1992)。当需要将传感器输出保持在某个设定值时,可以使用闭环控制。图 13.4 显示在闭环控制中,信号与参考信号进行了比较。然后,将差异放入控制算法中,该算法决定心率。控制器将继续增加或降低心率,直到达到极限或传感器输出与参考值匹配为止。

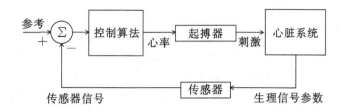

图 13.4　闭环控制系统。控制策略计算心率以保持传感器信号与参考值相等

SO_2 随着代谢率的降低而降低,随着心率的增加而增加。SO_2 可以与闭环控制器一起使用,因为希望保持 SO_2 恒定。相反,Q-T 间期随着心率的增加和代谢率的增加而降低。如果代谢率增加,则测量值将减少。闭环控制器将看到这一点,并尝试将 Q-T 值返回到参考值。它可以通过降低心率和延长 Q-T 值来做到这一点。Q-T 间隔没有参考值,因此 Q-T 控制器不能以闭环形式使用。

扰动前馈(开环)控制器

图 13.5 表明扰动前馈是一种旨在消除扰动对系统影响的开环控制策略(Schaldach,1992)。它的工作原理是先通过传感器估计扰动,然后利用该系统的知识对扰动的影响进行了估计,最后对系统进行输入以消除扰动的影响。这种扰动可以是体力活动,也可以是代谢需求。

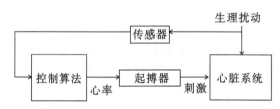

图 13.5　扰动前馈控制器。它计算心率以消除生理扰动的影响

所有不同的传感器都可以用于扰动前馈系统。然而,必须记住,如果传感器信号依赖于心率,仍然有可能得到正反馈。一个只响应 Q-T 而不考虑心率的起搏器是正的开环反馈的例子。如果 Q-T 间期因运动而缩短,起搏器会增加心率。随着心率的增加,Q-T 间期缩短得更快,导致起搏器错误地检测到更多的活动。如果起搏器有足够多的响应,就会产生不稳定的系统。

组合控制器

有些控制器不适合前面的任何一个类别。它们似乎介于两者之间。例如,分钟通气量传感器利用传感器信号和参考值来获得分钟通气量的变化,这类似于闭环控制器。然而,所使用的算法,如图 13.6 所示,是一个开环型算法。对于每分钟通气量的任何变化,该算法产生一个心率。闭环控制器将尝试调整心率,使每分钟通气量的变化等于零。通气量、每分钟通气量和收缩指数均介于闭环和扰动前馈之间。

13.3.2 控制算法

起搏器控制算法是频率适应性起搏器的核心（Alt et al.，1993；Benditt，1993）。它是计算起搏器频率的数学函数。x 轴是传感器信号，y 轴是计算出的心率。有了现代微处理器，控制功能可以非常精细。然而，实现频率适应性起搏器的一个重要因素是设置。植入起搏器后，医生必须设置各种参数来适应患者。算法越复杂，设置起来就越困难。这将意味着更长的住院时间和更多的费用。许多频率适应性曲线可以用一条连接最小和最大心率的直线来逼近。

图 13.6 显示了一个与分钟通气量起搏器类似的多个斜坡控制功能。该算法约有 60 个不同的预编程斜率。起搏器只需三个参数，由医生或技术员设置。这些参数是最小心率、最大心率和所期望斜率的数字。该算法的一些变化是有三个层次的，或不同的上升和下降斜率。其他控制算法在后面四章中给出。

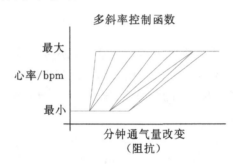

多斜率控制函数

图 13.6 一个用于分钟通气量起搏器的多个斜坡控制功能的例子。最小和最大心率是由医生指定的，以及与预期的预定曲线相对应的数字

13.3.3 设置参数

一旦选择了一种控制算法，这种算法就应符合病人的需要（Furman et al.，1993）。与算法分离的第一个参数是灵敏度。灵敏度是传感器放大器的增益，它决定了一个小信号会对算法产生多大的影响，然后需要选择自定义算法的参数。算法越复杂，参数越多。然而，如图 13.6 所示，主要的三个基本参数是最小心率、最大心率和响应性。一种响应性很强的算法是在传感器输出的微小变化下，使心率发生剧烈变化的算法。起搏器反应越快，运动能力越强。起搏器调节不足的患者往往抱怨感觉疲倦和呼吸短促。然而，反应更快的起搏器并不一定更好（Sulke et al.，1990）。一个反应灵敏的起搏器往往会对噪音产生反应。例如，一个反应灵敏的活动起搏器可能会在患者乘车时就开始加速。起搏器调节过度的病人常会抱怨出现心悸，认为这些设置是不可接受的。患者更喜欢调整适当的起搏器，并且可以接受调节不足的起搏器，但大多数人都会要求更换调节过度的起搏器。为了正确地设置参数，运动试验和/或 Holter 监测仪通常与试错一起使用（Zegelman et al.，1988）。

新型频率自适应起搏器采用自动参数设定模式（Alt et al.，1993；Benditt，1993；Furman et al.，1993）。采用多种多参数优化技术自动设定参数的最优值。它们通常需要大约四个月才能稳定到最终值，但即使如此，在一个月之后它们也会变得接近。如果他们预先设定了一个很好的估计,那么可能需要更少的时间来稳定下来。自动设置可能是未来的方向。它能够允许更少的临床访问和更高的准确性。他们还建议在病人的居住地对起搏器进行调节,让病人做他们通常做的事情。自动设置还允许使用更复杂的函数,因为它不依赖于操作者就可选择最佳设置。就优化例程而言,很容易添加另一个参数,只是需要更长时间才能稳定下来。

13.4 结论

从许多临床研究中,频率适应性起搏器已经被证明可以让接受者有更大的运动能力。例如,与固定频率起搏器相比,Q-T 传感器可提供两倍的心输出量。对像 SO_2 这样的传感器的进一步研究将提供更可行的传感器选择。频率适应性起搏器的未来是多传感器、更先进的算法和自动调节系统。

本节提到了几种传感器技术,图 13.7 总结了不同技术中的一些关键方面。

传感器类型	长期稳定传感器	额外功率	闭环控制	导线类型	感知情绪和压力	响应速度	易于植入	可用及完整测试
心房	是	否	否	额外	是	快	难	是
pH	否	否	是	特殊	是	慢	难	否
SO_2	是	是	是	特殊	是	慢	中	否
通气率	是	是	否	额外	否	慢	难	一些
分钟通气量	是	是	否	标准	是	慢	易	是
温度	是	一些	是	特殊	一点	慢	中	是
Q-T 间期	是	否	否	标准	是	慢	易	是
心室除极梯度	是	否	是	标准	是	快	易	否
收缩指数	是	否	是	标准	一些	快	易	是
压力	N/A	否	是	特殊	是	快	中	否
活动	是	否	否	无	否	快	易	是

图 13.7 不同频率适应性起搏器的典型特征。标准起搏导线可以是单极或双极起搏导线。特殊起搏导线是改进的起搏导线。额外的起搏导线意味着使用起搏导线以外的其他导线。快速反应意味着信号的变化是按心跳的顺序进行的

13.5 参考文献

Alt, E., Barold, S. S., and Stangl, K. 1993. *Rate adaptive cardiac pacing*. Berlin: Springer-Verlag.

Benditt, D. G. 1993. *Rate-adaptive pacing*. Boston: Blackwell Scientific Publications.

Chirife, R. 1991. Acquisition of hemodynamic data and sensor signals for rate control from standard pacing electrodes. *PACE*, 14:1563-1566.

Furman, S., Hayes, D., Holmes, D. Jr. 1993. *A practice of cardiac pacing*. 3rd Ed. Mount Kisco, NY:Futura Publishing.

Lau, C., Antoniou, A., Ward, D. and Camm, A. 1988. Initial clinical experience with a minute ventilation sensing rate modulated pacemaker:improvements in exercise capacity and symptomology. *PACE*, 11:1815 – 1822.

Lau, C., Lee, C., Wong, C., Cheng, C. and Leung, W. 1990. Rate responsive pacing with a minute ventilation sensing pacemaker during pregnancy and delivery. *PACE*, 13:158 – 163.

Schaldach, M. 1992. *Electrotherapy of the Heart*. Berlin:Springer-Verlag.

Sulke, N., Dritsas, A., Chambers, J., Sowton, E. 1990. Is accurate rate response programming necessary? *PACE*, 13:1031 – 1044.

Zegelman, M., Creslinski, G., Kreuzer, J. 1988. Rate response during submaximal exercise:comparison of three different sensors. *PACE*, 11:1886 – 1895.

13.6 教学目标

13.1 解释为什么控制心率很重要。

13.2 确定最大心率为 167 次/min,静息心率为 65 次/min 的 26 岁患者是否变时性功能不全。

13.3 列举说明心房感应可能不适用于某些患者的原因。

13.4 列举说明 pH 值测量不太实用的原因。

13.5 解释如何测量 SO_2。

13.6 解释数字平均值是如何在分钟通气感应起搏器中使用的。

13.7 列出从标准双极导线可以获得的信号。

13.8 列出可用的多传感器起搏器。

13.9 解释哪种信号可以与闭环控制器一起使用。

13.10 讨论反应更快的起搏器有何利弊。

13.11 描述哪些可用的频率适应性起搏器能对情绪和压力迅速做出反应。

基于运动的频率适应性起搏 14

凯文·T.奥斯迪根
(Kevin T. Ousdigian)

频率适应性起搏器最常用的方法是感知身体的运动。这种方法已经取得了临床上的成功,因为它不需要额外的导线(传感器在起搏器壳体内),因此该系统易于植入,程序相对简单,正如我们稍后将看到的,它可快速调整起搏心率。起搏器内的运动传感器能感知身体的运动,这主要是由于病人的脚会接触地面。起搏器使用这个传感器信号来确定适当的起搏速率。身体运动不直接感知代谢变化,如焦虑、发烧或昼夜节律引起的心率变化。

基于运动的频率适应性起搏心率准确度基于:

1. 灵敏度:调整传感器信号以使其与患者的消耗成比例。

2. 特异性:起搏心率应该可以区分通常能提高心率的活动,换句话说,起搏不应由于通常不会引起心率增加的活动(非活动)、环境因素(如车辆行驶)或其他噪音输入而改变。

3. 增/减率(响应速度):适当的起搏心率随活动变化而增加/减少。

为了满足这些要求,基于运动的起搏器设计者必须仔细选择(图14.1):

1. 一种探测活动状态并仅使用纳安级功率的传感器。

2. 区分活动和非活动状态的信号处理方法。

3. 一种根据处理后的活动水平产生合适的起搏速率的算法,可根据不同患者的需要进行调整。

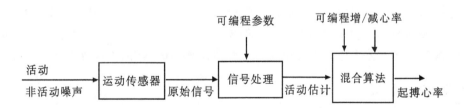

图14.1 频率适应性起搏器基本框图。通过信号处理(即滤波、放大、阈值检测)将原始传感器信号转换为活动估计。设计者被要求使活动估计与患者的活动水平成正比,根据活动估计和编程参数确定起搏心率

临床医生通常在植入起搏器后通过遥测来编程可调参数。这些常用的程序化参数是:(1)增加起搏心率所需的最小活动水平;(2)起搏心率增加/减少的速率;(3)最大起搏心率。

通常情况下,可编程参数是通过让病人模拟行走或爬楼梯等日常练习来优化的。

目前用于检测身体运动的传感器有三种:压电传感器、压阻传感器和压容传感器。此外,安装这些传感器的方法有两种:

1. 将压电晶体连接到起搏器外壳的内部。它可检测由移动物体造成的压力。
2. 将加速度计安装在电路板上。

本章讨论了运动传感和传感元件,以及商用频率适应性起搏器的设计。最后,对不同装置进行了比较。

14.1 人体运动和心率

最初的起搏器保持了最低的心率,这样患者就不会在心脏传导阻滞期间头晕和晕倒。这是一个很大的进步,但在病人活动期间,这种最小的心率会限制心输出量,因为心输出量等于每搏输出量和心率的乘积。运动期间,心率正常的人心输出量会增加 3 倍,这主要是由于心率增加,而收缩力和每搏输出量增加的比例较小。

第一个解决方案是使用心房同步起搏(在 20 世纪 70 年代引入,至今仍在使用)。在这种模式中,电极感测心房去极化(P 波),然后使用第二电极刺激心室,即心脏中的主泵室。这将绕过功能失调的 AV 结;然而,30%~50% 的起搏器使用者的心房功能不正常,其被归类为病态窦房结综合征(Anderson,1986)。因此,在 20 世纪 70 年代末,研究人员开始研究模拟正常窦房结产生可变心率的技术。在过去几年中,临床医生通常使用频率适应性起搏器以响应身体的需要产生起搏频率。

14.1.1 相关基础

人体活动与心率之间的关系是建立在身体活动需要能量消耗从而增加氧消耗的基础上的。身体通过增加心输出量来增加血液循环,以满足能量消耗的增加。收缩力的变化是有限的,所以原发性心输出量的增加是由于心率的增加。因此,身体活动伴随着心率的增加。

感知到的身体活动与心率之间的相关性程度取决于区分不同活动的不同消耗水平的能力,以及排除非活动(不引起心率增加的活动)的能力。这种区分性取决于活动和非活动的相对大小和频率。非活动包括车辆行驶、使用真空吸尘器或电刀等带来振动的活动。要调整心率,就要区分不同程度的消耗;例如,爬楼梯的心率应该比下楼梯的心率高。对于不同的活动,相同的消耗水平应该需要相同的心率,如消耗 100 W 的步行或骑自行车活动。

14.1.2 功率消耗

基于运动的频率适应性起搏器试图测量身体产生的功率以适当地调整心率。功率(W)对时间的积分是能量(W·s)。由物理学可知,对于一个自由运动的无摩擦物体 m,从静止开始加速到速度 v 所需的能量 W 是

$$W = \frac{mv^2}{2} = \frac{m\left[\int_0^t a\,\mathrm{d}t\right]^2}{2}$$

因此,能量与加速度平方的积分成正比。

Cotes 和 Meade(1950)从理论和实验上研究了人类的行走。他们发现步行/跑步有三个关系:

1. 每分钟的提升高度与速度的平方成正比。
2. 能量消耗与速度平方成正比。
3. 能量消耗与提升做功成正比。

因此,无论是每分钟提升高度还是向前速度都可以用来测量行走消耗的能量。

Montoye 和 Epstein(1965)研究了与不活动或久坐这种生活方式相关的疾病的能量消耗。Ismail 等(1971)使用力平台测量法来可靠地预测耗氧量,该测量方法测量作用在刚性平台上的力的三个正交分量。对于刚体,加速度分量与力的关系按照 $f=ma$ 成正比。因此,加速度可以用来预测耗氧量。加速度计是测量加速度的装置。Reswick 等(1978)求出加速度的绝对值除以时间的积分获得耗氧量。如果被测者没有参与举重或静力练习等大力量短位移的运动的话。使用加速度的绝对值得到的结果会是一个很好的估计。

Wong 等(1981)设计和测试了一种便携式加速度计,可供被测者作为能量消耗的一种衡量标准。加速度的绝对值被积分并进行比例缩放,以得出能量消耗的估计数。Servais 等(1984)重新设计了该装置,以提高传感器分辨率和显示分辨率,并降低功耗和体积。这个装置可以测量物体垂直轴上的加速度,具有良好的重复性,能够产生较好的能耗估计。

研究者们证明测量身体活动和估算能量消耗是可行的,并发现有可能将这些指标与耗氧和心率联系起来。

14.1.3　各种运动水平、活动、非活动和噪声的加速度感知

Alt 等(1989)使用绑在 12 名受试者(6 名健康志愿者和 6 名起搏器佩戴者)胸区的外部三轴加速度计来模拟植入胸部的起搏器内加速度计。Mianulli 等(1989)和 Benditt 等(1991)发现在使用标准化技术时带加速度感知的频率自适应起搏器响应是植入的频率自适应起搏器响应的有效表示。在不同的运动水平以及活动和噪声源条件下垂直(站立者的上和下)、水平(前和后)和横向(一侧到另一侧)的加速度都被记录。Endevco 公司的压阻加速度计(2262 CA-200)的测量范围为 ±200 g,远大于测量值(±2 g)。

以下部分描述了 Alt 等所做研究的结果。他们对数据进行了快速傅里叶变换,以提供频率和振幅信息。研究对象在年龄(22~78 岁)、身高(154~196 cm)和体重(58~100 kg)方面差异较大,但这些数据对参数没有直接影响。

步行

对于在跑步机上行走的不同运动水平,每个轴的加速度频率与步频(脚每秒撞击地面的次数)呈线性关系。对于速度在 3.2 km/h(0%级,正常步行)至 5.6 km/h(16%级,接近小跑)的范围内,最高加速度幅值的频率为 1~4 Hz(Alt et al.,1989)。

谐波

峰值出现在步频上。步频的谐波也是明显的,但小于步频的基波。例如,行走速度为 4.2 km/h 的水平加速度的三次谐波约为峰值的 40%,而 10 Hz 处的分量约为峰值的 20%(Alt et al.,1989)。

平稳骑车与各轴比较

骑车不像其他活动那样会对脚产生影响,因此很难确定活动水平。对所有运动水平的步行信号而言,垂直轴方向的信号最大,但对所有运动水平的骑车信号而言,垂直轴方向的信号最小。垂直平均加速度信号在步行运动水平范围内变化约 100%,但在骑行过程中变化不大。对于所有的运动水平,横轴信号至少是水平轴信号或垂直轴信号的两倍。横向平均加速度信号和水平平均加速度变化约为全部骑车运动水平范围的 40%,全部步行运动水平范围的 100%(Alt et al.,1989)。

楼梯上/下和各轴比较

心动过缓起搏器佩戴者的平均年龄为 72 岁(Medtronic,1993)。一项常见的需要加快起搏心率的活动是爬楼梯。上楼梯的加速度很低,但根据病人的情况,起搏心率可能增加很高。测试了上、下楼梯三个方向的速度,横向和水平轴加速度随上升速度或下降速度变化不大。水平轴平均加速度水平在上升和下降方面表现相似。上升阶段横轴平均加速度几乎是下降阶段的两倍。垂直轴平均加速度随速度变化,但在上升和下降过程中平均加速度水平相似(Alt et al.,1989)。

低频和高频步行及噪声的比较

构造了两个四阶巴特沃斯滤波器来表示活动数据的相对强度。低通滤波器在 3 Hz 处有转角频率,高通滤波器在 8 Hz 处有转角频率。低通数据的振幅大约是测试的每个步行水平高通数据的 5 倍。从最低的步行水平到最高的步行水平,这两套滤波器的幅度都加倍。

对水平轴的各种噪声源进行了加速度水平测试。家务活如吸尘、擦窗或用电刀切割物体时的平均加速度在 3 Hz 以下或 8 Hz 以上时都具有相似的水平。撞击胸部在激励频率和谐波频率上都会产生强烈的噪声信号(Alt et al.,1989)。

14.1.4　不同运动水平、活动或非活动以及噪音的压力感知

第一种频率自适应传感技术使用一种压电式传感器,该传感器连接到起搏器外壳(或 CAN)的内表面以检测加速度压力(图 14.2)。通常植入起搏器时使传感器向内。身体的运动会产生压力使外壳形变,从而使感应器也发生形变。传感器和外壳之间的紧密结合是传感器将施加在外壳上的压力传递给传感器所必需的。压电形变元件用于将这种形变作用转换为产生的电压,如 14.2.1 节所述,该电压被放大和滤波。

身体的作用就像一个质量阻尼器系统,共振频率在 10 Hz 左右。根据 Deickmann (1957)的研究,来自足部的机械能以压力波的形式通过身体传播,特别是当能量的频率在 5~40 Hz 范围内时。

关于将晶体与外壳绑定在一起的原始数据尚未见有公布,如 Alt 等(1989)所做的关于加速度计的研究。许多研究已经测试了压电起搏器的心率性能,但没有测量原始传感器的输出。这些研究将在本章稍后部分介绍。Anderson 和 Brumwell(1984)的报告说,"已收集的数据表明,与患者身体活动有关的机械活动引起的典型人体响应,如步行或跑步造成的踏板撞击,频率集中在大约 10 Hz 左右。"

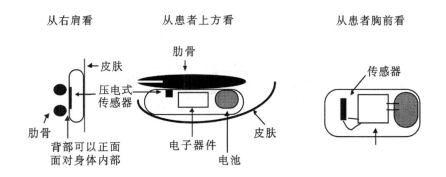

图 14.2 绑定在起搏器外壳内部的压电元件。身体运动会引起压力波动,从而导致外壳形变使传感器弯曲产生电压。来自压电式传感器的导线连接到起搏器内的电子器件。这种起搏器组件布局是有可能的

与加速度计信号中相似的噪声成分发生在不同的频率和振幅上。压电式传感器不会对直流信号作出反应;然而,直接压在外壳周围的身体会增加外壳的有效质量,从而放大信号。例如,来自心脏的心搏信号(≈ 1 Hz)可能在病人俯卧(如睡觉)时作为一种活动出现。

压电式传感器类似于经典加速度计,下楼梯比上楼梯时有一个更强的压电信号,因为脚会更重地击中地面。像骑车这样的活动比步行或跑步产生的振幅要小,因为只表现出很小的冲击。既使这样,身体运动和压电信号也会产生。

鞋的类型可能会影响晶体和加速度计信号的振幅,因为一些鞋(如跑鞋)可能比其他鞋更能缓冲对脚的冲击力。然而,踏步频率不受鞋种类变化的影响。

14.2　目前使用的传感器

压电、压阻和压容是三种以不同的配置来感知加速度的传感技术。

14.2.1　压电式传感器

压电换能器用于检测各种力学性能,因为当它们弯曲或变形时会产生电荷。当形变只有几纳米时即可产生强烈的信号(几毫伏)。机械应变产生电势,因为不对称晶格被扭曲,导致电荷重定向,产生负电荷和正电荷的相对位移。这些内部电荷在晶体的相对侧面引起相反极性的表面电荷,这种电荷可以通过附着在表面上的电极之间的电压来测量。与大多数其他传感器不同的是,它们的影响是可逆的;当受到外加电压的影响时,它们会产生机械形变。

居里家族在 1880 年左右发现了天然石英中的压电效应。现代换能器通常使用人工生长的石英(SiO_2)晶体以消除杂质和晶体缺陷,但人造压电陶瓷材料更为常见。

压电式传感器可以被配置为感知各种机械变量,包括力、位移、振动、压力或加速度。这些模式以一定的材料及结晶取向的平板和固定方法来实现。当厚度变化时,纵向压缩模式会产生跨电极的电压。厚度-剪切作用是压电式传感器在起搏器中常见的工作方式。图 14.3 显示了其弯曲结构,它有两层结晶材料层和一个黄铜中心层。当外力施加到传感器

的下部时,顶部会膨胀,下部被压缩。由于这两层在相对的方向极化,会产生与极性类似的电荷输出。电荷 q 产生输出电压 $V_o = q/C_s$。这个电荷发生器相当于电流发生器,因为 $i = dq/dt$。

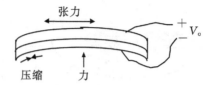

图 14.3　压电形变元件在机械形变时产生电压(几个毫伏)

加速度计使用压电元件以及惯性质量和/或悬臂梁。它类似于连接在框架上的弹簧上的负载。当框架移动时,惯性质量将趋向于静止,直到弹簧被拉伸后能够对惯性质量施加足够的力使其移动。压电形变元件是加速度计中测量基座位移变化传感器的一个例子。如图 14.4 所示,压电材料或压电陶瓷材料的梁附着在惯性质量上。在梁的顶部和底部以电触点构成电极。加速度计的底座附着在测试物体上,该物体的运动是垂直于形变元件的,并会对梁上的惯性质量施加力。质量的惯性会抵抗运动,导致梁形变。由电极检测可传送到放大器的电信号。

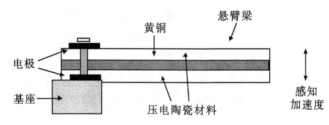

图 14.4　垂直于基座质量的加速度由压电元件感测,该元件在电极上产生电信号

压电式加速度计的优点是它产生一个电压,而另外两个加速度传感器(压阻式传感器和压容式传感器)则需要消耗一定的功率进行传感。起搏器应用中通常使用定制的传感器,因为需要小的体积和测量范围(±2 g)。压电式加速度计的制造商包括 IC Sensors 和 Endevco。

一种适合于在起搏器中使用的压电式加速度计是 ENDEVCO 型号 12 Picochip®。该型号使用带有悬臂梁的双晶片传感元件产生高电荷输出,其尺寸为 3.82 mm×4.57 mm×1.53 mm,质量为 85 mg。该装置可以安装到起搏器上,也可以作为表面贴装芯片组件使用。其频率响应为 1～2000 Hz(±5%),电荷灵敏度为 2.0 pC/g,传感器电容为 550 pF。当电缆电容较低时,电压灵敏度约为 3.6 mV/g。最大振动为 500 g。电荷放大器用于将电荷转换为可用的电压信号。本文给出了一个开关电容电荷放大器的例子。开关电容放大器的基本原理已在第 8 章中讨论。

图 14.5 显示了带通滤波的两级放大器。第一级通过高通滤波将电荷转换为电压,而第二级提供低通滤波。两级都有可调增益。高通转角频率为

$$f_{cH} = \frac{1}{2\pi C_{fl} R_{eff1}} = \frac{f_s C_{s1}}{2\pi C_{fl}} \qquad (14.1)$$

其中,$R_{eff1} = 1/f_s C_{s1}$,f_s 为时钟开关频率,C_{s1} 为漏电容。

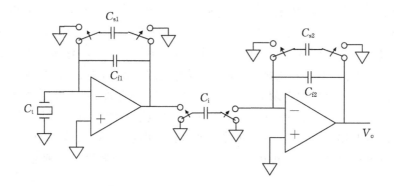

图 14.5　第一级是电荷放大器和高通滤波器，第二级是低通滤波器。开关电容起着电阻的
　　　　作用。这个电路具有寄生不敏感的拓扑

Picochip 加速度计的电荷灵敏度决定了由加速度（g）引起的电荷，然后放大器第一级将
电荷转换为电压。第一级电荷放大器的增益为

$$G_1 = \frac{1}{C_{f1}} \frac{V}{C} \tag{14.2}$$

低通滤波器转角频率和增益为

$$f_{cL} = \frac{1}{2\pi C_{f2} R_{eff2}} = \frac{f_s C_{s2}}{2\pi C_{f2}} \tag{14.3}$$

$$G_2 = -\frac{C_i}{C_{s2}} \frac{V}{V} \tag{14.4}$$

图 14.5 中电荷放大器的例子：

利用 Endevco Picochip 设计了一种电路，该电路的频率范围为 $1\sim5$ Hz。当加速度为
2 g 时，电路输出为 5 V，时钟频率范围为 $1\sim5$ kHz，电容器值必须在 $0.25\sim50$ pF 之间。

求解：

Picochip 在加速度为 $2g$ 时产生的电荷是

$$\frac{2\text{pC}}{g} \quad 2g = 4\text{pC}$$

对于高通滤波器，给定 $f_{cH} = 1$ Hz，选择 $f_s = 1000$ Hz，$C_{s1} = 0.25$ pF，使 C_{f1} 最小，G_1 最
大。在等式（14.1）中求解 C_{f1}，$C_{f1} = 40$ pF 和

$$G_1 = \frac{1}{40 \text{ pF}} = 0.025 \frac{V}{\text{pC}}$$

一级输出 $= 0.025 \frac{V}{\text{pC}} \times 4$ pC $= 0.1$ V，二级增益

$$G_2 = \frac{-5 \text{ V}}{0.1 \text{ V}} = -50 \frac{V}{V}$$

对于低通滤波器，给定 $f_{cL} = 5$ Hz，选择 $C_{s2} = 0.25$ pF 和 $f_s = 1000$ Hz。求解等式（14.3）
中的 C_{f2}，$C_{f2} = 8.0$ pF。求解等式（14.4）中的 C_i，$C_i = 12.5$ pF。

14.2.2　压阻式传感器

压阻式传感器是基于材料机械变形时电阻变化的特性而设计的。它们常被称为应变计，

因为变形会引起应变。第一种应变计在电隔离材料的支撑膜上使用金属长丝(Pallás-Areny and Webster,1991)。目前,它们通常是由铜/镍合金(constantan)或单晶半导体材料,如含硼杂质的硅制成。给半导体材料施加压力会引起电阻率的变化。半导体的应变变化大约是金属的 50～70 倍。这种更大的变化是可取的,因为只需要较少的放大。半导体电阻随机械应力的变化取决于材料类型和掺杂剂量。p 型材料随应变增加阻力,而 n 型材料则随应变降低阻力(Pállas-Areny and Webster,1991)。应变灵敏度与温度有关,但植入体内的起搏器中传感器的温度变化仅为几摄氏度,对传感器材料的影响很小。如果存在温度敏感性,则使用附加的温度补偿电路或使用可扩展的衬底材料,使背衬电阻降低并抵消半导体电阻率的增加。

压阻式加速度计使用四个半导体应变计悬挂质量,其作用就像桌子的腿(图 14.6)。当质量垂直于其表面加速时,在量具上发生应变,使其电阻与加速度成正比。制造商包括 Endevco 和 IC Sensors。

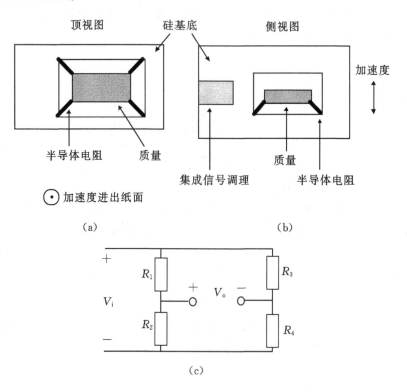

图 14.6　(a)压阻式加速度计的顶视图。在页面内或外的加速使质量移入或移出,从而拉伸或压缩半导体电阻元件。(b)侧视图。加速向上或向下,导致应变片拉伸或压缩。(c)应变计电桥,其输出电压与加速度引起的小电阻变化成正比。差分放大器(图 8.18(a))将信号转换为可用的电压电平

一个带有差分放大器的应变测量桥被用来将小的电阻变化转换为加速度(图 14.6(c))。每个半导体的电阻大约是几千欧姆。通过使 $R_1/R_2 = R_3/R_4$ 来平衡该桥,使输出电压为 0 V,但在应变作用下电阻随输出电压的变化而变化。

$$V_{\circ} = \left(\frac{R_2}{R_1 + R_2} - \frac{R_4}{R_3 + R_4} \right) V_i \qquad (14.5)$$

14.2.3 电容式传感器

由于光刻技术在半导体工业中的应用,电容式传感器变得越来越受欢迎。电容式传感器的优点是稳定性高、重现性好、分辨率高。这些传感器可用于测量任何可转换为位移的量,如压力、扭矩和加速度。

电容器由通常是空气或真空的电介质隔开两个导体组成。导体之间的电压差是 $V = Q/C$,其中 Q 是电荷,C 是电容。电容是板面积、介电材料和板之间的距离的函数。因此,可以使用不同的电容器布置来构造电容式传感器,其输出作为板面积、板距离或电介质的函数而变化。由于制造和操作过程中的机械问题,电介质的变化很少使用。面积变化通常用于中等量程位移测量($1\sim10\ \text{cm}$)。小量程和大量程位移测量均基于板间距离的变化(Pallás-Areny and Webster, 1991)。

电容式加速度计利用不同的板间距离作为加速度的函数。这些传感器通常有一个固定的平板(连接到外壳)和另一个板连接到移动的质量。为了补偿干扰和漂移,在同一结构中添加了第三(上)板,并且还连接到外壳(图 14.7)。一个电容器形成在底部和中间电容器之间,另一个电容器形成在中间和顶板之间。图 14.7(a)显示了微机械硅、压电加速度计的横截面,其内部质量由四个硅弹簧支撑在上、下盖之间。外板固定在适当的位置,中心质量(板)与垂直于基片的加速度成比例移动。当质量(中心板)与上板的距离 x 被移动时,上板间距减小了 x。减量等于作用在质量上的力除以硅弹簧的弹簧常数。因此,当静电力不影

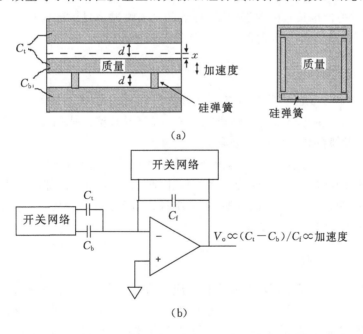

(a)

(b)

图 14.7 (a)压电式加速度计,其内部质量由上、下电容器之间的四个硅弹簧支撑。上、下板的电容随加速度的变化而变化。(b)输出电压与加速度成正比的开关电容差分放大器

响质量位置时,电容器与加速度成正比。如果 d 是顶部 C_t 和底部 C_b 电容静止时的板距,则运动后

$$C_t = \frac{\varepsilon_0 \varepsilon_r A}{d - x} \quad \text{和} \quad C_b = \frac{\varepsilon_0 \varepsilon_r A}{d + x} \tag{14.6}$$

顶部和底部电容电压的差值与加速度成正比。因此,两个电容器可用作差分开关电容放大器的输入阻抗,其输出与加速度成正比(图 14.6(b))。

在 $\pm 2\,g$ 范围内,压电式加速度计的电容变化约为 $2\% \sim 5\%$,总位移约为 $1\,\mu m$。这使得传感器很难安装,因为薄陶瓷壁上的微小变化会产生电容偏移。压电式加速度计的信号调理也比压阻和压电式加速度计困难。这些传感器的制造商包括 Silicon Designs、Endevco、Analog Devices、Motorola 和 Kistler 等公司。

14.3 压力法

本节讨论起搏器植入问题,用于检测由加速度引起的压力。然后,它提出了信号处理和速率自适应算法为常见起搏器或来自 Medtronic 公司、Biotronik 公司以及 Pacesetter Systems (St. Jude)公司的专利。

所有起搏器都具有可编程的最小和最大心率。可编程阈值对于大多数设计也是常见的。该阈值设置了由频率自适应算法处理的最小活动水平,并且还允许传感器至传感器的制造变化。降低阈值可以检测到较低水平的活动。例如,年纪较大的人也许比常运动的人动作慢,但是年纪较大的人可能只需要在很小的活动水平增加起搏率。因此,阈值应该设置为低。目前的起搏器也具有可编程曲线,将活动水平映射为目标起搏频率。起搏频率的增加率和起搏频率的减少率作为时间的函数往往是可编程的。

14.3.1 压力检测问题

Chevalier(1985)报告了临床研究,表明传感器可以放置在胸腹区域。Anderson 和 Moore(1986)用位于两个位置的传感器进行了一些活动检测。他们发现腹部部位的信号比胸部略大,但两者都在可编程阈值范围内。

起搏器制造商一直在努力减少起搏器的体积和重量。起搏器的大小可以改变病人、传感器和外壳之间的耦合(外壳如何传递运动)。因此,每个模型的内部增益略有不同,这样心率反应就不会改变。耦合也可能受到病人上半身结构或起搏器在病人体内安放方式的影响(植入后起搏器可以四处移动)。

14.3.2 Medtronic 公司

本节描述了第一个基于运动的频率自适应起搏器专利,以展示频率应答式起搏器的基本操作。然后,讨论了 Medtronic 公司的各种基于运动的频率自适应起搏器型号的运行。1992 年,频率自适应起搏系统占全球销售的 Medtronic 起搏器的 60% 以上(Medtronic,1992)。

第一个基于运动的频率适应性起搏专利

来自 Medtronic 公司的 Anderson 和 Brumwell(1984)获得了第一种频率自适应起搏器的专利。图 14.8 是 Anderson 和 Brumwell 的频率自适应起搏器的功能框图。这些功能被用于 Medtronic 公司的第一款频率自适应起搏器 Activitrax。以下讨论专利的内容。

身体加速度产生压力使压电传感器形变并产生毫伏范围内的信号。带通滤波器从原始传感器信号中去除呼吸、心搏和其他低频噪声。比较器产生活动估计。通常在对原始传感器信号进行滤波、放大和使用阈值电平之后生成活动估计。设计者面临的挑战是使活动估计与患者活动水平成比例。活动估计是一系列高度和宽度恒定的可变间隔脉冲。接下来，活动估计被积分以产生电压信号，该电压信号进而导致成比例的起搏频率。积分器具有可编程曲线来决定心率的增加/下降。起搏速率的增加/下降是介于活动估计和起搏心率之间一个可编程的参数。大多数制造商使用线性曲线，但有些是指数型的。本专利未对起搏心率降低操作进行描述，但以下部分将讨论 Medtronic 起搏器所实现的技术。使用术语压控振荡器(VCO)；压控振荡器产生恒定的高度脉冲，使起搏心率与每单位时间的发生率成正比。这个信号被起搏器的逸搏定时器用来产生刺激心率。

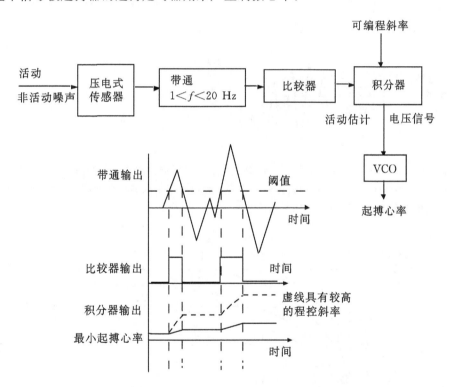

图 14.8 对信号进行带通滤波以减少不必要的信号。比较器产生的活动估计值是与超过程序阈值的面积成正比的脉冲。积分器使用可编程斜率产生电压信号，产生与该信号成比例的起搏心率。压控振荡器产生频率为起搏心率的脉冲

Activitrax®

Activitrax 于 1984 年发布，是第一款基于运动的频率自适应起搏器。基于运动的频率自适应技术在 1984—1989 年间已经被超过 100000 名患者使用(Medtronic,1989)。与 Anderson

和 Brumwell(1984)的专利相似,加速度产生压力使压电传感器弯曲,从而产生电压。程控者可从三个最小的起搏频率(60、70 或 80 bpm)和三个最大的频率(100、125 或 150 bpm)中选择。带通滤波器从原始传感器信号中去除通气、心搏和其他低频噪声成分。阈值检测器和计数器每秒计数高于可编程阈值的偏移量(图 14.9)。0 次/s 为没有检测到超过阈值的活动,15 次/s 是最重的活动。程控者可以选择 3 个阈值级别。使用将活动估计(水平)映射到目标起搏心率的十条可编程曲线之一,将次/s 映射到目标起搏心率。目标起搏心率为目前的活动估计(水平)应获得的起搏心率。目标心率每 2 s 更新一次,但由于起搏心率是由起搏心率时间常数平滑的,因此起搏心率的变化不那么快,以下段落将对此进行讨论。对目标起搏心率映射的活动估计可以通过查表来实现。图 14.10 显示了 5 条频率响应曲线的形状。

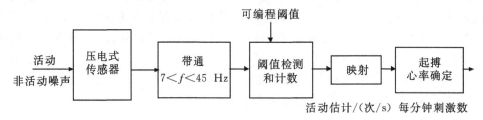

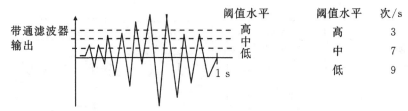

图 14.9　Activitrax 频率自适应方框图。计数器计数超过可编程阈值设置的活动。频率响应曲线将活动估计(次/s)转换为目标起搏心率。起搏心率是根据目前的起搏心率、目标心率和增减率来计算的,它们决定了起搏心率的变化速度

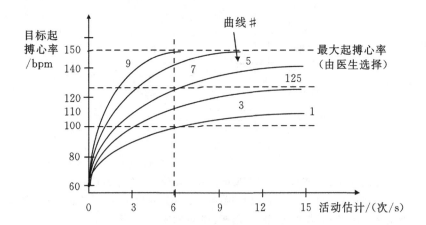

图 14.10　10 条可编程频率应答曲线中的 5 条。这些曲线将活动估计(次/s)映射到目标起搏心率。经 Medtronic 公司(1986)许可再版

　　基于当前起搏心率、目标起搏心率和增加/减少的速率来计算下一个起搏心率。增加/减少的速率决定起搏心率如何快速/缓慢地随时间变化。Activitrax 已设置了加速和减速时间以确定随时间而增加/减少的心率。加/减速时间随时间变化而改变起搏心率的变化（根据起搏心率变化的快/慢）。加/减速时间是指达到当前心率与传感器指示的目标心率之差的 90% 所需的时间。90% 的差值是用起搏间期计算的，而不是按起搏心率计算的。

　　在活动估计值增加后，心率增加曲线类似于相对快速（较小的时间常数）的一阶系统阶跃响应，而在活动减少后，起搏下降曲线类似于缓慢衰减的响应。如果活动水平稳定，则起搏心率保持其稳态值，直到活动水平改变。公式（14.7）和（14.8）表明反应取决于目前的起搏心率（PPR）、目标起搏心率（TPR）和时间常数。时间常数与加/减速时间成正比，决定了增加/减少的心率。对于 Activitrax 来说，增加（τ_i）和减少（τ_d）时间常数是不可编程的，但对于其他 Medtronic 起搏器（如 Legend®）则有可编程的值。图 14.11 显示了对活动级别阶跃变化的一阶响应。实际的起搏心率每秒会更新一次，因此在一秒钟间隔内保持不变。

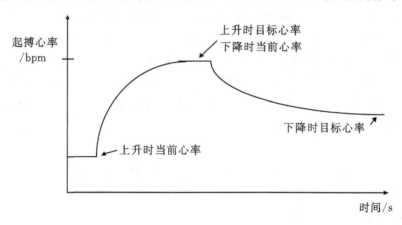

图 14.11　活动估计值的增加导致起搏心率向由映射曲线确定的目标起搏心率倾斜。活动估计降低导致起搏速率衰减到较低的目标起搏速率

$$NPR = PPR + (TPR - PPR)(1 - e^{-t/\tau_i}) \tag{14.7}$$
$$NPR = TPR + (PPR - TPR)(e^{-t/\tau_d}) \tag{14.8}$$

其中
NPR ＝下一次起搏速率
PPR ＝当前起搏速率
TPR ＝目标起搏速率
τ_i　　＝上升时间常数
τ_d　　＝下降时间常数

　　图 14.10 中所述设备的一个缺点是，对于某些曲线上的最大活动，心率不能达到最大的编程心率。这方面的一个例子是：曲线 ♯5 与最高起搏心率 150 bpm 一起编程。最高心率是无法实现的，因为最大曲线在 140 bpm 时平坦。包括 Mond（1993）和 Lau（1989）在内的一些研究证实了 Activitrax 无法达到最大心率。这一缺点是通过在 Medtronic 的下一代起搏器中使用线性映射曲线来解决的。

Toff 等(1987)用飞机上的典型设置测试 Activitrax。他们发现,固定翼飞机的飞行并不会对起搏心率造成不适当的影响,尽管在小型飞机上,起搏心率确实有短暂的大幅增长。在旋转翼飞机和气垫船上可以观察到持续心率。只要病人醒着,这些心率通常是耐受性好的,而且往往不被注意到。

Kubisch 等在一架运动飞机上对 Sensolog 进行了测试,并报告说受到湍流的撞击会导致心率的增加。这种影响在很大程度上取决于所选的编程参数。应进一步调查与程序参数有关的空中旅行情况。

Medtronic 目前的频率自适应起搏器在超过最小阈值时并不区分活动强度。活动的数量是通过计数活动发生率来表示的,尽管一个计数的强度可能比另一个计数高得多。对起搏心率的影响在大多数运动中可能是最小的,因为随着活动水平的增加,循环心率也随之增加。Coates 和 Meade 在 1960 年就展示了这一点。Lau 等(1988b)表明,起搏器和窦性心率之间的相关性可以通过振动强度而不是一个峰值计数的过程来实现。进而加速度计被用来测定振动的强度,并与 Activitrax 的心率反应进行了比较。由于这项研究在同一设备中感知两个不同的变量,并且使用了不同的信号处理方法,所以结果有些不确定。

Lau 等(1988a)发现,在恒定的坡度上 Activitrax 对步行速度的变化反应迅速且准确,但当跑步机坡度增加时,即使能量水平较高,起搏速率也没有变化。这种影响类似于爬楼梯,并且可能会被所有的运动感应起搏器所体验,因为冲击频率和大小与坡度水平没有成比例的变化,因此心率将不依赖于坡度。

Synergyst®

Synergyst 产品线采用 Activitrax 的频率适应技术,但它是一种双腔起搏器,对活动的反应会同时在心房和心室进行起搏。

Legend® 和 Elite®

这种新一代频率自适应起搏器为用户提供了更多的编程功能以及记录和报告心脏事件的能力。它是于 Medtronic 1990 财政年度在美国上市的。单腔起搏器 Legend 保持了频率适应性起搏器基本操作的同时增加了更多的编程功能,以提高敏感性、特异性和频率响应。Elite 产品线使用 Legend 技术。然而,它是一个双腔装置。

这种起搏器有 6 种可编程的下限频率(40～90 bpm)和 7 种可编程的上限频率(100～170 bpm)(Medtronic,1990)。如下所示每 2 s 确定一次新的起搏速率。带通滤波器从原始传感器信号中去除通气、心搏和其他低频噪声。带通滤波器的范围为 7～45 Hz。活动估计是通过计数 2 s 内超过五个编程阈值窗口中的一个的峰值计数(图 14.12),而不是像 Activitrax 那样计数超过正阈值的活动。若要进行一次计数,则信号必须同时超过窗口的正负两个水平。每 2 s 的计数被截断为 24。

活动估计值(计数/2 s)被转换成一个目标起搏心率,如 Activitrax 按照 10 条可编程的速率响应曲线之一(图 14.13)。与 Activitrax 不同的是,这些曲线不会变平,因此只要他/她能产生足够的计数,就可以从任何一个频率响应设置中达到患者的上限起搏心率。每个曲线的斜率取决于上下限心率的设置,因此它们是相对的曲线,而不是设置绝对的斜率。曲线♯1 对活动的响应总是最小,而曲线♯10 对活动的响应最灵敏,因此它的心率增量变化最大。起搏心率是用当前的起搏心率、目标起搏心率和可编程的增/减(时间响应)设置来确定

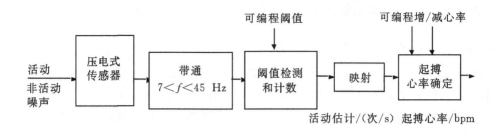

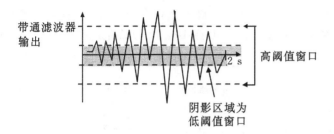

图 14.12 Legend® 和 Elite® 频率自适应方框图。活动估计(计数/2 s)是通过计算可编程阈值
窗口外的峰值数来产生的。通过可编程心率响应线性曲线将活动估计映射到目标起
搏心率。起搏心率是用当前的心率、目标心率和可编程的增/减设置来确定的

的。图例有 3 个可编程的增/减速度设置,称为加速时间和减速时间。程序时间应该被编程
以模拟正常心脏。可编程加速时间为 0.25、0.5 或 1 min,减速时间为 2.5、5 或 10 min
(Medtronic,1990)。

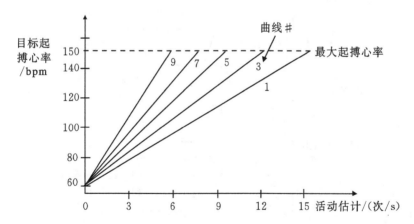

图 14.13 10 条线性可编程频率响应曲线中的 5 条,用于将活动估计值映射到目标起搏心率。请
注意,每条曲线都是从程控最小心率开始,然后增加到程控最大心率。经 Medtronic 公
司许可再版。© Medtronic,Inc. 1990

从 Legend 和 Elite 开始,Medtronic 公司已经开发了多个与 Legend 有共同操作但具有
额外功能的其他以运动为基础的频率自适应起搏器。Legend Plus 是一个双传感器起搏
器,使用分钟通气量和活动感知。Thera 产品线是 Medtronic 公司的第一个基于微处理器

的心脏起搏器,它使用活动传感器,并提供了许多附加的治疗和诊断特征。

14.3.3 Biotronik-Ergos®

图 14.14 显示,Biotronik Ergos 的工作原理类似于 Anderson 和 Brumwell(1984)的研究结论,因为它使用了压力传感器、带通滤波器、比较器和积分器。原始信号用中心为 4 Hz 的二阶带通滤波器进行滤波。图 14.15 显示了三个可编程阈值中的两个,它们确定了输出活动估计数的比较器的级别。这是一个固定高度的脉冲,其宽度与滤波信号超过程控阈值的面积成正比。然后,将所述活动估计值积分以产生与所述起搏心率成比例的信号。积分的斜率由一个可编程的增益增长率来设置。在没有脉冲的情况下,起搏心率与程控下降速率成正比。程控仪可选择三个衰减时间设置(30、50 或 100 s),以确定起搏心率下降到目标起搏心率所需的时间。

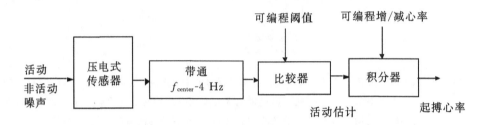

图 14.14 对振动引起的信号进行带通滤波以减少不需要的信号。比较器产生的活动估计值是脉宽与超过程控阈值的面积成正比的脉冲。积分器使用可编程斜率产生与起搏心率成比例的信号

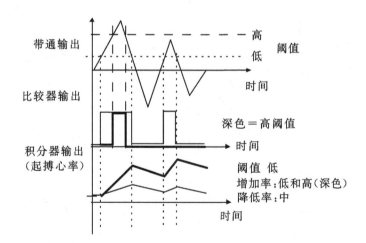

图 14.15 程控阈值改变了比较器输出的宽度。作为时间的函数,增加/减少心率的设置决定了起搏心率随时间变化的速率

14.3.4 Pacesetter Systems 公司(St. Jude)

Pacesetter Systems 公司已经开发了几种使用运动传感器的速率自适应起搏器。这里会讨论其中一项专利,然后介绍起搏器手册中三种不同的起搏器操作。

Smith 和 Jones(1990)描述了一种 Pacesetter 的频率自适应起搏器,其中压电式传感器原始信号被放大并被整流。整流可以采用半波整流器或全波整流桥,然后对信号进行积分以产生平均振幅信号。据称,该技术不会如滤波和阈值检测技术那样丢失任何有用的信息。然而,这也容易让噪音或低水平的非活动造成虚假的活动感知。

Sensolog Ⅲ®

压电式传感器信号首先乘以可编程增益(图 14.16)(Pacesetter,1990)。增益后使用 2~50 Hz 的带通滤波器(Stangl et al.,1989),然后在使用可编程阈值(选择 5)拒绝任何低电平信号后产生一个活动估计值。使用 8 条可编程线性曲线中的一条将活动估计映射到目标速率。接下来,使用 5 种不同的反应/恢复时间之一将目标速率转换为起搏速率。这些时间决定了时间的增加/减少的速度。这种起搏器还可以通过遥测产生直方图,以显示在一定心率间隔内的起搏次数。

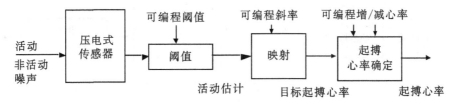

图 14.16 Sensolog Ⅲ使用压电式传感器、阈值检测器和目标速率映射

Solus® 和 Synchrony®

这些起搏器增加了更多的可编程性,但频率自适应算法类似于 Sensolog Ⅲ。此外,用户可以选择一个自动阈值级别或七个程控值之一。另一个变化是,阈值水平从原始信号中减去,这个差值被用作活动估计,这是一个 1~31 中的数字。Sensolog 的可编程特性包括 16 条活动对目标心率映射曲线、4 条增长率曲线和 3 条速率下降曲线。这些起搏器也能产生起搏心率直方图。

14.4 基于加速度计的方法

14.4.1 加速度检测问题

加速度计可以用来检测直流到 3 kHz 的频率范围内高达 2000 g 的加速度。患者加速度通常在±2 g 范围内。起搏器加速度计可以与信号调理器集成在同一电路板上,并且在将该单元放入起搏器外壳之前可以对该单元进行测试。所有现有设备都能感觉到身体水平轴(图 14.17)的加速度(前-后,向前-向后)。第 14.1.3 节介绍过每个轴在信号特异性方面的一些优点和缺点。安装传感器以检测前后加速度更容易与外壳设计和其他电子设备兼容。一般来说,压电加速度计比压电元件贵 10~20 倍,尽管传感器只是起搏器成本的一小部分。

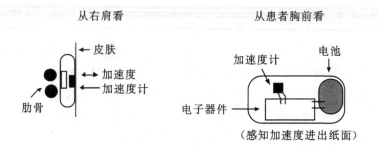

图 14.17 加速计检测水平轴(前-后,前向-后向)的上身加速度

14.4.2 Cardiac Pacemaker 公司

Cardiac Pacemaker 公司使用的压阻式加速度计的带宽范围为 $0\sim300$ Hz。以下对图 14.18 的描述来自 Meyerson 等(1993)的研究。一种与此类似的技术被认为在 Excel 频率自适应起搏器中使用过。

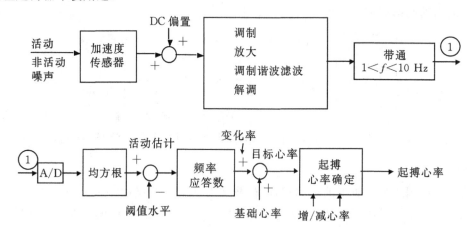

图 14.18 压阻加速度计信号被调制/解调以消除直流偏移。对解调信号进行带通滤波,然后通过取均方根并减去程控阈值产生活动估计。在将活动估计映射为心率的变化并添加基本心率之后,产生目标心率。起搏心率由当前起搏心率、目标心率和可编程增/减心率来决定

加速度计信号($\pm30\ \mu V_{p-p}/g$)具有二极管压降引起的直流偏移。因此,通常采用调制/解调技术提取加速度信号,另一种技术则用来消除直流偏移。Meyerson 等(1993)展示了这些技术的细节。解调后的信号与加速度成正比,带宽仍然为 300 Hz。该专利声明可分辨 $0.01\ g$。使用 10 Hz 转角频率的低通滤波器来滤除不需要的非活动和噪声。接着,使用具有 1 Hz 转角频率的高通滤波器来滤除极低频分量。然后使用可编程增益来放大信号,并对模拟信号以 2738 Hz 采样将其转换成数字信号。从均方根中减去可编程阈值以产生活动估计。这个估计被映射到使用可编程增益的起搏心率的变化,然后增加基本心率以产生目标起搏心率。从当前心率、目标心率、可编程增加心率(反应时间)和可编程降低心率(恢复时间)确定下一次起搏心率。

14.4.3 Intermedics 公司

Intermedics 公司被授予了双传感器专利(Alt(1991);Adkins and Baker(1989)),其中包含了压阻式加速度计。Alt(1991)描述了压阻式加速度计的使用,Adkins 和 Baker(1989)描述了压电加速度计的使用。第 14.1.3 节介绍过 Alt(1989)在用加速度计探测人类活动的基础上所做的工作。Alt(1991)还显示了一些如步行、跑步、击中胸部、咳嗽、笑和在汽车停车时加速度计的时域原始数据,以及步行过程中的频域数据。

这两项专利都显示,使用带通滤波器隔离频率在 0.3～4 Hz 之间的信号。专利中描述了各种包含双传感器的长算法。加速算法只依赖于加速度变化,而不依赖于绝对加速度值(Alt et al.,1988)。Alt(1991)解释了该算法的细节。

Intermedics 公司的 Dash® 和 Relay® 起搏器使用加速度计,并可通过 1～4 Hz 之间的加速度信号(图 14.19(a)),然后将该信号积分以产生活动估计。活动估计数使用三相曲线(图 14.19(b)被映射到起搏心率响应(Intermedics,1990)。这些曲线在活动开始时有一个陡峭的坡度,然后平稳,接着在高活动水平下又有一个陡峭的坡度。据 Lau 等(1992)认为,这能维持了正常负荷下的心率稳定。程序仪可以在几个开始的斜坡、普通的工作负荷水平,以及 10 个高活动水平的斜坡之间进行选择。

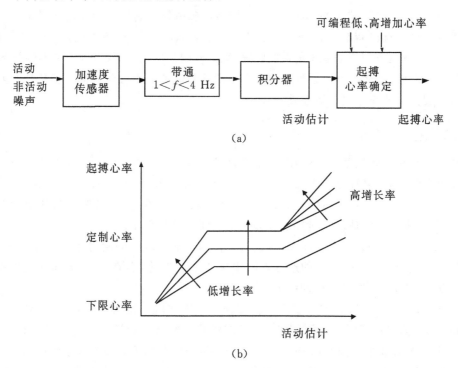

图 14.19 使用三相曲线(b)将活动估计值转换为一个起搏心率。这条曲线在低活动水平和高活动水平下具有更敏感的加速度/起搏心率关系,而在中间活动水平具有不敏感的中间斜率以在正常工作负荷下保持心率稳定

14.5　基于运动的频率适应性起搏器研究

临床上已经对基于运动的频率适应性起搏器进行了广泛的研究。许多因素可能会影响这些研究的结果,而具体的特征很少被单独提及。例如,许多研究认为加速度计比压力感知更好,但是这些研究比较的是起搏器的起搏心率,而不是原始的传感器数据。信号处理、算法和可编程功能都会影响结果,因此研究的结论可能是不准确的。

Mianulli 等(1989)和 Benditt 等(1989)在使用标准化技术时发现,绑缚加速度计的频率自适应起搏器是植入频率自适应起搏器反应的有效表示。Matula 等(1992)将外部起搏器绑在 10 名植入压力感知装置的病人身上。在不同的跑步机运动中,外部起搏器和内部起搏器之间的差异不大。

对于比较不同起搏器的研究,我们必须始终了解个体间的变异性、程序参数的选择以及上述因素。通常研究在进行测试时会将程序参数设定在标称值上,但是,起搏器是为每个特定的病人设计的。考虑到这些因素,下面提出了几项研究的结论。

14.5.1　心功能

Humen 等(1985)报道 Medtronic 的早期运动起搏器显著地改善了心脏性能,增加了运动耐受性。这一点已得到 Faerestrad 等(1987)和 Beyersdorf 等(1986)的证实。Candinas 等(1991)研究了患者在日常锻炼中的健康状况,无论他们是使用 Activitrax 起搏器还是 Sensolog 起搏器。结论是,完全依赖于起搏器的患者与那些只需要间歇性起搏的患者相比,他们在频率应答性起搏中能获得更大的益处。

14.5.2　上/下楼梯

压力或加速度感应系统不会在上/下楼梯期间产生比例响应,因为在下降过程中,脚部撞击比上升时更强烈(而且压力信号更大)。Candinas(1991)和 Lau(1989)的研究证实了这一点。加速度传感器系统的响应比压力感应系统略好,但响应仍然不是比例响应。Alt (1989)表明,水平轴加速度在阶梯上升和下降之间的差异很小。

Matula(1993)测试了 Intermedics 的第二代基于加速度计的起搏器(Relay®、Stride® 和 Dart®)。起搏器以 90 级/min 的速度追踪实际心率的变化,但在 120 级/min 的情况下,起搏心率从下降到上升的速度增加约为实际心率增加的 1/3。

Bacharach 等(1992)测试了 CPI 的 Excel® VR(加速-感知)起搏器和 Medtronic 的 Legend(压力感知)起搏器。研究表明,加速度感知起搏器的起搏心率在上升过程中有所增加。但其变化明显小于固有心率。在 100 级/min 时,起搏心率变化约为固有心率变化的 1/10。本试验还表明,压力感知起搏器在 80 级/min 和 100 级/min 的情况下,下楼梯起搏心率不正确地比上楼梯起搏心率高。

14.5.3　压力传感起搏器的比较研究

Res 和 de Boer(1990)在多阶段协议中比较了 Ergos 2® 和 Activitrax 起搏器。研究表明,Ergos 2® 跟随自发心率的能力远好于 Activitrax。在骑自行车的过程中,Ergos 2® 确实表现得更好。然而,Activitrax 的性能可以通过对起搏器进行更好的编程而得到改善,因为它比 Ergos 2® 和自发心率低 25 次/min。通过降低活动阈值或选择更快的活动反应,可以改善自行车周期中较低的起搏心率和心率增量。

Stangl 等(1989)比较了 Sensolog 起搏器和 Activitrax 起搏器在各种活动下的实验室测试和在患者体内测试的情况。Sensolog 起搏器在恒定速度仅增加跑步机斜率的实验中提高了起搏心率。Activitrax 则没有区分坡度。这可能是由于 Activitrax 算法是计数/s 以及超过设定的阈值时忽略强度信息。Sensolog 算法包括在设定的阈值上对信号进行积分,从而包含强度信息。正如本研究所证实的,这项技术的一个缺点是当患者躺在俯卧位时起搏速度会增加得更多。旅行途中的各种噪声被发现对这两种设备都有相同的最小影响。

与 Stangl 等(1989)形成对比,Kubisch 等(1988)没有发现在跑步机运动中在保持相同速度的情况下,使用 Sensolog 起搏器的患者心率会随梯度的增加而增加。Kubisch 等选择了在患者日常生活中发现有用的频率反应参数,而 Stangl 等没有报告所选择的编程参数。

Lau 等(1992c)研究了不同鞋的种类对这两种装置的影响。Sensolog 起搏器的信号积分更容易受到鞋类的影响,因为超过阈值的冲击强度会改变起搏速率。Medtronic 的阈值检测方法不是用于振幅信息,而是用于区分噪声和活动,或是活动频率与心率相关。

14.5.4 压力式起搏器与加速度式起搏器的比较研究

Bacharach 等(1992)比较了 Legend(压力感知)和 Excel(加速度感知)使用指定的编程设置在各种活动期间的特性。在跑步机行走、自行车测功和上楼梯过程中,Excel 的起搏心率比 Legend 更接近自发心率。

Lau 等(1992b)发现,在步行、慢跑和站立时,加速度感知起搏器比压力感知起搏器的反应更好。

Matula 等(1992)比较了速度和斜率变化的跑步机运动中 Relay(加速度传感器)、Sensolog 和 Activitrax(压力感应)的起搏响应(图 14.20)。所有起搏器的基本频率均设为 70 次/min,当受试者在 3.2 km/h、坡度为 0% 的跑步机上行走时,对起搏器进行校准,使起搏器的起搏心率达到 95 bpm。受试者的静息率为 90 bpm,但由于未知的原因,实验人员将装置编程为 70 bpm。心率和起搏心率被绘制为负荷的函数。Relay 的起搏心率和斜率与自发心率的相关性最密切。

14.6 传感技术与设计总结

运动传感是频率自适应起搏器中应用最广泛的一种方法。临床上它是成功的,这种方法不需要额外的起搏导线,因此该系统易于植入,程序相对简单,并且可以快速调整起搏心率。加速度和压力传感器产生的活动信号主要是由于加速度力会作用于起搏器质量。身体运动感应不直接感觉到代谢变化,如焦虑、发烧或昼夜节律的心率变化。双传感器的设计应该包括运动开始时快速反应的活动传感器和改善生理反应的代谢传感器。

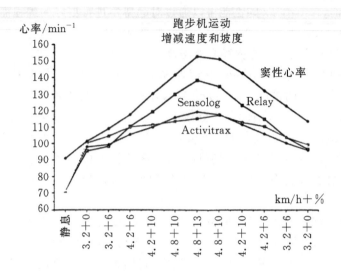

图 14.20 Relay 加速度计感知起搏器与 Activitrax 和 Sensolog 振动感知起搏器以及自发心率的比较。图形是根据 20 个被试的平均水平绘制的。起始自发心率为 90 次/min，起搏器基本频率为 70 次/min。x 轴是以 km/h 为单位的步行速度和跑步机的坡度(%)。引自 Alt, E. 1993. Advances in sensor technology for activity rate-adaptive pacemakers: traditional piezoelectric crystal versus accelerometer. In Barold, S. S. and Mugica, J. (eds.) *New perspectives in cardiac pacing*. Mount Kisco, NY: Futura Publishing

设计人员必须考虑以下几个方面：

1. 传感器、信号处理和算法，以产生精确的起搏心率。
2. 起搏器的惯性质量和外壳设计，因为它们会影响传感器的输出。
3. 最小功耗以延长起搏器寿命。

14.6.1 感知方法

加速度感知相对于压力感知的优点包括：

1. 在下楼梯过程中产生的加速度信号不再错误地大于上楼梯过程，而在下楼梯过程中的振动信号也不会不适当地大于上楼梯过程。但是在上或者下楼梯过程中，加速度信号与活动水平不成比例(Alt, 1989)。
2. 可制造性：加速度传感器可以通过自动装配回流焊到表面组装混合芯片上，而压电振动传感器则连接在外壳上，通常是手工焊接到电子设备上。
3. 直流压力(即俯卧)可大大增加压力传感的传感器耦合，从而使心脏信号被检测为活动信号。请注意，一些基于压力的设计过滤掉了这些低频成分。在加速度传感器中，直流压力不会产生活动信号，但起搏器上方的紧身衣物可能会降低加速度计的输出。

振动感知的优点包括：

1. 压电元件的初始成本比加速度计低一个数量级。
2. 振动传感器在不消耗功率的情况下产生活动信号，在起搏器中起着至关重要的作用。

加速度计的放大倍数也是振动传感器的 100 倍左右。

3. 压力传感器信噪比小于加速度传感器信噪比。因此,在最小功率要求的情况下,对加速度信号的提取提出了更大的挑战。

Alt 等(1989)表明,大约 1～4 Hz 的加速度信号应该用于活动感知,但稍微高一点的截止可以更有效地使用,因为这将包含更高频率的活动信号。水平轴(前-后)加速度是目前用于感知的。侧轴在骑自行车时显示出明显的加速度变化,在上/下楼梯和步行过程中也表现出很大的变化。侧轴和垂直轴可能没有被使用,因为它可能更难将传感器安装在起搏器的侧面,而且如果起搏器在体内旋转,检测到的信号电平也可能发生变化。

14.6.2 基于运动的频率适应性起搏器的设计

图 14.21 总结了一些已生产的起搏器。其中不包括双传感器设计。

制造商	感知方式 A＝加速度计 P＝压力以及压电 传感器类型 E＝压电 R＝压阻 C＝压容	近似带通滤 波器的截止 频率/Hz	阈值	映射活 动至目 标心率	增加/降低心率: 增加 降低	
					可编程设置数值	
Medtronic						
Activitrax/Synergyst	P,E	$7<f<45$	3	10	1	1
Legend/Elite	P,E	$7<f<45$	5	10	3	3
Thera	P,E	$8<f<100$	5	10	3	3
Biotronik						
Ergos	P, E	$f_{center}=4$	3	0	3	3
Siemens						
Sensolog Ⅲ	P,E	$2<f<50$	5	8	5	5
Solus & Synchrony	P,E	$2<f<50$	7	16	4	3
Intermedics						
Dash,Relay	A,E	$0.3<f<4$	?	—	10	10
Cardiac Pacemakers						
Excel	A,R	$1<f<10$	8	16	6	8

图 14.21 基于运动的频率自适应起搏器的特性。带通滤波器和阈值试图在空间上分离活动、非活动和噪声。映射曲线将活动估计转换为目标起搏心率。增加/减少曲线的速度决定了起搏心率随时间变化的速度。"?"表示不确定

14.7　参考文献

Adkins and Baker, 1989. Rate responsive cardiac pacemaker. US patent 4,922,930.

Alt, E. 1991. Rate responsive cardiac pacemaker. US patent 5,014,700.

Alt, E. 1993. Advances in sensor technology for activity rate-adaptive pacemakers: traditional piezoelectric crystal versus accelerometer. In Barold, S. S. and Mugica, J. (eds.) *New perspectives in cardiac pacing*. Mount Kisco, NY: Futura Publishing.

Alt, E., Matula, M., Theres, H., et al. 1989. A new rate-modulated pacemaker system optimized by combination of two sensors. *PACE*, 11:1119 – 1129.

Alt, E., Matula, M., Theres, H., et al. 1989. The basis for activity controlled rate variable pacemakers: An analysis of mechanical forces on human body induced by exercise and environment. *PACE*, 12:1667 – 1680.

Alt, E., Matula, M., Theres, H. 1989. The basis for activity controlled rate variable cardiac pacemakers: an analysis of mechanical forces on the human body induced by exercise and environment. *PACE*, 12:1667 – 1680.

Analog Devices, One Technology Way, P. O. Box 9106, Norwood, MA 02062-9106. 1-800-262-5645.

Anderson, K. 1986. Sensor pacing-research leads to major breakthrough in rate-responsive pacemaking. *Medical Electronics*, 10:89 – 93.

Anderson, K. and Brumwell, D. 1984. Rate adaptive pacer. US patent 4,428,378.

Anderson, K. and Moore, A. 1986. Sensors in pacing. *PACE*, 9:954 – 959.

Bacharach, D., Hilden, R. Millerhagen, J., et al. 1992. Activity-based pacing: comparison of a device using an accelerometer versus a piezoelectric crystal. *PACE*, 15:188 – 196.

Barold, S., S. and Mugica, J. 1993. *New perspectives in cardiac pacing*. Mount Kisco, NY: Futura Publishing.

Benditt, D. G., Mianulli, M., Fetter, J., et al. 1991. An office based exercise protocol for predicting chronotropic response of activity-triggered rate-variable pacemakers. *Am. J. Cardiol.*, 64:27 – 32.

Beyersdorf, K. 1986 Increase in cardiac output with rate-responsive pacemaker. *Ann. Thoracic Surg.*, 42:201 – 205.

Candinas, A., Gloor, H., Franz, W., et al. 1991. Activity-sensing rate responsive versus conventional fixed-rate pacing: a comparison of rate behavior and patient well-being during routine daily exercise. *PACE*, 14:205 – 213.

Chevalier, P. 1985. Improved heart rate and exercise performance with an activity sensing pacemaker. (abstract) *PACE*, 8:22.

Coates, J. E., and Meade, F. 1960. The energy expenditure and mechanical energy demand in walking. *Ergonomics* 3:97 – 119.

Deickmann, D. 1957. Ein fluss ventikaler maechanischen swingungen auf den Mench.

Arbeitsphysiol, 16.

Faerestrand, S., Breirik, K., and Ohm, O. 1987. Assessment of the work capacity and relationship between rate response and exercise tolerance associated with activity-sensing rate responsive ventricular pacing. *PACE*, 10:1277 – 1290.

Humen, D. P., Kostuk, W. J., Klein, G. J. 1985. Activity-sensing, rate-responsive pacing:improvement in myocardial performance with exercise. *PACE*, 8:53 – 59.

IC Sensors, 1994. Micromachined silicon sensors product catalog, 1701 McCarthy Blvd. Milpias, CA 95035-7416. 1-800-767-1888

Intermedics. 1990. Cardiac pulse generator physician′s manual:Relay Model 294 – 03.

Ismail, A. H., Barany, J. W., and Smith, C. B. 1971. Relationships between mechanical force and physiological cost during gait in adult man. M. Cooper(ed.). *Biomechanics*, Chicago, The Athletic Institute.

Kubisch, K., Peters, W., Chiladakis, I., et al. 1988. Clinical experience with the rate responsive pacemaker Sensolog 703. *PACE*, 11:1829 – 1833.

Lau, C., Stott, J., Toff, W., et al. 1988b. Selective vibration sensing:A new concept for activity sensing rate responsive pacing. *PACE*, 11:1299 – 1309.

Lau C., Tai, Y., Fong, P., et al. 1992b. Clinical experience with an activity sensing DDDR pacemaker using an accelerometer sensor. *PACE* 15:334 – 343.

Lau, C., Mehta, D., Toff, W., et al. 1988a. Limitations of rate response of an activity-sensing rate-responsive pacemaker to different forms of activity. *PACE*, 11:141 – 150.

Lau, C., Wong, C., Leung, W., et al. 1989. A comparative evaluation of a minute ventilation sensing and activity sensing adaptive-rate pacemakers during daily activities. *PACE*, 12:1514 – 1521.

Lau, C., Tai, Y., Fong, P., et al. 1992a. The use of implantable sensors for the control of pacemaker mediated tachycardias:a comparative evaluation between minute ventilation sensing and acceleration sensing dual chamber rate adaptive pacemakers. *PACE*, 15:34 – 44.

Lau, C., 1992c. The range of sensors and algorithms used in rate adaptive cardiac pacing. *PACE*, 15:1177 – 1211.

Matula, M., Alt, E., Schrepf, R., et al. 1993. The rate adaptation of an accelerometer controlled pacemaker during stair walking. (abstract)*PACE*, 16:1195.

Matula, M., Alt, E., Schrepf, R., Holzer, K. 1992. Response of activity pacemakers controlled by different motion sensors to treadmill testing with varied slopes. (abstract)*PACE*, 15:523.

Medtronic. 1986. Activitrax Technical Manual, 7000 Central Ave. NE, Minneapolis, MN 55432.

Medtronic. 1989. Annual Report, 7000 Central Ave. NE, Minneapolis, MN 55432.

Medtronic. 1990. Legend Technical Manual, 7000 Central Ave. NE, Minneapolis, MN 55432.

Medtronic. 1992. Annual Report, 7000 Central Ave. NE, Minneapolis, MN 55432.

Medtronic. 1993. Annual Report, 7000 Central Ave. NE, Minneapolis, MN 55432.

Meyerson, S. J., Linder, W. J., Maile K. R. 1993. Acceleration-sensitive cardiac pacemaker and method of operation. US patent 5,179,947.

Mianulli et al. 1989 A comparison of strap-on versus implanted activity-based rate-responsive pacemakers:Are strap-on studies valid? (abstract)*PACE*, 14:742.

Montoye, H. J. and Epstein, F. H. Tecumseh community health study:an investigation of health and disease in an entire community. *J. Sports Med.* 5:127 – 131.

Motorola. 5005 E. McDowell Rd., Phoenix, AZ 85008. 800-521-6274.

Pacesetter. 1990. Sensolog Ⅲ manual. 12884 Bradley Avenue, Sylmar, CA 91342.

Pacesetter. 1990. Solus manual. 12884 Bradley Avenue, Sylmar, CA 91342.

Pacesetter. 1990. Synchrony Ⅱ manual. 12884 Bradley Avenue, Sylmar, CA 91342.

Pallás-Areny, R., Webster, J. G. 1991. *Sensors and signal conditioning*, New York:John Wiley & Sons.

Res, L. and de Boer, T. J. M. 1990. Evaluation of a new body motion sensing rate response sensor(Ergos 2), using a multiphase exercise protocol. *PACE*, 13:1207.

Reswick, J., Perry, J., and Antonelli, D. 1978. Preliminary evaluation of the vertical acceleration gait analyzer(VAGA). *Proc. 6th Annu. Symp. External Control Human Extremities*, Aug 28 – Sept. 1, 305 – 314.

Servais, S. B., Webster, J. G., and Montoye, H. J. 1984. Estimating human energy expenditure using an accelerometer device. *J. Clin. Eng.*, 9:159 – 171.

Silicon Designs. 1445 NW Mall Street, Issaquah, WA 98027-5344. 206-391-8329.

Stangl, K., Wirtzfeld, A., Lochschmidt, O., et al. 1986. Activitrax pacemaker: Physiological rate response with a nonphysiological sensor? *Symposium of Progress in Clinical Pacing*, Rome, 124.

Stangl K., Wirtzfeld, A., Lochschmidt, O., et al. 1989. Physical movement sensitive pacing:comparison of two "activity"-triggered pacing systems. *PACE*, 12:102 – 110.

Toff, W. D., Leeks, C., Joy, M. et al. 1987. Activity-sensing pacemaker function during air travel. *Br. Heart J.* (abstract)57:573.

Wong, T. C., Webster, J. G., Montoye, H. J., and Washburn, R. 1981. Portable accelerometer device for measuring human energy expenditure. *IEEE Trans. Biomed. Eng.* BME-28:467 – 471.

14.8　教学目标

14.1　列出一个带有运动传感器的频率自适应起搏器的三个起搏频率精度因素，并给出每一个的例子。

14.2　根据 Alt 等(1989)给出的用于加速度传感的频率范围。说明水平轴加速度是否能区分上/下楼梯。对骑自行车时不同的用力水平重复上述过程。

14.3　设计了一个总增益大于 400 的开关电容放大器和一个带通滤波器，通过 Endevco 公司的 PicoChip 压电加速度计的频率范围为 0.5～4 Hz。时钟频率范围为 1～5 kHz，电容器值必须在 0.25～50 pF 之间。

14.4　描述压阻式加速度计的工作情况。

14.5　描述压电式加速度计的工作情况。

14.6　描述和说明如何使用压电晶体检测起搏器的振动和压力。解释这种配置与使用加速度计的不同之处。列出两个优点，并给出两个不适当的起搏反应的例子。

14.7　解释阈值水平的用途。举一个例子来说明为什么一个病人的水平会被设置得很低，而另一个病人的水平会被设置得很高。

14.8　描述如何在下一代 Legend 中修正 Activitrax 的缺点。

14.9　解释用于为 Medtronic Legend、Biotronik Ergos 和 Pacesetter Sensolog Ⅲ生成活动估计值的方法之间的差异。

14.10　解释用于 Cardiac 起搏器和 Intermedics 起搏器活动评估的方法之间的差异。

14.11　列出决定 Medtronic Legend 起搏器起搏心率的三个因素，并解释这些因素是如何确定的。

基于温度的频率适应性起搏

15

马克·J. 马约特
(Mark J. Mayotte)

第13章指出，患有心房扑动或纤颤、病窦综合征(SSS)、窦性心动过缓或其他类型窦房结疾病的患者无法受益于心房感知频率应答起搏。尽管根据斯塔林定律，由于每搏输出量的增加，心输出量可能会发生变化，但这种变化仅限于最大增幅不到50%的情况，而且代谢需求可能需要增加4至5倍(Houdas and Ring,1982;Furman,1990)。因此，为了使这些患者的心率发生变化，他们的起搏器应该能够准确可靠地改变起搏心率，以响应与正常心率(HR)调制并行的直接或间接代谢指标。这些指标之一是中心静脉温度(CVT)。

为了了解CVT是如何作为速率适应的一种测量手段，理解人体如何产生热量和调节温度是非常有用和重要的。

15.1 体温的产生和调节

在正常的静息状态下，人类的平均CVT约为37℃。就本章而言，CVT最好表示为右心室的血液温度，因为右心室的血液是来自身体各个部位的静脉回流的混合物。人体产生热量是新陈代谢的副产品：在代谢过程产生的能量中，78±4%以热的形式产生，而只有22±4%以机械能的形式释放出来(Alt et al.,1986)。如果不调节这种热量，体温将上升约1℃/h(Rhoades and Pflanzer,1992)。身体通过外周循环散热——20%通过蒸发，25%通过传导，45%通过辐射——并通过呼吸——8%通过蒸发，2%通过辐射(Rhodes and Pflanzer,1992)。

15.1.1 体温调节：下丘脑

虽然有几种在脑干和脊髓的体温调节结构，但主要控制体温调节的还是下丘脑。下丘脑包含三种主要类型的神经元，它们要么参与感温反应，要么参与体温调节。就像皮肤中的冷暖感受器在大多数情况下将其放电速率调节为温度的线性函数一样，下丘脑也含有自己的感温神经元，这些感受器会根据温度的局部变化来改变它们的放电速率。除了有冷暖感受器外，它还含有中间神经元，会随着局部温度的变化而改变其放电速率，但与暖冷感受器不同的是，这种变化与温度没有线性关系(Houdas and Ring,1982)。

虽然暖、冷神经元和中间神经元都不产生热效应反应，但它们可能会传递与这种温度变化有关的信号，并提供通向下丘脑第三类神经元的途径。下丘脑接受体内热感受器的电刺激,并通过热效应作出反应,引起皮肤血管扩张、血管收缩、颤抖、代谢热产生增加,并可能与交感神经系统联系在一起,从而导致在极端外热期间 HR 的增加(Houdas and Ring,1982)。

在感受器和执行器信号之间互连的是某种形式的积分器,它将感受器信号与设定的点或参考温度进行比较,以确定所需的执行器刺激。设定点的变化是由于运动(设定点增加)或睡眠(设定点减少)等条件造成的。下丘脑处理信息、确定效应刺激和设定温度基准的具体方法是不确定的(Morgane and Panksepp,1980;Houdas and Ring,1982)。图 15.1 显示了对热调节回路图的修改(Houdas and Ring,1982)。

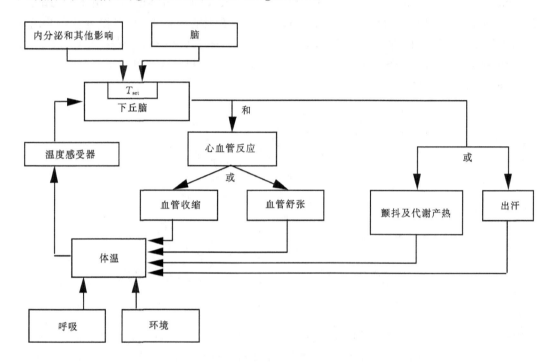

图 15.1   负反馈热调节回路的基本框图,T_{set} 代表下丘脑不断变化的恒温调节器。引自 Houdas,Y.,and Ring,E. F. J. 1982. Human body temperature:Its measurement and regulation. Plenum Press

15.1.2   温度的波动及其与心率的关系

由于 CVT 并不停留在恒定的 37 ℃,而是根据几个因素在不断变化,因此有必要了解这些因素以及它们与 HR 之间的关系。

昼夜波动

CVT 有一个昼夜(日)波动:CVT 在基线附近波动约±0.25℃,夜间达到最小峰值,白天达到最大峰值。白天 HR 的增加至少部分是由于清醒时代谢需求的增加。然而,无论一个人是否活动或休息,CVT 通常在中午或午后达到最大值。这个峰值已经被证明是持续发生的,即使在实验中,实验对象完全与诸如光、时间和噪声等因素隔离。因此,昼夜变化不仅是活动增加的函数,而且似乎也是身体的固有属性(Houdas and Ring,1982)。同样,HR 也与 CVT 并行变化(Sellers,1987),大约为±20 次/min(bpm),它在夜间达到最低,在清醒时上升,在傍晚达到最大峰值。HR 和 CVT 都与代谢率直接相关(Hauser,1984;Berggren and Christensen,1950;Alt et al.,1986)。图 15.2 显示了 24 小时内昼夜 CVT 和 HR 的波动,并叠加了运动周期。

运动

尽管心率的昼夜变化很明显,但在正常窦性功能缺失的情况下,运动期间需要增加心率促使了频率适应性起搏器的发展。在低至中度运动水平(20~150 W)下,心率可增加 25~90 bpm,相当于大约 50~60 转/min 的自行车测力仪或大约 2~5 km/h 的跑步机测试。当然,这一数值可能因个人的身体状况而有所不同。在给定的负荷下,心率作为时间的函数,其增加呈线性到指数状,直到心率到达平台期(Laczkovics,1984;Fearnot,1988)。心率的增长率和平台水平取决于个人在该负荷下的摄氧量与最大摄氧量(相对负荷)(Alt et al.,1986;Munteanu,1986)。

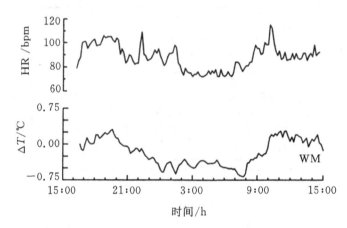

图 15.2 一组受试者 CVT 和 HR 的昼夜节律波动会平均每隔 10 min 一次,并叠加运动时间。HR 和 CVT 在夜间最小,在运动期间和午后达到最大值。引自 Sellers, T. D., Fearnot, N. E., Smith, H. J., DiLorenzo, D. M., Knight, J. A., and Schmaltz, M. J. 1987. Right ventricular blood temperature profiles for rate responsive pacing. *PACE*, 10:467-479

增加心率不仅是为了补偿代谢需求的增加,而且也是为了增加血液循环以使身体冷却,就像心脏输出量受损的人运动期间异常升高的 CVT 所表现的那样(Nielsen,1966)。虽然增加心率的必要性可能是明确的,但其变化的机制却并不明确。根据现有证据,心率的增加是由于收缩肌肉的反射激活了交感神经系统,而不是由于肌肉中血管扩张导致血压下降,也不是由于 O_2 浓度或分压下降或 CO_2 浓度或分压增加(Berne,1981)。事实上,对血压变化作出反应的压力感受反射在运动中会减少(Berne,1981)。

在运动中 CVT 也会增加。由于代谢率的增加,产生了额外的热量。这种额外的热量导致 CVT 上升。在低至中度运动水平(20~100 W)下,CVT 可从运动诱发的初始下降升高 0.4~1.4 ℃。与心率相似的是,在给定的工作量下,CVT 随时间的增加呈线性到指数增长(Laczkovics,1984;Cook,1984),直到热量产生被热损失平衡时才达到稳定状态

(Laczkovics，1984；Cook，1984)。CVT 的增长率以及它的稳定点是根据个人的相对工作量来设定的。CVT 增加率及其在持续工作负荷下的平稳性也与 HR 相关。上述运动水平的典型 HR 增长率(d(bpm)/dt)和 CVT 增长率(dT/dt)分别约为 10～15(bpm)/min 和 0.05～0.11 ℃/min(Sellers，1985；Griffin，1986)。在上述水平上比较运动期间心率变化与 CVT 变化的研究表明，健康和起搏器使用者的心率变化与 CVT 变化之间的相关系数在 0.95～0.9864 之间(Munteanu，1986；Alt et al.，1986)。

虽然 CVT 与 HR 之间的相关性很好，但仍需进一步研究。图 15.3 显示了一个健康的个体在中等程度运动期间的 CVT 和 HR 的变化(Alt et al.，1993)。在不太剧烈的运动中，如步行(Alt et al.，1986)和在较重型的跑步机上运动(12 km/h)，HR 与 CVT 也有很强的相关性(Behrenbeck et al.，1985)。

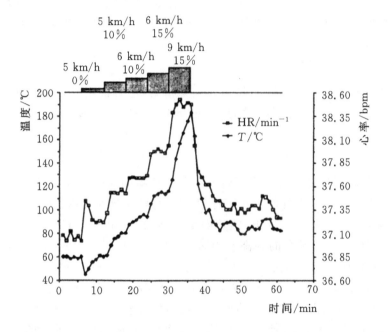

图 15.3　健康个体在中等程度运动期间的 CVT 和 HR。引自 Alt，E.，Barold，S. S.，and Stangl，K.(eds.)1993. *Rate adaptive cardiac pacing*. Berlin：Springer-Verlag

　　图表显示，CVT 与 HR 之间有很强的相关性。更仔细的研究显示了一个有趣的现象：运动开始时 CVT 的初始下降，随后 CVT 增加。CVT 的最初下降通常发生在运动开始时，原因是出现突然的血管扩张，这种情况既可以发生在预期运动之时，也可以发生在运动起始的突然响应之时(Sellers，1987；Fearnot，1988；Cook Pacemaker，1992)。这种下降是由较冷的环境和由于血管扩张而流经周围的更大量血液之间的传热引起的。下降幅度约为 0.15～0.5 ℃，低至中度运动水平，平均在 0.25 ℃左右，并在头 1～2 min 达到最小峰值 (Sellers，1985；Sellers，1987)。这一数值是根据对健康个体和心脏病患者进行研究后确定的，后者的心脏输出量通常低于正常水平。在反复运动后的短暂休息期间，运动诱发的下降幅度减小(Sellers，1987)。在低运动水平(10～30 W)下，初始下降后的温度升高可能不会高于静息 CVT(Zegelman et al.，1990)。

另一方面,在运动开始时 HR 迅速增加。心脏病患者的 HR 和 CVT 在一定绝对负荷下的上升率和增加幅度均高于正常健康者(Alt et al.,1986)。运动期间 CVT 和 HR 的上升率一般低于运动后 CVT 和 HR 的下降率。CVT 和 HR 的初始斜率较陡,随后斜率逐渐下降,分别达到较高的运动 CVT 和较低的基线 CVT。

运动后,CVT 在开始下降前有大约 1 min 的潜伏期,而 HR 则立即开始下降。这个数值是根据心脏病患者和正常人的 HR 和 CVT 曲线的可用图表中得到的值来估计和平均的。CVT 的上升也有一个潜伏期,约为 1 min;也就是说,CVT 在 HR 稳定或停止运动后会持续增加约 1 min。

发烧

一般来说,10~15 bpm/℃ 的增加与发烧和新陈代谢的增加有关(Alt et al.,1986)。除了 CVT 增加外,发烧通常也会有寒战期。目前还没有关于这种影响对 HR 和 CVT 的研究报告。

焦虑

有时在面对许多运动方案时所经历的焦虑情绪,已被证明导致了最初的 HR 增加和 CVT 的变化,这类似于运动开始时的状态(下降后增加)(Fearnot,1987;Sellers,1987;Fearnot et al.,1989)。

环境

环境温度的降低最初会使 CVT 下降,引起下丘脑的效应反应,从而导致热代谢和/或血管收缩。如果效应物是单纯的血管收缩,由于压力感受反射而增加的 MABP 会使得 HR 减少。在温度低于 15 ℃ 的情况下,热代谢也会增加,这相当于 HR 的增加(Houdas and Ring,1982)。同样,环境温度的升高会导致 CVT 的初始升高。这将引起血管扩张导致 MABP 降低,从而使得 HR 增加。

尽管有关 HR 和 CVT 与淋浴或盆浴有关的研究数量有限,但这些研究很可能会遵循环境温度的趋势,即使 HR 和温度的变化速度可能更快。Sellers 等(1985,1987)、Alt 等(1993)和 Fearnot 等(1989)的研究表明,热水浴使 CVT 在大约 10 min 的时间内增加了大约 0.2~0.5 ℃,最初的 CVT 随着站立、洗澡准备和进入浴缸的运动而下降。

饮食

Sellers 等(1985,1987)的饮食研究报告说,进食会导致 CVT 在 0.13~0.48 ℃ 之间短暂增加。饮用冷的液体会导致 CVT 在不到 1 min 的短暂时间内下降 0.08~0.15 ℃。饮用热的液体对 CVT 则无影响。对 HR 的影响未见有报道。图 15.4 总结了温度变化对心率的影响。

影响因素	CVT 变化/℃	对 HR 影响/bpm
昼夜波动	幅度:±0.25 变化率:慢,依赖于活动 睡眠时温度低,白天温度高	幅度:ΔHR＝±20 变化率:慢,与 CVT 平行
运动	初降幅度:0.15～0.5 初降持续时间:1～2 min 上升幅度:0.4～1.4 从低初降到中度跑步运动/循环运动 上升斜率:大约＋0.1/min,取决于活动 下降斜率:大约－0.15/min	幅度:ΔHR＝25～90 上升斜率:7～15/min,平行于 CVT 下降斜率:－20～28/min,平行于 CVT
发烧	幅度:＜3.0 变化率:一般情况下变化缓慢,但偶尔会打寒战	幅度:ΔHR＝＋10～15/℃
焦虑	类似于运动开始	心率平行 CVT
饮食	热液体:无 冷:－0.1(＜1 min) 进食:0.4	饮食的变化与代谢活动的增加相对应,从而导致 HR 的增加
环境	受环境影响,下丘脑血管收缩和扩张有助于对它进行调节	心输出量在 15 ℃(4.8 L/min)时达到较低水平,而在较高的环境温度下,心排血量增加,斜率更大
热水盆浴	幅度:0.2～0.5(初降后) 变化率:0.025～0.05/min	最有可能反映环境

图 15.4 CVT 变化的影响因素及其与 HR 的关系总结

心率

研究表明,起搏频率的增加并不会导致 CVT 升高(Jolgren,1984;Laczkovics,1984)。因此,使用这种技术的起搏器具有负反馈。正如前面提到的,加快起搏速度将有助于起搏器使用者像健康人一样调节体温。

15.2 硬件需求

除了具有指示代谢活性的被测物理量并因此需要增加或降低心率之外,可行的起搏器系统必须具有能够准确且可靠地检测被测物理量的传感器以及将感测的被测物理量解释并引入到起搏控制算法的方法。此外,必需的传感器应该相对较小、容易且可靠地放置,并且需要对起搏导线的改变或附加最小。图 15.5 显示了 CVT 频率自适应起搏器的总体系统图。

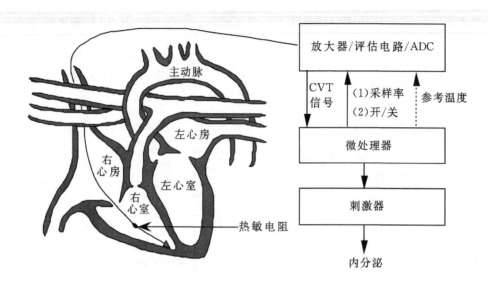

图 15.5 CVT 频率自适应起搏器系统。微处理器控制 CVT 的采样率。此外，当温度不被采样时，微处理器可能导致评估电路电源关闭。同样地，在心脏起搏器系统中，如 Intermedics Circadia®（见图 15.6），微处理器可能由于元件公差或漂移而调整放大器/评估电路的参考温度

15.2.1　热敏电阻

尽管存在其他类型的温度传感器，但使用热敏电阻是因为它是迄今为止最敏感的。大多数热敏电阻是由半导体材料制成的，具有负的温度系数，并且电阻与温度呈指数关系，然而在温度波动（通常在 36～40 ℃之间）时会非常接近线性关系。除了灵敏度，热敏电阻具有长期稳定性，可以非常小（需要安装在起搏导线内部），还可以选择具有较低的能源消耗。其典型的特征如下所示。

1. 类型：密封玻璃珠。
2. 尺寸：0.4 mm 直径。
3. 名义电阻：75 kΩ@25 ℃。
4. 温度系数：−3 kΩ/℃（−4%/℃）。
5. 准确度：±0.004～0.1 ℃。
6. 热时间常数：1～5 s（足够快，由于覆盖而受到限制）。
7. 低漂移：每年 0.001～0.002 ℃。
8. 覆盖：高强度硅橡胶或聚氨酯管，这是将热敏电阻与可能分流热敏电阻起搏导线的血液环境相隔离所必需的。此外，热敏电阻起搏导线应涂上一种防液体聚合物，以避免由于液体通过起搏/传感引线中的微孔侵入而产生导线桥接（Sneed，1994）。

热敏电阻的体积很小，因此可以放置在右心室内距末端 3～7 cm 之间的起搏引线内（图15.6）。

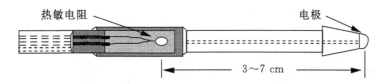

图 15.6　由 Cook 等人(1985)改造的具有集成热敏电阻的起搏/传感电极

15.2.2　放大器和 AD 转换器

基本电路

　　为了确定是否应该改变目前的起搏频率,必须将热敏电阻阻值的变化转换为与温度有关的电压。为了消除不必要的处理器浮点运算,在将模拟表示转换为数字之前,首先对整个 ADC 范围内的温度/电压关系进行评估是非常有用的。图 15.7 显示了这样一个电路。请注意,这个电路只是为了功能目的而显示的,而且在实际操作中可能会有所不同。

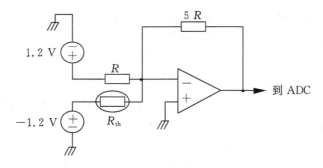

图 15.7　温度/电压线性化放大器的功能表示

　　电路的输入,显示为 1.2 V 和 −1.2 V 的值,低于电池的电压,因为它会随着时间的推移逐渐减少。

　　该热敏电阻假定负温度系数为 −4%/℃,在 35~40 ℃温度范围内呈线性关系,标称电阻为 $1.786\,R$@25 ℃,在图 15.6 中表示为阻值为 R_{th} 的电阻。因此,电阻将发生 −0.0714 R/℃的变化,对应于在感兴趣温度范围(36~40 ℃)上的 0.286 R 摆动(在 R 与 0.714 R 之间)。

　　公式(15.1)为放大器的输出表达式,

$$V_\circ = 1.2\left(\frac{5R}{R_{th}} - 5\right) \tag{15.1}$$

因此,输出电压将在 0 V(36 ℃)到 2.4 V(40 ℃)之间与 CVT 呈线性变化。

　　该电路的模数转换器被假定为参考电压为 2.4 V 的 8 位模数转换器,其分辨率为 0.02 ℃/位,这是一个常用的报道值。

改进的方法

　　因为电阻的值不精确,电阻和热敏电阻的值都可能随着时间的推移而漂移,所以电路补偿是可取的。图 15.8 的电路与 Calfee 等(1989)的相应图形相比略有改变,也有能力根据上述公差进行调整。此电路用于 Intermedics Circadia 心脏起搏器。

　　根据 Calfee 等(1989)的研究,除 R_{th} 和 R_t 外,图 15.8 所示的所有部件均位于单一 IC 上。虽然在 IC 上制作绝对电阻是困难的,但在这种电路上很容易制造出一个值的倍数。

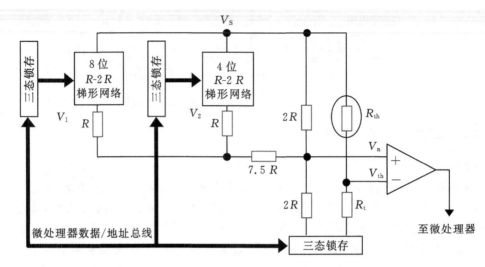

图 15.8　一种更先进的温度/电压线性化 ADC，用于 Intermedics Circadia 心脏起搏器，其允
　　　　许由于电阻公差和元件漂移而进行调整。8 位 R-2R 梯形 DAC 用于确定当前
　　　　CVT，而 4 位 R-2R 梯形 DAC 用于调节电阻公差和漂移(Calfee et al. ,1989)

Calfee 等(1989)给出 R 的标称值为 500 kΩ。此外，热敏电阻作为温度计 BR16 型热敏电阻，在 37.0℃下的标称电阻为 75 kΩ，温度系数为－4％/℃。R_t 既使热敏电阻线性化，又使热敏电阻的温度响应与 8 位 DAC 的范围相匹配，设为 71.5 kΩ(Calfee et al. ,1989)。电路的电源电压 V_s 也是 DAC 的参考电压。

为了便于分析，8 位和 4 位 DAC 的电压输出分别被标记为 V_1 和 V_2。

使用叠加法，公式(15.2)给出了比较器同相端的电压 V_n：

$$V_n = \frac{V_1 + V_2 + 8V_s}{18} \tag{15.2}$$

V_1 和 V_2 由公式(15.3)和(15.4)分别给出：

$$V_1 = V_s\left(\frac{1}{256}\sum_{n=0}^{7} a_n 2^n\right) \tag{15.3}$$

$$V_2 = V_s\left(\frac{1}{16}\sum_{n=0}^{3} b_n 2^n\right) \tag{15.4}$$

其中，

V_s 是 DAC 的参考电压；

n 是位次；

a_n 是 8 位 DAC 单个位的值 0 或 1；

b_n 是 4 位 DAC 单个位的值 0 或 1。

结合公式(15.2)、(15.3)和(15.4)有：

$$V_n = \left(\frac{V_s}{18}\right)\left(8 + \frac{1}{256}\sum_{n=0}^{7} a_n 2^n + \frac{1}{16}\sum_{n=0}^{3} b_n 2^n\right) \tag{15.5}$$

公式(15.6)描述了比较器反相端电压 V_{th}：

$$V_{th} = V_s\left(\frac{71.5 \times 10^3}{71.5 \times 10^3 + R_{th}}\right) \tag{15.6}$$

假设热敏电阻与温度成线性关系，热敏电阻的电阻将降低 3000 Ω/℃。

在描述与温度没有绝对相关性的 4 位和 8 位 DAC 与温度的关系之前，必须首先描述每个 DAC 的用途。8 位 DAC 用于增加或减少同相端电压 $V1$，直到它使比较器切换（意味着该值在 V_{th} 的 1 位以内）。转换前的 8 位值作为当前 CVT 的温度。4 位 DAC 用于电路的校准，本意既是为了考虑电阻的公差，也是为了考虑随着时间推移产生的漂移。一旦电路被校准，这个 4 位值将保持不变，直到将来需要校准为止。

Calfee 等（1989）选择标称温度范围为 36~40 ℃，因此选择一个介于 40~50 H 之间的值作为 8 位 DAC 的基础值。这是最大 8 位值的四分之一，因此反映为 37 ℃，这是通过标称温度范围的 1/4 而获得的。

利用上述信息，我们分别计算出对应于 37 ℃ 的 8 位和 4 位 DAC 值分别为 72 H 和 8 H（假设所有电阻值都是绝对的）。

15.3 软件需求：算法

到目前为止，我们已经证明了 CVT 与心率有很强的相关性，并且对非自适应硬件的额外改变是最小且易于实现的。也许，最重要且最具发展前景的可能是 CVT 频率适应性起搏器基于 CVT 改变其速率的算法。

最好的算法能精确地模仿正常人心脏的功能。任何 CVT 与 HR 相关的算法都必须有可编程的参数，这是由于 CVT、HR 和频率自适应需求的个体差异。在开发算法时需要考虑的因素包括温度变化的幅度（运动诱发的温度下降以及运动期间温度的升高）、温度的变化率（正的和负的）、在运动和昼夜节律（慢）循环中与在给定的温度变化幅度或变化率下心率的变化率、起搏心率升高时的时间长度，以及最大和最小起搏频率（常见于所有类型的心率）。

此外，还需要有一种算法来区分运动诱发的 CVT 变化与其他因素（如昼夜节律周期或发热期）所引起的变化。同样地，在运动期间，算法应该提供一个快速、准确并尽可能平稳的起搏频率调整。

本节描述了四种用于 CVT 的频率自适应算法。前两种算法给出了在算法中如何实现上述参数的一般理解。最后两种更先进的算法展示了最新的算法，以及与前两种算法相比它们是如何提供更好的起搏响应的。由于公共信息有限，在允许的情况下，以下算法的所有方面在描述中都是正确的。

15.3.1 Cook 公司 Kelvin® 500 系列

第一批 CVT 速率自适应起搏器产品之一是 Cook 公司的 Kelvin 500 系列（单极型和双极型）。这种起搏器的速率适应策略是基于以下在对犬科动物的试验基础上发展而来的算法（Cook et al.，1985）。

$$\text{HR} = A + B(T - T_0) + C\text{sign}(dT/dt) \tag{15.7}$$

其中，

HR 为瞬时 HR(bpm)；

A 为静息心率(bpm)；

B 为运动过程中 HR 与温度曲线的斜率；

T 为平滑或滤波的瞬时 CVT；

T_0 为静止 CVT；

C 为 HR(bpm)的初始上升(bpm)除以运动期间温度随时间变化曲线的斜率；

$\text{sign}(\text{d}T/\text{d}t)$ 为温度对时间的导数的符号($\pm$)。

然而,公式(15.7)只是算法的基础,而不是实际使用的算法。在 Kelvin 500 系列起搏器中使用的算法不仅根据影响公式(15.7)的因素来调节心率,而且还考虑到初始温度下降,以及调整一整天 HR 和 CVT 基线(Sellers et al.,1987;Fearnot and Evans,1991;Bixler,1994)。图15.9 列出了图 15.10 中使用的符号描述,给出了迟滞曲线(a)和(b)与流程图表示(c),其描述了每 10 s 发生一次的每个采样周期中的算法(Bixler,1994)。除了瞬时温度之外,还需要温度变化率随时间的变化来确定所需的起搏频率。这是通过计算 6 个最新 CVT 值的平均值并从之前的 6 个 CVT 值的平均值中减去的。因此,总共需要 12 个 CVT 值(2 min)来确定 $\text{d}T/\text{d}t$。图 15.9 和 15.10 都是从现有的资料中得出的(Cook et al.,1984,1985;Sellers et al.,1987;Volosin et al.,1989;Heggs et al.,1990;Fearnot and Evans,1991)。

参数	描述	正常值
T_c	当前 CVT(℃)	参见图 15.4
$\text{d}T/\text{d}t$	用两个连续 1 min 的平均温度之差确定平滑 CVT 随时间的导数(℃/s)	参见图 15.4
T_r	静息 CVT 常数(℃)	37 ℃
T_h	温度常数,表示 T_r 加上一个小于基础和持续运动 CVT 差值的常数	*
L_n	低心率最小设置点常数(℃/s)	**
L_x	低心率最大设置点常数(℃/s)	**
H_n	高心率最小设置点常数(℃/s)	**
H_x	高心率最大设置点常数(℃/s)	**
ΔHR	两个可编程的斜率($+,-$),它提供瞬时频率变化,将心率改变为以下 3 种起搏频率之一(bpm)	每 5 或 10 s 为 1~20 bpm(可编程)
H_r	可编程静息心率常数(bpm)	70 bpm
H_i	可编程中间心率常数(bpm)	85 bpm
H_e	可编程运动心率常数(bpm)	120 bpm
t_i	程控最大 H_i 时间	2、4、6、8、10、12 min
T_{2m}	2 h 间隔均匀取样的 8 个值中的第二个最低 CVT 值	可变
HR	当前起搏心率(bpm)	$H_r、H_i、H_e$

图 15.9 图 15.10 中使用的参数,描述了 Kelvin 500 系列起搏器调整刺激速率的算法。请注意,上面列出的所有参数都没有具体命名,但在这里提供是为了澄清算法。* 值未给出,但可能小于 $T_r +$ 1℃。** 值未给出,但可能是其他可编程参数 Kelvin set 的函数,该参数决定了算法对温度变化的敏感性。引自 Cook et al.,1984,1985;Boal et al.,1987;Sellers et al.,1987;Volosin et al.,1989;Heggs et al.,1990;Fearnot and Evans,1991

使用图 15.9 和 15.10,我们可以简化公式(15.7)如下:

$$\text{HR}_{(t)} = \text{HR}_{(t-1)} + \Delta\text{HR} \tag{15.8}$$

其中,

HR$_{(t)}$ 是当前 HR;

HR$_{(t-1)}$ 是先前确定的 HR;

ΔHR 是一个正或负的瞬时增长率。

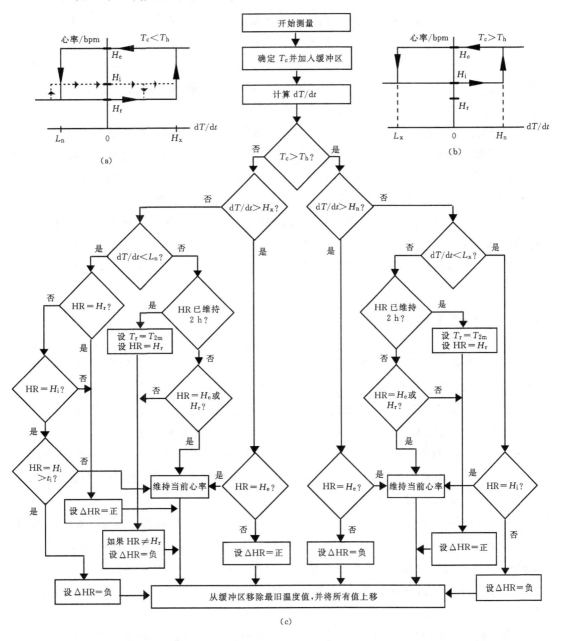

图 15.10 基于 CVT 的 Cook Kelvin 500 系列频率适应性算法。(a)和(b)确定起搏速率的迟滞曲线;(c) 算法流程图(Cook et al.,1984,1985;Sellers et al.,1987;Volosin et al.,1989;Heggs et al., 1990;Fearnot and Evans,1991)

虽然这个方程似乎允许 HR 假定许多不同的值,但这些值中的大多数只是暂时性的比率,使得 HR 可以调整到三个不同比率(H_r、H_i、H_e)之一。该算法根据 CVT 与基线温度的差异以及 CVT 随时间的变化率来改变起搏速率。前者决定了算法遵循两条迟滞曲线(图 15.9(a)和(b))中的哪一条。这两条曲线的 HR 最大和最小决策点(L_n、H_x、L_x、H_n)的设定方式使得与 CVT 高于 T_h 时 HR 调整到中间速率相比,CVT 低于 T_h 时 HR 更难以适应运动速率 H_e,更容易适应静息心率 H_r。这些设置点有助于减少不必要的从 H_r 到 H_e 调整心率的可能性,以及减少所需的 CVT 相对于调整 HR 从 H_i 到 H_e 所需的时间斜率。这反映了较高 CVT 下的自然 HR 和 CVT 关系(见 15.1.2 节)。

此外,运动诱发的 CVT 下降(见第 15.1.2 节)是由 HR 的增加引起的。选择下降率检测阈值是很重要的,因为它比患者在运动开始时所经历的斜率要小,但要大于与昼夜波动相关的温度下降的斜率。对于所有使用下降检测速率准则的算法来说,这都是正确的。另外,选择 $H_i(t_i)$ 的程控最大时间也很重要,因为它比典型的温降持续时间长。该算法的另一个方面是调整基线温度值 T_r,其对应于可编程的基线心率。这一调整的原因是为了允许对运动作出更好的反应,而不考虑昼夜节律周期。此外,这也可能有助于考虑温度传感电路的公差和漂移。重要的是要认识到基准温度参考是可调整的,而不是相应的可编程基线起搏心率 H_r。

使用 Kelvin 500 系列起搏器算法的例子

为了理解该算法,在假设的运动情境中进行起搏是非常有益的。首先,假设患者配备了 Kelvin 500 系列起搏器,最初处于静止状态(CVT = 37 ℃,HR = 70)。这对应于低于 T_h 的 CVT(图 15.9、15.10(a)、15.8(c)),然后患者开始运动,这就导致他的 CVT 以低于 L_n 的速率变化。HR 将以每 5 或 10 s(取决于程序的具体设置)的速率增加程控的 ΔHR。由于 Kelvin 500 系列的 CVT 采样率为 1 采样/10 s,所以 CVT 采样周期之间存在 1 或 2 个瞬态速率调整。假设 H_i(中间速率)= H_r(70 bpm)+15 bpm,并且+ΔHR = 10 bpm,则 HR 需要 2 次瞬时心率调整才能达到 85 bpm(见图 15.10 中的虚线)。请注意,HR 不会增加到每分钟 90 次,而是处于 H_i 水平。

现在假设患者继续运动,最终导致 dT/dt > H_x。HR 将继续增加+ΔHR,直到达到 H_e(120 bpm)。10 min 后,T_c > T_h(见图 15.10(b)),患者停止运动。受试者的 CVT 开始急剧下降(dT/dt < L_x)。经过 3 次心率调整(−ΔHR = 30 bpm)后,HR 调整到 H_i。不久后,T_c < T_h 并且 dT/dt 斜率减小,但仍小于 L_n。HR 将开始再次根据速率−ΔHR 下降,最终达到 H_r。

现在假设患者停止运动,而不是继续(再一次停留在图 15.10(a)中虚线上的 H_i)。受试者的 HR 将留在 H_i,直到 t_i 已经过去。在此之后,受试者的心率会以−ΔHR 降低,直到达到 H_r。这个限制的目的是确保起搏频率 HR 在一段较长时间内不会保持较高的运动心率,以防患者在最初开始运动后突然停止运动(这会导致缓慢恢复到基线 CVT)或算法错误地将 CVT 的下降(由于运动以外的情况)解释为运动诱发下降的情况。

现在假设患者没有停止运动,而是持续运动 2 h。使用图 15.10(c)的左半部分,我们看到,如果 HR 保持在 3 个 HR 水平中的任何一个超过 2 h,T_r 将被调整为 2 h 内 8 个等距样本的第二个最低温度(T_{2m})。该算法相应地调整到程控基础起搏心率 H_r,那么想必 T_h、H_i 和 H_e 也调整了。当然,这不是期望的生理反应。但是,如果患者继续运动,那么 CVT 很可能会以这种方式升高,至少可以调整到以中间心率起搏,因为心率和温度调节之间的关系会导致 CVT 的增加(见第 15.1.2 节)。

Kelvin 500 系列起搏器算法的优点和缺点

虽然该算法对不能从传统的 AV 同步起搏器中受益的患者在运动过程中提高心率的需求有很大的改善,但由于它只以 3 种不同的起搏频率逐步响应,所以其实现不是最优的。此外,3 种起搏频率之间的变化是突然的,这与心率的自然平稳过渡不相对应,而且在发生错误的运动检测时,还允许高水平的不希望的心动过速。此外,尽管该算法根据电路和昼夜 CVT 波动(通过调整基线速率)进行调整,以便无论昼夜周期如何都能改善对运动的响应,但这也允许在长时间的持续运动中进行非自然的响应。发烧时也会出现类似的不良反应,这种反应更可能持续 2 h 以上。最后,Sellers 等(1987)的研究表明,该算法的响应与自然响应之间存在延迟。

曾报道过一个 61 岁患者接受 Kelvin 500 系列单极起搏器的起搏器介导的心动过速案例(Volosin et al.,1989a)。在常规的手臂测力计压力测试中,受试者在倾斜时经历了间歇性胸壁抽搐。进一步检查发现,当受试者处于这个位置时,他的膈肌受到起搏器的刺激。这种刺激导致代谢率增加,从而使 CVT 以足够高的速度增加,从而触发算法以上限频率起搏。如果患者保持在这个位置,则起搏器介导的心动过速将持续存在。脉宽从 0.55 ms 降至 0.31 ms。在此之后,患者不再经历起搏器介导的心动过速的发作。

15.3.2 Intermedics Nova MR® 系列

第一批 CVT 频率自适应起搏器之一是 Intermedics Nova MR(单极和双极型),它不同于 Kelvin 500 系列,因为它的起搏算法具有更动态的 HR 响应。像 Kelvin 500 系列起搏器一样,Nova MR 不仅根据 CVT 与时间曲线的导数以及瞬时 CVT 来调节心率,而且还考虑了初始温度的下降。然而,它使用的是一种更自然的响应算法。图 15.11 给出了图 15.12 的参数,图 15.12 给出了 HR 和 CVT 曲线关系(a)和(b),并给出了流程图(c),描述了该算法目前工作的曲线所基于的算法。图 15.12(a)显示了一系列被称为运动曲线的曲线(显示了 3 条),用于在运动过程中作为 CVT 的线性函数来调整心率。该算法采用两条 CVT 与起搏速率呈线性关系的曲线。其中第一条曲线,即基本曲线或发热曲线,其斜率可调为 6、12、18 或 24 次/℃。这条曲线跟随的温度变化比较慢,如那些由于昼夜波动和发烧而发生的变化。这些曲线的斜率是可编程的,通常起始约为 80 bpm/℃,然后在较高的 HR 下降低斜率(大约 25 bpm/℃)(Alt et al.,1986;Alt,1987;Alt et al.,1993)。

参数	描述	正常值
HR	当前起搏心率	50～180 bpm
dT/dt	与 Cook Model Kelvin 500 series 类似	参见图 15.4
$K1$	程控运动曲线	$K2+40$～120 bpm/℃
$K2$	程控基本曲线	70 bpm（37 ℃）± 5～25 bpm/℃
T_c	* 当前 CVT	36～40 ℃
ΔT_b	** CVT 从基本曲线的初降幅度	参见图 15.4
ΔT_d	可编程 CVT 初降幅度阈值常数	0.12～0.25 ℃
Td_r	CVT 下降速率阈值常数	0.12～0.20 ℃/min
HI_1	中间 HR 限制（bpm）	85 bpm
H_i	可编程 HR，从 K2 增加到 HI	15 bpm
HI	中间 HR	$K2+H_i$
E_r	可编程运动心率阈值常数	0.04 ℃/min
B_r	可编程基本心率阈值常数	*** -0.08 ℃/min
t_i	HI 最大可编程时间	2 min
t_t	运动曲线最长时间	30 min

图 15.11 图 15.12 中使用的参数，描述了 Intermedics Nova MR 起搏器调整刺激心率的算法。请注意，上面列出的所有参数都不是专门命名的，而是为了澄清算法而提供的。* 这个值很可能是最近几个 CVT 样本的平均值（大约 8 个）。** 没有给出确定这个值的方法，但它很可能被看作是一系列存储样点间最大 CVT 与最小 CVT 之差。*** 未给出的数值，根据现有资料估计出值（Alt et al.,1986；Alt,1987；Alt et al.,1988；Alt et al.,1993）

采样率为几毫秒或每秒一次（Alt,1988），但据报告为每 4 或 8 个起搏周期（Sneed,1994）。起搏器调整起搏频率的时间是相同的（Sneed,1994）。与 Kelvin 500 系列一样，Nova MR 算法也使用两组 CVT 值来确定 CVT 的变化率，尽管没有指明所涉及的温度样点的数量。此外，Nova MR 算法还限制了中间 HR、HI 的时间，以及运动曲线 $K1$ 调节心率的时间。然而，同样地，它以一种更可取的方式进行。

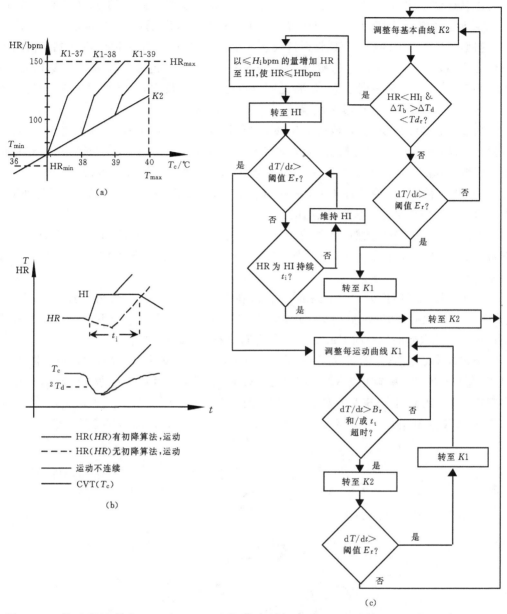

图 15.12　基于 CVT 的 Intermedics Nova MR 算法(Alt et al.,1986;Alt,1987;Alt et al.,1988)。
(a)基本曲线(K2)和运动曲线(K1);(b)CVT 初降响应曲线;(c)算法流程图

使用 Nova MR 起搏器算法的例子

为了理解该算法,在假设的运动情境中进行起搏是有益的。首先,假设患者配备了 Nova MR 起搏器,最初处于休息状态。当患者继续休息时,他的 CVT 可能轻微波动,并受昼夜节律变化的影响。在此期间,患者的起搏率由 K2 曲线(图 15.12(a))调制为 70 ± 15 bpm/℃。现在假设受试者的 CVT 中 T_c 和 HR 分别为 37 ℃ 和 70 bpm,并且受试者处于静止状态。在白天,受试者的 CVT 根据第 15.1.2 节所讨论的昼夜节律波动,因此起搏率将遵循曲线 K2(图 15.12(a))。假设 T_c 在这种情况下上升到 37.2 ℃,相应的起搏心率(根据 K2 的斜率为 15 bpm/℃)将是 73.0 bpm。此时,受试者开始运动,并导致他的 T_c 下降 0.4 ℃,随后 T_c 随着运动的持续而增加。一旦患者的 T_c 下降到大于 ΔT_d 的值,并且速率值小于 Td_r(意味着斜率在负方向上陡峭),HR 将通过快速过渡阶段增加到 HI。注意,在达到所需的下降阈值之前,起搏率将经历短暂的初始下降,因为曲线 $K2$ 控制起搏心率(图 15.12(b))。假设 ΔT_d 为 0.2 ℃,得到的中间心率 HI 将是 85 bpm。现在假设 CVT 开始以比 E_r 大的速率上升。HR 将以曲线 $K1$ 上升,其初始斜率为 80 bpm/℃(图 15.11)。

假设患者继续运动,直到他的 HR 和 CVT 分别在 125 bpm 和 37.5 ℃ 稳定。不久,患者停止运动,他的 HR 继续遵循运动曲线 $K1$,直到他的 dT/dt 大于 B_r(这意味随着时间的推移温度下降的速度不那么快),并且在这个曲线上花费的时间大于 t_t(大约 30 min)。此时,对起搏心率 HR 的控制将从 $K1$ 曲线向基本曲线 $K2$ 转变。在目前的 T_c 状态下,这两条曲线之间会发生平稳而快速的过渡。

时间标准 t_t 的必要性如下。如果忽略了这一标准,那么一旦 T_c 开始稳定,HR 就会立即移到 $K2$ 曲线上。正如第 15.1.2 节所述,在一定的运动水平下,CVT(和 HR)最终将保持平稳。

现在假设患者停止运动而不是继续(再次在 HI)。受试者的 HR 将一直呆在 HI,直到 t_t 结束。在这段时间之后,受试者的心率将下降到基本曲线 $K2$,通过两条曲线间平稳但快速的过渡。此限制的目的与 Kelvin 500 系列起搏器算法的目的相同。

现在假设患者没有停止运动,而是继续运动超过 t_t 的一段时间。该算法通过平稳、快速的过渡,将 HR 调整为基本曲线 $K2$。一旦回到 $K2$ 后,患者继续承受巨大的生理压力,他的 CVT 会突然增加。因此,起搏速度将像以前一样从曲线 $K2$ 移到 $K1$。图 15.13 显示了一名心房植入 Nova MR 频率自适应起搏器(AAI-R)的 63 岁男子在各种活动时的起搏 HR 和 CVT。

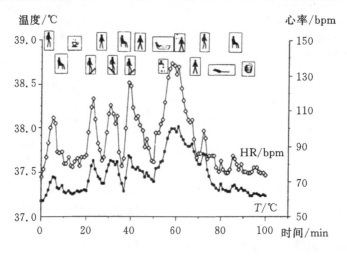

图 15.13　一位心房植入 Nova MR 频率自适应起搏器(AAI-R)的 63 岁男子在各种活动时的起搏 HR 和 CVT。引自 Alt, E., Barold, S. S., and Stangl, K. (eds.) 1993. *Rate adaptive cardiac pacing*. Berlin:Springer-Verlag

Nova MR 系列起搏器算法的优点和缺点

Nova MR 起搏器算法具有更强的动态性,比 Kelvin 500 系列起搏器算法更优。该算法允许昼夜节律和运动 HR 的增加,这更接近于自然的 HR 响应。然而,该算法由于其 T_c (CVT)相对起搏心率是线性的,而自然响应是指数型的,当 CVT 从下方接近运动平台以及从上方接近基线 CVT 时,该算法并不是最优的。此外,患者在运动开始时会经历起搏心率的最初短暂下降,直到初降达到速率和幅度阈值标准。同样,在持续运动时间比 t_t 长的时期,起搏心率最初从 K1 移到 K2,而自然反应则会出现较高的心率。另外,曲线 K1 和 K2 之间的过渡通常是不自然的突变。

Zegelman 等(1990)对 21 例患者的研究表明,与无频率自适应 SSI 模式相比,使用Nova MR 频率自适应模式时的运动能力平均增加 33%。但是,它确实报告了以下不理想的结果:

1. 平均响应时间(心率增加 5 bpm 的时间)为 1.9 min。一个因素可能延长了这一时间间隔,即热敏电阻是位于右心房顶端的一些患者。至少有一项研究表明,由于不适宜的右心房血液混合不足,这种安置可能导致延迟反应(Alt et al.,1986)。此外,一些患者可能表现为缓慢和延长的 CVT。这在患有慢性心脏病的患者中很常见,它是由于运动开始时为四肢提供服务的外周血管收缩造成的(Sneed,1994)。这会导致 CVT 下降较慢。由于肌肉血流量减少,导致运动时产生热量,所以初降时间延长。这也会增加平均响应时间。

2. 在检测到 DIP 后应出现中间起搏频率增加,但部分患者(在中间部 2 min 时限后)由于上述的 DIP 延长而出现频率下降。

15.3.3 Intermedics Circadia® 系列

Intermedics Circadia 心脏起搏器(单极起搏器)算法结合了 Nova MR 起搏器的大部分基本原理,并对其进行了一些改进,包括:

1. 一种能更好地模拟正常健康心脏在休息、昼夜节律、运动、发烧等条件下的起搏频率的算法。
2. 一种改进的体育活动开始检测算法。
3. 一种控制计算起搏心率压摆率的算法,以避免心率的突然增加或下降。
4. 一种在起搏频率饱和后,在剧烈活动期间仍可以提供更好响应的算法。
5. 除了执行上述操作外,还将自动调整频率响应算法使用的参考温度。

该算法基于其起搏心率,每 4 或 8 次心搏(可编程)计算,基于公式(15.9)(Calfee et al.,1989;Sneed,1994)。Circadia 心脏起搏器每心搏采样 CVT。

$$心率=参考心率+自然心率响应+动态心率响应+阶跃心率响应 \qquad (15.9)$$

其中,

参考心率是所需的基准起搏心率;

自然心率响应是由于发烧和昼夜周期等自然原因引起的静息性起搏心率随 CVT 变化引起的心率变化;

动态心率响应是由于与运动相关的 CVT 改变而期望的起搏心率的变化；

阶跃心率响应是期望的与运动诱发 CVT 初降变化相关的起搏心率增量变化；

参考心率是理想的静息起搏心率,最初由医生编程(通常约为 70 次/min)。其余参数将使用适用的方程式、表格和伪码来解释。图 15.14 显示了该算法的一般流程图,而图 15.15 则显示了上述参数的一些特征曲线(Calfee et al.,1989)。

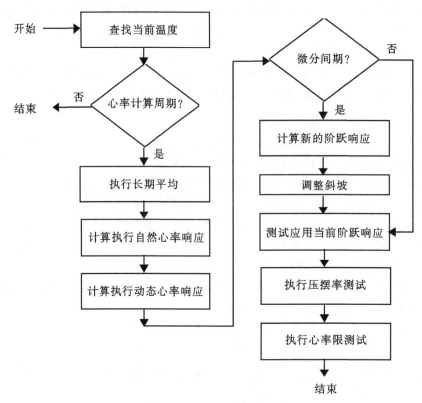

图 15.14 Intermedics Circadia 起搏器的基本算法(Calfee et al.,1989)

Circadia 自然心率响应

图 15.16 描述了控制自然心率响应的伪代码。

其中,

KNATP 是一个可编程的正自然心率系数,其典型值为 12 bpm/℃(见图 15.15(b));

KNATN 是一个可编程的负自然心率系数,其典型值为 6 bpm/℃;

TAVG 是从最近的 4 或 8(可编程)温度样本中计算出的当前平均 CVT(℃)。REFTMP 是加权平均参考温度,最初由医生编程(通常为 37℃),但植入后由公式(15.10)—(15.12)调节;

REFTMP 由 REFTMP=A_N 定期计算,其中 A_N 由公式(15.10)—(15.12)确定。考虑最初程序中基准温度的任何误算,以及静息温度的季节性或其他长期波动,允许参考温度随时间调整。

$$A_N = K^* S_{N-1} \tag{15.10}$$

$$D_N = TAVG - A_N \tag{15.11}$$

$$S_N = S_{N-1} + D_N \tag{15.12}$$

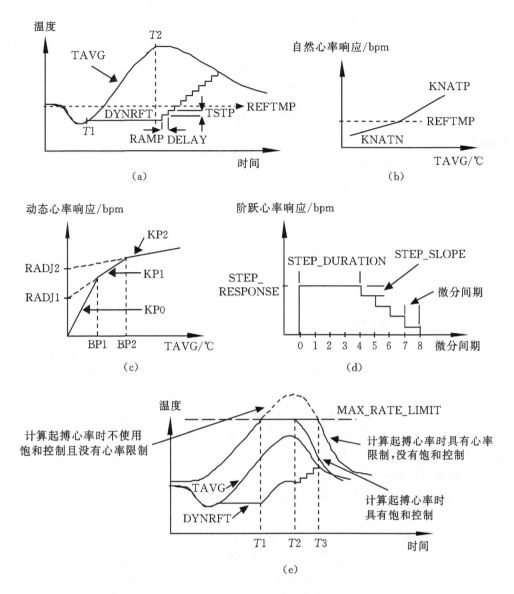

图 15.15 描述 Intermedics Circadia 起搏器不同频率响应参数的曲线(Calfee et al.,1989)

其中,

A_N 是在预定时间段内的当前加权平均参考温度;

K 是一个常数系数,$(1/2)^n$ 中 n 是介于 8 和 24 之间的整数;

D_N 是当前平均温度和当前加权平均参考温度之间的差;

S_N 是上一次平均加权和与当前平均温度和当前加权平均参考温度之差的和;最初编程值为 $2^n(REFTMP)$;

S_{N-1} 是上一次平均加权和。

为 n 选择的值决定了在预定的时间周期中调整了多少参考温度 REFTMP。三个可编程的数值分为慢、中和快,允许加权平均时间常数 >14 天、7~14 天和 1~7 天(Sneed,1994)。

自然心率响应总是对起搏心率有贡献,除非 TAVG＝REFTMP。

```
if ((TAVG-REFTMP) ≥ 0)
    Natural Rate Response = KNATP(TAVG－REFTMP);
else Natural Rate Response = KNATN(TAVG－REFTMP);
```

图 15.16　确定 Circadia 自然心率响应的伪代码(Calfee et al.,1989)

Circadia 动态心率响应

图 15.17 描述了控制动态心率响应的伪代码。

```
if (RTAVG > RBCRIT)
{
    if ((TAVG－DYNRFT) < BP1)
        Dynamic Rate Response = KP0(TAVG－DYNRFT);
    if (BP1 ≤ (TAVG－DYNRFT) < BP2)
        Dynamic Rate Response = RADJ1＋KP1(TAVG-DYNRFT);
    if ((TAVG－DYNRFT) ≥ BP2)
        Dynamic Rate Response = RADJ2＋KP2(TAVG-DYNRFT);
}
```

图 15.17　确定 Circadia 动态心率响应的伪代码(Calfee et al.,1989)

其中,

RTAVG 是平均 CVT(℃)的变化率;

RBCRIT 是最小可编程的变化阈值,它指示被测试者是否在运动(通常为 0.02 ℃/微分间期)。微分间期定义为 8 个起搏周期;

TAVG 是当前的平均 CVT(℃);

DYNRFT 是一个跟踪 TAVG 值的值,直到 RTAVG>RBCRIT 保持不变为止(参见图15.15(a)中的 T1);

KP0、KP1 和 KP2 是第一、第二、第三运动系数,其典型值分别为 90、66 和 48 bpm/℃;

RADJ1 和 RADJ2 是第一和第二心率常数调整值,其典型值分别为 27 和 46.8 bpm;

BP1 和 BP2 分别是第一和第二温度断点,分别为 0.3 ℃和 0.6 ℃。

应该很明显,KP0、KP1、KP2、RADJ1、RADJ2、BP1 和 BP2 是相互关联的,因此当这两个断点交叉时,它们将提供一个平稳的起搏心率(见图 15.15(c))。这些可编程参数用以保持平稳过渡。此外,随着 HR(和 CVT)的增加,KP0、KP1 和 KP2 的下降斜率与自然的、指数的 HR 密切相关。

一旦 TAVG 变化率低于 RBCRIT 值(在停止运动之后,见图 15.15(a)中的 T2),DYN-RFT 不会立即跟踪 TAVG;相反,DYNRFT 根据参数 TSTP 和 RAMP DELAY 定义的可编程斜坡函数增加,以提供平稳的起搏心率下降,如正常健康的心脏那样。

Circadia 阶跃心率响应

图 15.18 描述了控制阶跃心率响应的伪代码。

其中,

TAVG 和 DYNRFT 如前所述;

STPCRIT 是与 TAVG 和 DYNRFT 之差相关的可编程判据,它确保 CVT 初降不是由于运动引起(通常为 0.04 ℃)时,阶跃心率响应不会增加到起搏心率;

T_CTR 是一个计数器,它可以确保患者已经休息了一段时间,然后才能将阶跃心率响应添加到整个起搏心率(最初由 MAX_Count 算法设置,通常约为 22 个微分间期);

TL 是上一个微分间期的平均 CVT;

DIPSLOPE 是可编程的 CVT 初降斜率标准(通常是 0.006 ℃/微分间期);

DIPSIZE 是初降幅度的判据;

RATE 是目前计算的起搏心率;

STPCRTR 是与当前起搏心率相关的可编程判据,它确保 CVT 初降不是由于运动引起(通常为 80 bpm)时,阶跃心率响应不会增加到起搏心率;

STEP_RESPONSE 贡献给整个起搏心率的步长调整量(相当于 STEP_SIZE 大小,通常为 15 bpm);

STEP_DURATION 是确定阶跃心率响应对整个起搏心率贡献时间的判据(等于 STEP_DURATION_MAX,这通常是 4 个微分间期);

TPEAK 是 TAVG 的峰值,其计算方法如下:

$$\text{if(TAVG} > \text{TNL) then TPEAK} = \text{TAVG}$$

其中 TNL 是先前的 TAVG 值。

```
if ((TAVG−DYNRFT) < STPCRIT)                              (1)
{
  if (T_CTR ≠ 0)                                          (2)
      decrement T_CTR;
  else if (((TL−TAVG) > DIPSLOPE) and ((TPEAK−TAVG) >
      DIPSIZE) and (RATE < STPCRTR))              (3),(4),(5)
  {
      STEP_RESPONSE = STEP_SIZE;
      STEP_DURATION = STEP_DURATION_MAX;
  }
}
else T_CTR = MAX_COUNT;
```

图 15.18　通过使用 5 个判据确定 Circadia 阶跃心率响应的伪代码(Calfee et al. ,1989)

总体上,图 15.18(1)中的伪代码确保在运动反应已经开始时,阶跃心率响应不会被添加到总体起搏心率中;(2)确保如果患者没有休息大约 10 min,则不将阶跃心率响应添加到总体起搏心率中;(3)在将阶跃心率响应添加到总体起搏心率之前确保 CVT 温度下降速率低于阈值;(4)在将阶跃心率响应添加到总体起搏心率之前确保 CVT 温度下降幅度高于阈值;(5)确保当计算的起搏心率表明已经维持动态心率响应时,阶跃心率响应不被添加到总体起搏心率中。

与 Nova MR 算法类似,Circadia 算法因为增加了阶跃心率响应,不允许整个起搏心率超过某一阈值,MAX_STEP_RATE,典型值为 85 bpm。

与以前算法类似的是,阶跃心率响应在有限时间内被添加到整个起搏心率。阶跃心率响应开始衰减的点由可编程参数 STEP_DURATION 给出,它在阶跃心率响应之后,典型值为 4 个微分周期,STEP_RESPONSE 被加到总的起搏心率(见图 15.15(d))。阶跃心率响应在每个 STEP_DURATION 期间衰减值为 STEP_SLOPE,典型值为 4 bpm,直到阶跃心率响应不再有助于起搏心率。

Circadia 起搏器算法的附加特征

Circadia 起搏器算法的另一个特点是压摆率控制。每次计算新的起搏心率(每 4 或 8 次心搏)时,新计算的起搏心率 RATE 与当前起搏心率 LAST_RATE 之间的差随之确定。如果这一差值超过可编程的最大压摆率值 MAX_SLEW_RATE,则新的起搏心率的增加将被限制在 MAX_SLEW_RATE,这通常需要大约 2 bpm/心搏的计算周期。压摆率控制限制所有对总体起搏心率有贡献的参数增加起搏心率(参见公式(15.9))。

另一个表现在所有类型的起搏器中的特点是上限频率限制 MAX_RATE_LIMIT,通常在 133 bpm 左右。一旦计算出的起搏心率达到或超过此值(见图 15.15(e)中的 $T1$),实际起搏心率将被限制在 MAX_RATE_LIMIT,并且 DYNRFT 与 TAVG 的增加量相同,因此计算的起搏心率保持不变,直到 TAVG 停止上升并开始下降(参见图 15.15(e)中的 $T2$)。一旦发生这种情况,DYNRFT 将像前面所描述的那样开始上升,动态心率响应对总体起搏心率 RATE 的贡献将导致 RATE 下降。这样即使在运动停止后,也能防止以最大的心率起搏。

Circadia 起搏器算法的优点和缺点

与前面描述的算法相比,Circadia 起搏器算法的提高列在了本节的开头。总的来说,Circadia 起搏器的性能非常好(Sneed,1994)。由于该算法的复杂性,很难确定其固有的缺点。同样,与 Nova 类似,关于这一算法成功或有问题的信息非常有限,因为这两种模式都没有进展到临床试验之后。这种算法的唯一缺点可能是由于个体具有 CVT 特性。第 15.6 节将介绍其中一些潜在的问题。

15.3.4　Cook Sensor® 型 Kelvin® 510 系列起搏器

Cook Sensor® 型 Kelvin® 510 系列起搏器(可在单极和双极模式下使用)类似于 Kelvin 500 系列,其算法基于公式(15.7),但它使用一种算法来调整起搏频率,以便更好地模拟正常健康的心脏在休息、昼夜节律、运动和发烧等条件下的心率反应。这不仅包括比以前提到的算法更准确的反应,而且也包括更快的反应(Fearnot and Evans,1991)。

Kelvin 510 系列算法包含五个参数,这五个参数有助于总体起搏速率,如公式(15.13)。这些因素与 Circadia 算法中考虑的因素相似,一个主要区别是 Kelvin 510 系列算法使用运动诱发的 CVT 初降的幅度绝对值和导数来指示起搏心率应该增加的数量,而不是它们相对于阈值的值。这会导致运动开始后起搏心率提前增加。

$$TR = LR+DIU+DT+STX+TXB \tag{15.13}$$

其中,

TR 是目标起搏心率;

LR 是起搏的基本心率,即下限起搏限制(通常是 70 bpm);

DIU 是由于自然原因(如发烧和昼夜周期)引起 CVT 变化所需的起搏心率增加;

DT 是由于 CVT 的变化率所需的起搏心率增加;

STX 是由于运动诱发的温度下降幅度所需的起搏心率增加;

TXB 是由于运动中 CVT 高于局部最小值所需的起搏心率增加。

这些值是根据图 15.19 的伪代码和图 15.20 中列出的 tau 的可编程系数来计算的。这些系数是通过研究正常和起搏器患者窦房结活动正常的 CVT 和 HR 来确定的。此外,上述起搏参数主要是通过比较与图 15.21 所示的三个移动基线温度值的多个温度偏差来确定的。

```
STX = tau5(RST—D/6);                          Dip Magnitude
if STX < 0 then STX = 0;
TR = LR+STX;


DIU = tau4(RST—DV);                           Diurnal Variation
if DIU < 0 then DIU = 0;
TR = TR+DIU;


TXB = tau3(M0—BLM);                  Deviation from Local Minimum
if TXB < 0 then TXB = 0;


if D < E then:                                Negative dT/dt
DT = tau1(E—D);
TR = TR+DT;
if TR > IR then TR = IR;
TR = TR+TXB;
if TR > UR then TR = UR;


if D ≥ E then:                             Positive (or zero) dT/dt
DT = tau2(D—E);
if TR > IR then TR = IR;
TR = TR+DT+TXB;
if TR > UR then TR = UR;


NR = (PR+TR)/2                                Rate Smoothing
```

图 15.19 确定 Cook Sensor 型 Kelvin 510 系列起搏器起搏心率的伪代码(Fearnot and Evans,1991)

tau1 至 tau5 增益系数									
最小值			正常值				最大值		
可编程 Kelvin 集合数									
Tau	1	2	3	4	5	6	7	8	9	10
1	0.011	0.013	0.016	0.020	0.025	0.031	0.039	0.047	0.059	0.070
2	0.059	0.070	0.094	0.109	0.141	0.172	0.203	0.250	0.313	0.375
3	0.234	0.281	0.375	0.438	0.563	0.688	0.813	1.00	1.25	1.50
4	0.055	0.055	0.055	0.055	0.055	0.055	0.055	0.055	0.055	0.055
5	0.203	0.234	0.281	0.375	0.438	0.563	0.688	0.813	1.00	1.25

图 15.20　用于计算 Cook Sensor 型 Kelvin 510 系列起搏器的起搏心率时使用的 Tau 系数。所需的 Kelvin 集合数(1~10)代表一组 Tau 系数,由医生编程(Cook Pacemaker Corporation,1992)

Kelvin 510 系列起搏器每 10 s 对 CVT 采样一次,起搏心率增加时每 5 s 调整一次,起搏心率降低时每 10 s 调整一次。此外,对于 50 至 130 之间的起搏心率以 1 bpm 的增量进行调整,对于 130 至 160 之间的起搏心率以 2 bpm 的增量进行调整。可能的起搏心率范围在 50 至 160 bpm 之间(Cook Pacemaker Corporation,1992)。

从图 15.19 可以明显看出,目标心率 TR 是分步骤调整的。第一个可能增加目标心率的是由于运动诱发 CVT 初降(STX)的幅度。

Kelvin 510 系列对 STX 的确定

图 15.20 和 15.21(a)和(c)说明如何确定 STX。每 1 min 会采样一次 6 个最近的温度样本的平均值,方法是取这些测量值 D 之和,除以测量数(6),并将该值存储在包含 8 个寄存器的静息缓冲器中。在每次新的平均值计算之后,存储在 R7 中的最旧值被丢弃,其余值被向上移动,以便为新的平均值腾出空间。在任何给定时刻,基线静息温度 RST 由 R(静息温度)缓冲器中的第四个最小值确定。STX 是在每次 CVT 采样时(每 10 s)确定的,它是通过将增益常数(tau5)乘以静息温度 RST 和 6 个最近的温度样本的平均值 D/6 之间的差值来确定的。因此,当发生运动诱发的 CVT 下降时,6 个最近的温度样本(D/6)的平均值将低于静止温度 RST,导致目标起搏心率增加 STX。如果 STX 为负值,表示温度升高,则 STX 为 0(图 15.19)。

Kelvin 510 系列对 DIU 的确定

图 15.20 和 15.21(a)和(c)说明如何确定 DIU。DIU 值表示由于昼夜变化而增加的起搏心率,它是通过将增益常数 tau4 乘以静息温度基线 RST 和日最低温度基线 DV 之间的差而得到的。在采样周期为 5 min 的每 24 h 内,静息温度 RST 与 DIB 缓冲区中最低静息温度 DIB 相比较,如果当前 RST 小于 DIB,则当前 RST 成为 DIB 缓冲区中的 DIB。在 24 h 周期结束后,值 DIB 变为 DV,即日温度基准值。因此,当 CVT 大于前一天最低温度时,由于昼夜变化,目标起搏心率将加入 DIU。如果为 DIU 计算的值为负值,则 DIU 为 0(图 15.19)。

Kelvin 510 系列对 TXB 的确定

图 15.20 和 15.21(a)和(b)说明如何确定 TXB。TXB 值表示由于运动而增加的起搏心率,它是通过将增益常数 tau3 乘以局部最小温度基线 BLM 和最小值缓冲器(M0)内最新

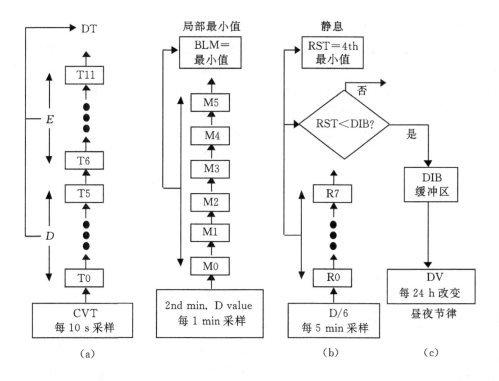

图 15.21 在 Cook Sensor 型 Kelvin 510 系列起搏器算法中使用数据缓冲器来帮助确定起搏心率。(a)温度缓冲器(T);(b)最小值缓冲器(M);(c)静息温度缓冲器(R)。另外还指示了 3 个移动基线值 BLM、RST 和 DV,分别对应于局部最小、静息和昼夜运动基线(Fearnot and Evans,1991)

值之间的差来获得的。每分钟,温度缓冲器 T0—T5 中的第二个最小 CVT 值被添加到 M 缓冲器中,方法是丢弃最老的 M 缓冲区值并将其余值向上移动。局部最小基线值 BLM 是 M 缓冲区中六个值中最小的。因此在运动时,当 M0 值大于 BLM 时,TXB 将被添加到目标起搏心率中。如果为 TXB 计算的值为负值,则 TXB 为 0(图 15.19)。

Kelvin 510 系列对 DT 的确定

图 15.20 和 15.21(a)说明了 DT 是如何确定的。如前所述,温度缓冲器 T0—T5 代表 6 个最近的温度样本。这些值都加到和 D 中。温度缓冲器 T6—T11 代表 6 个最旧的温度样本。将这些值相加到和 E 中。这两个值的差值 D-E 表示 CVT 的导数。如果 $D \geqslant E$,则温度上升,而 tau2 乘以上述导数得到 DT,然后将此值添加到目标心率 TR 中。如果 $D < E$,这是由运动诱发的 CVT 初降引起的,那么温度就会下降,而 tau1 乘以上述导数的加性逆得到 DT。然后将此值添加到目标心率 TR 中。还请注意,根据图 15.19 的伪代码,如果目标心率 TR 已经大于值 IR(设置中间心率,最有可能在 85 bpm 左右),则目标心率在将 DT 添加到目标心率之前被设置为 IR。这与 Kelvin 500 系列起搏器所提供的中间心率具有相似的总体效果,因为它调整了总体起搏心率,使其在中间心率附近开始或停止运动。然而,该算法并不限于三种起搏频率,响应速度比 Kelvin 500 系列算法快得多。

Kelvin 510 系列起搏器算法的附加特点

除了已经提到的参数之外,Kelvin 510 系列算法还提供了一个上限起搏心率限制(UR,通常为 110 bpm)。此外,还提供了可编程的压摆率限制。这些速率,即所谓的心率斜坡参数,是 12、24、36、48 和 60 bpm/min 的起搏心率增加,以及 6、12、18、24 和 30 bpm/min 的起搏心率下降(Cook Pacemaker Corporation,1992)。

图 15.22 显示了使用该算法模拟的起搏心率以及实际起搏心率的图表。

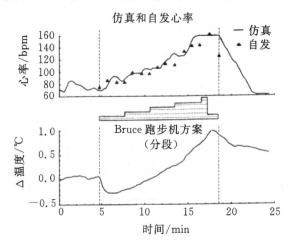

图 15.22 个人的内在心率与 Kelvin 510 系列起搏器算法对跑步机运动产生的模拟心率进行了比较。模拟与实际的 HR 分析表明,两者之间有很强的相关性,同时也与 CVT 有很强的相关性。引自 Fearnot, N. E., and Evans, M. L. 1988. Heart rate correlation, response time and effect of previous exercise using an advanced pacing rate algorithm for temperature-based rate modulation. *PACE*, 11: 1846 – 1852

Kelvin 510 系列起搏器算法的优点和缺点

与 Circadia 算法类似,Kelvin 510 系列起搏器算法提供更接近正常、健康心脏的起搏。采用 Kelvin 510 系列起搏器算法对 22 例患者进行分段 Bruce 运动时,正常变时性心率与模拟起搏心率的相关系数为 0.92,平均反应时间为 22±13 s。尽管温度数据是从植入 Kelvin 500 系列起搏器的患者体内记录并传输出来的,这样做的意义仍有疑问。这些患者中至少有一些最有可能是根据他们的 CVT 由 Kelvin 500 系列算法来设定起搏心率的,尽管 VVIC 模式对某些患者来说也是可能从中受益的。

通过研究该算法和现有信息,至少有一个缺点是显而易见的:如果患者的持续发烧时间超过确定最低温度基线所需的时间,那么最低温度基线将在长期发烧期间调整为 CVT 值。这将抑制由昼夜变化参数 DV 提供的起搏心率的增加。通过增加计算新的最低温度基线的时间周期(类似于计算自然心率响应中的 REFTMP 参数所需的时间长度),可以很容易地解决这个问题。

目前,Cook Kelvin 510 系列起搏器是唯一在美国市场上提供的 CVT 频率适应性起搏器。

15.4　CVT 频率适应性起搏器的附加特点

除了已经描述的特性和所有起搏器共有的特性之外,Cook Kelvin 510 系列起搏器还有几个附加功能,而且在所有 CVT 速率中可能都有类似特性的适应性起搏器。这包括:

1.频率响应模式(VVIR 和 VOOR)和非频率响应模式(VVIC 和 VOOC),后者是在低电池或失去温度感知情况下前者模式的默认值。

2.遥测温度和起搏心率信息以确定频率适应效果的能力(见第 15.5 节)。

15.5　CVT 频率适应性起搏器的随访功能

如果 CVT 频率适应性起搏器被确定为有益的,并随后被植入,那么在确定可编程参数的初始值时,重要的是要确定患者的生理状况,记住诸如年龄、运动能力和心脏的总体功能。在此之后,建议在植入后的头几个月对患者进行密切监测(就像对任何类型的起搏器一样)。除了常规参数,如不应期和脉冲宽度外,还应检查温度传感和频率自适应的有效性。在 Cook Kelvin 510 系列起搏器中,这不仅取决于患者在运动期间对其体验的评论,而且还通过以下三种方式之一遥测 CVT 或起搏数据:

1.短时间(最多 40 分钟)快照直方图。它由程控仪启动,对医院随访期间的固定活动(如步行或自行车测力仪)最有帮助。在这种模式下,每次起搏器测量温度和更新起搏心率时,6 个计数器中的一个就会增加。计数器的温度范围为 50~64、65~79、80~94、95~109、110~124 和 125~160 bpm,每个计数器的限值为 255。

2.一个长期直方图(最多 5 年)。它也是由程控仪发起的,将显示起搏频率高于或低于可编程心率分布的次数。

3.提供了同步遥测选项,使起搏器每 10 s 遥测一次起搏心率和 CVT 数据。这使医生可以测试在办公室随访期间改变各种可编程值的有效性。

15.6　CVT 频率适应性起搏器的整体优缺点

CVT 频率适应性心脏起搏器相对其他频率适应性起搏器有一个优点在于,随着时间的推移,它们是可靠和稳定的,只需最少的硬件改变即可实现,并且与代谢需求直接相关。

尽管 CVT 频率适应性心脏起搏器在过去因其对运动的反应相对缓慢而受到批评,但据报道,最近的算法已经在这方面有所改进。然而,有些患者由于身体状况可能会遇到以下问题:

1.部分患者运动诱发 CVT 初降较慢,且持续时间较长。这种情况在患有慢性心脏病的患者中很常见,它是由为四肢服务的外周血管收缩引起的。由于肌肉血流量减少,导致运动时产生热量,所以初降时间延长。根据变化的速率和幅度,CVT 的初降可能不会被检测到,进而可能导致起搏心率最初下降然后延迟增加。

2.在检测到初降后并经历中间起搏心率增加后,一些患者可能会由于上述初降的延长而经历心率的下降(在中间频率的时间限制已过期后)。

3. 此外,如果这样的患者停止运动,他的血管可能会扩张,导致更大的血量通过温暖的(由于运动)周围肌肉。因此,即使他不再运动,他的 CVT 也会突然增加,这将导致起搏心率的不期望增长。

而有些类型的运动,如游泳,也许并不能提供足够的心率增加;尽管这种类型的运动中有关正常心率和模拟心率的研究使用 CVT 频率适应性起搏器(CVT 可能受环境影响)的研究还没有报道。

还有一些起搏器,比如 Intermedics Nova 和 Circadia,由于商业上的决定,它们在临床试验之外并没有取得进展。这些商业决定主要是基于这样一个事实:医生不喜欢被强迫使用某种类型的起搏引线(带有集成热敏电阻的起搏引线的类型非常有限),以及使用不需要改变常规起搏导线的活动传感器的频率适应性起搏器在大多数类型的运动中表现出可接受的频率适应性(Sneed,1994)。然而,这些类型的频率适应性起搏器不会由于使用者出现发烧、焦虑或受固有昼夜周期的影响而提供更高的起搏心率。

15.7 CVT 频率适应性起搏器的改进

由于 CVT 频率适应性起搏器是相对较新的,所以很可能对确定起搏心率的算法进行进一步改进。然而,前面提到的一些潜在问题可能不会以这种方式解决。频率适应性起搏器的一个可能改进是增加一个附加的传感器。由于 CVT 传感器(热敏电阻)已经证明是迄今为止最可靠和最准确的代谢传感器,因此具有多个传感器的速率适应性起搏器可能包括 CVT 测量。已经提出的有关这种系统的例子包括呼吸和 CVT 频率控制(Sugiura et al.,1988,1991),活动和 CVT 率控制(Heggs et al.,1990),以及血氧含量和 CVT 率控制(Lekholm et al.,1993)。

15.8 参考文献

Alt, E. 1987. Temperature driven rate responsive cardiac pacemaker. US patent 4, 688,573.

Alt, E. 1991. Rate responsive cardiac pacemaker. US patent 5,014,700.

Alt, E., Barold, S. S., and Stangl, K. (eds.) 1993. *Rate adaptive cardiac pacing*. Berlin: Springer-Verlag.

Alt, E., and Calfee, R. V. 1988. Exercise-responsive rate-adaptive cardiac pacemaker. US patent 4,719,920.

Alt, E., Hirgstetter, C., Heinz, M., and Blomer, H. 1986. Rate control of physiologic pacemakers by central venous blood temperature. *Circulation*, 73: 1206 – 1212.

Behrenbeck, D. W., Fontaine, G., and Winter, U. J. 1985. *Cardiac Pacemakers*. New York: Springer.

Berggren, G., and Christensen, E. H. 1950. Heart rate and body temperature as indices of metabolic rate during work. *Arbeitsphysiologie*, 14: 255 – 260.

Berne, R. M., and Levy, M. N. 1981. *Cardiovascular Physiology*. St. Louis:

Mosby.

Bixler, J. 1994 (Personal conversation with Cook Pacemaker Corporation engineer). March 7, 1994.

Boal, B., Buckingham, T., Fearnot, N. E., Felahy, I., Gentzler, R., Geiger, J., Grogan, W., Platia, E., Politte, L., Rao, G., Redd, R., Sellers, D., and Shirey, R. 1987. Temperature-based, variable rate pacing: a multicenter study of the first 31 Kelvin implants. *Proceedings of the VIIIth World Symposium on Cardiac Pacing and Electrophysiology.*

Calfee, R. V., Adkins, R. A., Alt, E. U., and Baker, R. G. 1989. Temperature responsive controller for cardiac pacemaker. US patent 4,803,987.

Cook Pacemaker Corporation. 1992. *Sensor Model Kelvin* 513 *and* 514 *Pulse Generators: Physicians Manual.* Leechburg, PA.

Cook, W. A., Fearnot, N. E., and Geddes, L. A. 1984. Exercise responsive cardiac pacemaker. US patent 4,436,092.

Cook, W. A., Fearnot, N. E., and Geddes, L. A. 1985. Exercise responsive cardiac pacemaker. US patent 4,543,954.

Fearnot, N. E., and Evans, M. L. 1988. Heart rate correlation, response time and effect of previous exercise using an advanced pacing rate algorithm for temperature-based rate modulation. *PACE*, 11: 1846 – 1852.

Fearnot, N. E., and Evans, M. L. 1991. Temperature-based rate-modulated cardiac therapy apparatus and method. US patent 5,005,574.

Fearnot, N. E., and Smith, H. J. 1987. Six possible factors affecting intercardiac temperature during rest and exercise testing (abstract). *Circulation*, 76 (suppl. IV): 1447.

Fearnot, N. E., Osamu, K., Fujita, T., Okamura, H., and Calderini, M. 1989. Case studies on the effect of exercise and hot water submersion on intercardiac temperature and the performance of a pacemaker which varies pacing rate based on temperature. *Japanese Heart Journal*, 30: 353 – 363.

Furman, S. 1990. Rate-modulated pacing. *Circulation*, 82: 1081 – 1094.

Gillette, P. 1984. Critical analysis of sensors for physiological responsive pacing. *PACE*, 7: 1263 – 1265.

Griffin, J. C., Alt E., Nielsen, A., and Calfee, R. 1986. Venous blood temperature to pacing rate: importance of the algorithm (abstract). *Clin. Prog. Electrophysiol. Pacing*, 4 (suppl): 1.

Griffin, J. C., Jutzy, J. P., and Knutti, J. W. 1983. Central body temperature as a guide to optimal heart rate. *PACE*, 6: 498 – 501.

Hauser, R. G. 1984. Techniques for improving cardiac performance with implantable devices. *PACE*, 7: 1234 – 1239.

Heggs, K. S., Johnson, W. L., and Stevens, D. A. 1990. Temperature-controlled cardiac pacemaker responsive to body motion. US patent 4,905,697.

Houdas, Y., and Ring, E. F. J. 1982. *Human body temperature: Its measurement and regulation.* New York: Plenum Press.

Jolgren, D. 1984. A rate-responsive pacemaker controlled by right ventricular blood temperature. *PACE*, 7: 794 – 801.

Laczkovics, A. 1984. The central venous blood temperature as a guide for rate control in pacemaker therapy. *PACE*, 7: 822 – 830.

Lekholm, A. 1993. Apparatus for in vivo intracardial of a measured signal corresponding to the physical activity of a subject and a heart pacemaker having a stimulation rate controlled thereby. US patent 5,218,961.

Morgane, P. J., and Panksepp, J. (eds.) 1980. *Behavioral Studies of the Hypothalamus Volume* 3 *Part A*. New York: Marcel Dekker.

Munteanu, J., Alt, E., Hirgstetter, C., and Heinz, M. 1986. Central venous blood temperature representing metabolic rate and individual's exercise capability (abstract). *Clin. Prog. Electrophysiol. Pacing*, 4 (suppl): 27.

Nielsen, B. 1966. Regulation of body temperature and heat dissipation at different levels of energy and heat production in man. *Acta. Physiol. Scand.*, 68: 215.

Rhoades, R., and Pflanzer, R. 1992. *Human Physiology*. New York: Saunders.

Saltin, B., and Hermansen, L. 1966. Esophageal, rectal and muscle temperature during exercise. *J. Appl. Physiol.*, 21: 1757 – 1762.

Schaldach, M. 1992. *Electrotherapy of the heart*. Berlin: Springer-Verlag.

Sellers, T. D., Fearnot, N. E., Johnson, R. E., Shirley, D. A., DiLorenzo, D. M., and Knight, J. A. 1985. Right ventricular blood temperature profiles for physiologic pacing (abstract). *Circulation*, 72 (suppl. Ⅲ): 1730.

Sellers, T. D., Fearnot, N. E., Smith, H. J., DiLorenzo, D. M., Knight, J. A., and Schmaltz, M. J. 1987. Right ventricular blood temperature profiles for rate responsive pacing. *PACE*, 10: 467 – 479.

Sneed, R. 1994 (Personal conversation with Intermedics engineer). March 24, 1994.

Sugiura, T., Kimura, M., Mizushina, S., Yoshimura, K., Harada, Y. 1988. Cardiac pacemaker regulated by respiratory rate and blood temperature. *PACE*, 11: 1077 – 1084.

Sugiura, T., Mizushina, S., Kimura, M., Fukui, Y., Harada, Y. 1991. A fuzzy approach to the rate control in an artificial cardiac pacemaker regulated by respiratory rate and temperature: a preliminary report. *J. Med. Eng. Technol.*, 15: 107 – 110.

Volosin, K. J., O'Conner, W. H., Fabiszewski, R., and Waxman, H. L. 1989a. Pacemaker-mediated tachycardia from a single chamber temperature sensitive pacemaker. 1989. *PACE*, 12: 1596 – 1599.

Volosin, K. J., Rudderow, R., and Waxman, H. L. 1989b. VOOR—Nondemand rate modulated pacing necessitated by myopotential inhibition. *PACE*, 12: 421 – 424.

Zegelman，M.，Winter，U. J.，Alt，E.，Treese，N.，Kreuzer，J.，Henry，L.，Mugica，J.，Schroeder，E.，Klein，H.，and Volker，R. 1990 Effect of different body-exercise modes on the rate response of the temperature-controlled pacemaker Nova MR. *Thorac. Cardiovasc. Surg.*，38：181－185.

15.9 教学目标

15.1 解释为什么 CVT 频率适应性起搏器从右心室采集血液温度。

15.2 解释体温是如何调节的。

15.3 描绘一个人先休息，然后开始运动，最后停止运动时 CVT 和 HR 的曲线。说明形成曲线形状的原因。

15.4 解释为什么 CVT 频率适应性起搏器有负反馈。

15.5 绘制 CVT 频率适应性起搏器系统的基本框图，并说明每个模块的用途。

15.6 描述将热敏电阻与可能的液体侵入隔离开来的重要性。解释如果液体侵入而没有被检测到时引起的 CVT 频率适应性起搏器的反应。

15.7 解释为什么图 15.8 的电路比图 15.7 的电路更优。

15.8 描述如何使用图 15.8 的电路确定当前温度。

15.9 描述在开发 CVT 频率适应性起搏器算法时需要考虑的因素。

15.10 描述 Kelvin 500 系列起搏器算法如何根据 CVT 改变起搏心率。

15.11 解释 Cook Kelvin 500 系列起搏器算法的优点和缺点。

15.12 描述 Intermedics Nova MR 基于 CVT 的心脏起搏器算法是如何改变起搏心率的。

15.13 解释 Intermedics Nova MR 起搏器算法的优点和缺点。

15.14 给出 Intermedics Circadia 算法用于调整起搏心率的方程，并描述每个参数的目的。

15.15 解释 Intermedics Circadia 如何确定是否发生了运动引起的体温初降。

15.16 解释 Sensor 型 Kelvin 510 起搏器算法如何调整运动后的起搏心率。

15.17 解释 CVT 频率适应性起搏器随访功能的重要性。

15.18 解释额外的传感器如何提高 CVT 频率适应性起搏器的有效性。

基于心电图和心内阻抗的频率适应性方法

16

克拉克·霍赫格拉夫
(Clark Hochgraf)

本章讨论了利用心电图(EGM)和心内阻抗信号来确定最佳起搏心率的方法。当身体需要增加心输出量时,就会显示出心率和心脏收缩能力的增加。在变时性不全的心脏中,自然心率不会增加,但心脏的收缩能力会增加。EGM 和心内阻抗会发生变化,这些变化可以通过算法进行处理,从而产生能够满足生理需求的心输出量的心率。

起搏器从身体的心脏控制系统中获取信号,作为心脏输出量闭环控制系统的一部分。以这种方式确定的心率可以提高对运动的耐受性,更好地调节血压和减轻心脏的压力,并且最能满足患者不断变化的生理需求。

用于处理测量 EGM 和心内阻抗的算法,试图检测心脏的交感神经张力。这些算法必须避免由于交感神经张力外的因素引起 EGM 和阻抗变化而产生错误的心率。本章描述了用于测量信号的电路,对频率适应性算法进行了检查,以使它们能够检测交感张力和避免错误指示,并包括了关于各种算法性能的临床研究的信息。

16.1 采用腔内信号进行频率适应性起搏的益处

如果检测到交感神经活动的上升,则对代谢需求敏感的频率适应性起搏器会增加起搏心率。保持该心率直到满足交感神经系统的需求。频率响应算法试图提供以正常方式对应于交感神经活动水平的心率。通过检测并使用交感神经活动来设定心率,起搏器可以使用身体自身的控制系统来确定生理上正确的心率。相比之下,基于诸如运动和加速度之类的非心脏信号的频率适应性方案的不足之处在于它们忽略了身体自身的心脏控制信号,并且对心脏输出的代谢需求响应通常是不适当的。

交感神经张力对影响心率的许多因素都有反应,例如工作负荷和情绪压力。相比之下,基于活动的频率适应方案只能估计工作负荷,不能适应情绪需求。对情绪和心理压力的反应能力是基于心脏信号方法的一个特点。基于阻抗的每搏输出量和射血分数测量在心动过速的检测中可能具有额外的价值。用于 EGM 和阻抗信号的传感器通常简单并且健壮。

在许多可用于频率自适应的信号中,腔内信号具有一定的优势。这些信号通常可以用标准或稍作修改的起搏导线获得。因此,他们不需要额外的传感器导线或复杂的传感器,如检测血压或血氧水平所需的传感器。基于 EGM 的频率算法不需要额外的传感器能量。基于阻抗的频率算法则需要额外的传感器能量。阻抗和 EGM 信号都包含关于心脏自然控制系统——自主神经系统的状态信息。

导出的参数,如 Q-T 间期、每搏输出量、射血分数等提供了心脏交感神经张力的间接信息。在正常心脏中,交感神经系统活动的增加会导致心率的增加。在受损、变时性不全的心脏中,改变心率的正常机制不能完全发挥作用。然而,交感神经活动的影响仍然可以在心脏运转中通过如收缩力等其他指标观察到。

阻抗感知方案可以采用单极、双极或多极电极配置。EGM 和阻抗信号的处理非常容易。使用心脏信号(如 Q-T 间期)的一个不足之处是理想心率与检测信号之间的关系存在很大的患者与患者之间的变异性。因此,要获得良好的心率反应,起搏器必须在运动期间进行训练,也就是说,心脏是通过起搏器的起搏来进行训练的。对于心血管健康不良的患者来说,进行所需的运动训练可能是危险的,或者根本不可行。

16.2 交感神经张力

频率适应性人工起搏器的目标是产生与心脏输出量的生理需求相一致的心率。本节将描述利用交感神经张力(sympathetic tone)调节心率背后的原因。本章后面的章节将展示用于测量交感神经张力的不同方法。

16.2.1 心脏的控制系统

可以采用简化的心脏控制系统模型来了解交感神经张力与正常窦性心率的关系。Schaldach(1992)描述了心血管系统的控制系统模型,特别关注了心脏的调节作用。图 16.1 显示交感神经张力和副交感神经张力对心率的影响。副交感神经活动通过窦房结和房室结降低心率。交感神经活动通过窦房结和房室结增加心率,并影响心肌本身。交感神经刺激通过增加心脏的收缩力来影响心肌,从而导致每搏输出量的增加。每搏输出量是指每一次心搏期间从心脏排出的血液容量。

心率乘以每搏输出量决定了心输出量——以升为单位每分钟通过心脏的血流总容量。心脏泵出的血液通过血管系统,遇到动脉和静脉的血流阻力。血液在血管系统的流动需要一定的血压。平均动脉血压(MABP)是心脏调节系统控制的中心变量。虽然心率、心输出量和血管阻力随负荷变化很大,但 MABP 保持相对稳定。

调节系统从压力感受器中获取信息,其是检测血压并将这些信息传递给神经系统的传感器。神经系统对 MABP 作出反应,以及在控制心输出量方面受到更高级别效应(压力、情绪等)的影响。如图 16.1 所示,心率由两种相反的影响所决定,即副交感神经和交感神经的影响。正常工作的窦房结既能接受两种影响,又能利用两种影响来确定心率。

当窦房结受损时,必须用其他方法确定心率。如果能够制造出理想的人工心率自适应起搏器,它将能够检测副交感神经和交感神经活动的存在,并决定预期的心率。基于检测和调节平均动脉血压的频率适应性起搏器工作良好是因为它们达到了预期的 MABP,然而,它们却忽略了身体自身的自主神经系统(ANS)控制信号。

仅使用交感神经张力来确定心率的效用是有限的,因为副交感神经张力的影响没有被纳入。本章中所描述的感知方法,如 Q-T 间期和每搏输出量,仅能测量交感神经张力,因此

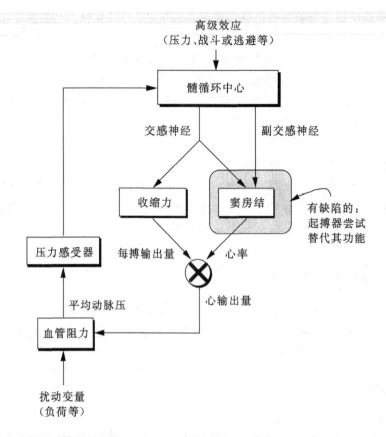

图 16.1 心脏控制系统的原理图。显示了交感神经和副交感神经对心率的作用。交感神经张力的增加会引起心率的增加。交感神经张力也增加了心脏的收缩力,从而增加了每搏输出量。在健康心脏中被调节的变量是平均动脉血压。即使是窦房结受损,交感神经张力也可以通过其对心脏收缩的影响来观察。引自 Schaldach, M. M. 1992. *Electrotherapy of the heart*. Berlin: Springer-Verlag

仅具有对窦房结可用的部分信息。这也许可以解释为什么用这些方法得到的频率响应曲线不太完美。

16.2.2 以平均动脉血压为调节量的临床证据

有临床证据表明,针对交感神经张力的频率响应会对 MABP 产生有益的调节。Grubb 等(1993)报道了在重度顽固性立位低血压患者中成功应用频率响应起搏器调节 MABP。由于交感神经张力的变化,患者的起搏心率被调整,从而改善了 MABP 的调节。

患者的情况是站立会使他因血压的明显下降而晕倒。药物治疗对这个患者无效。持续的心动过速起搏可以防止低血压,但是患者躺下后会导致高血压。因此,一个固定心率的起搏器虽能提高他的站立血压,然而当他处于仰卧状态时却会被过度补偿。

一种基于右心室射血间期的频率适应性起搏器(来自 Cardiac Pacemakers 公司的 Precept DR 1200 型)被用来帮助调节血压。当患者站立时,起搏器检测到射血前期突然减少,并相应地提高了心率。因此,MABP 得到了相当有效的控制,使患者能够恢复正常生活。

16.2.3 交感神经张力的检测方法

交感神经系统的活性不是直接测量的，而是从其对心脏收缩力和收缩时间间期的影响推断出来的。交感神经的作用体现在 Q-T 间期、心室去极化梯度（QRS 复合波下面积）、射血前期、每搏输出量和射血分数。不同的研究发现，这些信号中的每一个对于频率适应性都是有用的。

通过将感兴趣参数的变化与正常窦性心率的变化相关联来研究特定参数与心率的关系。评价相关因素包括休息、运动、直立和仰卧位置以及情绪压力。对如此发现的关系进行检查，其目的在于计算充分确定所有这些应力条件下与心率的关系。理想状况是在所有情况下都具有与正常心率保持简单恒定关系的信号。

对于一些信号，在某些紧张性刺激条件期间，信号与窦性心率之间的关系是模糊或冲突的。人工起搏器内的处理算法必须考虑到这一点。必须避免正反馈，否则起搏频率将开始响应自身而不是响应生理需求。

易于产生正反馈的一个严重例子是使用 Q-T 间期信号。运动期间 Q-T 间期缩短，表明心率需要增加。然而，如果通过起搏刺激人工增加静息心率，则 Q-T 间期也缩短。这种正反馈效应可引起起搏器介导的心动过速。仔细调整心率可以补偿这种影响，并允许 Q-T 间期成功地使用在频率适应中。

标准起搏感知导线可用于检测 Q-T 间期和心室去极化梯度。由起搏导线检测到的心内阻抗的变化用于确定射血前期、每搏输出量和射血分数。

16.3 基于生物电位的测量系统（Q-T 间期和去极化梯度）

腔内心电图 EGM 可用于响应交感神经活动改变起搏心率。EGM 通常从用于起搏的相同导线（双极或单极）测量，这使得信号便于获得。Q-T 间期和心室去极化梯度的测定可用于检测代谢需求的变化。下面几节将详细介绍这些参数用于频率响应的情况。

16.3.1 Q-T 间期

图 16.2 定义了 Q-T 间期，它反映了心室活动的时间。心室活动的开始可由自然 QRS 复合波或起搏 QRS 复合波引起，因此，Q-T 间期有时被称为对 T 间期的刺激。Q-T 间期与运动水平密切相关。由于这些原因，它已经被用于几种型号的起搏器作为频率适应信号。使用 Q-T 间期最具挑战性的方面不是它的检测，而是找到一种能够安全、正确地将时间信息转换成适宜心率的算法。使用这种信号进行频率响应的问题很大程度上是由所使用的算法造成的。早期算法没有考虑心率变化与 Q-T 间期变化的耦合关系。

与交感神经活动的关系

Q-T 间期与正常窦性心律的关系已经得到了广泛的研究。Q-T 间期根据工作负荷、精神压力和心率的增加而按比例缩短。Q-T 间期在夜间也略有增加。

正常的心室收缩顺序始于肌肉组织的快速去极化并导致 QRS 复合波。血液从心脏排出，然后组织松弛和再极化并导致 EGM T 波。Q-T 间期是指从心室电活动开始到 T 波斜率负峰值的时间。Q-T 间期因运动和压力的影响而减少，这使得它成为频率适应的候选指标。

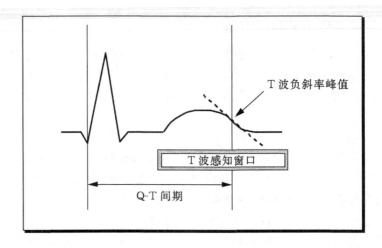

图 16.2 频率适应性起搏器中使用 EGM 测量 Q-T 间期的定义。Q-T 间期是从一个自然 QRS 复合波或从起搏刺激开始的。间期的结束以 T 波导数的负峰值来表示。T 波导数的感知是在有限的时间窗内进行的

  Q-T 间期密切跟踪运动期间血液中去甲肾上腺素的水平。由于去甲肾上腺素是由交感神经系统释放的,这表明交感神经张力可以很好地被 Q-T 间期探测到。

  如果静息心率被起搏器人为地增加,Q-T 间期则与心率会成比例缩短。而心率引起的 Q-T 间期缩短是一种正反馈形式,如果增益或斜率调整过高,起搏器起搏心率可自行增加到心动过速点。不同的心率与 Q-T 间期关系模型已被提出。Bazett(1920)通过将 Q-T 间期除以心率的平方根来修正 Q-T 间期与心率的偏差。最近的研究表明,心率与 Q-T 间期缩短之间的关系可以用负指数函数更好地近似。

感知 Q-T 间期的电路

  第 8 章描述的标准感知放大器可用于检测 EGM。如果心搏是被起搏的,则在施加起搏脉冲时开始间期,否则以 QRS 复合波的开始作为起始点。T 波斜率的检测可以在模拟电路中由一个微分电路和一个峰值检测器执行。峰值检测窗口在检测到 QRS 复合波后 200 ms 开始。峰值检测器被配置为仅检测斜率的负峰值。如果 EGM 被模拟数字转换器转换为数字信号,则在同样的时间窗口中执行对导数的负峰值的检测。

频率自适应算法

  第一个 Q-T 间期频率自适应起搏器是在 1981 年植入的(Vitratron TX 型,荷兰)。Connelly 和 Rickards (1992) 讨论了该系统的特点和操作。心率的变化以 Q-T 间期的可编程斜率参数计算,单位为 bpm/ms。T 波的感知是加窗的。应用起搏脉冲后,EGM 信号被忽略 200 ms。然后打开搜索窗口,观察 EGM 一阶导数的负峰值。

  如果在最后一次心搏上测得的 Q-T 间期短于前一次,则心率增加一个小增量。如果 Q-T 间期长于前一次,则心率降低一个小数量。起搏心率会受上限和下限的限制,并被程控在一段时间内回到基本心率。

  不同患者间心率反应的适当斜率差异很大,需要分别为每个人设置斜率。斜率的设置包括让患者进行几次运动测试并记录下 Q-T 间期的变化。需要大量的个体训练是这一系

统的缺点。然而,一旦为特定的患者做了训练,算法的性能就会很好,患者对运动的耐受性也会得到改善。

基于 Q-T 的系统在五年的患者随访中也被认为运行良好。Bloomfield 等(1989)报告,在一个小型研究组中,频率适应性在很高比例的患者中效果良好,只有一小部分患者需要对斜率进行一些调整才能达到最佳反应。不理想的心率反应例子包括在活动开始时心率增加过快,或在活动停止数分钟后心率达到峰值。

改进算法

对线性斜率算法进行改进的动机来自于多个方向,揭示了细化过程中的影响因素。在起搏器的性能测试中发现了该算法的不足,其中响应的比例与工作负荷不一致。要求进行个体训练以计算患者的具体斜率不仅耗时还涉及到对患者的生理压力。研究表明,在运动期间,Q-T 间期与心率的关系更好地表现为负指数,而不是起搏器最初版本中使用的线性函数。此外,观察到当心率达到上限时,心率会在限值附近摆动。当斜率过高时,心率对 Q-T 缩短的正反馈诱发心动过速的风险也是一个值得关注的问题。

Q-T 间期起搏器的实质问题是心率对 Q-T 间期有影响。这种从心率到 Q-T 间期的正反馈效应需要加以考虑。

根据这些附加信息,提出了一种改进的算法。Heijer 等(1989)发表了新算法及其性能。改进后的算法包含了几个额外的特征。首先,起搏器现在可以为个别患者进行自我训练,并调整其斜率以减慢为期数日的变化。其次,Q-T 与心率的关系不再是线性的,而是反映在其他研究中观察到的实际非线性关系。随着心率斜率的变化,允许起搏器对运动的反应更快。

为了在实际构建新型号起搏器之前测试算法的性能,利用了先前植入起搏器单元的实时双向遥测能力。新算法在 37 个现有起搏器中通过使用外部计算机不断地更新可编程斜率参数。外部计算机实时地接收心率和内部测量的 Q-T 间期,然后告诉起搏器使用什么斜率。新算法被称为动态斜率算法。

动态斜率算法

以心率增加时降低变化斜率取代稳定地缩短 Q-T、增加起搏心率的关系。通过在静息时有一个较高的适应斜率,可以减少运动开始时起搏心率变化的延迟。通过在较高的心率下有一个较低的斜率,可以降低在上限处发生心动过速和心率振荡的风险。起搏器可编程 Q-T 间期与心率曲线之间的关系较好地反映了运动过程中 Q-T 与心率的实际关系。

下面的例子给出了一种可能的频率适应方案,并给出了一组适应方程,其中可以考虑心率对 Q-T 间期的反馈。动态斜率算法的非线性斜率特性为其形状提供了深刻的生理基础。考虑到在线性(常)斜率自适应算法中,心率由如下公式给出:

$$\text{Rate} = \text{BaseRate} + [(\text{Q-T})_{\text{rest}} - (\text{Q-T})_{\text{sensed}}] \times \text{Slope} \qquad (16.1)$$

其中(Q-T)rest 是在静息期间测量的 Q-T 间期。如果要包含静息 Q-T 间期与心率的耦合,则应修正公式以使斜率是心率的函数。斜率单位是 bpm/ms。在公式(16.2)中,现在斜率的一部分是通过耦合因子 M 的心率的函数,它表示在心率变化过程中与运动无关的 Q-T 间期变化。

$$\text{Slope} = \text{OnsetSlope} - M \times (\text{Rate} - \text{BaseRate}) \qquad (16.2)$$

按照新的斜率表达式，心率的公式变成

$$Rate = BaseRate + OnsetSlope \times \frac{(Q\text{-}T)_{rest} - (Q\text{-}T)_{sensed}}{(1 + M \times [(Q\text{-}T)_{rest} - (Q\text{-}T)_{sensed}]} \tag{16.3}$$

适应项是第二项。由于 $(Q\text{-}T)_{rest}$ 减 $(Q\text{-}T)_{sensed}$ 的值总是正的，分子项在运动中增加，但分母也由于因子 M 表示的静息 Q-T 与心率的关系而增加。随着 Q-T 间期的缩短，适应斜率以下述因子而降低：

$$\frac{1}{(1 + M \times [(Q\text{-}T)_{rest} - (Q\text{-}T)_{sensed}]} \tag{16.4}$$

斜率的自然动态属性表达在此项中。在静息病人中，当心率暂时增加时，通过观察Q-T缩短，可以很容易地得出耦合因子 M。Q-T 缩短完全是由于人工引起的心率变化，而不是交感神经张力的改变。因此，测量参数 M 表示起搏心率与 Q-T 缩短之间的耦合。通过了解 M，我们可以将它在确定生理上合适的心率方面的影响降到最低。图 16.3 显示了心率适应斜率的值，如果 M 不是零，则心率适应斜率应随着心率的增加而减小。

$$M = -\frac{\Delta heart\ rate\ induced}{\Delta(Q\text{-}T)_{sensed}} \tag{16.5}$$

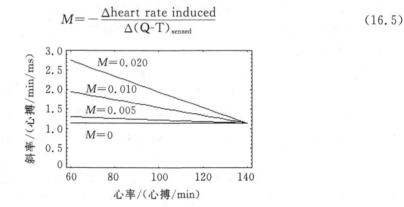

图 16.3　考虑心率对 Q-T 间期的影响时，心率适应斜率变化的例子。直线倾斜的增加对应于心率对 Q-T 缩短的更大影响。耦合因子 M 在患者静息时测量

图 16.4 显示，大的 M 值使起搏 Q-T 到心率特性具有显著的曲率。

在低心率时，斜率较大，因此 Q-T 间期的微小变化都会导致起搏心率的快速响应。然而在高心率下，斜率很小，因此起搏心率对 Q-T 缩短的敏感性降低。

Q-T 缩短开始时斜率越高，对活动反应的延迟就越小。采用动态斜率算法，在上限频率附近的斜率迅速接近于零。通过使斜率变为零，避免了上限频率振荡的问题。

临床研究

对线性和动态斜率算法的研究表明，该算法对工作负荷响应的比例性较好。图 16.5 显示动态斜率算法比线性斜率具有更快的启动速度和更好的比例性或响应性。动态斜率也降低了起搏器在上限频率附近频率振荡的倾向，有助于避免正反馈导致的心动过速。

Q-T 间期与工作负载的比例相当好。然而该方法的不足之处是从运动开始到 Q-T 间期的缩短仍然存在相当大的延迟。Horstmann 和 Koenn(1989)在一项关于 Q-T 间期频率适应性起搏器(标准线性算法)的研究报告中说，从运动开始到 Q-T 间期缩短 4 ms 之间有 63.4 s 的延迟。动态斜率算法有助于减少这种延迟，但该方法的局限性可能与 Q-T 波形的

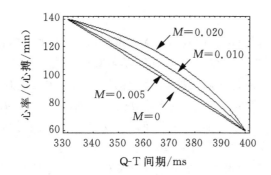

图 16.4　动态斜率算法。在不同的耦合因素 M 下，Q-T 间期对心率的适应关系。参数 M 描述心率对 Q-T 间期(ms/心搏/min)的影响程度。当心率对 Q-T 间期(大 M)有较大影响时，其曲率较大。补偿心率耦合的好处之一是可以使起始时的适应斜率更高。这种斜率在较高的心率下也会降低，从而防止奔放的心动过速

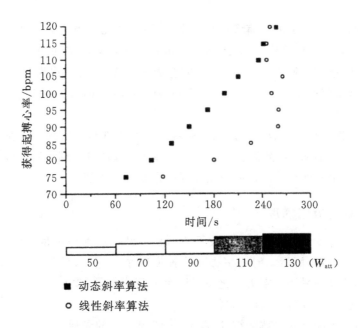

■ 动态斜率算法
○ 线性斜率算法

图 16.5　对线性算法和改进的动态斜率算法在运动过程中的起搏心率。注意，改进的算法对运动的响应更快，对练习的比例更好。线性算法随着起搏速率的提高和 Q-T 间期的缩短，会导致心率快速增长。引自 Heijer, P. D., Nagelkerke, D., Perrins, E. J., Horstman, E., Van Woersem, R. J., Neiderlag, W., Jordaens, L., Wilde, P. D., Hameleers, W. B., and Lie, H. 1989. Improved rate responsive algorithm in Q-T driven pacemakers-evaluation of initial response to exercise. *PACE.*, 12：805–811

变化似乎滞后于去甲肾上腺素水平变化约 1 min 有关。最大心率出现在运动停止后的 29.2~69.5 s 之间，这取决于可编程的心率适应斜率。

斜率的自训练

　　算法的斜率参数可以由医生在运动训练中编程,也可以由起搏器通过自我训练算法自动编程。起搏器有两种自我训练方式,即快速学习算法和自动斜率自适应算法。在快速学习模式中,低心率斜率是通过让病人静坐,将起搏器心率依次设置为 70、80、70 bpm,每次保持 1 min,同时记录下 Q-T 间期,然后直接计算低心率的耦合参数 M。再让病人在高工作负荷下运动,直到达到上限频率。如果 Q-T 间期在达到心率限制后继续变短,那么我们就知道这个斜率(对于高心率)太高了。高心率的斜率需要降低。

　　自动斜率调整方法每晚设置一次低速率斜率(由 24 小时时钟决定)。在睡眠过程中,低端斜率的计算方法与快速学习算法的计算方法基本相同。上限心率斜率达到上限后,Q-T 间期继续减小,这表明该限值已提前达到,上限心率斜率应降低一个增量。另一方面,如果在 8 天内没有一次达到上限心率限制,则上限心率的斜率增加一个增量,以便使用整个范围的心率。

局限性

　　Q-T 间期感知不足的原因有多种。首先,T 波可能无法被充分感知。电极极化可能过大,起搏导线接触也可能退化。第二,钙水平和缺血可影响 Q-T 间期的变化。Ⅲ类和 IA 类抗心律失常药物影响并缩短 Q-T 长度,可能会影响反应。第三,患者可能在 Q-T 间期变化不充分,无论出于何种原因,不足以响应 Katritsis 和 Camm(1992)中提到的儿茶酚胺水平的变化。

　　总的来说,该方法简单、可靠,足以提供良好的心率性能。实现该方法所需的硬件主要由感知放大器和标准 EGM 滤波器组成。微处理器使算法的自训练和非线性方面相对容易实现。T 波感知也有助于确定何时应用脉冲串中断心动过速。

16.3.2　心室去极化梯度

　　心室去极化梯度(VDG)是 QRS 波下的面积。已观察到在正常心脏工作中,心室去极化梯度保持相当恒定,而运动时心室去极化梯度减小。随着起搏心率的增加,VDG 增加。频率自适应起搏算法采用心室去极化梯度作为负反馈信号,改变起搏心率,使其保持恒定。VDG 对运动的开始反应迅速(Lau,1992)。

　　该方法的一个问题是身体的被动倾斜会产生 VDG 的矛盾变化,导致不适当的心率反应。在运动开始后的几分钟内,VDG 与运动的比例也趋于消失(Lau, 1992),

　　在施加起搏脉冲后,电极的起搏尖端被短接 10 ms,从而使电极的极化最小化,然后启动感知。使用这种信号的频率自适应算法似乎容易受到噪声的影响,而且随着时间的推移,电极-心肌界面也会退化。由于 QRS 下的区域是被检测到的信号,检测到的 EGM 幅值的衰减会影响系统的起搏心率,从而影响系统的性能。

16.4　基于阻抗的测量系统

　　心脏的收缩性可以从一些可测量的参数来推断,包括每搏输出量、射血分数和射血前期。起搏器感知这些信号的一种方便方法是使用标准起搏导线和心内阻抗。阻抗的变化可以看出与心脏的血容量以及心脏几何形状的变化有关。

阻抗是通过在一组电极上施加控制电流并感知产生的电压来测量的。电极的大小和位置经选择已最大限度地提高阻抗信号对血容量的变化特异性。运动和通气的影响也需要被最小化，同从 QRS 复合波电效应、起搏信号和在电极-心肌界面极化一样。为了减小电极极化，通常选择电流作为中频交流信号（$1\sim100$ kHz）。电流注入频率也应与 EGM 信号的频率内容不同。这可以简化滤波，防止电流干扰 EGM 信号的感知。

16.4.1 电流注入电极

电极的设计问题是复杂的，并有许多安排以实现良好的感知水平。文献中提到了单极、双极、三极、四极和多重单极导线，通过适当的信号处理，每一种都有其优点。标准导线为单极或双极。如果起搏器被用作替代物，那么移除已经植入的导线是不可取的。导线的感知也会影响使用起搏导线的可能性。一些医生可能不想使用具有多根引线的导线，因为这种导线不如他们用惯的导线灵活。

图 16.6 给出了两种配置的例子。第一种配置使用两个环形电极进行电流注入，在导线尖端使用第三电极进行起搏。第二种导线使用分裂环布置中用于电流注入的两个电极和用于起搏的第三尖端电极。单独使用电流注入电极，避免了起搏电极极化的影响。

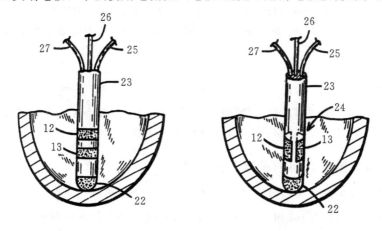

图 16.6 阻抗感知的两种导线安排。第一种装置使用两个环形电极进行电流注入，在导线尖端使用第三电极进行起搏。第二种导线使用用于电流注入和电压传感的分裂环布置中的两个电极和用于起搏的第三尖端电极。采用不同电极进行起搏和电流注入，减少了电极极化对阻抗测量的影响(Salo and Pederson,1993)

当考虑电流流动路径时，分裂环布置的灵敏度较低。它对阻抗的敏感性随着电极之间裂开的角度余弦的变化而下降。电极位置对阻抗信号的质量起着很大的作用。如果分割线靠近心脏壁，则运动伪影可能在检测信号中发挥过大的作用。

单极装置使用起搏器外壳作为返回点。Geddes 等(1991)发现双极导线没有产生良好的电流分布。电流倾向于拥抱导管，而不是阻断心脏壁。增大环间距对信号的改善作用不大。双极排列时，当其中一个电极与心脏壁接触时，阻抗变化与心搏量的关系发生改变。Geddes 等提出，单极排列产生了径向电流，相应地使通过心脏血液形成了一条很大的通道，并产生了良好的信号。图 16.7 显示了这种情况。

　　一般来说,似乎希望电极远离心壁,在心室腔内居中,然而由于受损心脏的不规则跳动,理想的电极位置因病人而异。Geddes 提出在导管上安装多个单极电极,并使用遥控程控仪和内部复用器来选择最能反映特定患者每搏输出量的电极,但所需导线的数量似乎会导致导线过于僵硬。

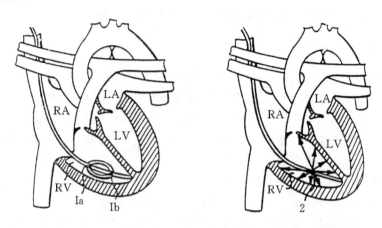

图 16.7　双极电极(左)和单极电极(右)配置电流路径的比较。双极配置中的电流拥抱导管。单极导联使电流以辐射的方式通过心脏的血液流向远端节点(起搏器外壳)(Geddes et al.,1991)

　　即使采用单极电极结构,Geddes 等(1991)注意到,在非常广泛的每搏输出量范围内,每搏输出量与阻抗变化之间的关系不是线性的。然而,这似乎并不是一个频度适应问题,因为大多数方案的目标是通过改变心率保持每搏输出量不变。

16.4.2　每搏输出量与阻抗关系的几何模型

　　我们已经尝试为观察到的阻抗随心脏搏动的变化建立模型。心脏腔室曾被建模为一个圆柱体、一堆不同直径的圆盘和一个新月形的体积,但在准确预测所观察到阻抗如何随时间变化方面所有这些都收效甚微。有很多原因导致这个模型尝试失败。首先,右心室附近的腔室会影响电流的流动路径。第二,心脏组织和血液的体积电阻率不同,但只是一个相对较小的因素,血液大约是心脏壁组织的 3 倍。这意味着,虽然我们只希望检测心脏的血容量变化,但相对于电极的心壁位置变化会对阻抗产生显著影响。第三,也是最麻烦的建模,是由于血液细胞的形状,血液在流动过程中的电导率是高度各向异性的。据观察,由于血细胞排列,血液电阻率随流动而降低(Ovsyshcher and Furman,1993)。在任何详细的建模尝试中,这似乎都是一个非常复杂的问题。

　　建立阻抗与每搏输出量关系的精确几何模型对于频率自适应起搏器的腔内阻抗的使用并不重要。已经建立许多算法允许可用的阻抗信息成功地用于频率自适应。

心室几何结构引起的阻抗变化

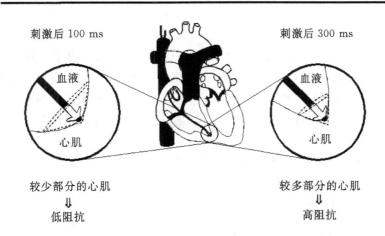

图 16.8　心室几何形状变化引起的阻抗变化。单极起搏电极的阻抗信号主要受起搏尖端附近区域心室壁几何变化的影响（由 M. Schaldach 提供）

16.4.3　频率自适应算法

阻抗信号可以用来估计每搏输出量、射血分数、峰值阻抗变化和射血前期。频率自适应算法决定了起搏心率如何对这些参数中的每一个参数的变化作出响应。起搏器的频率反应应该是快速的，与工作负荷成比例，运动结束后恢复快，对非运动需求（如情绪压力）敏感。如果反应过快，病人可能会有心绞痛。如果速度反应不够，运动耐力就会减弱。

16.4.4　每搏输出量和交感张力关系

每搏输出量（SV）是每一次搏动时从左心室排出的血液容量，是指左室收缩前血容量（EDV）与收缩后血容量（ESV）之差。每搏输出量增加有两个因素：收缩力增加和弗兰克-斯塔林机制。收缩力的增加增加了 SV，并为运动中交感神经张力提供了良好的指示。弗兰克-斯塔林机制使 SV 随预负荷（EDV）的增加而增大，并使 SV 与交感神经张力的关系复杂化。

在运动期间，一个健康的心脏将保持其每搏输出量几乎恒定，通过改变心率以实现正确的心输出量。如果运动期间心率保持不变，SV 可增加 2 倍，以增加心输出量。因此，SV 是工作负荷的指标，可以通过提高心率来响应 SV 的增加以适应起搏心率。在中度心率范围内，静息个体的每搏输出量与心率呈负相关关系。幸运的是，这种效应提供的是负反馈，而不是像 Q-T 间期那样的正反馈。

心率确定

频率自适应算法必须确定如何对每搏输出量信号作出响应。作为对运动的响应，SV 值的增加表明心率应该增加，这样 SV 才能恢复到它的标称值。标称值可以是一个固定值，也可以是过去测量的 SV 值的长期平均值。心率可以与误差成正比，也可以将 SV 设置点与实测 SV 之间的误差积分，如 Salo 等（1993）所示。Salo 建议根据 SV 的导数来确定心率。

如果 SV 降低,心率应降低。建议的时间常数为 10 min,这样在 30 min 后,心率将回落到其静息心率。

每搏输出量悖论

　　由于弗兰克-斯塔林机制的影响,SV 对姿态变化的响应是矛盾的。如果一个人处于站立状态,回流到心脏静脉的血液会减少,从而导致 SV 减少。每搏输出量的减少提示起搏器降低其频率,这与应该发生的情况相反。这就是每搏输出量悖论。通过将 SV 与从阻抗波形中提取的其他参数相结合可以克服该问题。如下一节所述,其中一个解决方案是计算射血分数。

　　图 16.9 显示了运动后每搏输出量的变化及其相对较快的恢复。SV 在运动停止大约 30 s 后恢复到其标称水平。

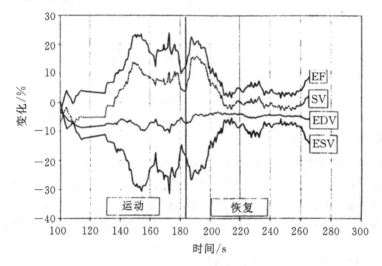

图 16.9　通过双极起搏导线测量心内阻抗的变化来测量运动期间的相对右心室容积。在运动过程中显示了不同心脏容积的反应。SV 在运动中反应迅速,运动停止后恢复到正常水平的速度相对较快。SV 在大约 30 s 后恢复到它的标称水平。射血分数(EF)与 SV 密切相关。引自 Chirife, R., Ortega, D. F., and Salazar, A. 1993. Feasibility of measuring relative right ventricular volumes and ejection fraction with implantable rhythm control devices. *PACE*, 16：1673 - 1683

16.4.5　射血分数

　　Chirife(1992)提出以射血分数(EF)作为起搏器的速率控制参数。射血分数为 SV 除以舒张末期容积。图 16.9 显示射血分数与 SV 相当接近。射血分数的优点是在计算中考虑了预负荷效应。每搏输出量在一定程度上缺乏代谢需求的特异性,部分原因是预负荷效应。通气、姿势和心率都会影响 SV。在高心率时,舒张末期容积由于充盈时间的缩短而下降,SV 也相应下降。

　　图 16.10 显示了当静息心脏的起搏心率增加时,高心率低充盈量对每搏输出量的影响。SV 的下降与 EDV 的下降密切相关。然而,射血分数保持相对恒定,因此不与起搏心率耦

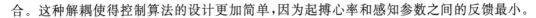

合。这种解耦使得控制算法的设计更加简单,因为起搏心率和感知参数之间的反馈最小。

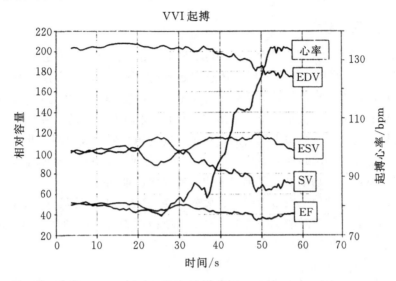

图 16.10 起搏心率的强制变化对静息个体血容量参数的影响。在试验开始后 30 s,起搏心率被迫增
加,在高心率时可观察到充盈量(舒张末期容积 EDV)降低。每搏输出量 SV 的下降与 EDV
的下降密切相关。然而,射血分数保持相对恒定,因此不与起搏心率耦合。引自 Chirife,
R., Ortega, D. F., and Salazar, A. 1993. Feasibility of measuring relative right ventricular
volumes and ejection fraction with implantable rhythm control devices. *PACE*, 16: 1673 -
1683

16.4.6　阻抗导数峰值

还可以通过使用来自心内阻抗信号的附加信息来解决每搏输出量悖论。Olive 等
(1988)使用阻抗一阶导数的峰值$(dZ/dt)_p$作为心率校正因子。发现信号$(dZ/dt)_p$与收缩
力和心率无关。$(dZ/dt)_p$的偏差与运动水平成正比。频率响应算法设置起搏心率,使得其
与静止的$(dZ/dt)_p$和$(dZ/dt)_p$的当前测量值之间的差成正比地增加。

可以通过使用具有$(dZ/dt)_p$信息的 SV 信息来补偿姿势变化。SV 对姿势和代谢需求
作出响应,其中$(dZ/dt)_p$仅响应于代谢需求。因此,如果 SV 降低而$(dZ/dt)_p$没有相应变化
的情况下,那么我们可以假定这个人已经站起来,因此心率暂时提高了大约 1 min,以防止
头晕。

16.4.7　射血前期

射血前期(PEP)是另一个用于频率自适应起搏器的参数。射血前期是从心室电活动
(R 波)开始到瓣膜打开,血液被射入动脉的时间。PEP 的变化与心脏收缩能力和舒张末期
容积的增加有关。心内阻抗的导数是反映容积变化的良好指标,因此射血前期的开始与阻
抗一阶导数的峰值相对应。

PEP 是有关工作负荷的一个很好指标,它与工作负荷成正比。然而,这种关系因患者
而异,需要运动训练以建立适当的心率反应。PEP 与起搏心率无关。Lau (1992)报告 PEP 被
证明在采取站立姿势时表现出自相矛盾的行为。虽然射血前期已被证明是心脏收缩力的一

很好的指标,但 Grubb 等(1993)提出,因为静脉压下降会导致充盈减少,射血前期也可缩短。

16.4.8 心室肌力参数

Schaldach(1992)定义了一个由心内阻抗波形导出的有用的频率适应参数——心室肌力参数(VIP)。VIP 指的是平稳变化的休息或运动时,通过检查主动脉瓣和肺动脉瓣开放前后阻抗波形的斜率来得出的。VIP 表示心脏的肌力状态,即收缩的强度,从而提供交感张力的指示。VIP 的使用提供了一个频率适应信号,它比 PEP 算法的患者个体差异要小。

心内阻抗是在 24 ms 窗口上测量的。这段时间的阻抗斜率被观测。此时间窗口或感兴趣区(ROI)定位于应用起搏刺激后 100~300 ms 之间。感兴趣区的位置因患者而异,选择的间期与静息期和运动期之间阻抗斜率相差很大的间期相一致。

感兴趣区域的阻抗斜率表示为区域有效斜率量(RQ)。RQ 是阻抗在 ROI 上的区域斜率。运动时的 RQ 与休息时的 RQ 不同。RQ 对精神压力的反应和生理压力的变化一样。RQ 的变化是为了平滑地适应起搏心率。

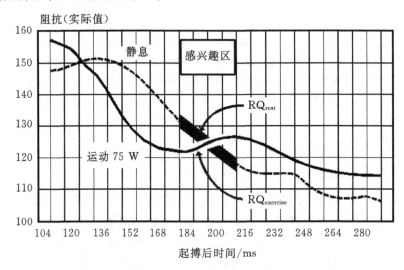

图 16.11 腔内阻抗波形显示区域斜率量(RQ)随肌力状态的变化。阻抗只需要在一个小的 24 ms 感兴趣的区域内测量。注意,在感兴趣的区域,心内阻抗的斜率与心脏的收缩力成正比 (由 M. Schaldach 提供)

Schaldach 等(1992)给出了一个简单的计算心率的公式,该公式利用特定感兴趣区域腔内阻抗斜率的变化来计算心率。刺激心率是

$$\text{HeartRate} = \text{BaseRate} + \frac{\text{RQ}_{\text{actual}} - \text{RQ}_{\text{rest}}}{\text{RQ}_{\text{max}} - \text{RQ}_{\text{rest}}} \times (\text{MaxRate} - \text{BaseRate}) \qquad (16.6)$$

其中,$\text{RQ}_{\text{actual}}$ 是测量的实际区域有效斜率,RQ_{rest} 是静息时的区域有效斜率,RQ_{max} 是最大运动量时的区域有效斜率,MaxRate 是最大起搏心率。

VIP 的使用优于以往的许多方法。VIP 的测量只需在较窄的时间范围内采样腔内阻抗,从而节省电池的能量。当起搏器使用者采取站立姿势时,VIP 反应正常,并且由于 VIP 不受起搏频率的影响,所以避免了正反馈(Schaldach et al.,1992)。

16.5 电路实现

16.5.1 阻抗测量

图 16.12 显示了一个典型的阻抗测量电路,该电路由一个振荡器构成,该振荡器向输出阻抗高的受控电流源提供 1～100 kHz 信号。电流源将 1～100 μA 电流推入心脏,心脏的时变阻抗产生电压。然后,高增益调谐放大器放大电压。放大器的输出是高通或带通滤波的,以使电流源的载波频率被传递。接下来,在解调过程中去除载波信号。该解调可以是用作窄带滤波器的同步解调器,也可以是像整流器和低通滤波器一样简单。解调后,残留的信号是心内阻抗。最后处理阻抗信号以产生所需的参数:SV、EF、PEP、VIP 或 (dZ/dt)p。

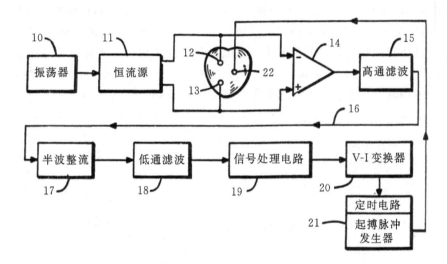

图 16.12 腔内阻抗测量电路。交流恒流源通过腔内导管向心脏施加测量电流,调谐放大器、滤波器和解调器随后。产生的信号是时变的腔内阻抗,它被处理以提供一个频率自适应的信号给起搏器的脉冲发生器(Salo et al.,1993)

16.5.2 系统设计准则

阻抗测量系统的设计规范包括能耗、灵敏度、精度、抗噪性和对人体其他电信号的抗扰度。注入体内的电流不能干扰心脏的电信号,也不能刺激骨骼肌。通过将电流源的频率设置得足够高,使机体对其没有响应,就可以满足这一要求。高频交流信号的使用对电流有额外的好处,以在电极-心肌界面使极化最小化。

为了说明所涉及的信号水平,假设电极和心脏阻抗总计为 500 Ω。在 10 μA 电流下,心内总电压仅为 5 mV。由于每搏输出量的变化而产生的电压变化只是这个电压的一部分。与起搏电压和 EGM 电压相比,该信号的电平较低,这给阻抗测量系统的设计带来了挑战。

为了提高阻抗测量系统的灵敏度和抗噪性,可以提高电流幅值。电压信号会更大,但是额外的电流会降低电池的寿命。起搏器的能量消耗非常有限,整个系统的电池总电流通常保持在 20 μA 以下。为了节省功耗,许多基于阻抗的算法大部分时间都关闭了电流源,而且阻抗只被采样。采样可以在 Schaldach(1992)所使用的较短预定兴趣区间内进行,也可以在规则的、间隔相等的时间间期内采样。

16.5.3 解调和滤波

采用窄带信号技术可以提高噪声的抗噪性和灵敏度。这样,放大器的热噪声和外部噪声的影响可以最小化。通常,使用窄带高频载波信号作为电流源,以便从 EGM 和干扰信号中过滤和区分 SV 信息。产生的电压,其中包含阻抗信息,也是窄带。然后使用同步解调器对感知电压进行带通滤波,并消除最不期望的干扰。如果在放大电压上使用标准带通滤波器,则还可以通过由整流器和低通滤波器组成的包络检测来实现解调。

图 16.13 说明了如何将感知的交流电压解调成用于检测每搏输出量和射血分数变化的波形。电压是由变化的心阻抗放大调制的。电压的包络包含有关每搏输出量的信息。阻抗信号包含有关通气、运动甚至每搏输出量的信息。为了分离感兴趣的信号,可以过滤出感兴趣的频带,并将其传递到信号处理电路。可以在几拍内平均以最小化可能导致起搏心率快速变化的运动伪影 (Pickett and Buell,1993)。在 VVI 起搏过程中,由于来自心房的可变预负荷效应,每搏输出量也会受到节拍变化的影响(Dritsas et al.,1993)。

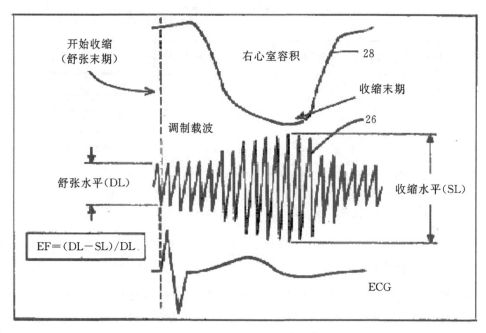

图 16.13 用于检测每搏输出量和射血分数变化的解调演示。施加的恒流产生一个贯穿心脏的电压。电压是由变化的心阻抗幅度调制的。电压的包络包含有关每搏输出量的信息。利用高频载波,可以方便地从 EGM 和干扰信号中过滤和区分 SV 信息(Chirife,1992)

将通气信号与每搏输出量信号分离开来的滤波器是一个更大的挑战。休息时,心率可达 60 次/min;而在高心率的运动状态时,通气率可在相同频率范围内,但心率将高出 2～3 倍。Hauck(1991)提出了一种具有随心率变化而变化的转角频率滤波器。这种时变滤波器可以很容易地使用开关电容滤波器实现,方法是利用从心率导出的信号来改变开关电容的时钟频率。

调谐放大器的共模抑制比应该很高,以减弱 EGM 信号与阻抗测量的耦合。采用分离的起搏和阻抗传感电极可以消除起搏脉冲对电极极化的影响。

16.5.4 电流源的设计

电流源的设计参数为输出阻抗和电压顺应范围。电压顺应性是指电流源能够提供恒流的电压范围。电压顺应范围通常小于电源电压,并且可能根据用于实现电流源的电路拓扑和元件值而远小于电源电压。当超过电压顺应范围时,输入负载的电流变得不受控制和未知。

输出阻抗反映了电流源的质量。如果电流源的输出电流不随端子电压的变化而变化,则称该电流源具有无限输出阻抗。有限输出阻抗在电极电压和传递到心脏的电流之间提供了不期望的耦合。由于电流不再被精确地知道,阻抗测量的精度被降低。

有限输出阻抗对电流源精度的影响可以量化。考虑图 16.14 所示的测量布置。输出阻抗(Z_O)是由导线、电极和心脏阻抗组成的总负载阻抗。输出电压现在直接影响输出电流的精度。输出电流成为控制电流 I_S 以及输出端电压 V_O 和输出阻抗 Z_O 的函数。

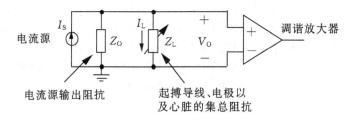

图 16.14　阻抗测量系统的原理图显示了电流源输出阻抗、集总负载阻抗和感知放大器。电流源所看到的负载包括导线的阻抗、电极界面和心脏组织。电压顺应性范围必须足够大,以允许在电极上看到的所有电压。同样,与总集总负载阻抗相比,电流源的输出阻抗必须很大

$$I_L = I_S - \frac{V_O}{Z_O} \tag{16.7}$$

通过从方程中消除 V_O 可以简化表达式。电流源的准确性取决于 I_L 与 I_S 有多么接近。通过将 I_L 与 I_{source} 之比进行归一化,可以了解其准确性以及参数对其的影响。产生的电流比率是输出阻抗和负载阻抗的函数。

$$\frac{I_O}{I_S} = \frac{Z_O}{Z_L + Z_O} \tag{16.8}$$

为了更清楚地显示输出阻抗的相对大小对负载阻抗的影响,我们使用 Z_O 与 Z_L 的比值。要达到一定数量的精度,Z_O 与 Z_L 的比值必须是

$$\left| \frac{Z_O}{Z_L} \right| = -1 + 2^{Nbits} \tag{16.9}$$

例如,在 8 位精密系统中,输出阻抗与负载阻抗的比值必须大于 256,因此,如果 Z_L 为 500 Ω,则 Z_O 必须大于 128 kΩ。更糟糕的情况是,当负载阻抗是它的最高期望值时,测量到的阻抗信号的典型精度仅为 6 位数字,但此数字适用于所有误差源,而不仅仅是电流源输出阻抗。

16.5.5 电流源电路

用于电流源的电路通常基于电压-电流转换器,因为振荡器信号通常是电压。图 16.15 显示了一个用于浮地(非接地)负载的电流源。交流电流的电压信号被输入电容 C_{ac},它从电压中消除任何直流偏置。运算放大器的反相输入是负反馈作用下的虚拟地。流过电阻 R_g 的电流也通过负载阻抗(心脏)。

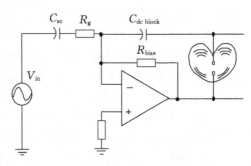

图 16.15 浮地(非接地)负载的受控电流源。该电流源由电压-电流转换器使用运算放大器的反相节点形成。交流电流的电压信号被输入电容 C_{ac},它从电压中消除任何直流偏置。运算放大器的反相输入是负反馈作用下的虚拟地。流过电阻 R_g 的电流也通过负载阻抗(心脏)。电容 $C_{dc\ block}$ 与心脏串联,以防止直流电流通过心脏和电极界面。负载相对于地面浮动,因此这个电路不会工作在单极导线配置中。在这里,电流源电极与起搏电极是不同的(Salo et al.,1993)

一个相对较大的电容器 $C_{dc\ block}$ 与心脏串联,以防止直流电流流过心脏和电极界面。一个高值电阻 R_{bias} 用于为放大器的小直流输入偏置电流提供路径,并有助于在直流时保持负反馈。

电流源负载相对于地面浮动,因此该电路将不能工作在单极导线布置中。在此应用中,电流源电极不同于起搏电极。

这种电流源的输出阻抗相当高,电压顺应性也很好。然而,满载电流必须流过电阻 R_g,因此在这个电阻器中有损失。该电阻还设置了电流源的电压-电流增益比,因此不能使其任意小,因为电压控制信号也必须缩小,而分辨率将成为一个问题。

另一个可用于接地负载的电流源电路使用两个仪表放大器和一个电流感知电阻器,如图 16.16 所示。增益为 A_1 的放大器提供负载电流,所有负载电流都通过电阻器 R。增益 A_2 的放大器感知并放大 R 上的电压降,从而测量正在产生的负载电流。通过在反馈放大器上有一个较大的增益 A_2,使得 R 上的电压降被放大,

电压-电流转换器的传递函数是

$$I_O = \frac{E_2}{R \times \left(\dfrac{1}{A_1} - A_2\right)} \tag{16.10}$$

该电路的优点是 R 可以非常小,因此它的损失是最小的。电压-电流转换比由放大器增益控制,而不是仅由电阻值控制。

该电路输出阻抗很高,可由第二放大器控制顺应范围。该电路要求放大器 A_2 的共模

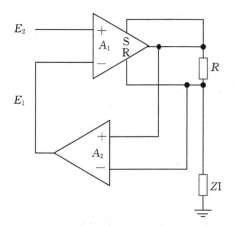

图 16.16　有接地负载的可控电流源。所述电流源由使用仪表放大器的电压电流转换
　　　　器构成。所有负载电流通过电阻 R,这种安排适合于单极导线电流源。在
　　　　这里,电流源电极与起搏电极是不同的(Klesh,1992)

抑制比好,放大器 A_1 上的感知和感知返回输入具有较高的输入阻抗和良好的共模抑制,因
为电极电压被看作是对这些输入的共模信号。

16.6　性能评估

　　这里比较了基于阻抗的起搏器(PEP 和 VIP)以及 Q-T 间期起搏器的频率响应曲线。
图 16.17 显示 Q-T 间期起搏器在停止运动后的心率衰减有很长的延迟(120 s)。理想的窦
性心率并未在图 16.17 中显示,因此频率响应的比例不能与基于 PEP 的起搏器的比例相比

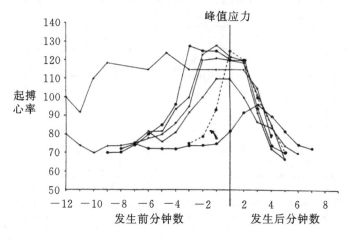

图 16.17　使用 Q-T 间期频率自适应起搏器(Vitratron TX 型)对多例患者进行运动试验(改良 Bruce 方案)
　　　　时的起搏频率反应。2~3 min 后心率恢复至静息状态。请注意,由于不良的斜坡设置,一个患者
　　　　在运动停止后达到峰值心率。虚线表示斜坡被重新调整后对同一患者的速率响应。引自 Bloom-
　　　　field, P., Macareavey, D., Keer, F., and Fananapazir, L. 1989. Long-term follow-up of pa-
　　　　tients with the Q-T rate-adaptive pacemaker, *PACE*, 12: 111 – 114

较。在图 16.18 中,以 PEP 为基础的起搏器的频率响应与窦性心率进行了比较。对于基于 PEP 的系统,该系统的心率迅速增长,大约有 10 s 的中度起效延迟。心率减速较少,大约发生在运动停止后 45 s。

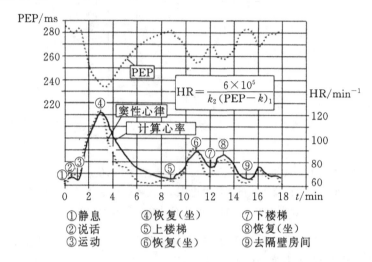

①静息　　　④恢复(坐)　　⑦下楼梯
②说话　　　⑤上楼梯　　　⑧恢复(坐)
③运动　　　⑥恢复(坐)　　⑨去隔壁房间

图 16.18　各种情况下测量的 PEP 与正常窦性心率的比较。由 PEP 控制导出的心率密切跟踪所需的窦性心率。运动开始时心率变化延迟较小,但恢复过程中心率下降延迟较长。反应的对称性相当好。引自 Schaldach, M. M. 1992. *Electrotherapy of the heart*. Berlin: Springer-Verlag

　　图 16.19 显示,检测交感神经张力的起搏器可以对情绪增加心率的需求作出反应。这里对病人进行了心理压力颜色词测试。在测试期间,向病人出示不同的卡片,卡片上用一种

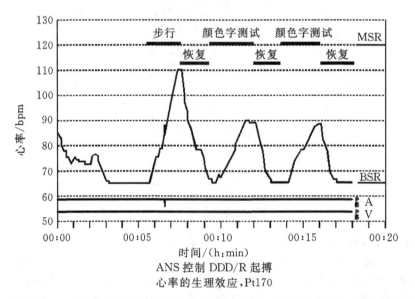

图 16.19　说明由 ANS 控制的起搏器是如何检测到对心输出量的情绪需求的。起搏器采用心内阻抗变化(VIP 算法)测定起搏频率(由 M. Schaldach 提供)

颜色的字母(例如,蓝色)写的另一种颜色的名称(例如,绿色),病人必须对字母的颜色迅速作出反应。

16.7 心脏信号感知方法的未来

频率适应性起搏器的未来在于对人体和心脏控制系统的广泛研究。关于心率与病人病情的关系和反应还需要更多的了解。近期的改进可能包括使用传感器组合以提高响应的适当性。Cowell等(1993)报告说,将来自活动传感器的信号与检测到的 Q-T 间期相结合有助于减少缺血性心脏病患者心绞痛的发生率。通过使用双传感器而不是仅仅使用活动传感器,他们的研究并未显著地改善频率反应。这可能归因于他们使用的是从传感器信号中确定心率的算法。

从多传感器信号中确定心率的算法似乎还有改进的余地。算法改进很可能为患者的生活质量提供最大的改善。现代起搏器中常用的先进遥测特性的使用将有助于使改进所需的开发时间越来越短。

16.8 参考文献

Bazett, H. C. 1920. An analysis of the time-relations of electrocardiograms. *HEART*, 7: 353 – 370.

Bloomfield, P., Macareavey, D., Keer, F., and Fananapazir, L. 1989. Long-term follow-up of patients with the Q-T rate-adaptive pacemaker, *PACE*, 12: 111 – 114.

Cowell, R., Morris-Thurgood, J., Paul, V., Ilsley, C., and Camm, A. J. 1993. Are we being driven by two sensors?: clinical benefits of sensor crosschecking. *PACE*, 16: 1441 – 1444.

Chirife, R., Ortega, D. F., and Salazar, A. 1993. Feasibility of measuring relative right ventricular volumes and ejection fraction with implantable rhythm control devices. *PACE*, 16: 1673 – 1683.

Chirife, R. 1992. Rate adaptive pacemaker controlled by ejection fraction. US patent 5,154,171.

Connelly, D. T., and Rickards, A. F. 1992. Rate-responsive pacing using electrographic parameters as sensors. *Cardiology clinics: Cardiac Pacing*, 10: 659 – 668.

Dritsas, A., Joshi, J., Webb, S. B., Athatassopoulos, G., Oakley, C. M. and Nihoyannopoulos, P., 1993. Beat to beat variability in stroke volume during VVI pacing as predictor of hemodynamic benefit from DDD pacing. *PACE*, 16: 1713 – 1718.

Grubb, B. P., Wolfe, D. A., Samoil, D. A. Hahn, H., and Elliott, L. 1993. Adaptive rate pacing controlled by right ventricular pre-ejection interval for severe refractory orthostatic hypotension. *PACE*, 16: 801 – 805.

Geddes, L. A., Fearnot, N. E., and Wessale, J. L.. 1991. Multiple monopolar method of measuring stroke volume of the heart. US patent 5,058,583.

Hauck, J. A. 1991. Rate adaptive cardiac pacer incorporating switched capacitor filter with cutoff frequency determined by heart rate. US patent 5,074,303.

Heijer, P. D., Nagelkerke, D., Perrins, E. J., Horstman, E., Van Woersem, R. J., Neiderlag, W., Jordaens, L., Wilde, P. D., Hameleers, W. B., and Lie, H. 1989. Improved rate responsive algorithm in Q-T driven Pacemakers—evaluation of initial response to exercise. *PACE.*, 12: 805 – 811.

Horstmann, E. and Koenn, B. 1990. Temporal relationship between exercise and Q-T shortening in patients with Q-T pacemakers. *PACE*, 12: 1080 – 1084.

Jordaens, L., Bakcers, J., Moerman, E., and Clement, D. L. 1990. Catecholamine levels and pacing behavior of Q-T-driven pacemakers during exercise. *PACE*, 13: 603 – 607.

Katritsis, D. and Camm, A. J., 1992. Adaptive-rate pacemakers. *Cardiology clinics: Cardiac Pacing*, 10: 671 – 688.

Lau, C. 1992. The range of sensors and algorithms used in rate-adaptive cardiac pacing*PACE*, 15: 1177 – 1211.

Maloney, J. D., Helguera, M. E., and Woscoboinik, J. R. 1992. Physiology of rate responsive pacing*Cardiology clinics: Cardiac Pacing*, 10: 619 – 629.

Klesch, J. J. 1992. Precision voltage controlled current source with variable compliance. US patent 5,153,499.

Olive, A. L., Pederson, B. D., and Salo, R. W. 1988. Closed loop control of stimulator utilizing rate of change of impedance. US patent 4,733,667.

Ovsyshcher, I. and Furman, S. 1993. Impedance cardiography for cardiac output estimation in pacemaker patients: review of the literature. *PACE*, 16: 1413 – 1422.

Ohte, N., Hashimoto, T., Narita, H. Takase, R., Kobayashi, K., Haynao, J., and Fujinami, T. 1990. Noninvasive evaluation of left ventricular performance with a new systolic time interval: the QV peak, and comparison with established systolic time intervals*Am. J. Cardiol.*, 66: 1018 – 1020.

Pickett, B. R. and Buell, J. C. 1993. Usefulness of the impedance cardiogram to reflect left ventricular diastolic function.*Am. J. Cardiol.*, 71: 1099 – 1103.

Salo, R. and Pederson, B. D. 1993. Biomedical method for controlling the administration of therapy to a patient in response to physiological demand. US patent 5,190,035.

Schaldach, M. M. 1992. *Electrotherapy of the heart*. Berlin: Springer-Verlag.

Schaldach, M. and Hutten, H. 1992. Intracardiac impedance to determine sympathetic activity in rate responsive pacing. *PACE*, 15: 1778 – 1786.

Schaldach, M. M. 1990. Cardiac pacemaker with physiological control. US patent 4,919,137.

Steinhaus, B. M., Nappholz, T. A., Nolan, J. A. and Morris, R. A., 1993. Minute volume rate responsive pacemaker employing impedance sensing on a unipolar lead. US patent 5,201,808

16.9　教学目标

16.1　描述在活动传感器上使用阻抗测量系统的 3 个缺点。

16.2　描述 Q-T 间期如何对交感神经张力以外的因素作出反应,并描述这一效应在确定频率适应斜率方面的意义。

16.3　描述基于 Q-T 间期的起搏器如何自我训练其自身的斜率参数。如果快速学习算法产生的 Q-T 间期变化为 2 ms,那么耦合因子 M 的值是多少?

16.4　给出阻抗感知系统使用单个起搏电极进行电流注入时不能像一组单极电极那样感知每搏输出量的 3 个原因。

16.5　描述弗兰克-斯塔林机制如何影响使用每搏输出量进行频率适应性起搏器的频率响应。描述这种响应与使用射血分数进行频率适应性起搏响应的比较。

16.6　列出影响电流源频率选择的 3 个因素和影响该电流源幅度的 2 个因素。

基于分钟通气量的频率
适应性方法

17

约翰·G.韦伯斯特

(John G. Webster)

频率适应性起搏器通过测量每分钟的通气量来调节心率。其中包括 Teletronics 起搏系统公司的 Meta MV™ 1202 型、Meta Ⅱ 1204™ 型、Meta DDDR 1250™ 型、Meta DDDR 1254™ 型(代谢性分钟通气),以及法国 Montrouge 的 ELA Medical 公司的 Chorus RM。来自 Medtronic 公司的 Legend Plus™ SSIR 起搏器测量了分钟通气量和体动以获得更多信息。

17.1 分钟通气量方法的优点和缺点

在所有被认为适用于频率适应性起搏器的传感器中,分钟通气量(MV)提供了最好的心率生理传感器之一。分钟通气量是通气量和潮气量的乘积。它是最能反映运动代谢需求的生理变量。静息 MV 约为 6 L/min。中度运动时,MV 增加到 60 L/min。MV 的这些变化准确地反映了摄氧量,这是衡量人类能量消耗的最准确的指标(Mond,1993)。在心输出量和心率变化时,分钟通气量与运动期间的有氧耗氧量几乎成线性关系,达到无氧阈(约为 VO_{2max} 的 60%~70%)。因此,通过测量分钟通气量,我们可以使用这些信息来设定正确的心率。用于起搏的标准双极引线也可用于测量阻抗,由此我们可以获得分钟通气量。

17.2 测量电阻抗

胸部电阻抗的测量可以很好地近似由通气引起的肺容量变化。具体的测量方法是使用四个(四极)电极。两个外电极会注入恒流,两个内部电极可以测量整个肺的电压。为了减少电极的数量,可以在两个电极(双极)中的每个电极上注入电流和测量电压。然而,使用小电极会产生对电流密度高的电极附近的变化最敏感的输出,而不是所需的在两个电极之间电流密度较低的更大肺区最敏感的输出。两个大的电极可以用来最小化这种对电极附近变化的敏感性问题,因为各处的电流密度都很低。

起搏器通过使用三个(三极)电极来折中,如图 17.1 所示。起搏器可作为一个大电极,既能注入电流,又能测量电压。通过环形电极注入电流,并在尖端电极上测量电压,避免了使用单个小电极时对阻抗变化的敏感性。

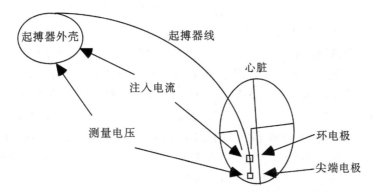

图 17.1 起搏器可以较大,既能注入电流,又能测量电压,而不需要强调局部灵敏度。环形电极
注入电流,尖端电极测量电压,避免强调局部灵敏度

为了避免心脏细胞受到不良的刺激,我们选择了脉宽为 $7\sim30\ \mu s$ 并且 1 mA、20 Hz 的电流。这允许以 $1\sim3\ \mu A$ 的平均电流测量阻抗,不会大幅降低电池寿命。

这些电极也被用来感应和刺激心脏。图 17.2 显示了只有当传感器放大器和脉冲发生器没有连接时开关才连接到阻抗测量电路(Nappholz,1990)。

测量的阻抗约为 100 Ω。通气引起的阻抗变化约为 1 Ω。为了检测每分钟通气量的微小变化,电路必须区分 0.06 Ω 的变化(Nappholz et al.,1995)。

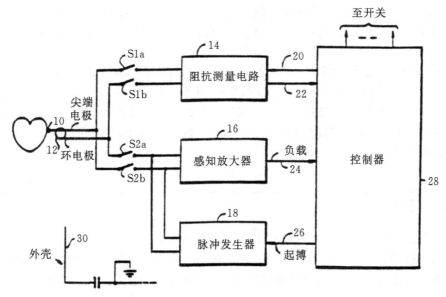

图 17.2 当下面那对开关关闭时,起搏器可以感应心电图并刺激心脏。当上面那对开关关闭时,起搏器可以测量顶端和外壳之间的阻抗(Nappholz,1990)

17.3 信号处理

对于 Teletronics 起搏器,在确定了样点的阻抗后,信号被过滤,以获得 $0.1\sim1$ Hz 的信息。这就最小化了由每搏输出量变化引起的不期望的阻抗变化。过零探测器测量通气率。

如果 10 个样点中有 7 个是同一极性,则该信号被认为是该极性的信号。每次极性变化时,都会记录下来并用于计算通气率 VR,如图 17.3 所示。

阻抗信号也会被整流和滤波从而产生与潮气量成正比的信号。乘以通气率可以产生分钟通气量(MV)。静息 MV 定义了较低的起搏心率。由于阻抗可能随时间而漂移,静息 MV 由长期(1 h)平均器来确定。MV 由短期(36 s)平均器决定。长期静息 MV 从短期测量的 MV 中减去,产生 MV 变化量 ΔMV。如果患者已经休息了 1 h 后开始运动,那么这个算法是正确的。然而,如果患者继续运动 1 h,长期平均水平上升到短期平均水平,ΔMV 为零,而不是应该保持的较高水平。为了防止这个问题,在 35 s 内阻抗变化超过最大值的 50% 时,它锁定了长期平均值,这样就不会爬升。

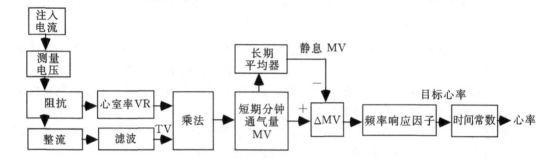

图 17.3 由阻抗得到通气率(VR)和潮气量(TV),然后乘以获得的短期分钟通气量(MV)。在减去长期静息 MV 后,我们乘以一个频率响应因子来产生目标心率,心率以一个缓慢的时间常数接近目标心率

ΔMV 由心率反应因子(RRF)转换为心率,这对每个患者来说是不同的。医生选择较低的起搏心率。患者的运动达到自身症状极限(通常超过无氧阈值)。程控仪使用测量的上限心率的最大值和 MV,并选择心率与 ΔMV(通常为线性)之间的 16 种关系(斜率)之一。

对于 Medtronic 起搏器,为了使心率变化不突然,医生还将加减速时间常数定为 0.25、0.5、1、2.5、5 或 10 min。

17.4 干扰

由于测量阻抗的电压传感电极被分隔得很远,外部的电干扰会引起被测阻抗的变化,从而不正确地改变心率。外科手术中使用的电手术装置(ESU)和射频消融设备(RF)发出了很大的宽带电磁场。因此,每分钟通气起搏器的速率适应功能应在手术前关闭。

每分钟通气起搏器的速率适应功能应在将病人置于呼吸机前关闭。在这种情况下,肺部体积的非生理变化会导致心率的不正确改变。

起搏器侧面的手臂每分钟 30~40 次的摆动会导致起搏率的增加。咳嗽和过度通气也能提高心率。运动时说话可以降低预期的起搏频率(Lau et al.,1989)。

为了防止起搏器感知放大器感知阻抗脉冲,当出现阻抗脉冲时,感知放大器可以被图 17.2 所示的开关屏蔽。

为了防止体表心电图(ECG)上出现阻抗脉冲,7 μs 的正脉冲后可以在反方向上跟随 60 μs 的低幅平衡脉冲。这经过带滤波的心电信号放大器后会产生零净脉冲。

17.5　自动模式转换

　　如果房性心律是窦性心动过速,那么它在生理上是合适的,我们希望能感知到心房率来调整心室率。如果心房节律是病理性的(如房颤、房扑、房性心动过速),最好是关闭房室同步。Teletronics 公司 1250 型和 1254 型 DDDR 起搏器使用自动模式切换(AMS™)来实现这一控制。图 17.4 显示,当心房节律以足够长的间隔发生时,起搏器以双腔 DDDR 模式工作,并伴有 AV 同步(区域Ⅲ)。当 3 个心房搏动以短于心室心房不应期(PVARP)的间隔发生时,该节律不适当地加快,并导致起搏器切换至单腔 VVIR 模式(区域Ⅱ)。如果仅发生单个心房过早搏动,则不会传递心房起搏脉冲,以防止在复极化的易损期出现心房起搏,这可能导致诱发心房快速性心律失常。

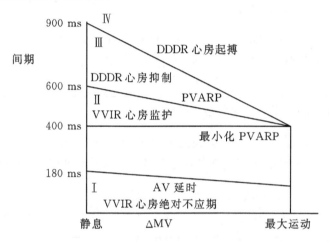

图 17.4　当心房节律间隔较长时,AMS 起搏器以 DDDR 模式工作(区域Ⅲ和Ⅳ)。当间隔小于 PVARP 时,它以 VVIR 模式(区域Ⅰ和区域Ⅱ)工作。PVARP 限值和 AV 延迟随 ΔMV 的增加而缩短

　　如果起搏器在心房绝对不应期感知到 P 波,就会忽略它(区域Ⅰ)。如果起搏器在心房监护间期感知到 P 波,AMS 就会切换到 VVIR 模式(区域Ⅱ)。如果起搏器在 DDDR 心房抑制间期内感知到 P 波,它将在 AV 同步起搏并在心室内因感知而抑制心室起搏(区域Ⅲ)。如果自发心房率太低,导致心房警报定时器超时并进入 DDDR 心房起搏区,则起搏器以代谢指标心率(区域Ⅳ)刺激心房(Nappholz et al.,1992)。

　　图 17.5 显示心动周期的时序图及其相关的时间间隔,指示起搏器在不同时间间隔中如何响应心脏事件(Nappholz et al.,1992)。

　　如果起搏器产生心室起搏脉冲后,逆行传导引起 PVARP 内心房感知 P 波,则起搏器充分延长心房警戒期的定时器,使心房在逆行去极化后再次复极化。这防止了起搏器介导的 VVIR 模式发生。

　　AMS 功能允许在设置非生理心房搏动时从心房跟踪 DDDR 模式自动切换到非心房跟踪 VVIR 模式。这使得 DDDR 起搏器和 DDDR 起搏模式可以在间歇性房性快速心律失常

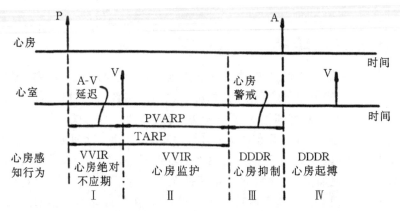

图 17.5 如果感知到 P 波,在房室延迟后心室会被起搏。在心房警戒期间,感知到的 P 波将触发心室的同步起搏(Nappholz et al.,1992)

(房扑和房颤)患者中得以实施和规划。因此,这些患者在房性活动正常期间享受完全房室同步,而没有医生不断地重新编程起搏器。

17.6 分钟通气量和体动传感器

图 17.6 显示了来自 Medtronic 公司的 Legend Plus 起搏器是如何从两个传感器中提取信息的。一种粘贴在柔性起搏器内部的压电陶瓷可以提供由外壳外的机械肌肉运动引起的

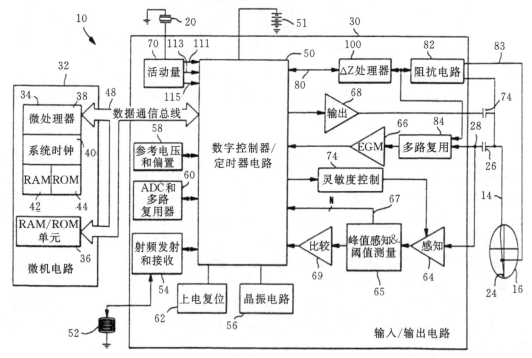

图 17.6 双传感器频率适应性起搏器。压电传感器 20 对运动产生快速响应。阻抗电路 82 测量分钟通气量以获得长期精度(Wahlstrad et al.,1993)

信号。因此,身体的运动提供了信息,在开始活动时产生快速增长起搏心率。一种基于阻抗的分钟通气量测量为持续运动提供了更准确的起搏心率。

Cooper(1994)设计了一种将活动输入和分钟通气量输入相结合的算法。该算法基于层次模糊逻辑专家系统。一组电生理学专家建议:

1. 除另有建议外,双传感器的输出应遵循分钟通气量指示的心率。

2. 运动开始时,双传感器心率输出应遵循活动指示的心率,但仅升高为最大心率的50%。

3. 如果活动响应很低,通气量响应很高,则双传感器的心率响应限制在上升至最大心率的25%以内。这种交叉检查可以防止静息患者过度通气引起的长期高心率起搏。

图17.7(a)显示了对模拟阶跃运动功能的反应。运动开始时的双传感器反应比单独分钟通气量更快,但在分钟通气量赶上之前,其活动贡献被控制在最大心率升高的50%。图17.7(b)显示了对阶跃运动功能的响应。双传感器响应和分钟通气量响应的差异主要发生在运动第一步开始时。

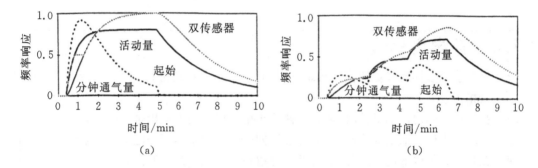

图17.7 (a)双传感器对模拟阶跃运动功能的响应;(b)双传感器对模拟阶跃运动功能的响应。引自 Cooper, D. 1994. A dual-sensor rate-responsive pacemaker algorithm incorporating a fuzzy logic expert system. *Computers in cardiology* 1994. *Piscataway*, NJ: IEEE

17.7 参考文献

Cooper, D. 1994. A dual-sensor rate-responsive pacemaker algorithm incorporating a fuzzy logic expert system. *Computers in cardiology* 1994. *Piscataway*, NJ: IEEE.

Lau, C. P. 1993. *Rate adaptive cardiac pacing: single and dual chamber pacing.* Mt. Kisco, NY: Futura.

Lau, C. P., Antoniou, A., Ward, D. E. et al. 1989. Reliability of minute ventilation as a parameter for rate responsive pacing. *PACE*, 12: 321 – 330.

Mond, H. G. 1993. Respiration. In Alt, E., Barrold, S. S., and Stangl, K. (Eds.), *Rate adaptive cardiac pacing*, Berlin: Springer-Verlag.

Nappholz, T. A. 1990. Minute volume rate-responsive pacemaker. US patent 4,901, 725.

Nappholz, T. A., Lubin, M., and Valenta, H. L. Jr. 1987. Metabolic-demand pacemaker and method of using the same to determine minute volume. US patent 4,702,253.

Nappholz, T., Maloney, J. D., and Kay, G. N. 1995. Rate-adaptive pacing based on impedance-derived minute ventilation. In K. A. Ellenbogen, G. N. Kay, and B. L. Wilkoff (eds.)*Clinical cardiac pacing*. Philadelphia: Saunders.

Nappholz, T. A., Swift, S., Hamilton, J. R., and Gani, M. J. 1992. Metabolic demand driven rate-responsive pacemaker. US patent 5,085,215.

Katritsis, D., and Camm, A. J. 1994. Unwanted rate modulations in respiration-guided, impedance measuring rate responsive pacemakers. In U. J. Winter, R. K. Klocke, W. G. Kubicek, and W. Niederlag (eds.)*Thoracic impedance measurement in clinical cardiology*. Stuttgart: Georg Thieme Verlag.

Wahlstrand, J. D., Borgerding, G. B., Greeninger, D. R., and Baxter, D. J. 1993. Method and apparatus for rate-responsive pacing. US patent 5,271,395.

17.8 教学目标

17.1 解释使用分钟通气量的优点与缺点,并与使用身体运动进行频率适应性起搏器的方法相比较。

17.2 在测量人体内的电阻抗时,请解释使用小电极而不是大电极带来的问题。

17.3 在测量人体内的电阻抗时,请解释使用四个电极而不是两个电极的优点。

17.4 在测量人体内的电阻抗时,请解释如何避免不期望的组织刺激。

17.5 在测量人体内的电阻抗时,请解释如何避免被起搏器感知放大器感知。

17.6 在测量人体内的电阻抗时,请解释如何避免被表面心电图感知。

17.7 解释如何从阻抗计算分钟通气量。

17.8 在测量分钟通气量时,请解释如何避免阻抗长期漂移造成的误差。

17.9 用阻抗法测量分钟通气量时,说明如何避免长期持续运动造成的误差。

17.10 用阻抗法测量分钟通气量时,说明如何避免起搏心率的突然变化。

17.11 解释外部干扰可能导致分钟通气量频率适应性起搏器故障的情况。

17.12 解释心房监测间期内 P 波感知的结果。

17.13 解释心房抑制间期内 P 波感知的结果。

17.14 解释心房警戒计时器超时的结果。

17.15 解释双分钟通气量和身体运动传感器在频率适应性起搏器中的优点。

抗心动过速起搏

雷克斯·S. 派珀
(Rex S. Piper)

抗心动过速起搏器(ATP)是专为治疗心动过速而设计的专用起搏器。心动过速发生在窦房结以外的某个过程,它会在一个或多个周期内篡夺对心跳的控制,其结果通常使心律更快且不规则。所有先前描述的起搏器都是处理心动过缓治疗的,这是一种由阻断正常窦房结控制心脏的过程所引起的缓慢心率。

本章讨论了抗心动过速起搏器的使用、设计和结果。首先简短地介绍其历史,其次概述了可供选择的心动过速治疗方法,最后介绍了抗心动过速起搏的理论基础。本章的核心部分包括对当前和提议的起搏器检测、终止和预防算法的全面回顾。章末介绍了对报告的调查结果,并在讨论第三代抗心动过速起搏器技术之前,对商业上可用的装置进行了概述。

18.1 第一台抗心动过速起搏器

1968 年 5 月,第一个永久性抗心动过速起搏器在纽约 Rochester 总医院植入(Barold, 1989)。接受者是一名 52 岁的女性,她多年来经常会突然感受到心动过速。由于病人对药物治疗没有反应,在一次心动过速发作期间,医生决定将一条临时起搏引线插入右心室,希望通过机械感应一次额外的搏动来终止心动过速。值得注意的是,一次机械刺激的搏动立即使窦性心律恢复了。起搏器实际上从未与起搏导线相连。由于室性"起搏"很容易终止心动过速,因此植入了永久性 VVI 起搏器。一个简单的患者激活系统使用磁铁使心室临时慢起搏直到终止心动过速(图 18.1)。这位女性患者在医院外的第一次心动过速发作发生在理发店。当时她正坐在头顶的烘干机下却突然开始感到晕眩,以为自己快要晕过去了,但她

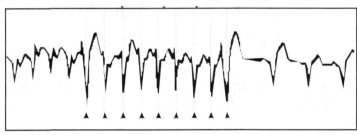

图 18.1　典型的心电图显示由患者使用磁铁启动的脉冲序列终止心动过速发作。磁铁在正常节律恢复后立即撤出。每个箭头代表一个起搏脉冲

以磁铁激活了起搏器,从而在几秒钟内使心动过速停止了。在接下来的几年中(在此期间,起搏器被更换了多次),患者平均每天终止 2～3 次心动过速发作。

18.2 抗心动过速的其他治疗方法

尽管第一次使用起搏器来终止复发性心动过速是在 20 多年前,且在起搏器领域已经取得了巨大的进展,但抗心动过速起搏并没有得到广泛的应用。这是由于心动过速易导致死亡的固有风险。正如第 4.3.2 节所指出的,在临床实验室中,终止心动过速的技术通常被用来诱发心律失常。由于使用抗心动过速起搏器有诱发或加速心动过速的内在风险,故首先考虑使用其他可能的治疗方法,只有某些稳定的心动过速才被考虑使用起搏器治疗。临床上稳定的心动过速主要表现为单一波形、中等到高心率和患者具有保持意识的能力。

除起搏外,其他治疗方法包括药物、消融术、手术和植入式心律转复/除颤器(ICD)。药理治疗试图直接影响潜在的异常传导机制。第 19 章将讨论心脏复律和除颤。手术和消融技术在物理上可摧毁已知的折返基质或异位起搏中心。例如,如图 18.2 所示,激光或射频消融将是治疗从 His 束分支电路发出的折返性心动过速的适当方法。在至关重要的位置消融使心脏组织不导电,环路断裂,从而不再发生心动过速。

Fisher 等(1987)分析了包括图 18.3 所示因素的抗心动过速治疗决策过程。一般来说,消融和外科手术的使用率最高。这主要是由于它们具有优秀的长期疗效和治愈率。正如数据所反映的那样,起搏被看作是一种拯救系统,而不是一种治愈方法。不耐受或不依从性的发展使药物的长期风险高于起搏,甚至药理治疗的成功程度也比起搏略高,因此抗心动过速起搏是最后的手段。然而,当抗心动过速起搏被植入性心脏复律/除颤能力增强时,其成功率是所有治疗中最高的。如稍后讨论的病人选择部分那样,抗心动过速起搏器治疗心动过速对于选择良好的患者而言是一种理想的方法。

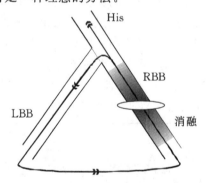

图 18.2 显示了 His 束分支的折返路径。右束支具有慢传导(阴影)是自传播回路的关键部分。在慢传导通路上使用手术或消融可以终止心动过速。His＝His 束;RBB＝右束支;LBB＝左束支

因素/最大得分	药物	手术	消融	ATP	具备 ICD 能力的起搏器
长期有效性 / 20	15	20	20	15	15
舒服/5	3	4	5	2	1
副作用/5	1	4	5	3	3
方便性/5	1	4	5	3	2
花费/10	6	6	10	5	2
处方易用性/5	5	1	1	1	1
治愈/15	0	15	15	0	0
救援/15	0	0	0	11	15
风险/15	13	4	12	7.5	12
依从性/10	3	10	10	8	8
成功率/10	7	8	6	4.5	10

图 18.3 各种抗心动过速治疗方案的分级优势。每个因素的相对重要性反映在其最大得分上。依从性是指患者是否愿意接受规定的治疗。ATP＝抗心动过速起搏器；ICD＝植入式心律转复器/除颤器。引自 From Fisher, J. D., Kim, S. G., and Mercando, A. D. 1987. Arguments for anti-tachycardia therapies using a graded point score model. In G. Breithardt, M. Borggrefe and D. Zipes（eds）*Nonpharmocological therapy of tachyarrhythmias*. Futura Publishing. 18.3 Anti-tachycardia theory

18.3 抗心动过速理论

本文对心动过速理论的讨论涉及抗心动过速起搏器可治疗的心律失常的潜在机制及其电起搏事件与典型心动过速原因之间的相互作用。这里假定对异常传导的基本原因已有很好的理解（见第 3 章）。为了进一步了解抗心动过速起搏器治疗的电生理机制，研究人员使用先进的模型分析了一个起搏电波前与心动过速产生回路之间的相互作用。在这里，我们提出了这些更高层次的模型，以便研究起搏器的有效性和相互作用。

18.3.1 潜在机制

几乎所有临床上重要的心动过速都是由于折返现象的影响（Fisher，1990）。研究者对动物甚至部分人类患者折返回路的电特性进行了多年的研究。在此期间，建立了三种折返心动过速模型：环形折返、8 字形折返和前导环形折返。第 3 章介绍了引起心动过速的其他原因，包括反射、再激发和自激活。这些通常是因使用药物治疗而引起，但在某些情况下，如后面的章节所讨论的那样，可以利用抗心动过速起搏器预防或抑制。

环形折返

最著名的折返回路模型是由围绕着不可激发中心的导电环组成的。通常有一个固定的解剖障碍，即包围的波前在周围传播（图 3.11）。该模型包括 3 个必需的元件：一个非传导中心、一个单向阻滞的轨迹，以及一个慢传导段。单靠第一个元件不能造成折返回路。这可能解释了为什么消融和手术不会引起折返性心动过速。第二个元件用于启动折返波前，第三个元件确保环绕波不与其自身的不应期尾端碰撞,从而自行熄灭。

8 字形折返

对犬梗死心肌组织上覆缺血损伤心肌薄层折返的研究发现了 8 字形折返的特点。缺血性损伤心肌是临床上最常见的室性心律失常的来源(Rosen,1990)。如图 3.10 所示,该模型由两个循环波前组成,它们围绕着功能传导阻滞的两个区域向前推进。缺血既提供了阻断的功能弧,也提供了缓慢传导的回路。需要注意的是,这种现象是动态不稳定的,弧可以移动、消失并重新出现。在单形心动过速过程中,这两个弧相对稳定,但在多形心动过速过程中,电弧和环绕波前都改变了它们的几何形状。

前导环形折返

在该模型中,回路的中心是功能不可激发的。它是由环绕波前引发小波(图 3.12)而呈现不应期。对于抗心动过速起搏器的分析,这个模型代表了一个更一般的 8 字形折返的特例。

18.3.2 复位、夹带和加速

利用折返性心动过速模型,可以分析抗心动过速起搏器终止的模式。所有的心动过速捕获或终止方法都试图复位或夹带折返波前以破坏回路。由于它们的动态特性,一些 8 字形折返回路可能会产生可怕的后果,当试图捕捉它们时会导致心动过速加速。

复位心动过速循环

复位环形折返电路包括使用适当时间激励的波前来终止环绕波。如图 18.4 所示,在环绕波的前部和它的尾部之间有一个可兴奋的间隙,这个间隙中的组织不是不应期的。心动过速复位的目的是将适当定时的第二波前插入到该间隙中。当进入环绕波的尾部时,新进入的激励前沿不能进行,而在另一方向,它与环绕波的头部发生碰撞。因此,环绕波被不应期组织捕获并消散,此时回路终止。

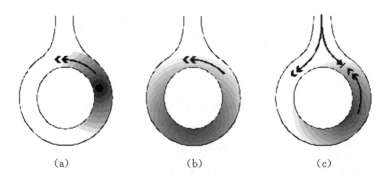

(a)   (b)   (c)

图 18.4 复位环形折返。在(a)中,不应期组织(阴影)是狭窄的,允许更大的进入窗口,使第二波前进入回路并复位折返。在(b)项中,进入窗口很窄,很难复位。在(c)中,外部刺激波前正确地进入了折返回路,并将回路复位

心动过速回路夹带

夹带是一种使用多脉冲序列来终止以 8 字形模型和前导环模型为代表的心动过速的过

程。它是一种识别最慢的可能快速突发起搏心率的方法,它既能终止折返回路,又能最小化加速的风险。根据定义,夹带由两个波前相互作用而形成单形稳定波。首先,突发脉冲以高于正常心动过速的速度发送到折返电路(图 18.5(c))。然后,脉冲起搏心率缓慢增加,直到在某种临界心率下,电综合波前的形态破裂成一个平滑的规则形态。按照这种心率,如果有特定数目的脉冲串入回路,同样数目的脉冲在极短周期内就会终止心动过速(El-Sherif,1990;Fisher,1990)。图 18.5(b)显示了这一现象。应该指出的是,有些作者将夹带定义为包括临界频率的实际确定,但这一步是超出实际夹带的。

心动过速加速

正如利用某些折返心动过速回路的动态特性来终止它们的环绕波一样,同样的原理也会导致新的潜在致命回路的形成。在一个突发脉冲序列完成后,一个新的回路可以终止,消散到它的原始形态,或退化成一个更快的形式从而导致纤颤。如图 18.5(c)所示,如果形成一个新的回转时间较短的回路,那么过早结束脉冲序列或不适当的脉冲周期长度会导致心动过速加速。这就是为什么抗心动过速起搏器在被设为自动模式前在临床环境中被多次测试(通常是数百次)的原因,这也是第三代设备中包括除颤能力的原因。

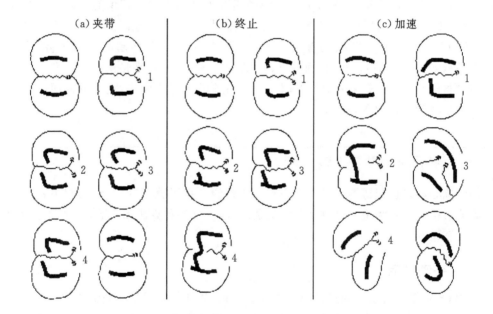

图 18.5 8 字形心动过速的夹带、终止和加速。功能上的非传导弧(粗线)显示,随着突发脉冲(1 至 4)与环绕波合并,形状发生变化。事件的时间顺序从左到右,然后从上到下。在(a)中,当非传导弧的形状稳定时,就会产生夹带。在这种脉冲频率下,产生的波形变得规则且单一。同样数目的脉冲在极高频率下将终止折返回路,如(b)所示。在(c)中,不正确的脉冲定时改变了弧,缩短了环绕波的循环时间,导致心动过速加速。引自 El-Sherif, N. 1990. Electrophysiologic mechanisms in electrical therapy of ventricular tachycardia. In S. Saksena and N. Goldschlager (eds) *Electrical therapy of cardiac arrhythmias*. Saunders

18.3.3 影响终止成功的因素

影响抗心动过速起搏器终止心动过速的因素包括：刺激部位的不应期和传导速度、折返回路和介入心肌，进入折返回路的入路数，刺激部位和回路的相对位置，心动过速的速度，刺激脉冲的时间和次数，药理因素，疾病过程或基质(Saksena,1990)。如果这些关系中的任何一种或所有这些关系都阻止单脉冲外部刺激终止心动过速，那么多脉冲序列可能是有效的。

两个与成功终止密切相关的抗心动过速起搏器参数是刺激脉冲数和刺激脉冲时序。确定最佳脉冲刺激数是走向终止成功的第一步。在反应迟钝的心动过速中，两种或两种以上的刺激往往比单一刺激更有效。当第一脉冲与环绕波碰撞时，第一脉冲会压缩折返回路中不应期组织的长度。由此产生的更宽的可激发间隙允许第二脉冲波提前到达折返回路，从而完全中断循环波。确定最佳起搏脉冲时间是心动过速终止的关键。稍后将讨论单脉冲、双脉冲和突发脉冲的时序协议。

确定心动过速终止成功的最重要临床参数是刺激部位。研究表明，当刺激点位于靠近慢传导区的正常心肌组织(如果弧趋于聚集的情况下)时，可以用较少的脉冲终止折返回路(El-Sherif,1990)。最理想的成功地点是在缺血区本身，靠近慢速区的近侧。在心脏直视手术中，使用带 64 个不同电极的球囊形传感器，在 4 min 内绘制和定位心室折返回路(De Bakker et al.,1987)。然而，确定折返回路的精确位置，特别是慢折返区和该区域内波前方向的非侵入性技术是未来研究的课题。在目前的实际临床中，映射折返回路和电极放置限制了对精确位置刺激的实施。

18.4 快速心律失常检测

用于抗心动过速起搏器的可编程心动过速检测方案可分为两大类：面向患者的检测和自动起搏器检测。自动检测可以是非常复杂的，涉及到各种算法和参数，而手动患者检测则是简单而直接的。

18.4.1 手动激活

自 1968 年第一台抗心动过速起搏器安装以来，就开始使用手动激活的抗心动过速起搏器。它们非常适合那些在心动过速期间仍保持清醒的患者。通过感知特征症状或快速的脉搏率，患者可以做到与医生对心电图的判读一样准确。这往往会限制错误触发，尽管一些患者可能会对自己的能力过于自信，并可能不适当地启动起搏器治疗。较老型号的体外激活抗心动过速起搏器使用简单的磁铁，而一些较新的型号则由射频发射机激活。由于需要人工干预，它们的整体效用和方便性有限。由于患者合作是强制性的，一旦出现致残症状也可能是致命的。手动检测的优点包括使用简单和能将患者激活限制在具备医生和除颤条件的医院环境中。

18.4.2 自动检测

由起搏器本身启动的自动检测给心动过速提供了相当大的方便，并且在没有患者或医生的干预下反应会更快。可以使用一个或多个感测参数来确定是否存在心动过速,这些包括心率相关的标准和一些较新的模型电图特征。建议未来的参数应包括使用生物传感器来同时检测患者的活动水平和血流动力学稳定性。

基础心率

基础心率是检测心动过速最有用的参数。当感知心率超过预设程控阈值时,心动过速被确认,并且启动终止协议。心率阈值单独编程以适应不同的心动过速和峰值正常心搏。对于正常窦性心律为 70 bpm 的患者,190 bpm 被认为是心动过速,210 bpm 以上为纤颤。仅检测心率的主要缺点是缺乏特异性,从而很难区分运动诱发的快心率和心动过速心率。此外,它不能用于检测低于阈值的心动过速。

心率相关参数

现在更复杂的检测算法会使用附加的心率相关参数来进一步对基础心率的做分类。发作心率、心率稳定性和快速心率持续时间是增强基线心率数据的常用方法。快速发作的高心率与心动过速有关,而逐渐开始通常是运动的特点。一项研究表明,对参加 30 s 最大自行车运动实验的患者进行发作心率测量,其心动过速有很好的检测结果(Mercando et al.,1988)。一些商业装置已经被纳入了发作心率参数。有规律的 R-R 间期测量也被用来区分运动相关的高频心率及呼吸相关的变化与更稳定的心动过速间期。然而,这些稳定性参数必须非常小心地选择,因为一些心动过速将包括有限的 R-R 间期变化。最后,根据连续周期数测量的心动过速持续时间可以用来防止对暂时性心律失常的反应,并允许短暂性心动过速的自发终止。

过度感知和生物传感器

有必要对心动过速进行更可靠和更严格的检测。由于过度感知是一个重要问题(图18.6),与速率有关的检测参数目前被设置为保守水平,使得一些心动过速无法被检测出。近年来,随着频率适应性心动过缓起搏器的出现(见第 13～17 章),有用的生物传感器技术正在成为一种可能用于增强和微调心动过速检测的技术。使用这些传感器,患者的活动水平理论上可以用来加强对运动领域以外的心动过速的检测。血压和每搏输出量的测量可用

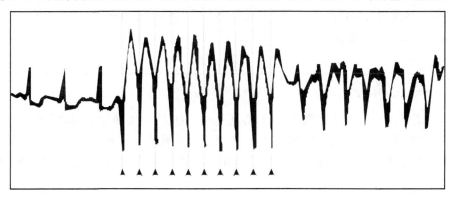

图 18.6 抗心动过速起搏器诱发的心动过速发生时,过度感知导致在正常心律时发放脉搏序列(见箭头)。这会传播一个实际的心动过速发作,如随后的脉冲序列所见

于鉴别血流动力学稳定的心动过速和不稳定的心动过速,并进一步推迟或中止终止算法。Hiles 等(1993)在对狗所做的实验中证明,主动脉温度对诱发的心动过速有反应;在诱发心律失常期间,体温出现短暂下降。Saksena(1990)建议使用心脏阻抗来检测每搏输出量,在心动过速期间,每搏输出量已被证明会明显下降。

在心动过速检测中,感知参数必须在基线时相对稳定,在不稳定心动过速时迅速而显著地反应,并在终止后迅速恢复到基线。对心动过速鉴别的一些生物传感器包括压力、氧饱和度、阻抗、pH 值、温度、活动/运动、呼吸、心输出量和各种组合。有关生物传感器的详细情况已在第 13 章中讨论过。

额外的生理和活性相关的生物传感器信息可以提高心动过速检测的特异性。这将有助于防止过度感知,并允许基于心率的检测规则得到扩展。如图 18.7 所示,稳定的心动过速可加以鉴别并进行相应治疗,不稳定的心动过速也可通过起搏或复律/除颤进行积极治疗。血流动力学数据可用于选择最优终止算法。在这个阶段,生物传感器整合到抗心动过速起搏器中的研究是有希望的,然而这些系统的临床应用仍有待于验证。生物传感器的实际缺点包括响应时间慢、成本高、复杂性增加和长期性能。

心率	BC		正常	TC		纤颤
活动	低	高		高	低	
血流动力学	稳定	不稳定	监护	稳定	不稳定	CV/DF
起搏模式	BC 起搏			TC 起搏		

图 18.7　生物传感器增强抗心动过速起搏器算法可以利用活动水平和血流动力学稳定性来优化心动过速的检测。例如,如果高心率指示心动过速,则可以检查活动水平和血流动力学稳定性。如果活动水平高且血压稳定(表明在运动),则可以避免不必要的起搏。TC=心动过速;BC=心动过缓;CV/DF=复律/除颤

电图

一些具有复律/除颤能力的实验性第三代抗心动过速起搏器能够对心动过速波形进行高级分析,以区分简单的心动过速和纤颤。这些复杂计算方法包括快速傅里叶分析、模板匹配、梯度模式检测和概率密度函数等。随着这些算法的使用和效率的提高,它们可用于区分心动过速本身与正常的快速心率。

18.5　终止算法

折返性心动过速的理论和机理表明,心动过速的复位、夹带和终止与刺激脉冲传递算法密切相关,特别是脉冲数目和时序的变化。今天的多程控第二代抗心动过速起搏器设备提供了许多脉冲传协议。所有这些协议都可以分为两组:一组是基于发送 1～2 个额外刺激,另一组是基于发送脉冲序列。

18.5.1　单/双额外刺激

程控额外刺激脉冲传输或 PES 一些关键定时刺激装置所使用。如果脉冲数可以限制在一两个,则心动过速加速的风险可能会降低(Echt et al.,1990)。早期的模型在心动过速

后的预定延迟时间内提供一或两个脉冲。较新的模型可以自适应地改变脉冲数和脉冲/s 的传输时序(图 18.8)。一些设备可以记住成功脉冲的时序,并自适应地调整自己。另一些则对心动过速的变化作出自适应反应,按比例调整其定时参数。

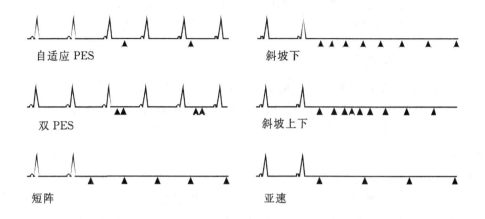

图 18.8 在背景心动过速波形下演示了心动过速终止算法。起搏脉冲以箭头表示。PES 起搏
包括脉冲数和时序的变化。突发、斜坡和亚速协议包括脉冲时序、数目和频率的变
化。由于心动过速对脉冲序列的反应是非常不可预测的,为了清晰起见,在脉冲序列
启动后没有显示波形

18.5.2 脉冲序列刺激

由于快速心动过速很少对 PES 刺激所使用的单一捕捉技术作出反应,因此采用脉冲序列传输。在脉冲序列算法中,突发和亚速两类算法中存在着大量的协议。如图 18.8 所示,这些不同的算法调整了许多传输参数,包括突发传输起始和终止时间、脉冲到脉冲间隔以及脉冲数。

突发起搏利用短串脉冲,其数量通常在 5~15 个之间,以传输比心动过速更快的心率来有效终止。由于加速的风险对于多个脉冲来说更大,即使对于慢的耐受性好的心动过速来说也是如此,因此一个关键的操作目标是使脉冲的数量和频率都尽可能低(Fisher,1990)。早期的突发传输算法采用了传统固定周期脉冲的短脉冲序列。更复杂的算法可以自适应地调整周期定时作为心动过速周期定时的百分比,和/或将突发脉冲序列向前或向后移动。另一种类型的突发起搏使用斜率来修改脉冲序列。这样降低脉冲频率是为了最小化加速的风险。有些设备会先升后降脉冲频率,这仍能达到峰值目标频率但比一个非常快的突发有较少的副作用。

亚速是一种治疗缓慢、耐受性好、血流动力学稳定的心动过速患者的技术(Echt et al., 1990)。不像突发起搏那样提供短的脉冲序列,亚速可以持续很长一段时间。它提供一个缓慢的恒定脉冲序列,这些脉冲随机地与心动过速相互作用,直到一个适当时序的脉冲终止心动过速。必须注意确保脉冲序列的频率不是心动过速波形的谐波,否则心动过速会被增强或加速。突发起搏和 PES 治疗频繁、折返性心动过速的疗效更好。

18.6 预防性起搏

一些抗心动过速起搏器算法被设计用于检测心动过速的发作并立即阻止进一步的传播。预防起搏主要处理触发性心动过速和起搏器介导的心动过速。

18.6.1 触发心动过速

心动过速的起始需要触发事件(见 3.4.3 节)和相关的基质来传播折返。为了防止心动过速,必须改变其中一种或两种影响。抗心动过速起搏器可作为压制或抑制或者触发机制或心动过速引起基质变化的预防措施。

超速压制

触发事件的发生,例如早或晚后电位与心率有很强的关系。在比正常心率每分钟高出 10~15 次的范围内似乎有一个最佳的中间频率可以压制触发频率。许多研究证实,超速心率可以显著减少心动过速的数量(Mehra,1990)。在预防早期后去极化触发尖端扭转型室性心动过速方面,临时超速起搏是唯一持续有效的治疗方法。然而,以超过每分钟 90~100 次的心率长期起搏通常是不能很好耐受的。在一些患者中,即使是以适度高的心率起搏,也会产生血流动力学缺陷和诱发缺血,从而使心动过速恶化。尽管如此,在治疗经常触发导致持续心动过速的患者时,超速压制是非常宝贵的。

一些抗心动过速起搏器使用动态超速的概念,在观察到触发时增加起搏心率。如果检测到不规则的触发脉冲,则超速起搏频率增加预先编程的值。脉冲周期时间随后逐渐减少直到达到基线心率。该算法显示触发事件减少了 80%(Mehra,1990)。然而,仍然存在着对高心率起搏的担忧。

抑制

抑制是通过延长致因基质不应期来防止心动过速的。在不应期内,通过脉冲对该部位进行预激,从而延长该组织的不应期。如果将其应用于关键点,其结果是长期的不应期会阻滞基质,以防止心动过速的发生。然而,由于电极植入的限制,抑制仍然主要是实验室现象。

迷走神经刺激

交感神经系统可在心动过速的发生中发挥重要作用的有力证据表明,应利用副交感神经系统的迷走神经诱导舒张反应降低心动过速的易感性(Schaldach,1992)。迷走神经活动在抗心动过速作用中的作用是有争议的,相关心率的降低可能发挥着更重要的作用(Mehra,1990)。如果迷走神经刺激有抗心动过速的作用,则电刺激迷走神经就可以预防心动过速。Schaldach 提出了一种自主神经系统控制的抗心动过速起搏器。他的系统将使用收缩传感器和心率监测交感张力。当检测到较高的交感神经张力和心率提示易发生心动过速时,迷走神经的传入神经受到刺激,从而能够有效地放松心脏。

18.6.2 起搏器介导的心动过速

随着双腔起搏的出现,起搏器介导的心动过速已成为一个越来越重要的问题。对于需要 DDD 模式的病窦或房室传导阻滞的患者,任何感觉到的心房活动都会传递到心室。不幸的是,如果发生心房快速心律失常,其会因心脏起搏器而在心室内持续存在,这被称为起搏器介导的心动过速。它包括两个现象。不规则的心房事件可以是直接的心房性心动过速,也可以是由逆行(反向传播)心室信号引起的。另一种被称为无休止环形心动过速(ELT)的现象是由起搏器提供顺行传导的折返回路支持的(图 18.9)。无休止环性心动过速的发生有三种条件:心室心房传导必须存在,通常需要触发事件,逆行心室信号必须由心房传感器感知。在使用 DDD 模式的患者中,41%的患者表现为心室逆行传导(Nitzsche et al.,1992)。当房室传导正常时,心室心房传导的发生率为 66%~100%(注意,VA 传导可以出现和消失);当Ⅲ度房室传导阻滞时,心室心房传导的发生率为 0%~25%(Bertholet et al.,1985)。当起搏器感知到房性早搏时,事件就按顺序开始了。这种触发可能来自多种来源:房性早搏(PAC)、逆行性室性早搏(PVC)、对起搏器的电磁干扰以及骨骼肌的肌电图。作为响应,起搏器在逆行传导通路不是不应期的时候对心室起搏,并允许心室脉冲向后传播。当这个信号被感知为心房事件时,一个无休止的环形心动过速就开始了。

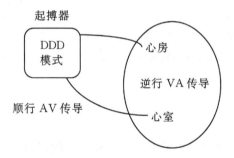

图 18.9　DDD 模式下发生的起搏器介导的心动过速。不规则的心房事件通过起搏器的顺行通路传递到心室。逆行 P 波被感知为心房事件,完成了折返回路形成无休止的环形心动过速

传统预防方法

许多传统的方法已经被用来预防起搏器介导的心动过速。主要方法是延长心室后心房不应期,即 PVARP(见 9.2.1 节),从而延缓心房感知,使触发事件不被视为心房活动。这就是为什么无休止的环形心动过速不是老起搏器的问题。由于血流动力学原因,它们有长时间的心房不应期来限制最大起搏心率。然而,这限制了起搏器在高需求活动期间跟踪的能力,因为上限心率间期(URI)通常设置为 PVARP 和心房心室间期(AVI)之和。当心率超过 URI 时,将触发固定比率阻滞法或文氏算法来防止高心率跟踪(见 9.2.4 节)。

VACT 预防

随着现代起搏器试图通过降低 PVARP 来跟踪更高的心率,ELT 变得更加普遍。有人增加了抗 ELT 算法,该算法利用心室心房传导时间(VACT)来区分真正的心房事件和逆行

P 波(Fisher et al. ,1986；Limousin et al. ,1990)。此过程从监测 VACT 的正常时序开始。如果 VACT 下降到 450 ms 以下，则怀疑 ELT 并通过缩短 AVI 的预编程值进行测试(图 18.10)。如果 VACT 在一定范围内保持不变，则确定存在反向传播 P 波。正常的心房脉冲信号不受早期心室速度的影响。为了终止 ELT，PVARP 在一个周期内延长到 450 ms，使得下一个 P 波无法感觉到。额外提出的复杂建议包括将 PVARP 的长度调整为比最后一次 ELT 期间测量的最长 VACT 长的值。这将阻止未来的 P 波传感，但也会限制高速率跟踪。

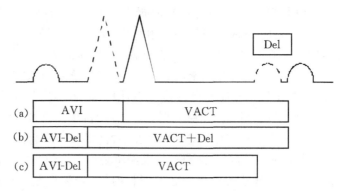

图 18.10　用心室心房传导时间(VACT)预防 ELT。时间条(a)显示基线逐拍序列；在(b)中，ELT 被怀疑并通过将 AVI 降低少量值 Del 来进行测试。这导致心室早期激活，显示为虚线三角形。如果随后的 VACT 时间增加了 Del，则 ELT 将不存在；如(c)所示，如果 VACT 保持恒定(心房脉冲向前移动到虚空位置)，则证实 ELT 存在，心房脉冲通过逆行心室信号跟踪心室搏动

WARAD 预防

　　由于无休止的环形心动过速触发事件是众所周知的，这将有利于防止这种心动过速的发生。为此，Nitzsche 等(1992)引入了新的参数，称为心房节律加速检测窗口(WARAD)，相当于前一个 P-P 间期的 75%。如图 18.11 所示，如果在 WARAD 期间感知到心房事件，则被认为是触发因素(室性早搏或心房收缩)。不是以此事件复位 AVI 延迟，而是复位 AEI (心房逸搏间期，也称为心室心房间期，VAI)并监测心房活动。如果在 AEI 内没有发生心房事件，则认为触发点是孤立的，在心房起搏后 AVI 暂时设置为 31 ms，以使下一次心房感知最大化。如果触发事件落在 WARAD 内，则可防止无休止的环形心动过速。如果在 AEI 期间发现新的心房事件，则起搏器怀疑存在房性心动过速，并将起搏心率暂时限制在 120 bpm。作为最后的让步，起搏器默认转为 VDI 模式。

增强感知和预防

　　如第 18.4.2 节所述，生物传感器数据可用于增强心动过速算法。植入活动传感器可用于判断 P 波率的适宜性。如果认为心率超过病人的活动水平，就会检测到起搏器介导的心动过速。在这种情况下，可以采用心动过速终止或回退程序。Lau 等(1992)成功地利用呼吸频率和身体加速度感应来正确区分起搏器介导的心动过速和正常的高活动心率。另一种方法建议使用与活动相关的生物传感器将 PVARP 设置为两个不同的水平(Lau,1991)。

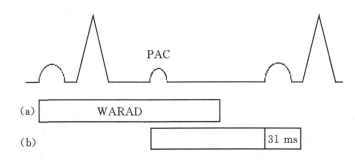

图 18.11 使用心房节律加速检测窗口(WARAD)来预防 ELT。如时间条(a)所示,WARAD 从心房事件
开始,等于前一个 P-P 间期的 75％。如(b)所示,如果在 WARAD 期间发生房性早搏事件,则心
室不起搏而是复位 AEI。如果在 AEI 期间没有发生心房事件,则心房起搏并设 AVI 为 31 ms。
如果在 AEI 期间发生另一次心房事件,则确认为房性心动过速

静息 PVARP 可保持较长时间,以排除心房感应中的逆行 P 波;运动时,PVARP 可缩短,以
便在 DDDR 模式下进行高心率跟踪。使用活动传感器预防 ELT 的主要缺点是,如果传感
器没有快速的响应时间,快速体力活动产生的高心率可能被误认为是心动过速。然而,生物
传感器用于心脏起搏器介导的心动过速识别仍有很好的前景。

18.7 报道结果

有文献记载的抗心动过速起搏器和不伴复律的结果通常是非常好的。这在很大程度上
可归因于对病人的严格筛选、仔细检测和处方中采用的保守操作方式。对抗心动过速起搏
器的限制会一直持续,只要它们继续构成加速的危险,只要它们仍然不能可靠地区分较慢的
心动过速和高速率的生理节律。幸运的是,使用增强的生物传感器输入数据和联合复律/除
颤有望在未来得到更广泛的接受和应用。

18.7.1 患者选择

值得注意的是,所有选择抗心动过速治疗的患者都经过了非常仔细的筛选。这往往会
使结果产生偏差。典型的病人对药物治疗有抗药性,必须具有可复现的稳定的中到高心率
的单一型心动过速。在心动过速期间,病人的血流动力学稳定性必须足够强,以保持病人的
意识。在所有情况中,自动模式下使用的抗心动过速起搏器的终止算法通过诱导和终止至
少 100 个连续的心动过速发作而得到完全的测试和证实。

18.7.2 调查

为了显示结果的两面,首先给出了抗心动过速起搏器的负面结果。如前所述,心脏起搏
器治疗心动过速可能产生有害和潜在的危险副作用。如图 18.12 所示,有些病例会引起加
速或心律失常。虽然现有的数据是一个非常有限的调查,但它确实反映了为什么抗心动过
速起搏器是谨慎处方的原因。

第一作者,年	患者数量	起搏模式	致心律失常效应
Kahn，1976	12	手动	房颤，2 房扑，2
Peters，1978	10	手动	房颤，3
Nathan，1983	15	自动	房颤，3
Peters，1978	6	手动	VT 加速，2
Falkoff，1986	2	自动	VT 加速，1

图 18.12　抗心动过速起搏器的心动过速加速效应。扑动是一种快速性心动过速,通常用复律治疗。颤动是一种极快的心动过速,通常用复律和/或除颤治疗。VT＝室性心动过速。引自 Rosenthal, M. E., Marchlinski, F. E., and Josephson, M. E. 1990. Complications of implantable antitachycardia devices: diagnosis and management. In S. Saksena and N. Goldschlager (eds) *Electrical therapy of cardiac arrhythmias*. Saunders

　　图 18.13 总结了在没有备用除颤的情况下所报告的抗心动过速起搏器的结果。在没有有效备份除颤的情况下,大多数检测方案都是病人激活的。如图所示,患者已经得到了非常有效的管理,大多数的患者报告结果都是好到优秀。

第一作者,年	患者数量	起搏器型号	起搏模式	EX	GD	PR
Ruskin，1980	3	Medtronic 5998	手动	3		
Luderitz，1982	3	2 Magnet 1 Cordis Orthocor 234 A	手动, 亚速 手动,突发	NS	2	1
den Dulk，1984	6	Medtronic SPO500	手动,不同模式	4	2	
Griffin，1984 (多中心)	52	Intermedics Cybert	自动,突发	30		
Rothman，1984 (多中心)	53	Cordis Orthocor	手动,突发	45		
Falkoff，1986	2	Intermed Cybertach	突发	2		
Fisher，1987	20	杂项	杂项	16	2	3
Fromer，1987	1	Intermed Intertach	PES 扫描	1		
Palakurthy，1988	1	Telec PASAR	自动扫描 PES	1		
Moller，1989	2	Telec PASAR	突发	2		
Occhetta，1989	1	Cordis Orthocor	突发	1		
Bertholet，1985	13	PASAR 4151 Medtronic SPO500	自动,扫描 PES 手动 PES,突发	7	3	3
Spurrell，1984	21	PASAR 4151, 4171	自动,移位扫描突发	16		
Sowton，1984	16	Siemens-Elma Tachylog	自动,扫描, PES 突发	14		
Zipes，1984	21	Medtronic Symbios 7008	自动,扫描, PES 突发	21		

Portillo, 1982	8	Medtronic DVI-Mn	自动	5	
Fahraeus, 1984	8	PASAR 4151	自动,扫描	4	
Luderitz, 1982	9	Intermedics Cybertach	自动,手动亚速,突发	5	4
Kahn, 1976 (多中心)	12	Medtronic 5998	手动突发	10	

图 18.13　对抗心动过速起搏器的调查结果显示,大多数报告结果为好到优秀。EX＝优秀结果;GD＝好结果;PR＝差结果;PES＝程控外部刺激;NS＝未说明。引自 Roth, J. A. and Fisher, J. D. 1993. Antitachycardia pacing-ICD interaction. In G. V. Naccarelli and E. P. Veltri (eds) *Implantable cardioverters-defibrillators*. Blackwell Scientific

图 18.14 总结了抗心动过速起搏器联合备用除颤的报告结果。一个重要的观察是,需要电击才能终止的事件相对较少。考虑到患者的选择,这可以解释为证据表明,使用自动抗心动过速起搏技术模式有很高的疗效。

第一作者,年	患者数量	起搏器型号	起搏模式	起搏数目	终止百分率	电击数目
Greve, 1988	11	Intermed-Intertach, ICD	NS	87	大约50%	43
Newman, 1989	11	Intermed Intervach ICD	PES 突发 斜坡	＞1998		2
Bonnet, 1991	14	4 Cordis Orthocor 284A, 6 Intermed Intertach ICD	突发	6029		103
Fromer, 1991	4	Medtronic PCD 7216A, 7217B	斜坡	16	70%	19
Leitch, 1991	46	Medtronic PCD 7216, 7217	突发 斜坡	909	92.4%	44
Ludertiz, 1991	6	Siemens-Elma Tachylog ICD	突发	1631		227
Saksena, 1991	16	Medtronic PCD 7216A	突发 斜坡	96	81%	27
Singer, 1991	5	Telectronics Guardian 4210	突发	226		127
Block, 1991	21	Medtronic PCD	NS	439	99%	16
Ellenbogen, 1991	100	Telectronics Guardian 4210	NS	128	59%	9

图 18.14　抗心动过速起搏器心律转复/除颤能力的报告结果调查,显示了较高的起搏终止心动过速的成功率。NS＝未说明。引自 Roth, J. A. and Fisher, J. D. 1993. Antitachycardia pacing-ICD interaction. In G. V. Naccarelli and E. P. Veltri (eds) *Implantable cardioverters-defibrillators*. Blackwell Scientific

18.8　商业设备

目前的抗心动过速起搏器提供了许多治疗方案,包括各种可编程检测和终止标准。如果起搏不能终止心动过速,一些患者都具有的额外的心脏复律/除颤备用能力可以作为最后一步。下面简要介绍一些商业设备。

Ventak PRX (Cardiac Pacemakers 公司)

该装置设计用于检测和治疗多发性室性心动过速,同时提供多种电气治疗方案、心动过缓支持和广泛的诊断数据。该装置具有几个额外的感知功能,以提高对室性心动过速的检测。这些指标包括一个突发判据和一个稳定判据,用于评估心律失常期间周期长度的变化程度。这个标准旨在帮助区分心动过速和颤动。Ventak PRX 还具有仅在 VVI 模式下的心动过缓起搏能力。

PCD (Medtronic 公司)

PCD 能够检测和治疗心动过缓、室性心动过速和颤动。治疗方法包括 VVI 起搏、适应性斜坡或突发抗心动过速起搏,或在 0.2～34 J 范围内进行复律或除颤。使用该装置主要是通过心率(100～214 次/min)和可选择的稳定性和发作标准来检测心动过速。颤动仅用心率检测。

RES-Q (Intermedics 公司)

该装置具有 VVI 起搏、抗心动过速起搏、同步低能电击和除颤电击等特点,可提供 10 种不同的心动过速检测方案,每个患者可选择 4 种治疗方案。

Cadence V-100(Ventritex 公司)

Ventritex Cadence 具有独特的功能,能够提供两相电击形式和存储电图。在 211 例患者中,7541 段心动过速采用该装置治疗,337 段以电击作为首选治疗终止(有效率 92%),6763 例以起搏作为首选治疗(有效率 94%)。起搏引起加速 96 次(1%)。

Siecure P59 (Siemens 公司)

Siecure 是一种采用 VVI 起搏的多层抗心动过速装置。该检测方案包括三个速率区(心动过速低区、心动过速高区和心动过速区)。检测主要是根据心率,但发作率、稳定性和拍数也是程控的。抗心动过速起搏既可以是突发,也可以是斜坡。

18.9　第三代抗心动过速起搏装置

通常第三代抗心动过速起搏装置利用内置的复律和除颤能力。大多数第二代抗心动过速起搏器装置的应用较为保守,因为它们缺乏足够的备份除颤形式。随着越来越多的第三代设备变得可用,更多的心动过速将用电疗来治疗。

18.9.1　药物自动输注

一种先进的抗心动过速起搏器装置的激进建议涉及自动配药和注射抗心动过速药物。

Arzbaecher 等(1989)研究了这种研制普鲁卡因酰胺和二氧嘧啶装置的可能性,它们都是常规的抗心动过速的药理学疗法。初步研究表明,使用二氧嘧啶可以更快地转换心动过速,并在指数形式释放时更准确地控制浓度。结果显示,3例患者心动过速终止,还有3例患者心动过速周期明显延长,易于终止。然而,该装置体积大,植入困难,灵活性有限。未来的目标包括在一个可植入系统中实现心动过速检测和药物传输能力的小型化和互联。

18.9.2 分层治疗与理想装置

理想的抗心动过速装置包括心动过缓、心动过速和颤动的治疗方案。图18.15列出了这种设备的特点。第三代抗心动过速装置包括心脏复律和除颤能力,将是第19章的讨论主题。

感知
区分病理性心动过速与生理性心动过速
区分两个(或更多)病理性心动过速
识别非持续性心动过速
对不同心律的自动灵敏度增益

起搏
抗心动过缓起搏(单腔和双腔,生理传感器)
抗心动过速起搏(额外刺激,突发或适应性)
不同的抗心动过速治疗对不同心动过速
无创电生理研究能力
心动过速预防

心律转复/除颤
低能同步复律
除颤的高能复律
双向、双相或序贯性电击

图18.15 "理想"的抗心动过速装置。这个装置包括感知、起搏和预防心动过缓和心动过速,它也具有心脏复律/除颤的备份选项。引自:Klein, L. S., Hackett, F. K., Miles, W. M., Mohamed, Y., and Zipes, D. P. 1993. Clinical experience with new implantable antitachycardia cardioverter-defibrillators. In G. V. Naccarelli and E. P. Veltri (eds) *Implantable cardioverters-defibrillators*. Blackwell Scientific

18.10 参考文献

Arzbaecher, R., Bump, T., Ripley, K. L., Yurkonis, C. Jenkins, J. and Noh, K. 1989. Implantable microprocessor based devices for the management of arrhythmia. *Computers in Cardiology*, 9: 29 – 34.

Barold, S., Ryan, G. F., and Goldstein, S. 1989. The first implanted tachycardia-terminating pacemaker. *PACE*, 12: 870 – 874.

Bertholet, M., Materne, P., Dubois, C., Marcelle, P., Beckers, J., Demoulin, J. C., Fourny, J. and Kulbertus, H. E. 1985. Artificial circus movement tachycardias: incidence, mechanisms, and prevention. *PACE*, 8: 415 – 423.

　　Bertholet, M., Demoulin, J. C., Waleffe, A., and Kulbertus, H. 1985. Programmable extrastimulus pacing for long-term management of supraventricular and ventricular tachycardias: clinical experience in 16 patients. *Am. Heart J.*, 110: 582 – 589.

　　Block, M., Borggrefe, M., and Hammel, D., et al. 1991. Pacer-cardioverter-defibrillator (PDC): utilization, efficacy and complications of antitachycardia pacing (abstract). *J. Am. Coll. Cardiol.*, 17: 54A

　　Bonnet, C. A., Fogoros, R. N., Elson, J. J., Fiedler, S. B., and Burkholder, J. A. 1991. Long-term efficacy of an antitachycardia pacemaker and implantable defibrillator combination. *PACE*, 14: 814 – 822.

　　de Bakker, J. M. T., Van Capelle, F. J. L., and Janse, M. J. 1987. Localization of the site of origin of ventricular tachycardia in the chronic phase of myocardial infarction. In G. Breithardt, M. Borggrefe and D. Zipes (eds)*Nonpharmocological therapy of tachyarrhythmias*. Mt. Kisco, NY: Futura Publishing.

　　den Dulk, K., Bertholet, M., Brugada, P., et al. 1984. Clinical experience with implantable devices for control of tachyarrhythmia. *PACE*, 7: 548 – 556.

　　Echt, D. S., Lee, J. T. and Hammon, J. W. 1990. Implantable and intraoperative assessment of antitachycardia devices. In S. Saksena and N. Goldschlager (eds)*Electrical therapy of cardiac arrhythmias*. Philadelphia: Saunders.

　　El-Sherif, N. 1990. Electrophysiologic mechanisms in electrical therapy of ventricular tachycardia. In S. Saksena and N. Goldschlager (eds)*Electrical therapy of cardiac arrhythmias*. Philadelphia: Saunders.

　　Ellenbogen, K., Welch, W., and Luceri, R., et al. 1991. Clinical evaluation of the Guardian ATP 4210 implantable pacemaker/defibrillator: worldwide experience (abstract). *PACE*, 14: 623.

　　Fahraeus, T., Lassvik, C., and Sonnhag, C. 1984. Tachycardias initiated by automatic antitachycardia pacemakers. *PACE*, 7: 1049.

　　Falkoff, M. D., Barold, S. S., Goodfriend, M. A., Ong, L. S., and Heinle, R. A. 1986. Long-term management of ventricular tachycardia by implantable automatic burst tachycardia-terminating pacemakers. *PACE*, 9: 885 – 895.

　　Fisher, J. D. 1990. Clinical results with antitachycardia pacemakers. In S. Saksena and N. Goldschlager (eds)*Electrical therapy of cardiac arrhythmias*. Philadelphia: Saunders.

　　Fisher, J. D. 1990. Antitachycardia pacing in the acute care setting. In S. Saksena and N. Goldschlager (eds)*Electrical therapy of cardiac arrhythmias*. Philadelphia: Saunders.

　　Fisher, J. D., Kim, S. G., and Mercando, A. D. 1987. Arguments for antitachycardia therapies using a graded point score model. In G. Breithardt, M. Borggrefe and D. Zipes (eds)*Nonpharmocological therapy of tachyarrhythmias*. Mt. Kisco, NY: Futura

Publishing.

Fisher, J. D. , Johnston, S. K. , Furman, S. , and Mercando, A. M. 1986. Implantable pacers for tachycardia termination: stimulation techniques and long-term efficacy. *PACE*, 9: 1325 – 1333.

Fromer, M. , Shensa, M. , Kus, T. , and Page, P. 1987. Management of a patient with recurrent sustained ventricular tachycardia with a new software-based antitachycardia pacemaker. *J. Electrophysiol.* , 1: 133 – 139

Fromer, M. , Schlapfer, J. , Fischer, A. , and Kappenberger, L. 1991. Experience with a new implantable pacer-cardioverter-defibrillator for the therapy of recurrent sustained ventricular tachyarrhythmias: a step toward a universal ventricular tachyarrhythmia control device. *PACE*, 14: 1288 – 1298.

Greve, H. , Koch, T. , Gulker, H. , and Heuer, H. 1988. Termination of malignant ventricular tachycardia by use of an automatic defibrillator (AICD) in combination with an antitachycardia pacemaker. *PACE*, 11: 2040 – 2044.

Griffin, J. C. , and Sweeney, M. 1984. The management of paroxysmal tachycardias using the Cybertach-60. *PACE*, 7: 1291 – 1295

Hiles, M. C. , Bourland, J. L. , Wessale, J. L. , Geddes, L. A. , and Voorhees, W. D. 1993. Detection of ventricular tachycardia and fibrillation using coronary sinus blood temperature: a feasibility study. *PACE*, 16: 2266 – 2278.

Kahn, A. , Morris, J. J. , and Citron, P. 1976. Patient-initiated rapid atrial pacing to manage supraventricular tachycardia. *Am. J. Cardiol.* , 38: 200.

Klein, L. S. , Hackett, F. K. , Miles, W. M. , Mohamed, Y. , and Zipes, D. P. 1993. Clinical experience with new implantable antitachycardia cardioverter-defibrillators. In G. V. Naccarelli and E. P. Veltri (eds) *Implantable cardioverters-defibrillators* Boston: Blackwell Scientific.

Lau, C. P. , Tai, Y. T. Fong, P. C. , Li, J. P. , Chung, F. L. , and Song, S. 1992. The use of implantable sensors for the control of pacemaker mediated tachycardias: a comparative evaluation between minute ventilation sensing and acceleration sensing dual chamber rate adaptive pacemakers. *PACE*, 15: 34 – 44.

Lau, C. P. 1991. Sensors and pacemaker mediated tachycardias. *PACE*, 14: 495 – 498.

Leitch, J. W. , Gillis, A. M. , Wyse, D. G. et al. 1991. Reduction in defibrillator shocks with an implantable device combining antitachycardia pacing and shock therapy. *J. Am. Coll. Cardiol.* , 18: 145 – 151.

Limousin, M. , Bonnet, J. L. , et al. 1990. A new algorithm to solve endless loop tachycardia in DDD Pacing: a multi center study of 91 patients. *PACE*, 13: 867 – 874.

Luderitz, B. , d'Alnoncourt, C. N. , Steinbeck, G. , and Beyer, J. 1982. Therapeutic pacing in tachyarrhythmias by implanted pacemakers. *PACE*, 5: 366 – 371.

Luderitz, B. 1991. The impact of antitachycardia pacing with defibrillation. *PACE*, 14: 312 – 316.

Mehra, R. 1990. Electrical stimulation techniques for prevention of ventricular tachyarrhythmias. In S. Saksena and N. Goldschlager (eds)*Electrical therapy of cardiac arrhythmias*. Philadelphia: Saunders.

Mercando, A. D., Fisher, J. D., and Furman, S. 1988. Automated detection of tachycardias by antitachycardia devices. *J. Am. Coll. Cardiol.*, 11: 308 – 316.

Moller, M. Simonsen, E. Ing, P. A., and Oxhj, H. 1989. Long-term follow-up of patients treated with automatic scanning antitachycardia pacemaker. *PACE*, 12: 425 – 430.

Nathan, A., Hellestrand K., Bexton, R., et al. 1983. Problems with patient activated pacemakers for tachycardia termination (abstract). *PACE*, 6: A – 137

Newman, D. M., Lee, M. A., Herre, J. M., Langberg, J. J., Scheinman, M. M., and Griffin, J. C. 1989. Permanent antitachycardia pacemaker therapy for ventricular tachycardia. *PACE*, 12: 1387 – 1395.

Nitzsche, R., Girodo, S., Limousin, M, Cazeau, S., et al. 1992. Use of a new fallback function to prevent endless-loop tachycardias: first clinical results. *PACE*, 15: 1851 – 1857.

Nitzsche, R., Gueunoun, M., Lamaison, D., Lascault, G., Pioger, G., Richard, M., Malherbe, O., and Limousin, M. 1990. Endless-loop tachycardia protection. *PACE*, 13: 1712 – 1716.

Occhetta, E., Bolognese, L, Magnani, A., Francalacci, G., Rognoni, G., and Rossi, P. 1989 Clinical experience with Orthocor Ⅱ antitachycardia pacing system for recurrent tachyarrhythmia termination. *J. Electrophysiol.*, 3: 289 – 300.

Palakurthy, P. R., and Slater, D. 1988 Automatic implantable scanning burst pacemakers for recurrent tachyarrhythmias. *PACE*, 11: 185 – 192.

Peters, R. W., Shafton E., Frank S., et al 1978. Radiofrequency-triggered pacemakers: uses and limitations. *Ann. Intern. Med.*, 88:17

Portillo, B., Medina-Ravell, V., Portillo-Leon, N., et al. 1982. Treatment of drug resistant A-V reciprocating tachycardias with multiprogrammable dual demand A-V sequential (DVI, MN) pacemakers. *PACE*, 5: 814.

Rognoni, G., Occhetta, E., Perucca, A., Magnani, A., Francalacci, G., Audoglio, R., and Rossi, P. 1991. A new approach to the prevention of endless loop tachycardia in DDD and VVD pacing. *PACE*, 14: 1828 – 1834

Rosen, M. R. 1990. Mechanisms of cardiac impulse initiation and propagation. In S. Saksena and N. Goldschlager (eds)*Electrical therapy of cardiac arrhythmias*. Philadelphia: Saunders.

Rosenthal, M. E., Marchlinski, F. E., and Josephson, M. E. 1990. Complications of implantable antitachycardia devices: diagnosis and management. In S. Saksena and N. Goldschlager (eds)*Electrical therapy of cardiac arrhythmias*. Philadelphia: Saunders.

Roth, J. A. and Fisher, J. D. 1993. Antitachycardia pacing-ICD interaction. In G. V. Naccarelli and E. P. Veltri (eds)*Implantable cardioverters-defibrillators*. Boston:

Blackwell Scientific.

　　Rothman, M. T. , and Keefe, J. M. 1984. Clinical results with Omni-Orthocor, an implantable antitachycardia pacing system. *PACE*, 7: 1306 – 1312.

　　Ruskin, J. N. , Garan, H. , Poulin, F. , and Harthorne, J. W. 1980. Permanent radiofrequency ventricular pacing for management of drug-resistant ventricular tachycardia. *Am. J. Cardiol.*, 46: 317 – 321.

　　Saksena, S. , and An, H. 1990. Electrophysiologic mechanisms underlying management of supraventricular tachycardia by electrical stimulation. Mechanisms of supraventricular tachyarrhythmias. In S. Saksena and N. Goldschlager (eds)*Electrical therapy of cardiac arrhythmias*. Philadelphia: Saunders.

　　Saksena, S. 1990. Implantable antitachycardia devices-the next generation. In S. Saksena and N. Goldschlager (eds)*Electrical therapy of cardiac arrhythmias*. Philadelphia: Saunders.

　　Saksena, S. , Mehta, D. , Krol, R. B. , et al. 1991. Experience with third-generation implantable cardioverter-defibrillator. *Am. J. Cardiol.*, 67: 1375 – 1384.

　　Schaldach, M. 1992. *Electro-therapy of the Heart*. Berlin: Springer-Verlag.

　　Singer, I. , Austin, E. Nash, W. , Gilbo, J. , and Kupersmith, J. 1991. The initial clinical experience with an implantable cardioverter defibrillator/antitachycardia pacemaker. *PACE*, 14: 1119 – 1128.

　　Sowton, E. 1984. Clinical results with the Tachylog antitachycardia pacemaker. *PACE*, 7: 1313 – 1317

　　Spurrell, R. A. J. , Nathan, A. W. , and Camm, A. J. 1984. Clinical experience with implantable scanning tachycardia. *PACE*, 7: 1296

　　Szabo, T. S. , Klein, G. J. , Guiraudon, G. M. , Yee, R. , and Sharma, A. D. 1989. Localization of accessory pathways in the Wolff-Parkinson-White syndrome. *PACE*, 12: 1691 – 1705.

　　Zipes, D. P. , Prystowsky, E. N. , Miles, W. M. , et al. 1984. Initial experience with Symbios model 7008 pacemaker. *PACE*, 7: 1301.

18.11　教学目标

18.1　为什么使用和为什么不使用 ATP 治疗？

18.2　为什么前导环形模型更像 8 字形模型而不是环模型？

18.3　不应效应是如何复位的？

18.4　解释夹带。

18.5　为什么要用手动模式而不是自动模式？

18.6　绘图并对 PES、突发起搏和亚速的抗心动过速起搏作简要的总结。

18.7　列出 3 种早期 ATP 没有进入 ELT 的原因。

18.8　传统的 ELT 预防有什么不足之处？请选择一种新的方法并加以解释。

18.9 解释典型 ELT 事件的顺序。

18.10 为什么报告的结果通常对 ATP 有好处？

18.11 由于 PVC 在一般人群中如此常见，你能解释它们在什么情况下不安全吗？

18.12 你能想到心动过速不快于"正常"窦房结心率的具体情况吗？

18.13 列出处方 ATP 治疗的利弊。

植入式心律转复除颤器

19

阿德里亚努斯·佐汉
(Adrianus Djohan)

抗心动过速起搏器的一个不足之处是有可能发生持续的快速心律失常,它不会终止或甚至通过抗心动过速起搏而加速到室性心动过速。医生已经发现,将心动过速或颤动恢复到正常起搏的治疗是使用复律(这需要同步至固有的去极化)和除颤。复律和除颤都使用单个能量脉冲(远大于起搏脉冲)。它直接应用于心脏,这会导致心脏的同步刺激(在复律的情况下)或心脏的异步刺激(除颤的情况下),从而使心肌进入不应期。这种方法是行之有效的,它所面临的挑战是需要建立可植入装置,以准确地感知快速心律失常,并适当地传输脉冲。

19.1 植入式心律转复除颤器(ICD)的历史

1960 年中期:以色列心脏病专家 Michel Mirowski 设想出一种植入式除颤器。

1969 年:Mirowski 成为 Baltimore Sinai 医院的冠心病护理负责人。他和同事,医学博士 Morton Mower 亲自资助了除颤器原型的研究。原型为首席心脏病工程师 William Staewen 设计,并成功地在实验室进行了动物测试。

1970—1972 年:Mirowski 和 Mower 与 Medtronic 公司在商业发展方面签订专利协议。Medtronic 随后决定不进行该项目,并归还所有专利。

1972—1980 年:Mirowski 和 Mower 与匹兹堡的 MeDrad 公司达成协议,开发可植入除颤器。工程师们致力于解决基本的发展问题,如波形、组织电导率、颤动检测、电解电容器、电池和设备的包装。临床前动物试验仍在继续。

1979—1980 年:Medrad 的子公司 Intec Systems 获得 FDA 一项器械临床研究豁免(IDE)以继续临床研究。

1980 年:2 月 4 日,在巴尔的摩的约翰·霍普金斯医院进行了第一次实验性除颤器植入人体。手术是成功的,患者是一名 57 岁的妇女,随后植入物工作开始持续放电。

1982 年:Intec 公司的实验装置增加了心脏复律能力,现在称为自动植入式心脏复律除颤器(AICD)。

1983 年:Medtronic 公司介绍了一种具有心脏复律能力的植入式心动过速装置。Intec 公司起诉 Medtronic 公司,声称其侵犯了它的专利权。

1985 年:Intec 公司被 Eli Lilly & Co 收购,除颤器业务分配给其附属的明尼苏达州圣保罗的 Cardiac Pacemakers, Inc. (CPI)。十月,FDA 批准了第一个 AICD(由 CPI 制造)用于市场销售。在美敦力,新首席执行官加快了对"分层治疗"起搏器——心律转复除颤器(PCD)的研究。

1988 年:Medtronic 公司被禁止在美国制造、使用或销售具有除颤功能的植入设备。PCD 的研究和制造转移到荷兰,美国的临床试验推迟。最初的 PCD 模型是在欧洲被实验植入的。CPI Ventak 1550 第二代可编程 ICD 已获 FDA 批准。

1989 年:上诉法院规定,专利法规允许为了满足 FDA 的要求而对设备进行测试,即使产品被竞争对手的专利所涵盖。11 月,Medtronic 公司被授权可以在美国开始 PCD 的临床植入。

1990 年:最高法院支持上诉法院在专利侵权诉讼中的裁决。"植入式除颤"的发明者 Michel Mirowski 去世。

1991 年:Medtronic PCD 的商业销售开始于欧洲。Medtronic、Lilly 和 CPI 三家公司宣布解决所有诉讼和交叉许可所有相关专利的协议。CPI 公司具有低能量复律和第一次程控电击延迟的 Ventak P 得到 FDA 批准。

1993 年:2 月 11 日,Medtronic PCD 7217B 第一层心外膜导线治疗被 FDA 批准上市。4 月 30 日,加利福尼亚州森尼维尔市 Ventritex 公司的 Cadence V-100 被 FDA 批准上市。12 月 9 日,美敦力经静脉导管系统被 FDA 批准上市。

从植入式心律转复除颤器的研制时间来看,FDA 批准的第一个设备是 CPI 公司的自动植入式心脏除颤(AICD),它被认为是植入式除颤器的第二代,而不是 CPI 实验型的 AID,后者不具备心脏复律能力。1993 年 FDA 批准的另两种装置——Medtronic PCD,CPI PRx 和 Ventritex Cadence,被认为是 ICD 的第三代,因为它们增加了抗心动过速、心动过缓、双相波形(仅在 Cadence 中)以及分层治疗,即使用抗心动过速来终止室性心动过速或室颤,然后再诉诸更高能量水平的电击。

尽管与起搏器相比,ICD 的发展相对较近,但仅 ICD 的销售市场就已经达到 3 亿美元/年,预计到本世纪最后十年结束时将达到 10 亿美元/年(Duclos,1993 年)。每年有 40 多万美国人死于心脏性猝死(SCD),危及生命的心律失常为这些设备的发展提供了动力。

19.2　心脏性猝死

心脏性猝死(SCD)是欧洲和北美患者面临的一个主要问题,它在美国每天造成 1200 人死亡。在 Framingham 心脏研究中,35 岁至 64 岁之间的死亡人数中有近三分之一是由心脏病引起的。猝死本身是指在症状出现后 24 小时内发生的死亡。

根据 SCD 的潜在机制,死亡前的疾病持续时间是不同的。例如,大多数由室性心动过速/心室颤动引起的 SCD 发生在几分钟内。另一方面,泵衰竭引起的 SCD 可能需要更长的时间。

SCD 是一个多因素的问题,通常与各种形式的心脏结构异常有关,与急性触发因素相互作用。一些更明显的触发因素包括心肌缺血、神经体液改变、电解质异常、药物和电生理事件(Naccarelli et al. ,1993)。

19.2.1　ICD 在预防心脏性猝死中的作用

自 1980 年 2 月 4 日植入 Michel Mirowski 研制的第一台自动植入式心脏复律除颤器 (ICD)以来,全世界共植入了 2.5 万多个此类装置。许多研究表明,ICD 在预防危及生命的快速心律失常患者心脏性猝死方面的确有效。图 19.1 显示的是对 52 名患者的一项研究构建的生存曲线,其中死亡被归类为猝死,除非另有明确说明。一年全因死亡率为 22.9%,猝死为 8.5%。另一条称为"预期死亡率"的曲线指的是除颤器在院外放电,成功防止了死亡。这是一个数字,用来估计如果除颤器没有出现并适当放电的话可能出现什么情况。因此,这一数字表明,在 ICD 植入后的第一年,总死亡率大约下降了 52%。

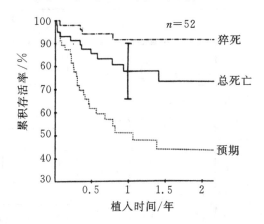

图 19.1　Kaplan-Meier 生存曲线显示了因猝死和总死亡(任何死因)而导致的生存变化。"预期"指的是适当的院外除颤,如果没有出现除颤,这种除颤被认为是致命的(死亡)。引自 Naccarelli, G. V., and Veltri, E. P. (eds) 1993. *Implantable cardioverter-defibrillators*. Boston:Blackwell Scientific

19.3　ICD 装置

图 19.2 展示了一个基于微处理器的 ICD 系统的纸面设计实例。该系统采用四个集成电路和一组分立元件。IC1 是微处理器,它通过数据和地址总线与 IC4 通信。IC4 有能产生 1.235 V 带隙电压的基准电路,它被整流器用于为数字电路生产 3 V 电源,由 12 位通用模拟数字转换器(ADC)测量电池电压和其他诊断电压,并由起搏脉冲发生器(心房起搏和心室起搏)使用。它们都有一个数模转换器(DAC)来提供可编程的起搏脉冲。

每个起搏电路通过两条线与心房(心房起搏)或心室(心室起搏)通信。其中一条线是可切换的地,另一条是起搏电极,它也是 IC2 中感知放大器的输入。心房和心室起搏线路都通过高压保护电路,以防止装置产生的除颤电压破坏起搏电路。

高压(HV)控制和调节部分由微处理器控制,为 HV 充电部分的高压电容器充电,微处理器通过高压传输部分中的一组开关将复律或除颤脉冲传输给心脏。

IC2 是负责整个设备运行的微处理器。它提供定时、中断、遥测和感知功能,对感知放大器采集的感知电信号进行放大和数字化处理。放大器具有多个增益设置,由微处理器自

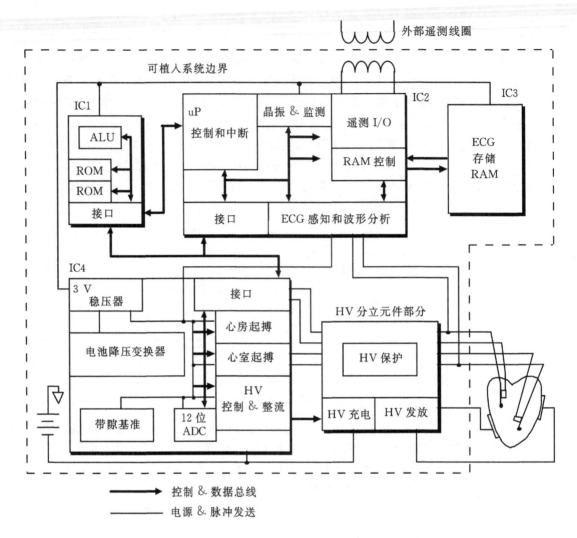

图 19.2　基于微处理器的第三代 ICD(Carroll and Pless,1991)

动控制增益以保持恒定的峰值电压。IC3 提供心电存储。

晶振和监测器部分有一个 100 kHz 的晶体振荡器,为整个系统提供时钟。监测器是传统的 RC 振荡器,如果晶振发生故障,它会提供一个后备时钟。

本章不会解释系统中的每一个元素,但会仔细检查一些与心脏起搏器设计不同的元素,如电池、电压降压变换器和脉冲产生电路。

19.4　电池

植入式除颤器发展的主要障碍之一是电源不足。起搏器脉冲在 25 μJ 范围内,约为除颤所需 15～40 J 范围内能量的百万分之一。常规的心动过缓或抗心动过速在毫安范围内产生峰值电流,而在高压电容器充电过程中,去颤动的峰值电流在 1～2 A 范围内。起搏器中使用的锂碘电池由于内部阻抗过高,不能满足这些高电流要求。

　　曾考虑在植入式除颤器中使用镍镉充电电池,但由于这种电池需要频繁充电,最初的吸引力有限。还考虑过使用可充电锂电源,但没有一家制造商开发出使用它们的设备。

　　锂五氧化二钒化学电池是在 1968 年为美国国家航空航天局的应用而开发的。这些电池具有较高的充电密度和很低的输出阻抗,可以有效地为电容器充电,足够高的电流能在短路时提供限流和防止排气。电池也倾向于维持它们的电压,即使是在负载下,在电池只剩 40%～50% 的可用寿命时,电压也只会轻微下降。保持开路电压的特性是不可取的,因为它会使得很难检测到电池寿命的结束。检测这些电池寿命结束的一种可能方法是在电池给电容器充电时测量电池电压,因为在负载下电池的电压与电池的寿命有关(图 19.3)。

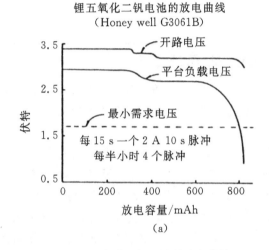

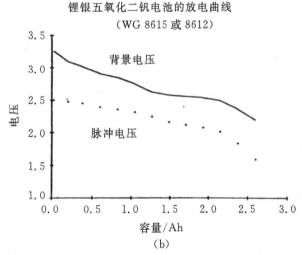

图 19.3　(a)锂五氧化二钒电池的放电曲线;(b)锂银五氧化二钒电池的放电曲线。引自 Troup, P. J. 1989. Implantable cardioverters and defibrillators. *Curr. Probl. Cardiol.*, XIV: 679－815

　　大多数制造商已放弃使用锂五氧化二钒电池作为除颤器的电源,而改用锂银五氧化二钒电池。锂银五氧化二钒电池有两个特别可取的优点:它们比锂五氧化二钒电池具有更高的能量密度和较低的内阻,因此随着电池放电时间的推移,电池电压逐渐降低。由于开路电压和负载电池电压与剩余可用能量相关,很容易检测到电池寿命的结束。图 19.3(a)显示了锂五氧化二钒电池的典型开路电压,图 19.3(b)显示了锂银五氧化二钒电池的典型开路电压。

图 19.3 显示,每个锂银五氧化二钒电池提供约 3.2 V 电压,通常将两个电池串联在除颤器中,使电池在开始使用时的电压在 6.4 V 范围内,因为数字电路的电压为 3.3 V,因此需要一个高效的降压转换器和调节装置。一些 ICD 装置使用两种电池:高压充电电路使用锂银五氧化二钒电池,低压电路使用锂二氧化锰电池或锂碘电池。这种安排消除了降压变换器的需要。

19.5   电源降压变换及稳压

任何电池供电系统最重要的特点就是寿命。这些系统寿命的限制部分几乎总是电池的安培小时或充电容量。数字系统的功耗与电源电压的平方近似成正比。因此,将电压从 5 V 降低到 3.3 V 将产生两倍的电池寿命。

在使用微处理器的系统中,需要两个工作电压:电池电压将根据电池状况而变化,在电池寿命结束时从 6.4 V 到 4.5 V 不等,以及大部分设备的数字逻辑工作电压,即 3.3 V 电压。同样明显的是必须保持 3.3 V 电压,即使从电池中输出大电流来为电击电容器充电。因为电压下降可能导致硬件从数字逻辑到微处理器复位,并擦除由医生编程的所有设置。

因为需要较低的电压。很明显,该系统只需使用线性电压稳压器而无需降压变换,但在稳压器中会消耗大量的功率。稳压器的功率损耗为

$$P_{loss} = I_{load}(V_{battery} - V_{regulator}) \tag{19.1}$$

它是稳压器电压降的函数。因此,在电池电压和稳压电压之间将有效的电压降压变换器转换为中间电压将提高系统的效率。通过将数字电路中使用的功率除以电池所提供的功率,可以得到没有电压降压变换器的效率,并可将其简化为

$$efficiency = \frac{V_{regulator}}{V_{battery}} \tag{19.2}$$

在 3.3 V 的稳压电压和 6.4 V 的电池电压下,效率为 52%,随着电池电压降至 4.5 V,电池电压将提高,效率仅升至 73%。

使用降压变换器,效率被定义为

$$efficiency = \frac{V_{regulator}}{V_{intermediate}} \times y \tag{19.3}$$

其中,y 是降压变换器的效率。假设一个无损降压变换器,中间电压等于电池电压的 2/3,即 6.4 V,从电池寿命开始起,效率为 77%。图 19.4 显示了一个可能的电路,以将电池电压降低到中间电压。它使用电容器作为开关电容分压器,将电池电压分成几个中间电压。

开关 S1 到 S18 是由 3 个不同的时钟脉冲驱动,这些脉冲异相且不重叠。可以由系统时钟使用图 19.5 所示的电路产生。开关 SM1、SM2 和 SM3 选择中间电压,使中间电压始终高于稳压电压。例如,如果使用 5 个电容器来实现降压变换器,则在电池寿命开始时选择电

池电压的 3/5,使中间电压达到 3.84 V,当电池电压降至 5.5 V 时,选择电池电压的 4/5 作为 4.4 V 的中间电压。

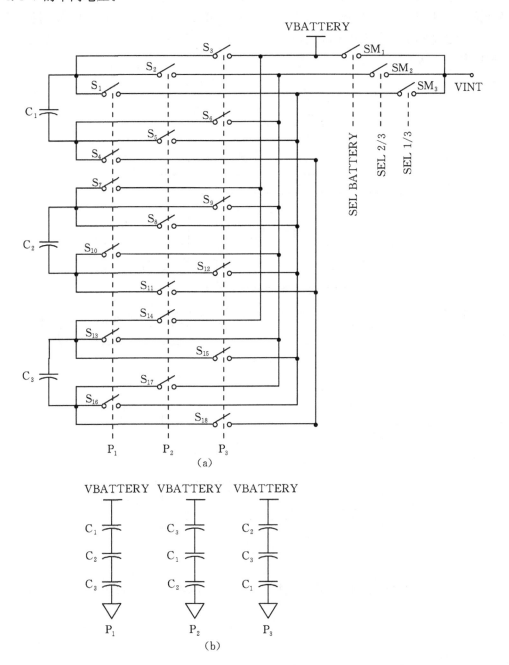

图 19.4 (a)由 3 个等值电容器组成的电压降压变换器,但它不受电容器数目的限制,因为需要更多的中间电压;(b)时钟周期 P_1、P_2 和 P_3 期间电容器的排列(Pless and Ryan,1989)

然后,可以使用 CMOS 跨导放大器实现从中间电压导出的稳压,该放大器比较反馈电压和参考电压,如图 19.6 所示。OP$_1$ 和 COMP$_1$ 作为备用电压稳压器工作,以防中间电压降到被 COMP$_1$ 检测到的稳压电压以下,进而禁用 OP$_2$。由于该电流不是由 OP$_2$ 提供的,因此 OP$_1$ 的逆变端子的电压将下降到略低于参考电压,OP$_1$ 将打开并稳压,直接从电池端子获取电源。

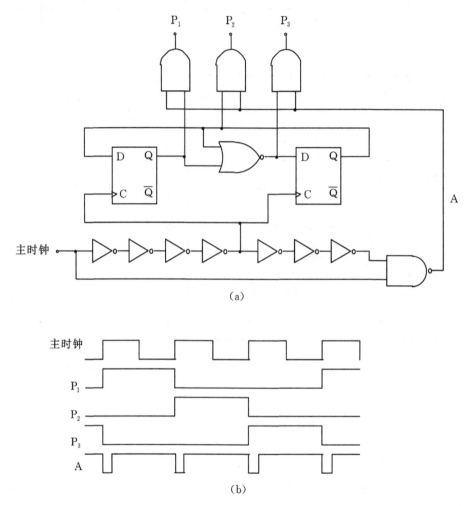

图 19.5　(a)产生 3 个时钟脉冲的数字电路;(b)显示电路(a)产生时钟的时序图(Pless and Ryan, 1989)

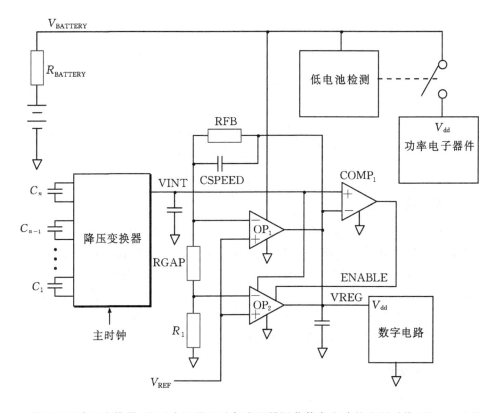

图 19.6 使用电压降压变换器、电压稳压器和后备稳压器调节数字电路的电源系统(Pless and Ryan，1989)

19.6 脉冲发生器电路

19.6.1 脉冲波形

图 19.7 显示了植入式心律转复除颤器的输出波形。为了节省体积和重量，电容器比外部除颤器小，因此指数衰减(倾斜)更快。一个固态开关关闭 4～8 ms 以转储电荷。这将使截断波形获得比指数允许的更高的成功率。该引线可在中途互换，产生单路双相截断指数波形，从而降低能量需求。引线可以切换到另一对不同的电极，以产生连续的双相截断指数波形。

除颤阈值(DFT)是指在给定脉冲持续时间下的幅度，它只要足够高就可以除颤。这会导致心室临界质量中跨膜电位的改变。起搏能量级的强度-间期关系似乎不适用于除颤。在患者测试过程中，一次轻微的电击会使病人进入除颤状态，然后患者被电击以确定 DFT。ICD 的输出被设定在更高的位置以确保成功。它不应该设定得比需求过高，否则可能会损害心肌。ICD 需要一个很大的安全系数，通常表示为电击能量减去 DFT。

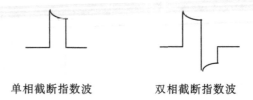

单相截断指数波　　　　双相截断指数波

图 19.7　除颤波形。单相截断指数波形是由电容放电产生的,电容放电在 5 ms 左右截断。双相截断指数波形的引线在中途互相切换

19.6.2　电容器电路

虽然许多 ICD 使用单个电容器,但有些使用两个电容器。基于回归原理发展了一种高效的电容充电技术,该技术将能量存储在电感中,并在短暂的回归脉冲中传递给电容器。图 19.8 显示了充电电容器和产生冲击脉冲的电路。电感由 $T1$ 的初级元件形成,二次线圈被分成两个线圈,其优点是将串联的储能电容器中的每一个充电到相同的电压,同时提供一个电压加倍动作,每个次级都需要较少的匝数。减少每个次级电源的匝数,还具有减少重复充放电每个次级杂散电容所损失的能量的优点。

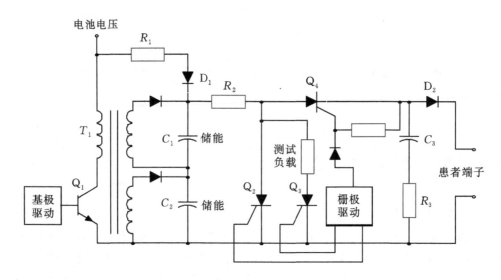

图 19.8　植入装置中电容器充电和脉冲发生器电路的简化原理图

电容器通过可控硅整流器(SCRs)Q_2、Q_3 和 Q_4 放电到患者或测试负载中,同时添加 D_2 以保护电路不受外部除颤脉冲的影响。电路的一个有趣特点是使用 R_1 和 D_1,它不断地向电解电容器提供电池电压,而不是在空闲状态下没有电压,以减少当电容器不充电时长时间变形的影响。大多数 ICD 每隔几个月就自动完全充放电电容器。

19.6.3　电容器

植入式除颤器中使用的电容器必须选择高能量密度。通常,电容器由两个导电层组成,它们之间有电介质或绝缘体。许多不同的结构和材料被用于制造电容器,但是对于储能电容器有两种技术可供选择:使用膜技术的静电型和电解型。由于电容值与表面积成比例,因此单位体积高电容值的薄膜电容器通常是金属化的类型,其中非常薄的金属膜直接覆盖到非常薄的电介质薄膜上,然后将这些层缠绕成具有尽可能多的表面界面的圆柱形结构。这些薄膜电容器可以建立精确的公差,并且非常可靠。不幸的是,在 300 V 左右很难实现高电容值,因为它们仅在高于 2500 V 的高电压下具有高能量密度 (Kolenik,1993)。

在铝电解电容器中,通过电解过程在铝阳极的表面上形成非常薄的氧化铝层作为电介质。这种电介质可以很薄并且具有高的绝缘强度。通过对阳极表面进行蚀刻或粗化,阳极的接触表面面积可以扩大许多倍。该膜是通过氧化形成的,膜的厚度与氧化电压成正比。

成形过程是很重要的,因为它决定了可应用于电容器的最大工作电压。如果施加高于成形电压的操作电压,则高泄漏电流将流动。变形是与该氧化物层相关的一个问题。由于电容器两端没有电压,氧化铝层的厚度由于电容器内的正常化学反应而缓慢降低。如果使用较低的成形电压形成电容器,当施加较高的电压时,泄漏电流增加,并且性能差异可以很明显,因为需要更长的时间来将电容器充电到相同的电压电平。为了解决这些变形问题,CPI 公司的早期 AICD 使用电池电压不断地对电容器充电,以停止变形过程。另一种技术,如 Ventritex 公司的 Cadence VT-100 使用自动电容器维护,其中微处理器将电容器充电到工厂预设电压,并通过内部负载放电。图 19.9 显示了一些来自 CPI 公司和 Medtronic 公司的 ICD 器件的尺寸和体积,其主要是关于电容器和电池的体积、电容值和能量输出值。

	AID 1300	AID-B/BR 1400~1430	Ventak 1500~1530	Ventak 1550	Ventak-P 1600	PCD 7217	Jewel 7219
高度/cm	7.1	11.2	10.8	10.1	10.1	10.1	8.8
宽度/cm	4.6	7.1	7.6	7.6	7.6	7.0	6.3
深度/cm	2.6	2.5	2.0	2.0	2.0	2.0	1.8
重量/g	250	292	250	235	235	197	132
容积/cc	145	162	148	145	145	113	83
电容/μF	120	125	128	128	128	120	120
输出/J	25~35	23~37	23~37	26~30	0.1~30	0.2~34	0.2~34

图 19.9　一些 ICD 器件的尺寸、电容值和能量输出范围。引自 Troup, P. J. 1989. Implantable cardioverters and defibrillators. *Curr. Probl. Cardiol.*, XIV:679-815

19.7 导线系统和植入技术

19.7.1 电极和导线

如图 19.10 显示,胸廓切开术后,贴片电极可以缝合到顶叶心包或直接缝合到心外膜表面。电极由钛网制成的,可以用硅橡胶或聚氨酯来支撑。贴片电极到贴片电极除颤需要800 V 左右。贴片电极到贴片电极起搏可在 5 V 以内实现,而大面积电极需要更大的起搏电流。因此,将单独的小面积电极用于起搏以实现可靠的感知并降低功耗。

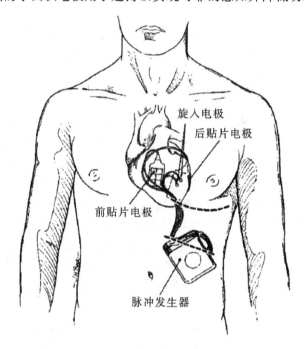

图 19.10 通过上部虚线的开胸术允许放置两个发放脉冲的贴片电极和两个用于感知和起搏的螺旋电极。下部的虚线切口允许将脉冲发生器放置在腹部

为避免胸廓切开术的创伤,可使用铂铱经静脉引线。右心室导管电极或冠状窦电极通过左心室向左胸壁皮下贴片(SQP)或肌下贴片电极传递电流。如图 19.11 显示,在上腔静脉和心室中使用带有电击电极的单根导管可以避免使用贴片电极。

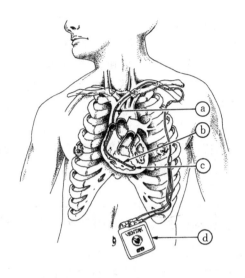

图 19.11 内皮除颤器由在上腔静脉和心室(a,b)有电击电极的单引线导线和心尖处的起搏/感知电极尖端(c)组成。导线通过皮下隧道连接到植入腹部的脉冲发生器(d)

19.8 心律失常检测

19.8.1 自动增益控制

ICD 电极感知 10~15 mV 的电图并很容易检测到逐个的拍数来确定心率。Cadence V-100 系列采用自动增益控制电路,因为在窦性心律和心动过速之间,心电图的幅度经常发生显著变化。如果有快心律,自动增益控制将更快地响应一个变化的电图幅度(Ventritex, 1993a)。

19.8.2 颤动检测

颤动的检测是基于可编程心率判据的。脉冲发生器根据单个间期和运行间期的平均值对检测到的事件进行分类。心律失常周期长度必须小于或等于颤动检测间期以满足检测标准,并且至少需要 12 个间隔。只要正常窦性心律未被检测到,长时间间期的检测不会重置颤动检测。如果在治疗前检测到窦性心律,则终止充电而不进行治疗。

在 Defib Only 配置中的颤动检测心率可从 140~207 bpm(430~290 ms)中编程。在 Tach 和 2 Tach 系统中,范围为 150~222 bpm(400~270 ms)。

二联律的间期可能要足够短以达到颤动检测间期标准,平均心率达到心动过速检测标准。因此,在发出电击之前,脉冲发生器必须检测到更多的快速心律失常间期,而不是窦性间期。在电容器充电完成后,治疗前需确认存在心律失常(Ventritex,1993a)。

19.8.3 心动过速检测

心动过速的检测是基于可编程的心率判据和间期的数目。脉冲发生器基于单个间期和

运行间期平均值对检测到的事件进行分类。心动过速检测心率在 1 Tach 系统中可在 102
～200 bpm(590～300 ms)之间编程。在 2 Tach 系统中,Tach A 可在 102～182 bpm(590～
330 ms)之间编程。Tach B 必须比 Tach A 更快,可在 109～200 bpm(550～330 ms)之间编
程。检测所需的间隔数从 6～25 可编程,扩展范围为 30～100。在检测到心动过速并进行
治疗后,需要至少 6 个间期来检测心动过速并初始化下一个治疗(Ventritex,1993a)。

使用分层响应:以形态学分析用于区分室性心动过速和室上性心动过速。如果检测到
持续性室性心动过速,则实施抗心动过速起搏以防止其退化为室颤。如果失败,则需要更大
的电击来进行同步复律。如果发生室颤,则给予完全电击。

19.9　可编程除颤器参数(Ventritex 的 Cadence CT-100)

图 19.12 显示了 Ventritex Cadence V-100 型分层治疗除颤器,由美国加利福尼亚州森
尼韦尔市的 Ventritex 公司制造。它是第三代抗心律失常装置。植入式脉冲发生器是多程
控的,能够除颤、低能量心脏复律、抗心动过速和心动过缓起搏。该装置被设计成具有其他
功能的除颤器,而不是具有备份除颤的抗心动过速起搏器。在序贯分层疗法中,比前一级治
疗更不积极的治疗将不会实施。此外,如果较不积极的治疗,例如抗心动过速起搏(ATP),
在一段程控时间后未能终止室性心动过速发作,则放弃这些治疗。

V-100 型脉冲发生器,设计与 Ventritex Cadence 程控仪 PR-1000/1001 一同使用。程
序员通过用光笔选择程控仪屏幕上的目标做出选择,设备通过程控头以射频通信进行编程
和查询。程控头可用环氧乙烷气体消毒并在手术室中使用。程控仪是由菜单驱动的,参数
值是以覆盖所显示的可用选择范围来选择的。

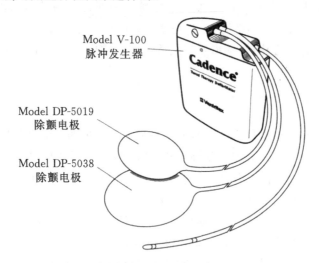

Model V-100
脉冲发生器

Model DP-5019
除颤电极

Model DP-5038
除颤电极

图 19.12　Ventritex Cadence V-100 型脉冲发生器与 DP-5019 型和 DP-5038 型除颤导线。
引自 Ventritex. 1993a. *Cadence；Tiered therapy defibrillator system*；V-100
Series pulse generator and programmer，Sunnyvale，CA

V-100 型脉冲发生器可编程成五种不同的配置:所有功能关闭,仅心动过缓起搏,无心

动过速响应的除颤器（Defib Only），有心动过速响应/单心动过速识别的除颤器（1 Tach 系统），以及具有心动过速响应/Tach A 和 Tach B 识别的除颤器（2 Tach 系统）。

19.9.1　所有功能关闭

在所有功能关闭模式下，脉冲发生器不会发放快速心律失常治疗或心动过缓起搏脉冲。不存储快速性心律失常诊断信息或心电图。这种模式可以在患者在医院持续监护的任何时候使用。此外在手术期间，脉冲发生器应该被编程为所有功能关闭，以免电外科手术器械触发来自装置的高压输出。在运输途中，脉冲发生器同样程控为所有功能关闭模式。

19.9.2　心动过缓起搏

脉冲发生器可提供心室抑制心动过缓起搏，而不打开快速性心律失常功能（检测和治疗）。如果患者在出现可被该装置检测到的术后室上快速性心律失常增加发生率的情况下需要心动过缓起搏，则该模式可能是适当的。然而，Kelly 等（1994）发现过度感知通常发生并导致装置放电或中止电击。该问题通过在两个患者中植入单独的永久性起搏器而得以解决。

19.9.3　无心动过速响应的除颤器（Defib Only）

这种配置允许编程快速心律失常的检测心率。在快速心律失常发作期间，最多可提供 6 次同步除颤电击。其中两次冲击可编程在 100～750 V 范围内，其余部分必须在 750 V 最大值，波形可编程为两相或单相截断指数。心室抑制性心动过缓起搏可能被设定在 25～90 bpm 之间，或者关闭。

19.9.4　具有心动过速响应/单次心动过速识别的除颤器（1 Tach 系统）

在此配置下，两种快速心律失常的检测心率可以被编程：心动过速（较慢的心率）和颤动（较快的心率）。现有的心动过速治疗包括抗心动过速起搏和在 3 个编程水平上多达 4 个同步心律转复电击或 4 个编程水平（无抗心动过速起搏）的 5 个同步心律转复电击。对于第一次心动过速治疗，可以选择在 50～750 V 之间的抗心动过速起搏或一个心律转复电击。在连续治疗电压必须大于或等于先前治疗电压的情况下，第二和第三治疗（可关闭）是在 50～750 V 之间可编程的心律转复电击。可以选择将 550～750 V 之间可编程的一个或两个心律转复电击用于第四治疗（也可以关断）。

19.9.5　具有心动过速响应/Tach A 和 Tach B 识别的除颤器（2 Tach 系统）

三种快速心律失常检测率可在此配置中编程：Tach A（最慢心率）、Tach B（较快心率）和颤动（最快心率）。Tach A 可通过提供抗心动过速起搏和在一个程序化水平最多 2 次同步复律电击或在两个程序化水平最多 3 次同步复律电击（没有抗心动过速起搏）。

而 Tach B 疗法仅包括同步复律电击。第一次治疗可编程于 50～750 V 之间。第二次治疗（可关闭）可选择一次或两次可编程的复律电击（可关闭）。

额外的参数：当心动过速治疗在程控时间内没有成功的情况下，扩展高心率（EHR）被用来检测持续的心动过速。在检测到颤动或扩展的高心率后，最多可以发放 6 次可程控同步除颤电击,就像在仅除颤模式下一样。

19.9.6 颤动检测

颤动的检测是基于程控心率判据。脉冲发生器根据单个间期和运行间期平均值对检测到的事件进行分类。心律失常周期长度必须小于或等于颤动检测间期以满足检测标准,并且至少需要 12 个间期。只要正常窦性心律未被检测到,长间期的检测就不会复位颤动检测。如果在治疗前检测到窦性心律,则终止充电而不进行治疗。

仅 Defib Only 配置中的颤动检测心率可从 140～207 bpm(430～290 ms)编程。在 1 Tach 和 2 Tach 系统中,范围为 150～222 bpm(400～270 ms)。

19.9.7 心动过速检测

心动过速的检测是基于程控心率判据和间期数。脉冲发生器根据单个间期和运行间期平均值对检测到的事件进行分类。1 Tach 系统中的心动过速检测心率可程控在 102～200 bpm (590～300 ms)之间。2 Tach 系统中,Tach A 可程控在 102～182 bpm(590～330 ms)之间。Tach B 必须比 Tach A 更快,可程控在 109～200 bpm(550～300 ms)之间。检测所需的间期数可程控在 6～25 之间,范围可扩展到 30～100。在检测到心动过速并进行治疗后,至少需要 6 个间期来重新检测心动过速并初始化下一次治疗。

19.9.8 高压波形

心动过速和颤动治疗可以用双相或单相截断指数波形进行。选择的波形用于所有的高压治疗,而不是由心脏复律和除颤独立程控的。双相波形由正极性截断指数波形和负极性截断指数波形串联而成。

19.9.9 脉宽

在高压波形界面上选择波形脉冲宽度。如果选择两相波形,则正负两相的持续时间都是可编程的。选择的脉冲宽度适用于所有高压治疗,而不是由心脏复律和除颤独立程控的。

单相截断指数波形的脉宽程控范围为 3.0～12.0 ms。两相波形的正相位可编程范围为 3.0～10.0 ms,负相位可编程范围为 1.0～10.0 ms。

19.9.10 高压引线阻抗

用高压引线阻抗、程控波形、治疗电压和脉冲宽度可计算期望传送能量。在脉冲发生器向患者植入的引线提供任何电击之前,设备中不存储阻抗数据,并以"N/A"显示在颤动治疗和心动过速治疗界面上的期望阻抗区域中。在脉冲发生器向植入的引线提供电击后,对设备的查询将从最后一次电击中提取测量的阻抗值,并将其显示在期望阻抗区域中。

19.10 第三代 ICD

第三代植入式心律转复除颤器的特点是可以提供分层治疗、抗心动过速起搏、心动过缓起搏、广泛的诊断信息、更复杂的室性心律失常和室颤检测算法、双相波形、非承诺性电击和存储心电图的能力。图 19.13 显示了 ICD 的剖视图。

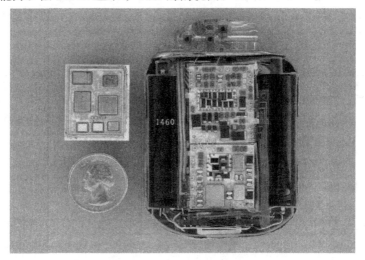

图 19.13 Medtronic 公司(Minnepolis，MN)的 Jewel™ PCD® 7219D 型植入式心律转复除颤器的
剖视图,显示电池和电容器占据了体积的很大一部分

19.10.1 双相波形

与心外膜引线系统相比,非开胸除颤引线系统需要更高的电击能量才能有效除颤。以非开胸术引线系统植入心脏复律除颤器时,获得足够的除颤效果是一个主要问题。多项研究表明,与单相波形除颤相比,双相波形脉冲能提高除颤效果。目前,关于双相除颤波形脉冲对不同非开胸除颤引线系统除颤效果的影响还没有充分地研究。Neuzner 等(1994)给出 30 例患者单相电击的平均除颤阈值(DFT)为 22.2±5.6 J,双相波的平均 DFT 为 12.5±4.6 J。

19.10.2 存储电图

第一代和第二代植入式心脏复律除颤器的一个主要限制是无法确定电击治疗前的节律。ICD 电击前存在的症状和严重程度是持续室性心律失常存在的不可靠指标。即使是快速的心室快速性心律失常,在 ICD 电击之前也不会产生明显的症状。对第一代或第二代 ICD 患者进行电击评估的医生很难确定这种检测是否恰当。

几种最新一代 ICD 设备都提供了可存储导致设备治疗的电事件电图。根据用于心室起搏的局部双极起搏引线组合或用于能量传递的宽双极电极记录心电图。在起搏或电击治疗之后,可以在设备查询时检索存储的电图信息,从而可以对导致设备治疗的节律进行解释。然而,双极电图来自小体积的组织,不具有在表面心电图 QRS 复合波中发现的用于诊断心律失常的形态学信息。

19.10.3 非承诺电击

尽管植入式心律转复除颤器治疗的安全性和有效性已有文献记载,但大多数设备承诺一旦符合检测标准并开始充电就会发出电击。然而在电容器充电过程中,室性心动过速的自发终止会导致窦性心律期间的电击。第三代 ICD 设备提供了先进的设备检测和中止电击能力。Cadence 在设备充电期间继续监视心律,以确定心律失常是否持续。如果检测到低于触发治疗的心率,则立即终止充电而不提供治疗。中止治疗只能在装置充电以传递电击时发生,而不是在开始抗心动过速起搏治疗时发生。

19.11　参考文献

Alt, E., Klein, H., and Griffin, J. C. (eds.) 1992. *The implantable cardioverter/defibrillator*. Berlin: Springer.

Beckman, D. J., Crevey, B. J., Foster, P. R., Bandy, M., and Evans, M. 1992. Subxiphoid approach for implantable cardioverter defibrillator in patients with previous coronary bypass surgery, *PACE*, 15: 1637 – 1638.

Brachmann, J., Sterns, L. D., Hilbel, T., Schoels, W., Beyer, T., Mehmanesh, H., Lange, R., Ruf-Richter, J., Kraft, P., Hagl, S., and Kubler, W. 1994. Acute efficacy and chronic follow-up of patients with non-thoracotomy third generation implantable defibrillators, *PACE*, 17: 499 – 505.

Carroll, K. J., and Pless, B. D. 1991. Implantable cardiac defibrillator employing a switched capacitor filter stage having a low charge-injection induced offset voltage. US patent 4,989,603.

Duclos, D. L. 1993. The ICD market (Implantable cardioverter-defibrillators). Wessels, Arnold & Henderson, Telephone 612-373-6234.

Estes, N. A. M. III, Manolis, A. S., and Wang, P. J. 1994. *Implantable cardioverter-defibrillators: a comprehensive textbook*. New York: Dekker.

Fain, E. S., and Winkle, R. A. 1993, Implantable cardioverter defibrillator: Ventritex Cadence. *Cardiovasc. Electrophysiol.*, 4: 211 – 223.

Frame, R., Brodman, R., Gross, J., Hollinger, I., Fisher, J. D., Kim, S. G., Ferrick, K., Roth, J., and Furman, S. 1993. Initial experience with transvenous implantable cardioverter defibrillator lead systems: Operative morbidity and mortality. *PACE*, 16: 149 – 152.

Frame, R., Brodman, R., Furman, S., Gross, J., Kim, S. G., Ferrick, K., Roth, J., Hollinger, I., and Fisher, J. D. 1993. Long-term stability of defibrillation thresholds with intrapericardial defibrillator patches. *PACE*, 16: 208 – 212.

Frumin, H., Goodman, G. R., and Pleatman, M. 1993. ICD implantation via thoracoscopy without the need for sternotomy or thoracotomy. *PACE*, 16: 257 – 260.

Gordon, T. and Kannel, W. B. 1971. Premature mortality from coronary heart disease: The Framingham study. *J. Am. Med. Assoc.* 215: 1617 – 1625.

Hauser, R. G., Kurschinski, D. T., McVeigh, K., Thomas, A., and Mower, M. M. 1993. Clinical result with nonthoracotomy ICD. *PACE*, 16: 141 – 148.

Kelly, P. A., Mann, D. E., Damle, R. S., and Reiter, M. J. 1994. Oversensing during ventricular pacing in patients with a third-generation implantable cardioverter-defibrillator. *J. Am. Coll. Cardiol.*, 23: 1531 – 1534.

Kolenik, S. A., Langer, A. A., Heilman, M. S., and Staewen, W. S. 1993. Engineering considerations in the development of the automatic implantable cardioverter defibrillator. *Prog. Cardiovasc. Dis.*, XXXVI: 115 – 136.

Marchlinski, F. E., Gottlieb, C. D., Sarter, B., Finkle, J., Hook, B., Callans, D., and Schwartzman, D. 1993. ICD data storage: Value in arrhythmia management, *PACE*, 16: 527 – 534.

Naccarelli, G. V., and Veltri, E. P. (eds) 1993. *Implantable cardioverter-defibrillators*. Boston: Blackwell Scientific.

Neuzner, J., Pitschner, H. F., Huth, C., and Schlepper, M. 1994. Effect of biphasic waveform pulse on endocardial defibrillation efficacy in humans, *PACE*, 17: 207 – 212.

Pless, B. and Ryan, J. G. 1989. Power supply down-conversion, regulation and low battery detection system. US patent 4,868,908.

Pless, B. and Ryan, J. G. 1989. Power supply down-conversion, regulation and low battery detection system. US patent 4,952,864.

Pless, B., Sweeney, M., and Winkle, R. 1989. Apparatus for protecting the heart with protected pacer. US patent 4,827,936.

Pless, B., Sweeney, M., Winkle, R. 1989. Apparatus for protecting the heart with protected pacer. US patent 5,115,807.

Saksena, S., et al. 1993. Defibrillation thresholds and perioperative mortality associated with endocardial and epicardial defibrillation lead systems. *PACE*, 16: 202 – 207.

Singer, I. (ed.) 1994. *Implantable cardioverter-defibrillator*. Armonk, NY: Futura Publishing.

Troup, P. J. 1989. Implantable cardioverters and defibrillators. *Curr. Probl. Cardiol.*, XIV: 679 – 815.

Ventritex. 1993a. *Cadence: Tiered therapy defibrillator system; V-100 Series pulse generator and programmer*, Sunnyvale, CA.

Ventritex. 1993b. *Using the Cadence programmer*, Sunnyvale, CA.

Wallcott, G. P., Walcott, K. T., Knisley, S. B., Zhou, X., and Ideker, R. E. 1994. Mechanisms of defibrillation for monophasic and biphasic waveforms. *PACE*, 17: 478 – 498.

Winkle, R. A., Mead, R. H., Rudder, M. A., Gaudiani, V., Pless, B., Sweeney, M., and Schmidt, P. 1989. Improved low energy defibrillation efficacy in man with the use of a biphasic truncated exponential waveform. *Am. Heart J.*, 117: 122 – 127.

Winter, J., Vester, E. G., Kuhls, S., Kantartzis, M., Perings, C., Pauschinger, M., Strauer, B. E., and Bircks, W. 1993. Defibrillation energy requirements with single endocardial (Endotak) lead. *PACE*, 16: 540 – 546.

19.12 教学目标

19.1 解释分层治疗的概念。

19.2 解释自动增益控制是如何工作的。

19.3 解释如何检测到心动过速。

19.4 解释如何检测颤动。

19.5 解释使用锂五氧化二钒电池作为 ICD 电池的问题和解决该问题的技术。

19.6 解释为什么需要电压降压变换,以及如何取消降压变换但不牺牲设备寿命。

19.7 解释为什么需要第二个电压稳压器。

19.8 给出在脉冲发生器中有两个次级线圈的优点。

19.9 解释变形问题。

19.10 解释 ICD 中存储电图的优点。

UW 起搏器测试仪

20

马克·D. 韦克海泽

(Mark D. Werkheiser)

威斯康星大学在 DEC 公司(Digital Equipment Corp.)VAX 3200 工作站上开发了计算机模拟软件,用来观察起搏器的行为。起搏器测试仪是在一个为期一学期的计算机控制本科课程中开发的,它允许用户设计和保存测试信号,并将其用作心脏起搏器的来源。起搏电极感知这些测试信号,信号和起搏器的行为可以用图形方式进行检测。本章第一节简要讨论了一些商业上可用的起搏器测试仪。接下来的部分将描述 UW 起搏器测试仪。最后一节展示了一些用于观察 Medtronic Legend® 单腔起搏器行为的测试算法,例如抑制和触发模式下的起搏器、起搏器的不应期以及起搏器对心脏跳动缺失的反应。

20.1 起搏器测试

20.1.1 起搏器测试仪

起搏器测试仪是用来测试起搏器工作特性的装置。其中一些特性是脉宽、脉冲幅度、心率和按需灵敏度。起搏器测试仪在医院中被用来验证外部起搏器的性能,并在植入前测试可植入的起搏器。两种商业上可用的起搏器测试仪描述如下。

Netech® PMT 100

Netech PMT 100 是一种便携式的、基于微处理器的起搏器测试仪。它能够检测侵入性和经胸起搏器。PMT 100 测量和显示起搏脉冲的幅度、频率、能量和脉宽,以及所需灵敏度测试、不应期和 50/60 Hz 干扰易感性。

Environics Adaptive Technology PaceAlyzer®

PaceAlyzer 是一种基于 PC 的起搏器测试器,它使用软件与插入式接口卡相结合的方式。PaceAlyzer 系统能够检测侵入性和非侵入性起搏器。PaceAlyzer 测量脉冲宽度、脉冲高度、脉冲能量、脉冲频率、AV 延迟、灵敏度、不应期和抗干扰能力。在执行测量之后,结果可以存储在设备的历史记录中。还有一个包含个性模型的数据库,它是不同起搏器模型的理想特征。在测试时,将这些个性与测量值进行比较,以便进行测试的技术人员能够验证起搏器的性能。技术人员可以进行自动测试,通过所有的测量循环,并通过将测量结果与特定起搏器的个性模型进行比较来确定起搏器的状态。

20.1.2 UW 起搏器测试仪

UW 起搏器测试仪不同于上面描述的两个起搏器测试器,因为用户可以开发测试信号并观察起搏器在感知信号的同时是如何工作的。起搏器测试器可以从两个方面观察起搏器的行为。第一方面是起搏器测试信号的产生,第二方面是起搏器脉冲的检测。图 20.1 显示了 UW 起搏器测试仪的框图。

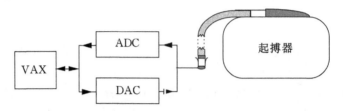

图 20.1 UW 起搏器测试仪的框图。VAX 是 DEC VAX 3200 工作站,ADC 是 DEC ADQ-32 模拟数字转换器,DAC 是 DEC AAV11-D 数模转换器。起搏器是 Medtronic Legend。VAX 产生测试信号并发送给 DAC,DAC 将其发送到起搏器电极。ADC 对起搏脉冲进行采样,并将数据发送给 VAX 处理

DEC VAX 3200 工作站产生测试信号,并将该信号发送给数模转换器(DAC,DECAAV11-D)。起搏器感知测试信号并以脉冲响应。脉冲由模数转换器(ADC,DEC ADQ-32)采样并处理。接下来,测试信号和起搏脉冲以图形方式显示在 VAX 的监视器上。

测试信号需求

若要产生与起搏器兼容的测试信号,所开发的信号必须与植入人心脏时由起搏器电极感知的信号相似。如图 20.2 所示,左心室内的信号(心室电图)不同于表面心电图。QRS 波群是心室电图中的主要波型,因为它是由心室收缩产生的。T 波存在,但 P 波因为从心房到感知电极的距离而不存在。但 P 波并不总是不存在,这取决于感知电极位于左心室的位置。心室感应起搏器使用 QRS 波群来确定什么时候要起搏。

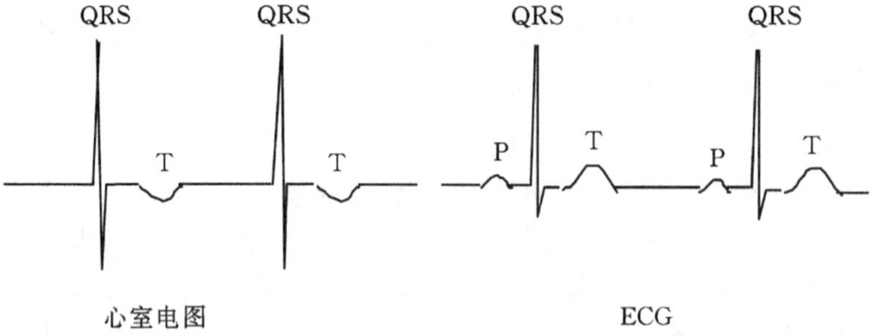

QRS   QRS   QRS   QRS

T   T   P   T   P   T

心室电图   ECG

图 20.2 急性心室电图和典型心电图。心室电图是当感知电极位于左心室时记录的信号。请注意,QRS 复合波是信号中的主导波形状并伴 P 波的缺失。电图 QRS 复合波的振幅为 5 mV,宽度约为 100 ms。这些特征随感知电极位置和患者而变化

　　起搏器中的感知电路不寻找实际的 QRS 复合波,它只是感知信号超过可由外部编程指定的电压阈值。QRS 波是电生理信号中唯一超过这一阈值的部分,因此信号的其他部分,如 P 波或 T 波,不需要被合并到测试信号中。UW 起搏器测试仪采用三角脉冲波形模拟 QRS 信号,从而模拟心室电图。图 20.3 显示了模型中使用的三角形。这些三角形的参数(宽度 100 ms,振幅 5 mV)取自图 20.2 中的心室电图。

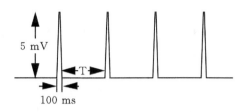

图 20.3　用于仿真心室电图的模型是宽 100 ms、高 5 mV 的三角波序列,三角波间期可以指定以允许开发不同的测试信号

20.2　提供测试信号

　　如上所述,在 UW 起搏器测试仪中使用三角脉冲波形来模拟 QRS 复合波,从而模拟位于左心室的实际起搏电极所看到的信号。起搏器测试仪允许在软件中开发 30 s 的测试信号,然后通过硬件接口发送到起搏器电极。用户通过指定三角形放置的位置和每个三角形之间的间期来设计测试信号。

20.2.1　软件

　　UW 起搏器测试仪的软件部分是用 C 语言编写的。VAXLAB 软件还可用于与硬件(ADC 和 DAC)通信,并使用 MOTIF 图形环境显示测试信号和观察起搏器的行为。

　　用户通过指定所有三角形的位置和每个三角形之间的间期来开发 30 s 信号。这是通过输入一个"Q"来表示三角形,并在每个三角形之间键入时间间隔(以秒为单位)。它是重复进行的,直到一个 30 s 的信号已经建立。图 20.4 显示了信号是如何建立的示例。利用 Matlab 建立了三角形数据点,并将其存储在 VAX 硬盘上。在建立 30 s 测试信号时,用户必须考虑三角形的 100 ms 宽度,在信号建立之后用户可以选择保存该信号。用户还可以选择加载存储在磁盘上的预先建立的信号,而不是建立新的信号。未来对 UW 起搏器测试仪的改进将包括一个图形用户界面来建立、加载和保存测试信号。

　　在建立或从磁盘加载测试信号后,将其放置在由短整数(2 个字节)组成的 32768 元素数组中。使用 32768 元素数组是因为 VAXLAB 软件允许在缓冲器包含 64 kb(32768 个元素×2 字节/元素)时连续输出信号(连续直接内存访问)。三角形数据有 114 个样本,代表 32768 元素阵列中的 0.104 s。

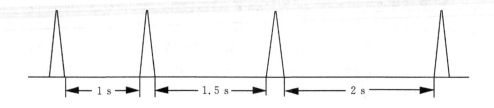

图 20.4 当用户键入 *Q*、1.0、*Q*、1.5、*Q*、2、*Q* 后产生的示例测试信号

20.2.2 硬件

将信号放入数组后,将其加载到 4 个 16 kb 的数据缓冲区中。该信号以 1092 个采样/s 的速率通过 Digital AAV11-D DAC 发送。这个速率对应于 32768 元素缓冲器的 30 s 信号。输出信号的幅值约为 5 V 峰值,起搏器需要约 5 mV 的信号才能感知,因此从 DAC 输出的信号电压从 5 V 降至 5 mV,然后起搏器电极感知 5 mV 的信号。图 20.5 是 UW 起搏器测试仪信号建立的框图。

20.3 测量起搏信号

当 DAC 发出测试信号时,起搏器根据接收到的信号以脉冲响应。必须检测到这些脉冲,以便用户能够观察到相对于测试信号的脉冲发生时间。这是通过使用 DEC ADQ-32 ADC 采样起搏电极电压来实现的。

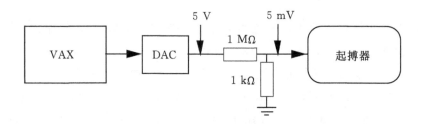

图 20.5 UW 起搏器测试仪信号建立框图。VAX 计算机产生测试信号,DAC 将信号发送给起搏器。分压器用于将 DAC 的输出从 5 V 降到 5 mV

20.3.1 软件

软件对起搏电极电压进行采样,并使用这些采样来确定与测试信号有关的起搏脉冲何时发生。首先,起搏电极电压以与 DAC 发送的测试信号相同的速率采样。这是通过使用 ADQ-32 内部时钟作为 ADQ-32 和 AAV 11-D 的时钟源来实现的。由于 ADC 和 DAC 的时钟速率是相同的,所以 DAC 在 ADC 开始采样起搏电极电压时就开始发送测试信号,而来自 ADC 的每个采样对应于由 DAC 发送的测试信号所对应的时间点。因此,在 30 s 测试信

号发出后,有一个包含测试信号的 32768 个元素阵列,以及一个包含采样脉冲数据的 32768 个元素阵列。接下来,将采样脉冲数据阵列的每个元素与由起搏脉冲幅度确定的阈值进行比较。最后,如果元素的幅度大于阈值,则用表示脉冲的标志替换测试信号阵列中的对应元素。

20.3.2 硬件

起搏器的起搏脉冲宽度是外部可编程的,可以小到 0.2 ms。为了有效采样这些脉冲,必须使用至少 10 kHz 的采样率。如果使用这个采样率持续 30 s,就会产生一个 300000 元素的样本数组,它太大而无法存储在内存中,处理起来也需要很长时间。为了允许使用采样率为 1092 个样本/s,UW 起搏器测试仪使用起搏脉冲触发一个 555 定时器,实现为一次心搏。一次心搏产生的脉冲宽度可以由外部电阻和电容值指定。选择 3 ms 的脉宽即允许以与 DAC 发送电信号相同的速率采样数据。所涉及的最大定时误差仅为 1 ms 左右。图 20.6 显示了用于采样起搏脉冲的电路。

图 20.7 是用于起搏器测试仪的软件框图。图中给出了测试信号的输出和起搏脉冲的测量结果。图 20.8 显示了一些用于产生测试信号和处理起搏脉冲的 C 代码。

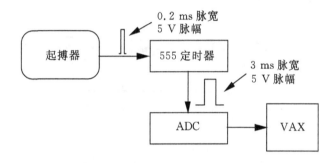

图 20.6　用于检测起搏脉冲的硬件框图。起搏器发出脉冲,其脉宽可以通过外部编程来指定。对于每一个起搏器脉冲,555 定时器产生一个 3 μs 的脉冲。这些脉冲由 ADC 采样,并由 VAX 计算机软件处理

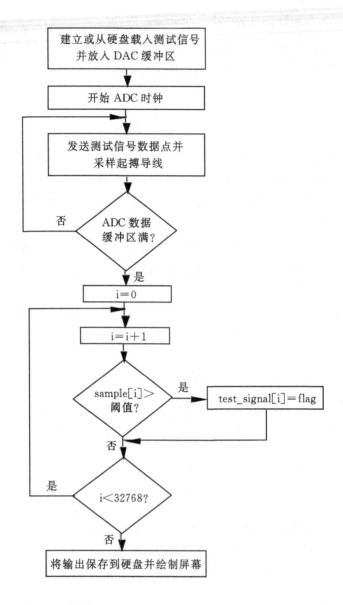

图 20.7   UW 起搏器测试仪所用软件的框图。首先,用户生成或加载测试信号。接下来,
将信号加载到 DAC 数据缓冲区中。接着启动 ADC 时钟,该时钟启动电极电压采
样和从 DAC 输出测试信号。在 ADC 缓冲区满后,将根据阈值检查缓冲区的每个
元素。如果元素高于阈值,则标记测试信号阵列中的相应元素。最后,将包含脉
冲标志的测试信号阵列保存到磁盘上,并在屏幕上进行绘制

```
/* This code makes the test signal. The user has already entered the specifications (Qs and time
intervals between the Qs) intoan array called signal_spec. The triangle data has been loaded in-
to a 114element array called triangle. The test signal is put into a 32,768element array called
test_signal. */

count = 0;
for(i=0; i<300; i++)
    {
    if (signal_spec[i] == 'done') break;
    if (signal_spec[i] == 'Q')
/* put triangle data into next 114 elements of test_signal */
        {
        current_count = count;
        for (j=0; j<114; j++)
            {
            count++;
            test_signal[current_count+j] = triangle[j];
            }
        }
/* put zeros into test_signal corresponding to the time interval the user specified. */

    else
        for (j=0; j<((int)(signal_spec[i] * 1092)); j++)
            {
            test_signal[count] = 0.0;
            count++;
            }
    }


/* This section of code takes the test_signal array and puts it into the four DAC buffers. The
DAC buffer is a 4 ∞8192element array called DA_buffer. */

count = 0;
for (i=0; i<4; i++)
    for (j=0; j<8192; j++)
        {
/* convert test_signal to short integers and scale for DAC. */
        DA_buffer[i][j] = (short)(204.8 * test_signal[count]);
        count++;
        }


/* This section of code checks each pacing pulse sample against a threshold (pulse_threshold).
If the samples is greater than the threshold, the corresponding element in the test_signal array
is set equal to a flag (pulse_flag). */

for (i=0; i<32768; i++)
    if (samples[i] > pulse_threshold)
        test_signal[i] = pulse_flag;
```

图 20.8　用于发出测试信号和感知起搏脉冲的 C 代码

20.4   测试算法

本节展示了在 Medtronic Legend 起搏器上开发和运行的几个测试结果。这些结果直接来自如第 20.3.1 节所述带有起搏标志的测试信号数组。起搏器置于心室感知模式,编程心率为 70 次/min,不应期为 425 ms。

UW 起搏器测试仪在起搏器脉冲时向起搏器发送测试信号并记录。在实际心脏中,心室收缩将由起搏器脉冲引起,并且将产生 QRS 复合波。30 s 测试信号不能在被起搏器感知的情况下改变,因此任何测试信号的变化,例如由起搏脉冲刺激的 QRS 信号,都不能被计算在内。UW 起搏器测试仪的开环特性提出了如下三种必须注意的定时情况。

1. 脉冲三角间期＞起搏器不应期,心脏不应期:此例由 UW 起搏器测试仪解释。如果起搏脉冲与测试仪产生的下一个三角波之间的时间间隔大于起搏器不应期和心脏不应期,则不需要改变测试信号。图 20.9 说明了这种计时情况。

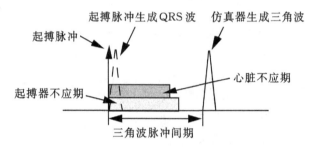

图 20.9   计时情况 1。起搏脉冲与测试仪产生的下一个三角波之间的时间间隔大
于起搏器不应期(较浅的阴影矩形)和心脏不应期(较深的阴影矩形)

2. 心脏不应期＜脉冲三角间期＜起搏器不应期:此例也由 UW 起搏器测试仪解释。起搏器脉冲会产生一个自然的 QRS,下一个三角波可能发生,因为它不是在 QRS 的不应期中。如果起搏脉冲与下一个测试仪产生的三角波之间的时间间隔小于起搏器的不应期,则起搏器将无法感觉到该三角波。图 20.10 说明了这种计时情况。

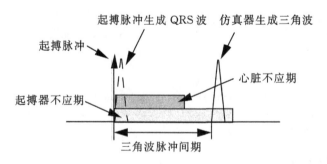

图 20.10   计时情况 2。起搏脉冲与测试仪产生的下一个三角波之间的时间间隔小于
起搏器不应期(较浅的阴影矩形)

3. 起搏器不应期＜脉冲 QRS 间期＜心脏不应期：此例不由 UW 起搏器测试仪解释。起搏脉冲可能产生 QRS，下一个三角形在 QRS 不应期内由测试仪产生。在起搏器上开发和运行的任何测试都不允许出现第三种计时情况。图 20.11 说明了这种计时情况。

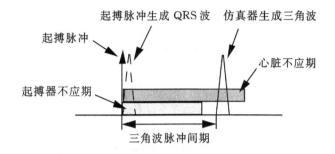

图 20.11 计时情况 3。起搏脉冲与测试仪产生的下一个三角波之间的时间间隔小
于心脏的自然不应期（较暗的阴影矩形）

图 20.12 至 20.15 显示了在起搏器上运行的测试结果。所有图表中的顶部曲线显示了测试仪生成的三角波。所有图表中的中间曲线显示了测试仪所感知的起搏器脉冲。下面的曲线显示了最终结果是什么：由测试仪产生的三角波（实线）和由起搏脉冲产生的 QRS（虚线）。请记住，由起搏脉冲刺激的 QRS 不是由 UW 起搏器测试仪产生的。

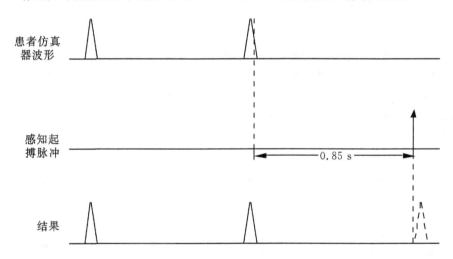

图 20.12 这个测试显示了起搏器在抑制模式下的行为。这两个三角波发生的速率为 70 次/min
（0.85 s 间隔）。起搏器感知两个三角波，并被抑制起搏。在 0.85 s 内没有感觉到第
三个三角波后，起搏器以发放脉冲来响应

抑制和触发模式

起搏器上的第一个试验是观察抑制和触发模式的差异。

图 20.12 显示了在抑制模式下的测试结果。测试器产生两个三角波，它们间隔 0.85 s（70 次/min）。起搏器感知到这些三角波，并被抑制起搏。在 0.85 s 内没有感觉到第三个三角波后，起搏器发放脉冲。底部曲线显示，起搏器可使心率稳定在 70 次/min。

图 20.13 显示了在触发模式下的测试结果。起搏器脉冲由测试信号中的前两个三角波触发。第三个三角波在 0.85 s(70 次/min)内没有感知到后,起搏器发放脉冲。底部曲线显示,起搏器可使心率稳定在 70 次/min。

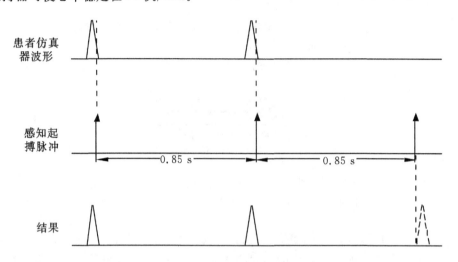

图 20.13 显示了触发模式下的测试结果。起搏器脉冲由测试信号中的前两个三角波触发。起搏脉冲后 0.85 s 内未测到第三个三角波。下部曲线显示起搏器可使心率稳定在 70 次/min

漏搏

接下来对起搏器的测试是观察输入信号漏搏时的行为。图 20.14 显示了在触发模式下漏搏测试的结果。起搏器是从前两个三角波触发的。在 0.85 s 内没有感觉到第三个三角波之后,起搏器就会产生脉冲。然后,第三个三角波在脉冲后 0.85 s 内被感知,并触发起搏器。底部曲线显示起搏器产生 70 次/min 的稳定心率。

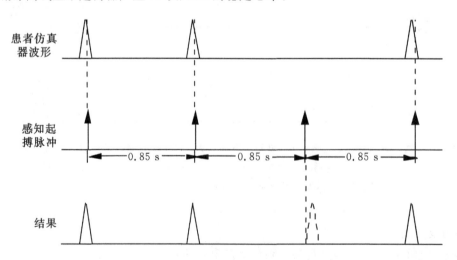

图 20.14 表示漏搏。顶部曲线示出由模拟器产生的两个间隔 0.85 s 的三角波。模拟器产生的下一个三角波直到 1.7 s 后才出现,代表一个漏搏的节拍。起搏器触发前两个三角波并在 0.85 s 内没有感知到三角波而产生第三个三角波脉冲。起搏器触发了由模拟器产生的第三个三角波

不应期

在起搏器上进行的最后试验是观察其不应期。图 20.15 显示了起搏器处于触发模式时的不应期测试结果。模拟器产生的第一个三角波由起搏器触发。下一个三角形发生在 0.85 s 后,也由起搏器触发。这个起搏脉冲启动起搏器 425 ms 不应期。而模拟器产生的下一个三角波发生在不应期内,因此不被感知。因为没有感知到三角波,下一个起搏脉冲发生在第二次起搏脉冲后 0.85 s。

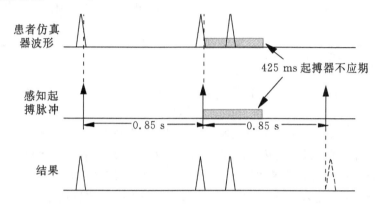

图 20.15　测试起搏器的不应期。起搏器没有感知到第三个三角形,因为它发生在起搏器 425 ms 不应期内。因此,下一个起搏脉冲发生在模拟器产生第二个三角形之后 0.85 s

上面所示的四项测试只是可以使用患者模拟器执行的几个测试。模拟器的灵活性使许多不同的心脏信号可以由起搏器来建立和感知。进一步研究不同起搏器的编程特点,如频率适应、滞后、敏感性也可以用患者模拟器。

对 UW 起搏器测试仪的未来改进将结合心脏传导模型来产生信号,而不是让用户开发它们。这将允许实时观察实际患者心脏节律中的起搏器行为,也将允许像分析单腔起搏器一样分析双腔起搏器,因为心房和心室信号都将由传导模型产生。传导模型还可以提供异常的心律信号,从而可以检查起搏器的起搏算法。为了实现这一点,需要一种计算机能够开发测试信号并实时采样起搏脉冲以及显示它们。VAX 3200 工作站的速度将不允许实时测试一个适应变化的测试信号,例如由起搏脉冲产生的 QRS。

起搏器制造商开发了患者模拟器,他们使用心脏的传导模型来产生测试信号。这些患者模拟器被用来演示实时起搏器的行为。起搏器制造商也使用模拟器来分析和设计起搏算法。例如,包括心脏传导阻滞、心动过速或早搏的传导模型可以用来分析或开发控制这些异常的起搏算法。起搏器制造商患者模拟器还包括用于模拟如呼吸信号、温度信号和运动信号等控制频率自适应起搏器频率响应的频率适应性信号。

20.5　参考文献

Environics Adaptive Technology PaceAlyzer®

Malik, M., and Camm, A. J. 1988. Computer modeling of cardiac rhythm disturbances and heart-pacemaker interaction. *Pace*, 11: 2101 – 2108.

Malik，M．，Cochrane，T．，Davies，D. W．，and Camm，Λ. J. 1987. Clinically relevant computer model of cardiac rhythm and pacemaker/heart interaction. *Med. Biol. Eng. Comput.*，25：504－512.

Malik，M．，Nathan，A．，and Camm，A. J. 1985 Computer simulation of dual chamber pacemaker algorithms using a realistic heart model. *Pacing Clin. Electrophysiol.*，8：579－588.

Netech® PMT 100，60 Bethpage Drive，Hicksville，NY 11801.

20.6　教学目标

20.1　解释第 20.1.1 节中描述的两个商用起搏器测试仪与 UW 起搏器测试仪之间的区别。

20.2　解释为什么说三角脉冲波形在模拟电信号时是足够的。

20.3　计算输出的最小脉冲宽度，允许以 1092 个采样/s 的速率采样脉冲中的至少两个点。

20.4　解释 UW 起搏器测试仪如何确定何时发生与测试信号有关的起搏脉冲。

20.5　绘出如果用户输入 Q、1.0、Q、2.0、Q、1.5、Q 时产生的测试信号。

20.6　说明 UW 起搏器测试仪的"开环"特性。

20.7　解释为什么 UW 起搏器测试仪可以解释图 20.9 中的情况。

20.8　解释为什么 UW 起搏器测试仪可以解释图 20.10 中的情况。

20.9　解释为什么 UW 起搏器测试仪不能解释图 20.11 中的情况。

20.10　使用图 20.12 描述抑制模式。

20.11　使用图 20.13 描述触发模式。

20.12　使用图 20.14 描述当测试信号漏搏时起搏器的行为。

20.13　解释为什么起搏器（在触发模式下）不会触发图 20.15 中的第三个三角波。

附录
基于微处理器的起搏器设计

苏雷卡·帕雷迪
(Surekha Palreddy)

附录的目的是给出一种简单的基于微处理器的心脏起搏器设计,并给出算法的实现。选择响应于心脏 AV 间期变化的频率适应性起搏器作为示例来说明设计方法(Baker,1988)。

A.1 频率适应性起搏器

以预定心率向心脏提供起搏刺激的心脏起搏器足以维持患者的生命,但不能对其日常生活(包括体力消耗)中不断变化的心脏需求做出反应。频率适应性起搏器克服了这一限制。对各种生理参数,如血氧饱和度、血压、呼吸量和血液 pH 值做出反应的频率适应性心脏起搏器已经被开发出来。

这里以 AV 频率响应起搏器作为例子来解释基于微处理器的起搏器的设计过程,其提供了响应具有完整 AV 传导的患者心脏生理学的频率适应性起搏。

根据患者的 AV 传导时间,使用 AV 频率响应算法来调节心脏的起搏率。该算法的实现依赖于 P 波和 Q 波的检测。两个计时器用于跟踪患者的 AV 间期(P 波和 Q 波之间的时间间隔)和起搏逸搏间期。基于所测的时间间期,算法定期计算和更新起搏逸搏间期。在设计微处理器指令集之前,需要对该算法进行详细的研究。这里选择 Baker 专利中解释的频率适应性起搏算法来说明设计过程。指令集结构和代码被用于美国威斯康星大学麦迪逊分校的一个课程项目(VLSI 系统设计)。项目组的成员是 David Burger、Kirk Dunsavage 和 Surekha Palreddy。这个项目还没有完成。因此,没有对设计的准确性提出任何要求。讨论的目的是让读者了解设计过程。

如这里所描述的,AV 间期是心房去极化和心室去极化之间的时间间隔。由于增加的儿茶酚胺循环标志着心脏需求的,增加其随体力消耗而变化(Baker,1988)。AV 响应算法必须检测心电图的 P 波和 Q 波才能准确地检测 AV 间期。AV 间期与通过房室结的传导时间直接相关。疲劳时房室结的特征是传导时间随心率增加而增加,这是因为它没有伴随着儿茶酚胺循环增加。这种特性消除了起搏器诱发心动过速的风险。除非伴随着增加的体力消耗,起搏器会利用 AV 间期的减少作为起搏控制参数自然趋向于对抗起搏频率的增加。

该起搏器包括:(1)单独的功能,用于在适当时跟踪自发出现的心房心脏活动和心房起搏;(2)类似于正常功能的人心脏的逐渐频率响应;(3)天然倾向于自发性而不是起搏心脏活动。

A.2 微处理器设计

该起搏器通过检测 P 波检测心房去极化的发生,通过识别 Q 波检测随后的心室去极化。微处理器提供起搏器的计算和控制能力。其他形式的模拟或数字电路可用来代替微处理器。微处理器因其微型尺寸和灵活性而受到青睐,这两者在可植入系统中都是至关重要的(图 A.1)。一种微处理器,其输入输出端口可以通过常规方式以双向总线连接到存储器、AV 定时器和起搏定时器。定时器是微处理器外部的,常规增或减计数器,这些计数器最初加载一个计数初值,并从该值向上或向下计数,在完成编程计数后输出一个翻转位。初始计数值被加载到计时器中,而翻转位被输出到微处理器。

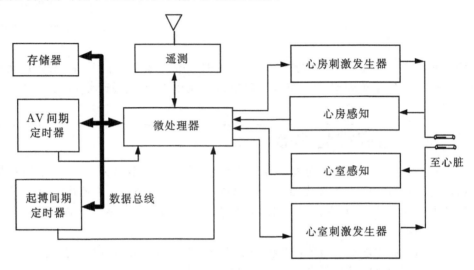

图 A.1 基于微处理器的起搏器框图,它包含实现 AV 频率应答算法所需的基本部件(Baker,1988)

　　微处理器的设计包含内存,既有 ROM 又有 RAM。起搏器操作例程存储在 ROM 中,RAM 存储与起搏器操作和首选的频率控制算法结合使用的各种可编程参数和变量。它还提供了遥测接口的输入/输出端口。因此,植入的起搏器能够从外部程控仪接收起搏和频率控制参数,并将数据发送到外部接收器。

　　微处理器的输出端口连接到心房刺激脉冲发生器和心室刺激脉冲发生器的输入端。脉冲参数数据,如幅度和宽度,以及启用/禁用和脉冲启动代码从微处理器发送到发生器。微处理器的输入端口连接到心房和心室感知放大器的输出端,以检测 P 波和 Q 波的出现。当在各自的引线上检测到 P 波或 Q 波时,感知放大器会输出信号给微处理器。该信号由常规锁存器锁存到微处理器输入端。起搏器由双时钟机制操作。当微处理器处于静止状态时,在休眠阶段用低频时钟操作定时器。感兴趣事件的发生提醒微处理器使用高频时钟以便能够快速执行所需的计算(第 10 章)。起搏器的双时钟设计有助于在植入式设备中节省电池功率。采用 CMOS 工艺实现起搏器设计,充分利用了电路的低功耗需求。

A.3　软件算法:AV 频率应答适应性算法

　　图 A.2 和 A.3 示出了 AV 频率应答算法的流程图(改编自 Baker,1988)。当微处理器从睡眠状态被警报以执行控制算法时,它会测试以确定是否已经检测到 P 波。如果已经检测到 P 波,则 AV 间期定时器加载有最大 AV 间期 1(编程)值并使其能够开始计数。起搏间期计时器还加载有当前起搏间隔值（从 RAM），并使其能够开始计数。起搏/感知标志被清除（'0'）以指示感知到自发心房活动。然后会用算法将微处理器置于休眠状态，直到遇见另一个唤醒事件。

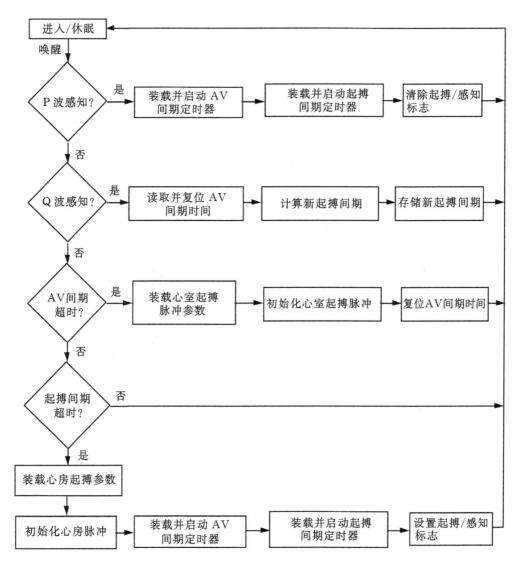

图 A.2　AV 频率应答算法。从 AV 间期定时器和起搏间期定时器检测 P 波、Q 波和超时信号作为微处理器唤醒事件（Baker, 1988）

如果未检测到 P 波，微处理器会进行测试以确定是否已检测到 Q 波。如果检测到 Q 波，则通过微处理器读取 AV 计时器的当前计数值并复位计时器。AV 计时器初值与读取值之间的差异指示检测到的 P 波与 Q 波之间经历的时间，然后将控制传递到起搏间期计算算法。根据测得的 AV 间期，通过起搏程序计算一个新的起搏间期。起搏间期的值设定 P 波发生后下一个 P 波必须发生以抑制心房起搏的时间。当从起搏程序返回时，在微处理器进入休眠状态之前，新的起搏间期被存储在存储器中。

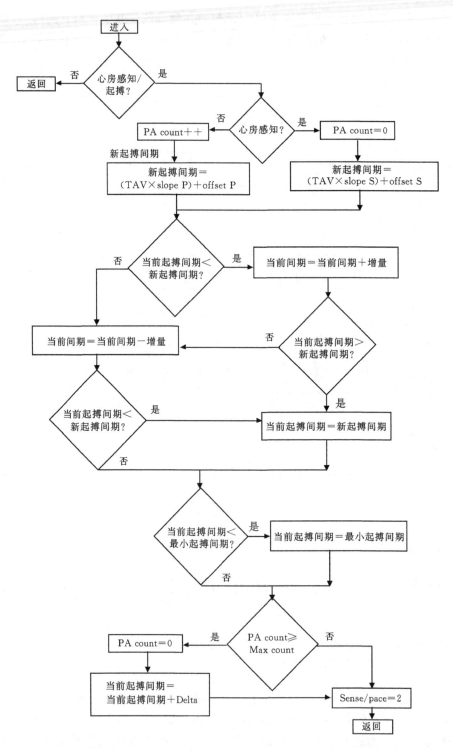

图 A.3　根据记录的 AV 间期和编程参数计算新的起搏间期的起搏程序。TAV 指的
　　　　是测量的 AV 间期（Baker,1988）

如果没有检测到 P 波或 Q 波,微处理器会测试以确定最大 AV 间期是否已经超时。如果 AV 间隔定时器在没有检测到 Q 波的情况下超时,则将心室脉冲参数加载到心室脉冲发生器并启动脉冲。AV 计时器在进入睡眠状态之前被复位。

如果没有检测到 P 波或 Q 波,并且 AV 间期没有超时,则微处理器测试以确定起搏间期计时器是否已经超时。如果起搏间期计时器已经超时却没有检测到 P 波,则控制通过将心房脉冲参数加载到心房脉冲发生器中来启动心房起搏。然后,控制算法加载具有最大 AV 间期 2 的 AV 间期计时器和具有当前起搏间期的起搏间期计时器。该起搏/感知标志被设置("1"),以指示心房在进入睡眠状态之前已经被起搏。

图 A.5 示出了用于根据 AV 间期计算新起搏间期的算法中所使用的各种可编程参数。

只有当检测到上述四种条件之一以在再次进入睡眠状态之前执行适当的功能时,微处理器才进入唤醒状态。

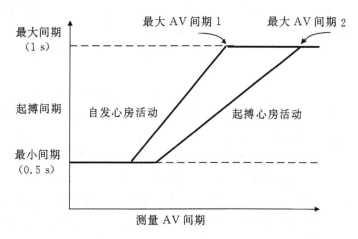

图 A.4 AV 频率应答起搏器的频率响应函数。起搏心率是根据患者测量的 AV 间期的函数来计算的。根据心房是否在前一个心动周期中起搏或感知,使用两个不同的线性函数计算心率。这补偿了当心房起搏时和感知到心房时传导延迟的差异。为便于计算,线性函数是优选的。最小间隔(0.5 s)对应于 120 bpm,最大间隔(1 s)对应于 60 bpm(Baker,1988)

参数	正常值	标识符
最大 AV 间期 1	200 ms	MxAV1
最大 AV 间期 2	160 ms	MxAV2
最小间期	500 ms	MnInt
P 斜率	15 ms/ms	SloP
S 斜率	15 ms/ms	SloS
P 偏移	2000 ms	OffP
S 偏移	1400 ms	OffS
最大计数	20 ms	MxCnt
增量	10 ms	Inc
变化量	100 ms	Delta

心室脉宽	可编程	VentPW
心室脉幅	可编程	VentPA
心房脉宽	可编程	AtrialPW
心房脉幅	可编程	AtrialPA

图 A.5　在 AV 频率响应算法中使用的参数,用于基于 AV 间期和编程参数计算新的起搏间期

　　这里简要讨论了起搏间期计算算法的一些特点,以说明该算法在考虑可能影响计算起搏间期的室性早搏影响时的鲁棒性,以及在期望的最大和最小心率间期之间维持心率。

　　起搏间期计算算法仅在前一心动周期心房起搏("1")或感知("0")时计算新的起搏间期。如果心房在前一心动周期中没有被起搏或感知,并且感知/起搏标志被设置为"2",表明为室性早搏,则例程将控制交回主函数并返回先前计算的起搏间期。

　　如果心房在前一个心动周期中起搏,则算法增加起搏计数(以跟踪连续的起搏节拍),并且新的起搏间期被计算为如图 A.4 所示的起搏线性函数的函数。如果心房在先前心动周期中被感知到,则将起搏计数复位为零,并且新的起搏间期被计算为感知线性函数的函数,如图 A.4 所示。

　　将测量的 AV 间期映射到一个新的起搏间期的感知和起搏线性函数(斜率和偏移)之间的差异是为了补偿自发和诱发心脏活动对新起搏间期的影响。当心房起搏时,P 波的确切开始是已知的;而当心房被感知时,与 P 波相关的检测会有延迟。为了避免这些时间延迟影响新的起搏间隔的计算,相应地调整了函数的偏移量和斜率。

　　如果新计算的起搏间期小于当前的起搏间期,则当前的起搏间期以预定量"增加"。如果递增的当前起搏间期大于新的起搏间期,则将当前起搏间期设置为新的起搏间期。如果当前的起搏间隔大于新的起搏间隔,则当前的起搏间期以预定量减少。如果递减的当前起搏间期小于新的起搏间期,则当前起搏间期等于新的起搏间期。这有助于避免起搏心率的快速增加,因为儿茶酚胺会随着运动的开始而增加。该算法提供了一种如在自然心脏中获得的平滑的渐进响应。

　　该算法还测试以确定起搏计数是否超过预定最大计数。如果起搏计数大于或等于最大计数(即心房已经起搏了最大计数心动周期),则起搏计数被复位,并且当前的起搏间期以预定量"delta"递增。如果心房内存在自发活动的话,这种调节将允许其自然传播。

　　最后,在控制返回主程序之前,将感知/起搏标志设置为"2",以避免对室性早搏的感知不正确地影响起搏心率。

A.4　设计流程

　　为了方便基于微处理器的起搏器设计,对需要实现的算法进行了深入研究以了解其特殊要求,然后将该算法的流程图转换为伪代码。在伪代码的基础上,确定了微处理器的指令集结构。

A.4.1　伪代码

　　AV 频率响应算法的流程图被转换成图 A.6 中的伪代码。

```
if( Asense == 1)
    Load MaxAV1        -> R7
    Loadtimer  R7      -> AVtimer
    Load Paceint       -> R6
    Loadtimer  R6      -> Pacetimer
    LoadImm  R1      #0              # (Paceflag = 0)
    SLEEP
if( Vsense == 1)
    Storetimer   R7   <- AVtimer
    Load MaxAv1 -> R6
    Loadtimer  R6      -> AVtimer
    Load Paceaddr      -> R5
    Jump&LinkR5(to)  R4(return)
    Store  R3(Acc)   -> newpaceint
    SLEEP
if( AVtimerout == 1)
    Load Vepulwid      -> R7
    Load Vepulamp      -> R6
    Enable                          # (R7 & R6)
    Load MaxAV1 -> R5
    Loadtimer  R5      -> AVtimer
    SLEEP
if( Pacetimerout == 1)
    Load Atpulwid      -> R7
    Load Atpulamp      -> R6
    Enable                          # (R7 & R6)
    Load MaxAV2 -> R5
    Loadtimer  R5      -> AVtimer
    Load Paceint       -> R4
    Loadtimer  R4      -> Pacetimer
    LoadImm  R1      #1             # (Paceflag = Pace '1')
    SLEEP
Paceaddr:
if( paceflag = '2')
    Load curpaceint    -> R3
    JALR4(to) R5(from)
    BNE(paceflag,R0) Else1
    StoreR0            -> PAcount
    Load SlopeS        -> R3
    Mult R3 R7       # R3 <- R3 * R7
    Load OffsetS       -> R6
    Add R3 R6                       # R3 <- R3+R6
    Store R3           -> Newpaceint
    JMPLoop1
```

```
Else1:
      Load PAcount -> R3
      Increment R3 # R3 <- R3+1
      StoreR3 -> PAcount
      Load SlopeP -> R3
      Mult R3 R7 # R3 <- R3 * R7
      Load OffsetP -> R6
      Add R3 R6 # R3 <- R3+R6
      Store R3 -> Newpaceint
Loop1:
      Load Newpaceint -> R6
      Load curpaceint -> R3
      Load Incre -> R5
      BGE(R3 >= R5) Else2
      Add R3 R5 # R3 <- R3+R5
      Store R3 -> curpaceint
      BLE(R3 =< R6) Else2
Else3:
      Store R6 -> curpaceint
      JMP loop2
Else2:
      Sub R3 R5 # R3 <- R3-R5
      StoreR3 -> curpaceint
      BLT(R3 < R6) Else3
Loop2:
      Load Minint -> R6
      BGE(R3 > R6) Else4
      StoreR6 -> curpaceint
Else4:
      Load Maxcount -> R6
      Load PAcount -> R3
      BGE ( R3 >= R6) Loop3
      Load curpaceint -> R3 # R3 <- Curpaceinterval
      JAL R4(to) R5(from) # R4 <- (return);
      # R5 <- (present)
Loop3:
      Load R0 -> PAcount # R0 <- PAcount
      Load Delta -> R6 # R6 <- Delta
      Load curpaceint -> R3
      Add R3 R6 # R3 <- R3+R6
      LoadImm R1   #2   # (Paceflag = 2)
      JAL R4(to)   R5(from)
```

图 A.6 跟据 Baker 所讨论的 AV 频率响应算法的流程图被转换成伪代码来决定指令集结构(Baker,1988)

A.4.2　指令集设计

微处理器执行的命令是指令。它们是处理器理解的二进制位的集合。这种机器语言的单词是指令,它的词汇表是指令集。选择简单的指令构成指令集可以有效地实现算法。指令集的选择在决定硬件(数据路径元素)以及数据路径和控制的复杂性方面起着重要作用。对于一些可以通过遥测加载和修改算法的起搏器等应用,精简指令集体系结构(RISC)是非常有用的。该体系结构简单而基本的指令可以用于对任何复杂算法进行编码,而不需要很大的难度。每条指令都需要几个时钟周期来执行。然而,为了适应起搏器的节电特性,如双时钟机制,需要在指令集中添加一些特殊的指令。

指令被大致分为负载/存储、算术逻辑单元(ALU)、控制和特殊用途指令。由于缺乏商用起搏器指令集体系结构的信息,我们设计了自己的指令集,根据需要对所选算法进行适当的编程。本文介绍了一种基于微处理器的起搏器的设计过程。

每个指令的指令格式(位模式)是通过将它们分组为函数类来选择的。从内存中取出的指令长 8 位。每个指令都有一个操作码字段和一个寄存器说明符或偏移字段。操作码字段指示获取指令的类型。寄存器说明符指示在寄存器堆中执行操作的寄存器的地址。分支和跳转指令中的偏移字段用于计算存储器位置的地址,即需要将控制转移到的存储器位置。

通用寄存器操作:

操作码区域 (7-3)	寄存器或偏移地址区域　(2-0)

我们选择了一种基于累加器的体系结构,其中所有的算术和逻辑运算在寄存器和累加器之间执行。这种设计是设计者首选的,因为隐式指定了累加器,省去了更多的指令位。这将允许更多的"位"被操作码使用,因此在指令集中有更多的指令空间。

指令集如图 A.7 所示。

指令	功能
LDI　＃＃＃	3 位立即数装载至累加器
LD　　(rx)	ROM 地址(rx)装载至累加器
LDR3I　＃＃＃＃＃	5 位立即数装载至 R3
LDFLG	装载唤醒条件输入至 R2
LDACC　(rx)	RAM 地址(rx)装载至累加器
LDT1　rx	rx 内值装载至定时器＃1
LDT2　rx	rx 内值装载至定时器＃2
ST　　(rx)	存储累加器值至 rx 指定 ROM 地址
STT1　rx	存储定时器＃1 值至 rx
STT2　rx	存储定时器＃2 值至 rx
ALU	
CP　　rx	复制累加器值至 rx
ADD　rx	加 rx 至累加器

SUB rx	从累加器中减去 rx
INC rx	增加 rx
DEC rx	减少 rx
SHR rx	右移累加器内容 rx 位
SHL rx	左移累加器内容 rx 位
NOP	无操作
控制	
BGE rx	如果(acc)≥(rx)则分支
BLT rx	如果(acc)≤(rx)则分支
BEQ rx	如果(acc)==(rx)则分支
JMP rx	跳转至 rx 中内存地址
特殊	
SLEEP	微处理器休眠

图 A.7 设计的用于实现 AV 频率响应算法的指令集

A.4.3 数据通路

在指令集被设计后,识别执行指令所需的硬件组件构成数据路径。基于需要实现算法的复杂性,决定了寄存器堆、ROM 和 RAM 等存储单元的大小。

寄存器堆是寄存器的集合,其中寄存器可以通过指定堆中寄存器的数目来读取或写入任何寄存器。提议的设计有 8 个寄存器,其中 3 个专用寄存器(0—2)和 5 个通用寄存器(3—7),如图 A.8 所示。寄存器"0"总是保持"零"值。寄存器"1"是专用于感知/起搏标志。寄存器"3"是执行所有算术运算和逻辑运算的累加器。读/写地址端口提供一个 3 位地址来识别正在读或写的寄存器。写入数据端口提供从 RAM 或定时器写入寄存器的 8 位数据。读使能控制在生效时允许寄存器堆在读取数据端口提供数据。写使能控制使写入数据端口上提供的数据写入由读/写地址指定的寄存器。

指令和可编程参数被存储在 256 字节 ROM(只读存储器)中。加载/存储指令可以读取数据并将数据写入该存储器的位置。AV 频率应答起搏器中使用的参数在图 A.5 中列出。中间参数存储在 RAM(随机存取存储器)中。

需要两个计时器来实现 AV 频率应答起搏器。一个用于测量 AV 间期(T1),另一个用于测量起搏间期(T2)。定时器被读取和写入就像任何其他内存位置一样。这些定时器提供读写允许控制。

这些数据路径元素中的每一个都具有需要在指令执行的不同时钟周期中适当设置的控制信号。当控件设置适当的信号时,数据沿数据路径从一个元素流向另一个元素。

该小组根据讨论考虑而设计的起搏器的数据通路如图 A.9 所示。

A.4.4 控制和有限状态机

控件根据程序指令的要求告诉数据路径和输入/输出设备该做什么。用于指定多循环控制的方法是有限状态机。有限状态机由一组关于如何改变状态的状态和方向组成。每个

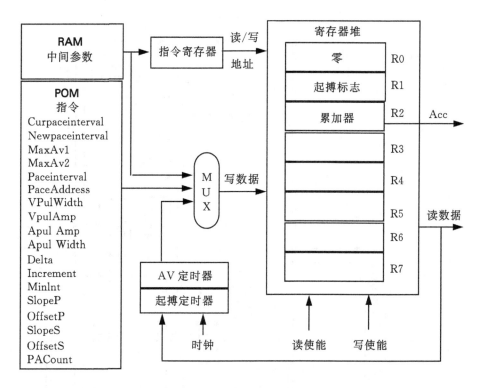

图 A.8 寄存器堆、定时器和 ROM/RAM 的示意图。寄存器堆的三个寄存器专门用于特殊目的,其余寄存器是通用寄存器。指令寄存器用于加载从存储器中取出的指令

状态指定当机器处于该状态时需要生效的一组控件。第 10 章曾给出了用于 RISC 指令的状态机的一个例子。该控制被设计成使用可编程逻辑阵列(PLA)来实现,它允许对任何一组定义的输入条件作出响应而强制执行任何一组输出条件。PLA 的编程是根据正在执行的指令的操作代码设置图 A.9 所示数据路径元素的所需控制。由于每条指令都在几个时钟周期中执行,所以使用状态寄存器作为控件的一部分来指示要执行的下一个状态。状态机根据指令的操作码和状态寄存器的输入改变状态。欲了解更多有关控制设计的信息,请参考 *Computer organization & design:The hardware/software interface* 一书。

A.5 程序执行

一旦设计了数据路径和控件,需要执行的算法将被加载到微处理器的内存中。每次从内存中取出一条指令,并通过设置适当的控件来执行。通过使用遥测技术,可以用较新的版本修改或更新加载的程序。所选择的简单指令结构使得使用相对简单的硬件实现复杂算法变得更容易。

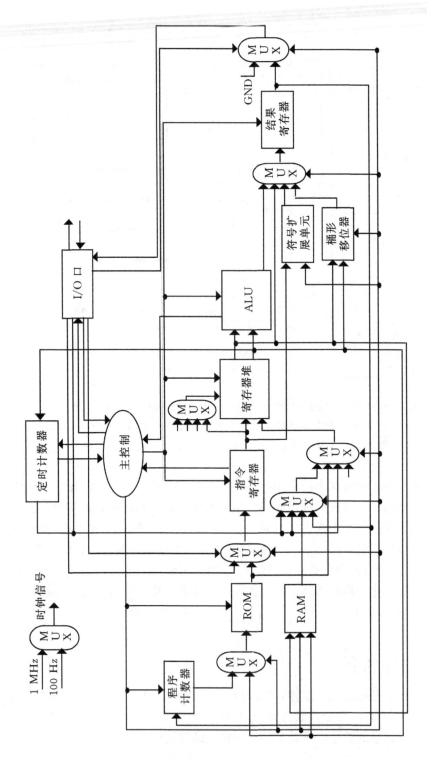

图 A.9　基于微处理器的起搏器实现 AV 频率应答算法的数据路径

A. 6   参考文献

Baker, R. G. 1988. A-V responsive rate adaptative pacemaker, US Patent 4,856,524.

Patterson, D. A. , and Hennessy, J. L. 1994. *Computer organization & design: The hardware/software interface.* San Mateo, CA: Morgan Kaufmann Pub.

术语表

约翰·G. 韦伯斯特
(John G. Webster)

AV 同步　对于每一个心房搏动,都有相应的心室搏动。

HR　心率。

ICD　植入式心律转复除颤器。

PAC　房性早搏,有时称为 PAB,是心动过速的触发机制。

PVC　室性早搏,有时称为室性早搏(PVB),是心动过速的触发机制。

Q-T 间期　从心室电活动开始到心电图 T 波最大负导数的时间。

VACT　心室-心房传导时间,用于检测无休止环形心动过速。

VLSI　在单个芯片上部署数百万个晶体管以产生高密度电路的技术。

WARAD　用于预防无休止环形心动过速的心房节律加速检测窗口;它是一个心房事件观察窗口,定义为先前 P-P 间期的 75%。

半月瓣　具有半月状的瓣膜,如主动脉瓣和肺动脉瓣。

伴发　附属,同时发生。

编码　以特定格式表示信号;在起搏器编程中,指定参数的数字被编码成脉冲流。

变传导性　对神经纤维导电性的影响。

变力性　影响肌肉收缩的力量或能量。

变时性的　影响时间或心率的,如心脏收缩的速度。

变阈性　影响组织对刺激的反应。

病理学的　疾病引起的。

波长　在折返过程中,传导速度和组织的有效不应期的乘积;若要折返,回路的波长必须小于回路的长度。

补丁　在不替换整个程序的情况下更改软件的现有部分。

不可屏蔽中断　一种中断微处理器中指令的正常执行并引起特殊子程序执行的信号;该信号不能被阻塞或禁用;通过起搏器中的可编程硬件来将设备置于程控模式中使用。

不透射线的　在 X 射线图像上可见为不透明物体。

不应的　抗刺激性。

不应期　兴奋性减弱的时期;如果刺激,它会作出反应,但需要更强的刺激,而反应则更少。

不应性　纤维在对先前刺激作出反应后不能响应第二个刺激的能力。

查询　读回起搏器参数的值;用于验证编程是否成功或确定当前设置的参数是否未知。

超极化　膜电位从 -90 到 -100 mV 的变化,因为它的产生是由于电位差的增加。

超速　以比正常窦性心律高的速率来起搏心脏,通常用来抑制触发事件。

程控　将信息放入起搏器的过程,通常是改变其操作或行为的参数。

程控仪　用来与起搏器通信的外部设备,用于编程和遥测。

迟滞　当心脏自发节律降至 LRI 以下时发生;起搏器以很快的速度对心脏进行起搏,直到心脏的自发节律超过 LRI 为止。

除颤器　一种通过直接或通过放置在胸壁上的电极对心脏施加短暂电击来对抗心房或心室颤动的电子设备。

触发　当后去极化达到阈值电位时产生的脉冲;参见 PVC 和 PAC。

触发节律 早期或延迟后去极化产生的重复动作电位。

传出的 向外延伸,远离大脑。

传出神经元 从 ANS 中传出信息的神经元。

传入神经 使感觉进入大脑的神经。

传入神经元 一种神经元,其细胞体位于 ANS 之外,并将其外周端的受体信息传递给 ANS。

单片集成电路 一种集成电路结构形式,其中所有电路元件都是在一个普通的半导体衬底上制造的;来源于希腊语 *mono*(一)和 *lithos*(石头)。

单向阻滞 心脏冲动只向一个方向通过心脏组织的现象;它是折返的一个主要组成部分。

单形的 形式不变的。

胆碱 由乙酰胆碱激活或受乙酰胆碱刺激;当神经冲动经过时,神经纤维(副交感神经)在突触处释放乙酰胆碱。

第 4 相去极化 起搏点细胞从最大舒张电位到阈值的自发上升。

电容式压电传感器 检测加速度的电容式传感器。

动作电位 达到阈值时的全或无反应,该反应以恒定的速度传播,并在可兴奋细胞的细胞膜上不衰减。

窦房结 位于终末沟上端、上腔静脉与右心房交界处的不典型心肌纤维的显微集合;心律通常起源于这个结节,因此也称为心脏的起搏点。

多态的 以多种形式出现的。

多形性的 具有多种形状,形状不断变化。

反射 折返的线性形式。

房室的 关于心脏心房和心室。

房室间期(AVI) P-R 间期的电子模拟;它是从有节奏或感知到的心房活动到随后的心室活动的程序化间隔。

非活动 与心率增长无关的活动。

副交感神经 它是引起血压下降和心脏及其他器官减慢的原因。

各向异性 心肌的一种性质,其组织性质因测量方向而异。

梗塞 一种冠状动脉血管阻塞的心脏疾病,常导致缺血。

梗塞区 梗死后组织坏死区,已死亡的组织区域。

功效 产生或确保产生预期结果。

固定比率阻滞 当心房率在 URI 以上继续增加时,TARP 内出现的 P 波被忽略,或被阻断。

惯性质量 用于感知加速度的质量。

过感知 将虚假信号解释为心脏事件,用于参考自动模式下起搏器的检测精度。

坏死 由健康部位包围的死亡组织或骨区域。

缓激肽 在多种炎症状态下通过激肽系统激活而产生的肽;它是一种有效的血管扩张剂,可以增加血管通透性,并导致多种血管外平滑肌收缩。

缓慢性心律失常 由心动过缓引起的心律失常。

簧片开关 用于启动或遥测时控制起搏器的磁敏开关。

活动估计(水平) 与活动水平成正比,通常是在对原始传感器信号进行滤波、放大和使用阈值后生成的。

肌浆网 心肌中一种特殊的传导小管,负责储存 Ca^{2+}。

肌源性反应 这是源于肌肉(心脏)对某些刺激的反应。

加速度计 检测垂直于传感器的加速度。

夹带 由于两种节律相互作用而产生的具有可定义的单形周期性的任何稳定状态。

尖端扭转性室速 一种多形性心动过速,其背景为长的 Q-T 间期和有长耦合间期的额外心搏;通常用药物治疗。

交感神经 在紧急情况下引起一般兴奋,如恐惧/搏斗,通过释放神经递质去甲肾上腺素来介导。

节后神经细胞　位于神经节内,轴突终末形成神经效应连接。

节律性　起搏活动的规律性。

节律障碍　心率和心律紊乱。

节前神经细胞　位于神经节中有轴突的细胞。

解码　编码的逆向过程,将格式化的信号转换为原始值。

近端　最接近附着点、中心点或参考点。

可编程逻辑阵列　为任何一组定义的输入生成任何一组输出条件的装置。

跨导　电子放大器输出电流的变化与导致输出电流变化的输入电压变化的比率;跨导最常见的符号是 g_m,由 *mutual conductance* 一词衍生而来。

快速心律失常　由心动过速引起的心律失常。

临时程控仪　一种起搏器程控仪,它可以将任何起搏器放置到基本的异步模式(在紧急情况下);通常用强磁铁就足够了。

灵敏度　起搏器检测各种活动的适当消耗水平。

脉冲位置编码　一种利用连续脉冲之间的间隔来表示 1 和 0,将一系列位编码成脉冲流的方法。例如,短间隔可以表示 0,而长间隔可以表示 1。

每搏输出量　心脏一次跳动时从心室排出的血量。

迷走神经　具有运动和感觉功能的第 10 脑神经,一种经延髓的副交感神经,其分布范围比其他任何一种脑神经都广泛。

目标起搏率　为目前的活动评估(水平)而应获得的起搏率。

内脏组织　排列在内脏壁上的肌肉。

逆行　向后传播,方向与被认为正常的方向相反。

偏差　偏离正常过程。

平均动脉压(MABP)　心动周期中的平均血压,它大约等于舒张压加上三分之一的脉压差。

浦肯野纤维　双心室心内膜下传导纤维的复杂网络。

腔内的　关于心肌内空腔的。

去抖动　从开关中过滤电信号,以消除由机械弹跳引起的间歇脉冲。

去极化　极性的中和;膜电位从 -90 到 -70 mV 变化,因为它是电位差或极化的减小。

去甲肾上腺素　一种天然存在的儿茶酚胺;它是由节后肾上腺素能神经释放的神经激素,具有一定的 α 肾上腺素能和一些 β 肾上腺素能活性。

缺血　局部缺血和暂时性血液供应不足,由部分血液循环障碍或血液供应不能满足组织的氧或代谢物需求的心脏病引起。

缺氧　低氧状态。

日间　见"昼夜节律"。

乳头肌　从心室壁发出的锥形肌突起,由腱索附着于房室瓣尖。

闰盘　分隔相邻心肌纤维的致密结构;为便于传导而存在的缝隙连接。

上限心率间期(URI)　允许在相关腔内的快速起搏或感知事件之间最短的时间,同时仍保持一对一(1∶1)房室(AV)的同步。

射血分数　收缩前心室内的血容量除以心室内的血容量(即 SV 除以舒张末期容积)的比率;用于指示频率适应中的交感神经活动。

射血前期(PEP)　心室兴奋开始与半月瓣开放之间的时间间隔。

神经节　中枢神经系统外的神经元细胞团。

肾上腺素　肾上腺髓质分泌的一种激素,参与调节机体的新陈代谢,属于儿茶酚胺类神经递质。

生理学的　关于身体机能的。

食道的　关于食道的,即喉咙和胃之间通道的。

室间隔 分隔左心室和右心室的隔膜,由肌肉和膜部分组成。

室上的 心室上方的。

收缩力 描述肌肉收缩速度的肌肉组织的状态。

舒张末期容积 收缩前心室内的血量。

舒张期去极化 起搏细胞从最大舒张电位到阈值的自发上升。

数据路径 在控制单元的指导下执行算术运算和执行指令的硬件部件。

栓塞 血栓或异物引起的动脉突然阻塞,被血液流带到动脉处。

顺行 向前传播,在一个被认为正常的方向上。

算术逻辑单元(ALU) 微处理器中运算和逻辑运算的功能单元。

特异性 起搏心率应与提高心率的活动有关,因此起搏不应因与心率增加(非活动)、环境因素(如旅行或其他噪声成分)无关的活动而改变。

体液的 与溶解在体液或体液中的元素有关的。

通用程控仪 一种可以与多种类型的起搏器通信的起搏器程控仪,它们都使用相同的格式。

外周总阻力(TPR) 从主动脉开始到腔静脉末端在全身血管中流动的总阻力。

万用程控仪 一种起搏器程控仪,可以使用不同的格式与多种类型的起搏器通信。

文氏起搏器反应 当心房率高于 URI 时,AVI 延长,以免在上限结束前产生心室起搏脉冲。

无休止环形心动过速 一种起搏器介导的心动过速,常在房室阻滞和病窦综合征患者中使用 DDD 起搏模式而引起。

下丘脑 丘脑下方负责神经和内分泌功能相关的脑区。

下限心率间期(LRI) 也称为自动间期,是在相关室中发生的连续起搏或感知事件之间的最长周期。

消融 切除部分(组织),如通过切割或射频导管。

小动脉收缩 动脉收缩。

心搏停止 一种以缺乏电或机械活动为特征的心律失常。

心动过缓 干扰窦房结对心脏的控制过程,从而导致心率减慢。

心动过速 心脏动作过快;这个术语通常适用于 100 bpm 以上的心率,可限定为心房(160~190 bpm)、交界区和心室(>150 bpm);在这些过程中,根据正常起搏器(窦房结)的一个或多个周期来控制心跳,从而导致正常的心跳加快。

心房肥大 心脏心房的异常扩张或增大。

心房逸搏间期(AEI) 起搏或感测的心室事件与下一心房事件之间的时间,也称为室房间期。

心肌 心肌(一般指心房和心室肌肉)。

心肌溶解 由动脉阻塞引起的心肌纤维局部坏死,其中纤维被瘢痕组织所取代。

心绞痛 心肌组织氧合不足引起胸痛的短暂发作。

心律失常 心率和节律紊乱;语言纯粹主义者提倡使用"节律障碍"这个名称。

心内膜 心脏内。

心室安全起搏(VSP) 包括在 AVI 后半部分的一个周期;在此期间由心室通道感觉到的任何信号(串扰、QRS 波等)不会抑制起搏器;相反,感测信号将启动由起搏器传递的脉冲。

心室不应期(VRP) 在基于心室的单腔起搏器中,心室不应期(VRP)被定义为在一段时间内没有感知到心室活动。

心室弹性 心脏心室的扩张特征。

心室后心房不应期(PVARP) 心室起搏或感知活动后的心房不应期。

心室空白期(VBP) 短暂的 10~60 ms 间期,包含在 AVI 的前半部分;它从心房刺激的释放开始,在心房输出脉冲后持续一段短暂的时间;心室空白期可以被认为是一个绝对的心室不应期。

心室去极化梯度 心电图 QRS 波下的面积,通过积分 QRS 复合波期间的心电电压来测量。

心室心房间期(VAI) 指起搏或感知心室事件到下一个心房事件之间的时间,也称为心房逸搏间期(AEI)。

心室自身的　心室固有的。

心输出量　每分钟每心室泵出的血容量。

心外膜　心脏外。

形态学　不考虑功能的结构和形式科学。

血管收缩　血管的收缩。

血管舒张　血管的舒张。

血流动力学的　关于血液通过身体循环的力。

血栓　阻塞血管或心脏腔的血块。

血栓形成　血管内凝血。

压电式传感器　在压缩或弯曲时产生电压的传感器。

压力感受器　由压力变化刺激的感觉神经末梢。

压阻式压电传感器　检测应变或加速度的基于电阻的传感器。

亚速　一种使用稳定的脉冲频率远低于心动过速的抗心动过速起搏方案,当其中一个脉冲以适当的相互作用终止折返性心动过速回路时,它是成功的。

仰卧　背部朝下水平躺着。

遥测　从起搏器中获取信息的过程,通常是关于患者或起搏器的数据。

乙酰胆碱　一种神经递质,位于横纹肌的肌神经交界处,以及由副交感神经支配的自主神经效应细胞、交感神经和副交感神经的节前突触处。

异步起搏　以恒定的预设心率起搏,也称为固定频率起搏。

异位节律　任何非窦起搏点产生的心律。

抑制　一种冲动不能通过抑制区域传导的效果,使该区域处于不应期,从而使随后的冲动也被阻断。

逸搏节律　由心脏传导组织的潜伏起搏器产生的心律,逸搏节律是异位节律的一个子集。

映射　使用可编程曲线或查找表将活动估计转换为目标起搏心率。

有限状态机　将当前状态和输入映射到新状态的控制单元。

阈值　足以激发动作电位的细胞去极化点,对于快速反应组织来说通常在 -60 到 -70 mV 之间。

远端　离中心最远的端点。

噪声采样间期　纳入现代起搏器心室不应期(VRP)的间期;在噪声采样间隔期间,如果感知到大量的电磁干扰,起搏器将不考虑心室的活动而起搏。

增/减率　起搏心率随时间变化的快慢。

折返　第二次或随后的时间由同一冲动重新激活组织。它是心动过速的一种机制,其特征是心脏组织的周期性兴奋。

直立性低血压　站立时血压过低。

致心律失常　导致心律失常或心律失常的产生。

中心静脉温度　右心室血液温度。

昼夜节律　一种大约 24 小时的生物活动节律。

自律性　自发产生动作电位的能力。

总心房不应期(TARP)　表示心房通道不应期的总时间;它由两个不同的定时间隔组成;TARP 以一个起搏或感知的心房事件开始,并延伸到 AVI;心房感知放大器在 AVI 期间总是不应;最后,TARP 随着 PVARP 的完成而结束。

最大舒张电位　复极时最负的膜电位。

索　引

药物自动输注 364

医院随访 242

乙酰胆碱 17

异步起搏 88,184

异位起搏点 32

抑制 358

抑制模式 399

逸搏起搏点 29

阴极刺激 216

应变计 265

有限状态机 201，412

预激性心律失常 76

运动负荷测试 59

运算放大器 157,169

运算跨导放大器 156

Z

早期后去极化 35

噪声采样间期 184

增强感知 360

折返路径 43,44,350

振动传感器 280,332

只读存储器 196

植入式心律转复除颤器 371

指令集 195,197,411,412

中断处理程序 207

终止算法 356

昼夜波动 287

专家系统 347

状态机 196

自动模式转换 345

自动调节回路 15

自动斜率自适应算法 326

自动增益控制 383

自律性 9,29

自主神经系统 15,16,19

总心房不应期 187

阻抗测量 254

阻抗导数峰值 331

最大心率 246